Flap Design

최신 플랩 디자인의 콘셉트와 술식

심화 편

Mizukami Tetsuya (水上哲也) 저
나동규, 한금동, 최진 역

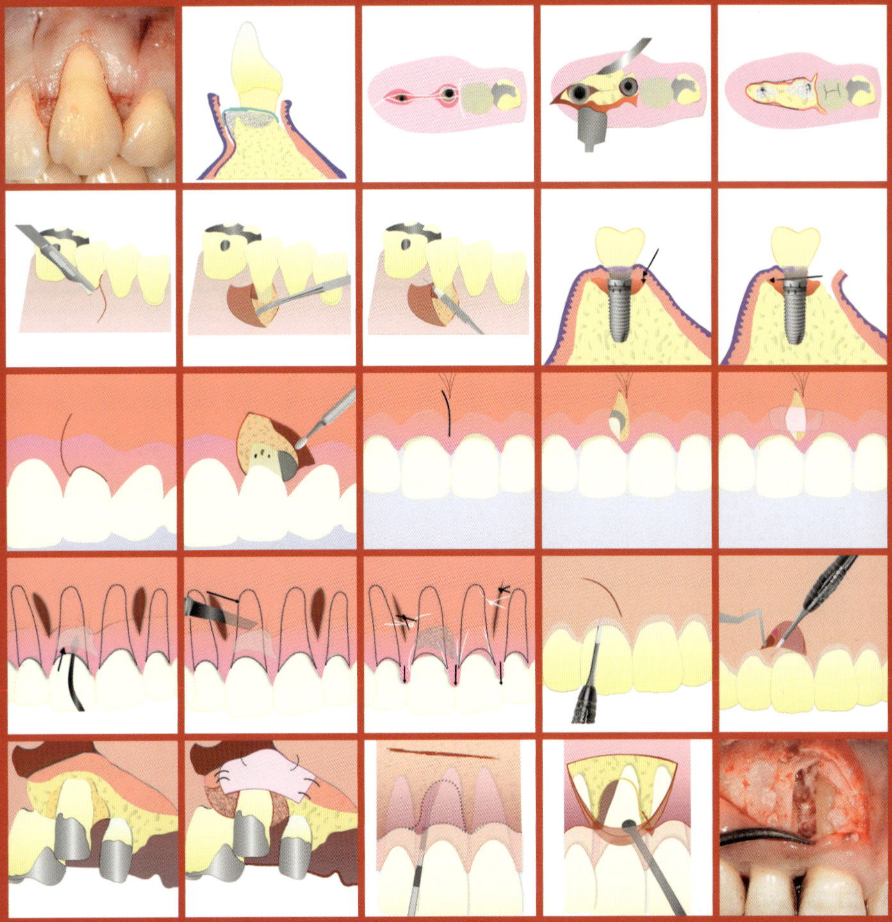

나래출판사

Narae Publishing, Inc.

SK V1 Tower 1507
Younmujang 5 gagil 25, Sungdong-gu
Seoul 04782, Korea
TEL: +82-2-922-7080
FAX: +82-2-922-0841
E-mail: nrpub@naver.com
Website: www.nrbooks.kr

Original Japanese Title: フラップデザイン－アドバンス編
－最新のフラップデザインのコンセプトと術式
水上哲也 著

Flap Design—심화 편

최신 플랩 디자인의 콘셉트와 술식

발행일 2026년 1월 5일
저자 Mizukami Tetsuya
역자 나동규·한금동·최진
발행인 최용원
편집디자인 김애선
표지디자인 김애선
교정·교열 윤수현
발행처 **나래출판사** (등록 제2012-000051호/1994.6.10)
주소 서울시 성동구 연무장 5가길 25, 성수역 SK V1 Tower 1507호
전화 (02) 922-7080
팩스 (02) 922-0841
이메일 nrpub@naver.com
홈페이지 www.nrbooks.kr

ISBN 979-11-7133-217-5

정가 90,000원

Printed in Korea

저자 약력

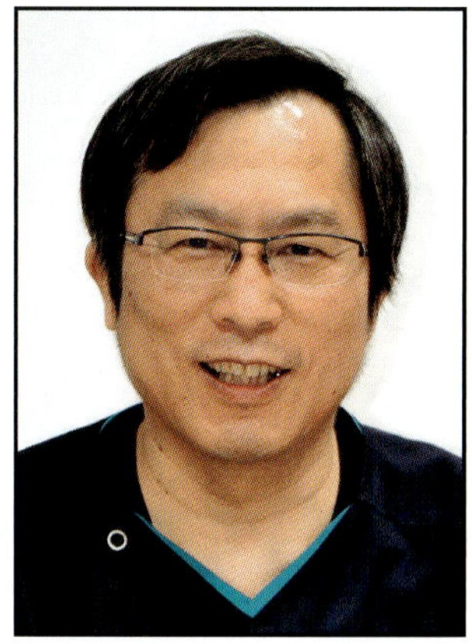

Mizukami Tetsuya (水上哲也)

1985년 규슈대학 치학부 졸업
1987년 규슈대학 제1보철학교실 문부교관 조수
1989년 니시하라 덴탈 클리닉 근무
1992년 후쿠오카현 후쿠쓰시(구 무나카타군)에 개업
2007년 규슈대학 치학부 임상 교수
2011년 가고시마대학 치학부 비상근 강사

소속 및 소속 학회 등

일본 임상치주학회 인정의·치주 임플란트 인정의
일본 치주학회 지도의·전문의
일본 악교합학회 지도의
일본 구강임플란트학회
근미래 오스테오임플란트학회 지도의
스터디그룹 JUC
규슈 임상재생치과연구회

주요 저서

- 山道信之, 林佳明, 牧角新蔵, 河原三明, 水上哲也. インプラントイマジネーション さらなる適応症拡大への技. 東京:クインテッセンス出版, 2004.
- 田中秀樹, 水上哲也, 安東俊夫, 徳永哲彦, 竹田博文, 泥谷高博, 堤春比古, 荒木秀文. 歯医 者さんを知ろう!! 歯医 者さんと患者さんとのコミュニケーション ツール. 東京:クインテッセンス出版, 2006.
- 水上哲也(監修), 池上龍朗, 下田裕子(著). インプラント治療はチームアプローチ 検査·診断·手術·コンサルテーション. 東京:医歯薬 出版, 2009.
- Buser D(編), 松下容子, 水上哲也(監訳). インプラント歯科における骨再生誘導法の20年 第2版. 東京:クインテッセンス出版, 2012.
- Japan United Colleagues(編), 水上哲也(代表). もう迷わない根分岐部病変 根分岐部病変の治療はどう進化したのか? 総括と展望. 東京:ヒョーロン·パブリッシャーズ, 2013.
- 水上哲也, 楠川仁悟, 堀之内康文, 後藤哲哉, 自見英治郎, 佐藤敬一郎, 高橋哲, 平井友成, 佐々木匡理, 豊嶋健史, 朝比奈泉. 基礎から臨床がわかる再生歯科 成功率と効果を高めるためのテクニックとバイオロジー. 東京:クインテッセンス出版, 2013.
- 水上哲也(監修). 「QDI」別冊 インプラントの長期予後確立に向けた治療戦略 オッセオインテグレイション·スタディクラブ·オブ·ジャパン 14th ミーティング抄録集. 東京:クインテッセンス出版, 2016.
- 水上哲也(監修). 「QDI」別冊 インプラントのための軟組織マネジメントを極める オッセオインテグレイション·スタディクラブ·オブ·ジャパン 15th ミーティング抄録集. 東京:クインテッセンス出版, 2017.
- 水上哲也. フラップデザイン ベーシック編: 4つの要素でわかる再生療法のための切開線の理由, 原則, 組み立て. 東京:クインテッセンス出版, 2023.
- 糸瀬 正通, 水上哲也, 金成雅彦(監著). 澤瀬 隆, 高橋徹次, 吉竹賢祐, 林 美穂, 馬場正英, 吉野 晃, 村川達也, 船木 弘, 工藤昌之, 溝上宗久(著). インプラント周囲炎ゼロコンセプト 科学的根拠に基づいた多角的アプローチ. 東京:クインテッセンス出版, 2024.

- 宮本泰和, 二階堂雅彦, 白石和仁, 水上哲也. インプラントバブルから天然歯へのゆり戻し インプラント時代の天然歯保存のコンセプト. the Quintessence. 2009;28(11):39.
- 水上哲也. 特別企画1 ペリオからの逆襲! Part 3 インプラント&デンタルCT を有効活用した新時代の歯周治療への提言 変化する重度歯周病の総合的治療戦略. the Quintessence. 2010;29(10):51.
- 二階堂雅彦, 白石和仁, 浦野智, 水上哲也. 特集1 特別座談会 ペリオへの誘い 患者の希望「歯を残す」を叶える, フィロソフィー&エビデンス&テクニック. the Quintessence. 2015;34(11):40-73.
- 水上哲也, 北島一, 本田雅規. 新春座談会 セメント質剥離を再考する 臨床の視点で探る, 鑑別診断とアプローチ. the Quintessence. 2023;42(1):40-58.

FOREWORD

영화 '스타워즈'를 제작 연대순으로 보면 영상의 진화에 놀라게 됩니다. 제작비 투자 방식의 차이는 있지만 CG를 포함한 사진과 영상의 진화에 따른 현실감의 차이는 뚜렷합니다. 물론 초창기의 영화도 정말 재미있었고 감동적이었으며, 철학적 요소를 포함했다는 점이 인상 깊었습니다. 하지만 당시 보았던 감동적인 영상을 CG가 발달한 현시대에 본다면 조금은 빛이 바래버리는 것도 어쩔 수 없는 일이겠죠.

치과 의료도 나날이 진화하고 있습니다. 재료의 진화, 술식의 진화, 치료에 대한 개념의 진화는 너무도 빨라서 잠시 눈을 감고 있으면 마치 다른 공간으로 이동한 것처럼 느껴질 수도 있습니다. 디지털을 구사한 화려한 영상과 사진에 우리는 매료되었고, 그러한 발표를 위해 많은 시간을 보내고 있습니다.

하지만 '치과 의료는 예나 지금이나 변하지 않았다'라는 소리를 자주 듣습니다. 어떤 면에서는 그것이 사실입니다. 본질적인 부분은 예나 지금이나 변하지 않았습니다. 따라서 화려한 영상에 놀아나 부주의하게 새로운 재료와 기술에 뛰어들었을 때 우리는 뼈아픈 되치기를 당하게 됩니다.

외과적인 치료는 경험이 많은 베테랑이 유리하다고 합니다. 다양한 경험은 순간적으로 정확한 방향으로 치료를 유도해 바이패스를 만들어 줍니다. 그리고 오랜 세월 경험이 쌓이면 치료할 때의 시간 낭비를 줄일 수 있습니다.

20년 전에 치은 퇴축과 골연상 결손을 보인 치주질환 환자에게 부착의 개선을 위해 현재로 말하면 NIPSA(non-incised papillae surgical approach)와 같은 술식으로 재생요법을 해 본 적이 있습니다. 노하우와 지식이 없는 새로운 술식은 상당한 시간이 필요했고, 약간의 개선은 있었지만 술후 통증과 오랜 시간이 소요되는 수술로 인해 지쳐 힘들었다는 불평을 들었습니다. 지금 같으면 같은 술식을 더 빨리 마칠 수 있고 어느 정도의 심미적 개선과 골결손의 회복을 볼 수 있습니다. 실제 증례에서도 시간이 그리 걸리지 않고 통증도 전혀 호소하지 않으며, 치료 결과에 매우 만족해 감사하다는 말을 들은 경험이 있습니다. 새로운 술식에 대한 바이패스가 통한 것 같습니다.

경험을 바탕으로 노하우를 쌓고, 방대한 문헌을 읽고 이해해 그것을 임상에 응용할 때 중요한 것은 콘셉트를 이해하는 것입니다. 그리고 더 중요한 것은 이 **새로운 술식이 '왜 개선되었는가?'**를 생각하고 이해하는 것입니다.

'재료나 술식은 단점이 있어서 새로운 것으로 바뀌는 거야'라고 스승님께서 가르쳐 주신 적이 있습니다. 이 책 심화편에서 가장 전하고 싶은 것도 **'이 새로운 술식이 어떻게 생겨났는지 그 이유와 배경**을 알고, **그 밑바탕에 있는 콘셉트**를 이해하는 것'입니다.

이 책이 독자 여러분에게 과거에 시행착오를 겪으며 돌아갔던 것을 줄이고 새로운 바이패스로 안내하기를 바랍니다.

2025년 1월

Mizukami Tetsuya (水上哲也)

역자 약력

나동규

전남대학교 치과대학 졸업
일본 심미치과협회 회원
Basic Dental Practice Group(BDPG) 정회원
이인치과의원 원장

한금동

전남대학교 치과대학 졸업
첨단미르치과병원 원장

최 진

전남대학교 치과대학 졸업
일본 심미치과협회 회원
Basic Dental Practice Group(BDPG) 정회원
서울미르치과의원 원장

역자 서문

역자들은 이 책의 저자인 Mizukami Tetsuya(水上哲也) 선생과 25년이 넘게 인연을 이어오고 있습니다. 저자는 일본 후쿠오카 외곽의 작은 동네에서 개원하고 있는 임상의로서, 치주 치료에 특별한 성취를 보이며 학회와 스터디그룹에서 뛰어난 활동력을 보여주고 있습니다.

저자와는 일본 스터디그룹과의 교류 현장에서 처음 알게 되었는데 발표 증례도 훌륭했지만, 당시 그 발표회를 강평해 주시던 지도의 선생님께서 "임상가의 발표는 '치료해서 좋아졌다'가 아니라, 객관화된 진단과 치료 후의 경과를 관찰하여 치료에 대한 철학을 이야기할 수 있어야 한다"는 말을 했던 것도 인상적이었습니다.

이 책은 저자의 오랜 임상 결과를 바탕으로 치주-재생치료에 대한 자신의 철학을 정리한 것으로, 지난 '기초 편'에 이어 재생치주수술의 핵심인 플랩 디자인에 대한 깊이 있고 통찰력 있는 지식을 담고 있습니다. 저자는 새로운 술식이나 기구는 과거의 경험과 지식, 기본 원리를 이해했을 때 비로소 더 강력한 힘을 얻는다는 확고한 철학을 가지고 있습니다. 즉, 기본과 원칙에 충실한 학습과 임상이야말로 더욱 체계적이고 효율적인 신기술을 활용하는 데 큰 힘이 된다는 것입니다. 이 책은 바로 그 기본과 원리를 충실히 다지며, 새로운 임상 환경에 적용할 수 있는 길을 제시합니다.

저자가 언젠가 강연하면서 치주(임플란트) 수술 후 봉합 흔적이 남지 않도록 하고 싶다는 의지와 시술 과정이 적절하다면 술후 환자의 통증은 거의 없다는 얘기를 하곤 하였는데, 이 책의 곳곳에 이런 소신이 담겨 있습니다. 현재 치과 임상에서는 발치와 임플란트 치료가 일상화되고 있는 느낌도 있지만, 저자는 이러한 흐름 속에서도 흔들림 없이 자연치 보존을 중요하게 생각해, 재생요법의 가능성과 결과를 잘 보여주고 있습니다.

이 책은 플랩 디자인을 구성하는 각각의 절개선이 가지는 이유와 원칙, 플랩의 형태, 박리 양식, 그리고 성공적인 재생을 위한 공간 확보 콘셉트를 체계적으로 안내합니다. 치주 재생치료에 관심이 있는 임상가라면 이 책을 통해 각 증례에 맞는 최적의 플랩 디자인을 설정할 수 있는 귀한 통찰을 얻게 될 것입니다.

저자의 깊은 학문적 통찰과 환자를 향한 배려가 응축된 이 번역서가 재생요법 치료에 종사하는 모든 전문가와 학생에게 훌륭한 참고서이자 새로운 임상적 지평을 여는 중요한 열쇠가 되기를 진심으로 바랍니다. 역자들 역시 저자와의 작은 인연으로 이런 귀한 임상 서적을 소개할 수 있다는 것에 기쁜 마음입니다.

언제나 좋은 치과 서적을 펴내는 데 애써주시는 나래출판사에도 깊은 감사를 드립니다.

2025년 겨울의 문턱에서
역자 일동

이 책의 목적

치과 치료에서는 절개와 플랩 박리가 빈번히 이루어지고 있습니다. 매일의 일상 임상에서 플랩을 박리하고 있어도 항상 떠오르는 것이 '어떤 절개와 박리가 좋을까?' 또는 '어떤 플랩 디자인을 이용해야 할까?'와 같은 의문이 아닐까요?

원래 플랩 디자인에 공식 같은 것은 없습니다.

왜냐하면 우리가 일상 임상에서 만나는 증례는 각각 천차만별이어서 같은 도식으로 해결할 수 있을 만큼 간단하지 않기 때문입니다. 게다가 절개선을 설정할 때는 혈류를 비롯하여 연조직과 경조직의 형태, 치아 사이 연조직의 폭과 두께와 같은 해부학적 요인, 개체차 등 다양한 요인에 대한 검토가 필요합니다.

플랩 디자인을 구성하는 각각의 절개선에는 이유와 원칙이 있습니다. 그리고 플랩의 형태와 박리의 양식, 플랩 이동의 형태, 재생의 장소 확보를 어떻게 생각하는지에 따라 콘셉트의 차이가 있습니다. 따라서 그 목적에 맞게 조합한 것이 결과적으로 각각의 증례에 맞는 플랩 디자인이 된다고 생각합니다.

하지만 이러한 수많은 평가 항목을 체계적으로 정리하여 플랩 디자인의 설정에 도움이 되는 책은 아직 없었습니다.

따라서 재생요법에 특화하여 플랩 디자인의 역사적 변화, 개념, 구성요소를 한꺼번에 일상 임상에 살릴 수 있기를 바라는 마음에서 이 책을 썼습니다.

재생요법 치료에 종사하는 분들이 참고서로써 활용해 주시면 그보다 더한 기쁨은 없을 것입니다.

CONTENTS

CHAPTER 1

‘저침습형’과 ‘관습형’ 플랩 디자인의 콘셉트 차이

큰 플랩, 작은 플랩(FIG 1)

치주 외과 치료에서 술후 일차 폐쇄의 부전으로 상처가 열리거나 연조직이 퇴축하면 청소성과 심미성의 손상이 꽤 크다. 병적 치주낭이 줄어들었는데도 치은 퇴축이 일어나 치간 embrasure가 커지는 것은 환자에서는 술후의 큰 불편 사항이다.

치주 치료의 목표는 병소를 제거하고 염증을 없애 유지 관리를 쉽게 한다는 개념의 절제요법에서, 부착을 개선하고 상실한 치주인대와 백악질(시멘트질), 고유 치조골을 될 수 있으면 회복하면서 병적 치주낭을 제거하는 재생요법으로 변해 왔다. 이 목표를 위해 연조직 감소량을 필요 최소한으로 줄이는 동시에 치아 사이에서 양호한 일차 폐쇄를 유지하기 위해서 보존형 플랩이 제창되었고, 그 후 오랜 시간 재생술식의 중심으로 적용되었다. 그리고 차폐막 설치와 골이식을 해도 충분한 여유를 가지고 골결손 부위가 플랩으로 덮이고, 플랩끼리의 접합 또는 플랩과 치근의 접합을 적절하게 만들기 위해서 골막 감장 절개가 종종 시행되었다.[1~4]

한편, 의료 분야에서 저침습 외과 수술로 변화하는 흐름은 치주 외과 치료에도 영향을 끼쳤다. 확대경과 현미경을 이용한 수술은 예전보다 작은 절개로 병소를 제거할 수 있으므로 더 작은 플랩을 적용하게 되었다. 이러한 흐름은 치주조직 재생요법에도 반영되어 minimally invasive surgery(이하 MIS로 줄임)[5]에서 시작해 minimally invasive surgical technique(이하 MIST로 줄임),[6,7] modified minimally invasive surgical technique(이하 M-MIST로 줄임),[8] 이어서 entire papilla preservation technique(이하 EPPT로 줄임)[9~11]에 이르기까지 점점 더 작은 플랩으로 이행했다고 생각한다. 현재는 이렇듯 작은 플랩이 유행하고 있지만, 작은 플랩이라고 해서 단지 절개와 박리의 영역이 '작다'는 의미가 아니라, 그 배경에 근본적인 '콘셉트의 차이'가 있다는 것에 주의해야 한다. 따라서 여기서는 '콘셉트의 차이'에 대해 서술한다.

콘셉트

치주조직 재생요법의 기초가 된 개념은 Melcher가 이야기한 세포 이동 경쟁 이론이다.[12] Melcher는 치주 외과 치료 직후부터 일어나는 치유 과정에서, 어떤 세포가 빠르게 치근을 따라 증식하는지가 치료 결과를 크게 좌우한다고 했다. 치주조직 재생에는 치주인대 유래 세포의 증식이 가장 바람직하다고 알려져, 이 조건을 만족시키기 위해 차폐막을 이용한 조직유도재생술(guided tissue regeneration; 이하 GTR로 줄임)이 개발되었다. GTR로 골결손을 개선하거나 임상적 부착 레벨(clinical attachment level; 이하 CAL로 줄임)을 얻은 결과가 일부 문헌에 보고되었다. GTR에서 차폐막의 목적과 의의는 세포의 차단이라기보다는 오히려 재생을 위한 장소의 확보라는 이미지가 강하다.

큰 플랩, 작은 플랩

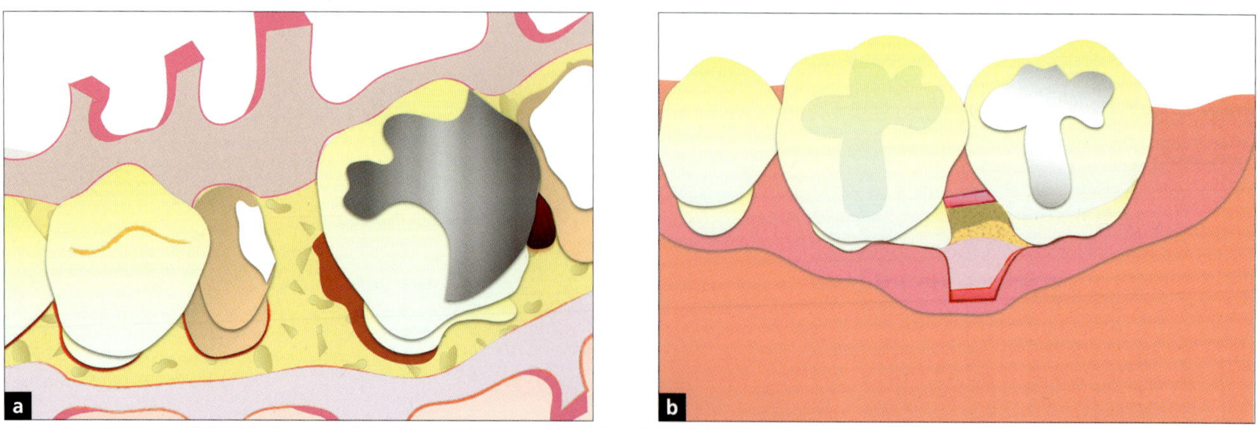

FIG 1a, b. 플랩 디자인의 차이는 크기의 차이라기보다는 오히려 콘셉트의 차이다. 위 도해를 보면 언뜻 '큰' 플랩(a)과 '작은' 플랩(b)의 이미지처럼 보이지만, 절개 방식과 플랩 형성 방식 등 여기저기에 차이가 있다.

한편, 최근에는 치주조직 재생에 큰 역할을 하는 것은 치주 외과 후의 치근 표면에 피브린 덩어리(fibrin clot, 섬유소 혈병)가 먼저 부착해 상피의 하방 증식이 억제되는 것과 이 피브린 덩어리가 안정된 상태를 유지하기 위해 상처 부위의 안정이 필요하다는 사실을 Wikestö와 Caton이 설명했다.[13~15]

마찬가지로 Cortellini는 혈병의 안정을 위한 중요한 요소로서 ① 골결손의 형태(defect morphology), ② 플랩의 안정(flap stability), ③ 치아의 동요도(tooth mobility)의 3가지 항목을 들었다.

플랩을 작게 형성하면 박리로 인한 외과적 침습을 억제할 수 있다. 결과적으로 외과 수술에 따르는 통증이나 출혈, 부기 등의 불쾌 증상을 크게 줄일 수 있다. 이러한 임상의 장점은 재생요법을 유리하게 이끈다기보다 환자 만족도의 관점에서 중요하다.

재생요법의 결과를 좌우하는 다음의 4가지 항목에 대해서 '관습형'과 '저침습형'을 각각 대비하면서 해설한다.

4가지 콘셉트의 차이(FIG 2)

시술 부위

① 관습형

원인 인자의 확실한 제거는 말할 것도 없이 중요하다. 예전의 치주 외과에서는 대상 부위의 근·원심 방향으로 1개 치아 또는 2개 치아까지 절개를 연장하거나 수직 절개를 넣어 충분하게 시술 부위를 넓혀서 시야를 확보해 확실한 조작을 하는 것이 우선시되어 왔다.

② 저침습형

저침습형은 플랩의 안정을 얻고 부착 상실이 일어나지 않은 부위에 절개하는 것을 최대한 막는 목적에서 필요 최소한으로 박리한다. 플랩을 크게 박리하면 시술 부위를 충분히 확보할 수 있지만, 플랩의 박리 정도가 커짐에 따라 안정성이 손상되는 것은 유감스러운 점이다. 최소한으로 박리하는 플랩에서는 플랩의 안정이 손상되지 않고 결과적으로 상처 부

관습형과 저침습형의 4가지 콘셉트

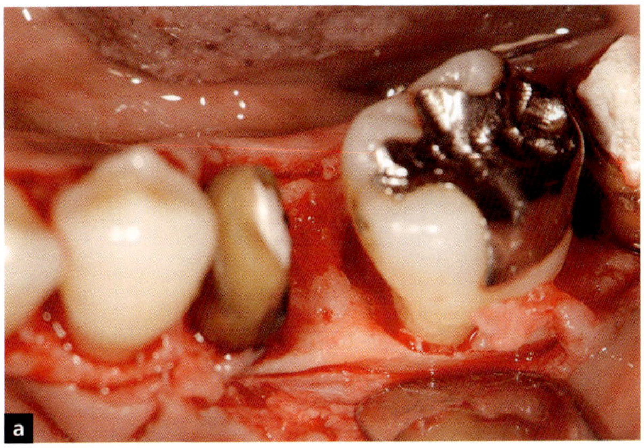

FIG 2a, b. 관습형과 저침습형 술식의 이미지 차이.
FIG 2a. 관습형(≠ extended flap).
【시술 부위】 술중의 시야 확보와 접근의 용이함을 우선해, 시술 부위를 넓게 확보한다.
【감장 절개】 골이식과 차폐막 설치, 긴장 없는 봉합을 위해서 종종 감장 절개(수직 절개, 골막 감장 절개)를 넣는다.
【플랩의 끝】 플랩 끝 접촉 면적이 넓어지는 것을 도모한다(PPT, ITM 등).
【공간 확보】 주로 골이식재와 차폐막을 이용해 공간을 확보한다.

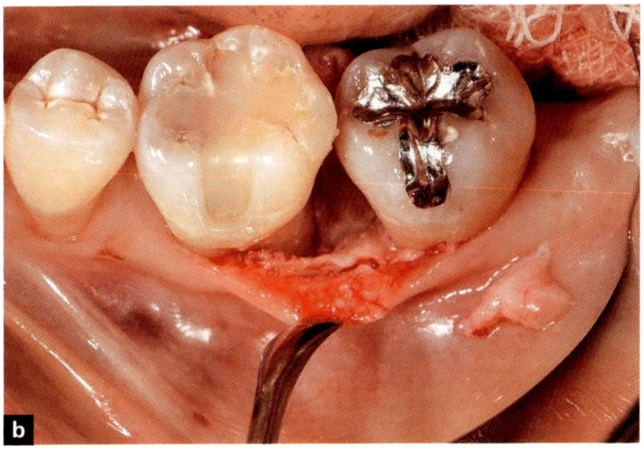

FIG 2b. 저침습형.
【시술 부위】 필요 최소한의 시술 부위에서 수술한다. 이 때문에 현미경이나 확대경의 사용이 필수이다.
【감장 절개】 감장 절개(수직 절개, 골막 감장 절개)는 가능하면 사용하지 않는다.
【플랩의 끝】 플랩 끝 접촉 부위의 접합을 중요시한다[정확한 버트 조인트(butt joint)가 필요함].
【공간 확보】 골이식재와 차폐막 이외에 박리하지 않은 치은을 벽으로 이용한다.

감장 절개와 공간 확보의 차이

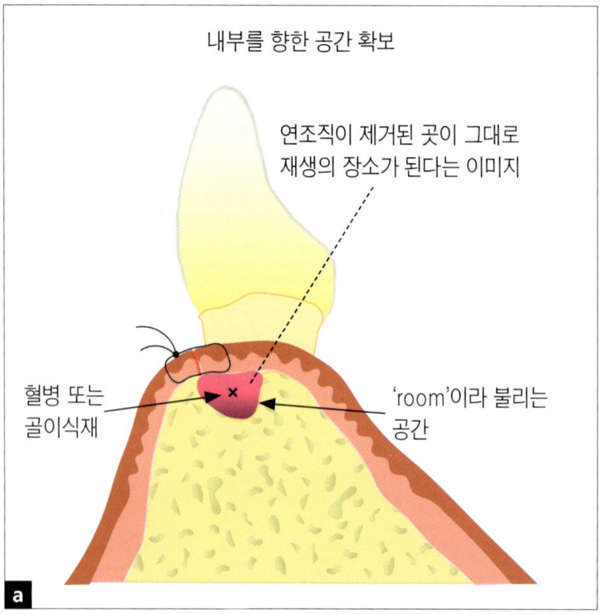

FIG 3a. 기본적으로 골결손 내의 연조직을 제거한 부분이 재생을 위한 공간이 된다. 골결손을 덮는 플랩의 두께도 조절된다.

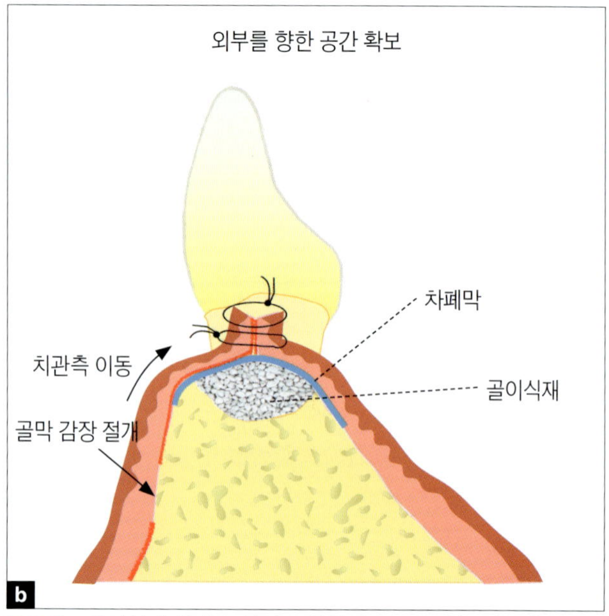

FIG 3b. 골이식과 차폐막 설치로 인위적으로 골결손 내부와 외부의 재생을 도모한다. 플랩의 접촉을 위해 골막 감장 절개를 통한 플랩의 치관측 이동이 필수이다.

위와 혈병의 안정을 얻을 수 있기 때문에 재생에 유리한 상황을 만들어 낼 수 있다. 하지만 이처럼 작은 시술 부위에서는 시야를 확보할 수 있는 영역이 한정되기 때문에, 충분한 조명 아래에서 확대경이나 현미경을 사용하는 시술이 필수이다.

감장 절개

① 관습형

차폐막 설치나 골이식을 동반하면 치아 사이 또는 치근을 확실히 폐쇄하기 어려울 때가 가끔 있다. 이 때문에 필요에 따라 감장 절개를 넣는다. 감장 절개로 많이 이용되는 것은 수직 절개와 골막 감장 절개이다. 골막 감장 절개를 넣으면 플랩을 치관 방향으로 많이 이동할 수 있고, 긴장이 없는 봉합을 달성할 수 있다.

② 저침습형

한편, 저침습형에서는 기본적으로 골결손 내의 연조직을 제거함으로써 내부로 재생하기 위한 공간(장소)을 골결손 안쪽에 확보한다. 이 때문에 골이식재를 넣어도 기본적으로 플랩은 원래의 위치에서 접합할 수 있다. 그리고 그다지 박리되지 않은 플랩은 이른바 탄력이 있는 상태로 안정되어 있어서 'room'이라 불리는 공간에서 혈병을 안정된 상태로 유지할 수 있다.

이 둘의 차이점을 극단적으로 말하면 관습형 플랩은 외부를 향한 공간 확보, 저침습형 플랩은 내부를 향한 공간 확보로 표현할 수 있다(FIG 3).

플랩 끝의 접촉 면적

재생요법에서 중요한 과제 중 하나가 치아 사이 플랩의 일차 폐쇄이다. 원래 치간 유두에는 협측 중앙부에 비해 더 양호한 혈류가 근첨측에서 공급되고 있다. 동시에 골막 경유, 치주인대 경유, 치은 경유의 혈류가 공급되는데 이 혈류가 플랩의 박리로 인해 차단된다. 그리고 골결손 부위에 이식재가 충전되면 혈류에는 한층 더 불리한 상태가 될 것으로 예상한다.

① 관습형

앞에서 서술한 것처럼 양호한 일차 폐쇄를 위해서는 긴장이 없는 상황에서 봉합하는 것이 필요했고, 또한 혈관 신생으로 플랩이 빠르게 접합하기 위해서 플랩끼리의 접촉 면적 향상을 도모해 왔다. 이 때문에 치아 사이에서는 절개선을

관습형과 저침습형에서 치간 절개선의 차이

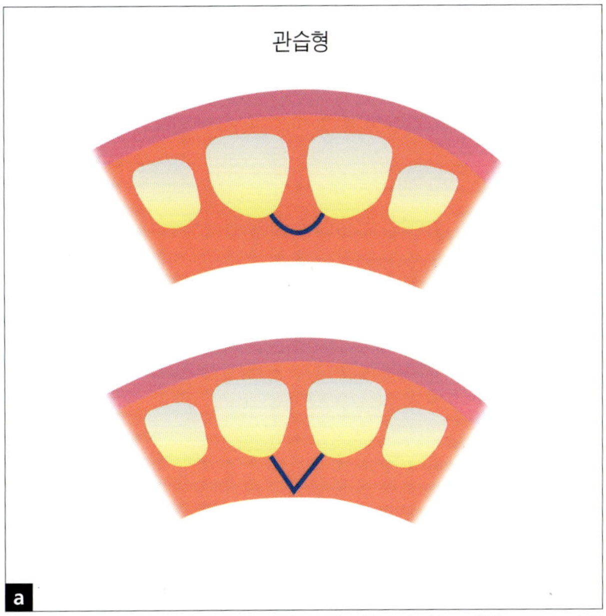

FIG 4a. 절개선을 크게 넣어 플랩 끝의 접촉 면적을 넓힘으로써 접합부가 벌어질 위험을 줄인다.

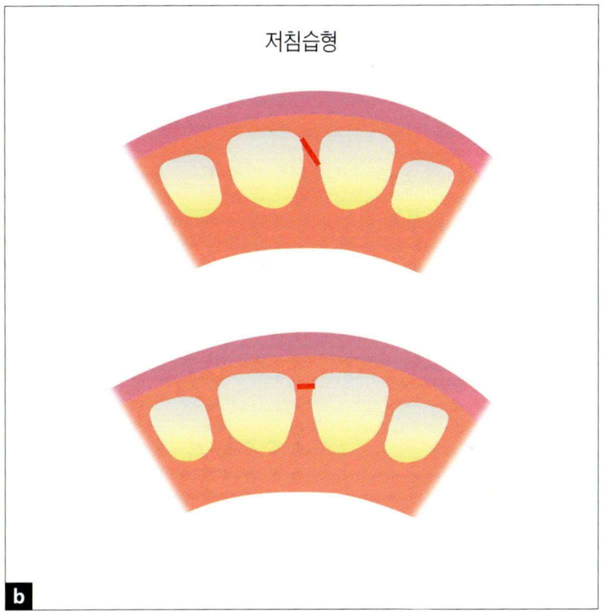

FIG 4b. 정확하고 깨끗한 단면과 올바른 접합으로 플랩의 벌어짐을 방지한다.

확대하거나 플랩을 뒤집어(evert) 플랩 안쪽끼리의 접촉 면적 확대를 도모해 왔다.

Takei 등이 제창한 PPT(papilla preservation technique)는 골결손 부위를 피해 구개측 우각을 연결하는 반달 모양의 절개선을 넣는데, 결과적으로 치아 사이에서 플랩의 끝은 넓은 면적으로 접합하게 되는 것이다.[17,18]

GTR이 보급됨에 따라 차폐막 노출이 임상의 과제가 되었기 때문에, 절개선을 골결손에서 떨어져 넣는 것뿐만 아니라 더욱 넓은 절개선 형성으로 플랩 끝의 면적을 넓혀 벌어지는 확률을 줄이려는 시도가 이루어져 왔다. Murphy는 구개 방향으로 크게 거리를 둔 이른바 papillary triangle이라 불리는 피라미드 모양의 플랩을 넓게 형성해 일차 폐쇄의 확률을 높일 수 있었다.[19]

② 저침습형

플랩 끝이 넓은 관습형의 개념에 비해 치간 절개를 필요 최소한으로 넣는데, 플랩의 끝을 가능하면 직선이나 직각으로 형성해 플랩의 접합을 좋게 하고 플랩의 안정성을 더해 높은 확률의 일차 폐쇄를 목표로 해 온 것이 저침습형의 개념이라고 생각할 수 있다(FIG 4).

공간 확보

재생을 위한 장소가 확보되는 것은 말할 것도 없이 중요하다. 골이식재 충전이나 차폐막 설치는 공간을 확보하는 데 중요하다.

① 관습형

임플란트 치료에서 프레임워크가 있는 차폐막이나 티타늄 메시, 티타늄 차폐막을 사용하면 잔존 골벽보다도 치관측(상방)을 향해 공간을 확보할 수 있다.

이처럼 플랩이 치관 방향으로 이동되는 공간의 확보는 외부를 향한 공간 확보로 볼 수 있다.

② 저침습형

저침습형 플랩에서는 골결손 내 혹은 플랩 내측의 염증성 육아조직을 제거함으로써 자동으로 생기는 공간을 이용해 재생의 장소로 삼는다. 여기에 혈병이 안정하는 공간이 생기기 때문에 내부를 향한 공간 확보로 볼 수 있다.

이어서 공간 확보의 구체적인 방법에 대해 자세히 서술한다.

치간 절개와 공간 확보의 2가지 패턴

【관습형】 골면에서 모든 연조직을 포함해 절개하고 박리(FIG 5, 6)

치아 사이에 골연하 결손이 있을 때 치간 유두에서는 치은의 정점과 골결손 기저부의 거리가 멀어진다. 다시 말해서 치아 사이 연조직의 두께가 증가한다. 치아 사이에서 근·원심 방향의 수평 치간 절개를 넣었을 때 전층 플랩으로 박리하면 불규칙한 형태의 골결손 안에 연조직이 있으므로, 골면에서 박리하기 어려울 뿐만 아니라 플랩의 안쪽에는 세균에 감염한 육아조직이 포함되어 있다.

예전에는 골에 닿도록 치근 사이를 절개하고 골면에서 모든 연조직을 포함해 플랩을 박리한 후 필요에 따라 내면의 육아조직을 트리밍해 두께를 조절함과 동시에 감염한 육아조직을 제거하는 절차가 일반적으로 이루어져 왔다(FIG 5, 6).

이 방법은 확실하게 연조직을 보존할 수 있는 것과 동시에 밝은 시야에서 불필요한 육아조직을 제거할 수 있는 것이 장점이었다. 하지만 앞에서 서술했듯이, 박리할 때는 비정상 형태의 골면에서 연조직을 떼어내는 것이 어려워 시술에 오랜 시간이 필요했다.

치간 절개와 공간 확보의 2가지 패턴

골정 부위 연조직을 잘라 전층 플랩으로 박리

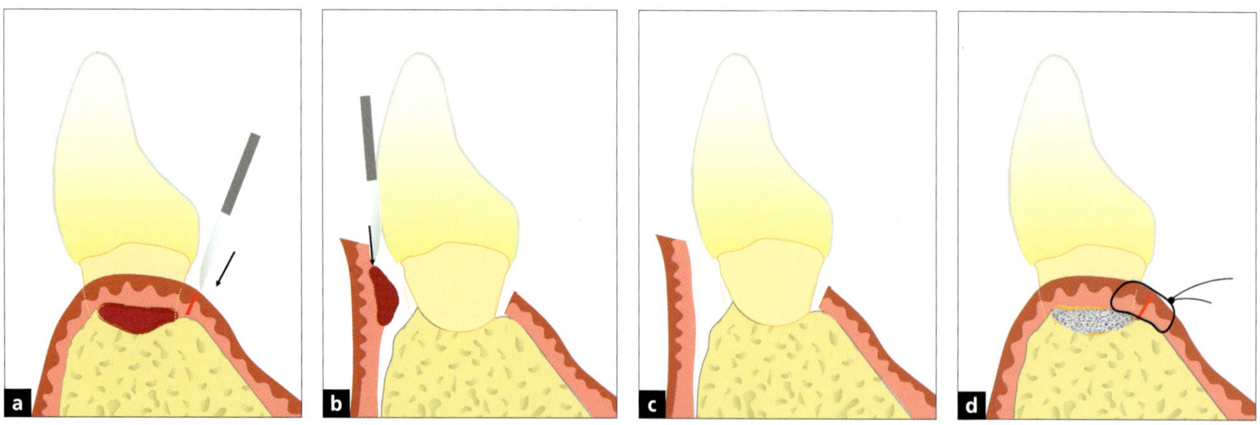

FIG 5a~d. 플랩 내면의 감염 육아조직을 제거함과 동시에 재생을 위한 공간을 확보한다.
FIG 5a. 골정 부위 연조직을 잘라 전층 플랩으로 박리. FIG 5b. 플랩 박리 후 필요에 따라 내면을 절제한다.

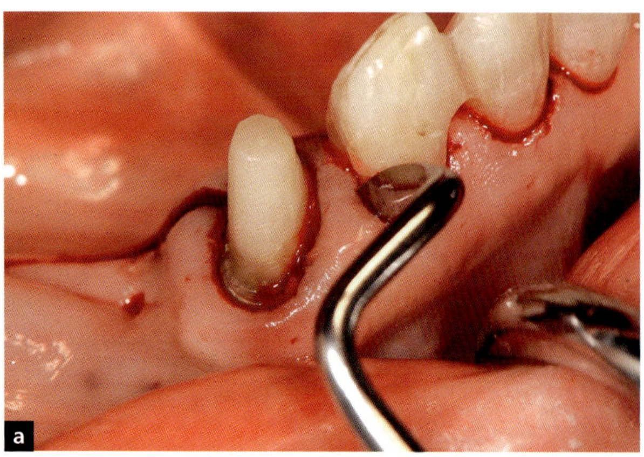

FIG 6a. 오반 나이프(Orban knife)를 이용해 골면에서 치아 사이 연조직을 박리하는 모습.

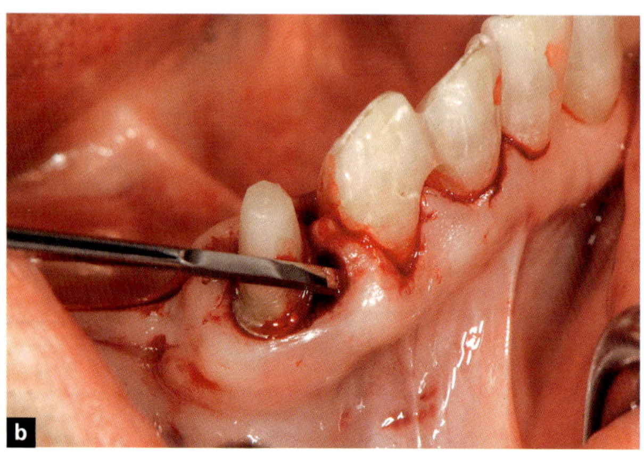

FIG 6b. Fedi[periodontal chisel(Martin 43-366-01-07, Hu-Freidy CPF16)]를 이용해 육아조직이 플랩에 붙은 채로 박리한다.

【저침습형】 상피측과 골결손측으로 연조직을 분리해 절개하고 박리(FIG 7)

치아 사이에서 근·원심 치근 사이 절개를 골면에 도달하지 않도록 치은에 직각으로 넣은 후에, 협측 골정을 향하여 방향을 바꾸어 골정 부위 연조직을 절개한다. 골정이 약간 노출하는 정도로 협측 플랩을 박리한 후에 밝은 시야에서 협·설 방향의 약간 아래쪽을 향한 수평 절개를 넣으면, 일정한 치은 두께를 확보한 상태에서 상피측과 골면측으로 연조직을 분리할 수 있다(FIG 7, 8).

이 수평 방향의 분리 절개는 1996년 Cortellini 등의

【저침습형】 상피측과 골결손측으로 연조직을 분리해 절개하고 박리

상피측과 골결손측으로 분리하는 절개

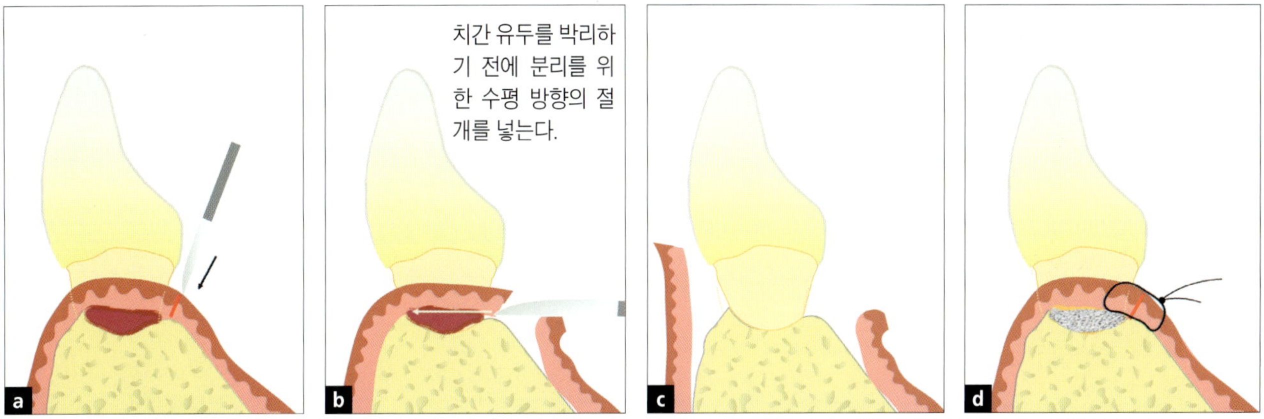

FIG 7a~d. 상피측과 골결손측으로 분리하는 절개. '치아 사이 골정 바로 위에 수평 절개를 넣어 결합조직을 분할한다'는 생각은 1996년 Cortellini 등의 MPPT 술식에도 이미 기록되어 있다.

블레이드로 치아 사이에 수평 방향 절개를 넣은 증례

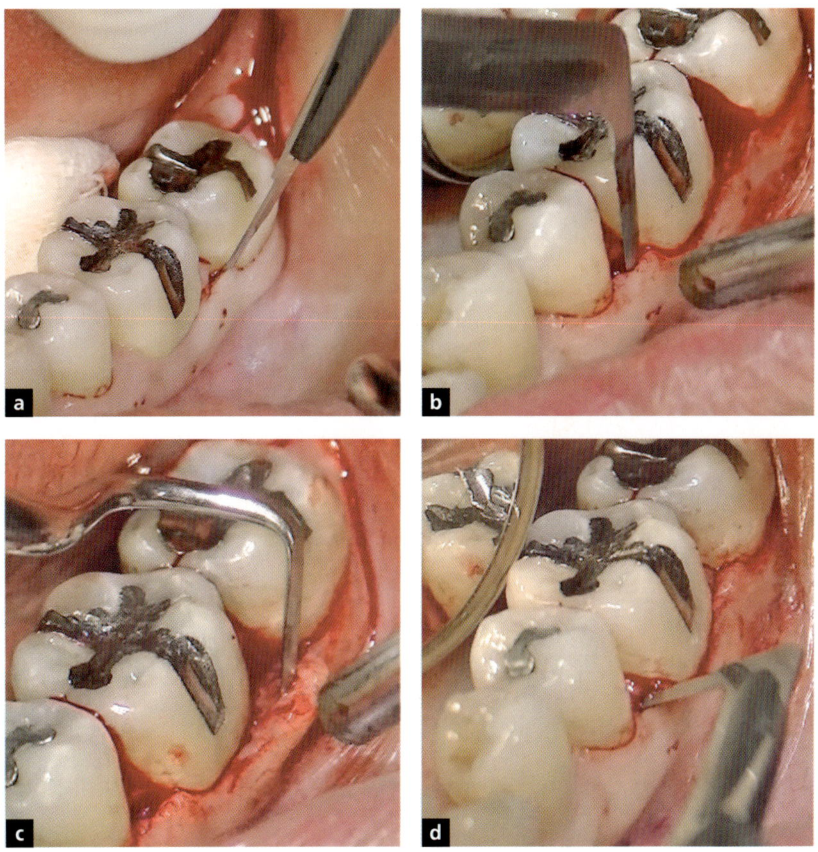

FIG 8. 블레이드로 치아 사이에 수평 방향으로 넣은 절개.
- 상피측과 골결손측으로 분리하는 절개.
- 플랩이 자동으로 트리밍된다.
- 박리가 쉬워진다.
- 자동으로 공간이 확보된다.

FIG 8a. ① 치은에 직각으로 절개.
FIG 8b. ② 골정을 향한 절개.
FIG 8c. ③ 골정을 명시하기 위한 박리.
FIG 8d. ④ 분리하기 위한 수평 절개.

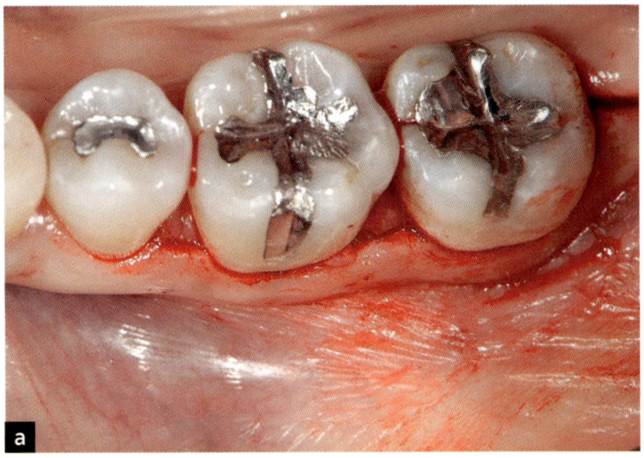

FIG 9a. 절개 후. 협측 플랩을 박리했을 때.

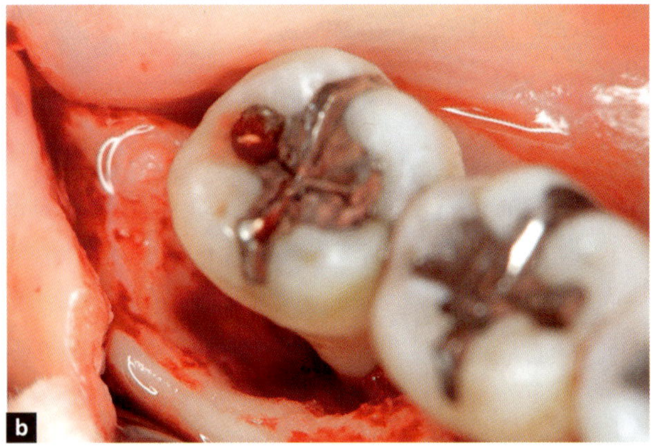

FIG 9b. 변연절제술(debridement) 후. #37 설측에 근첨에 이르는 골흡수가 있다.

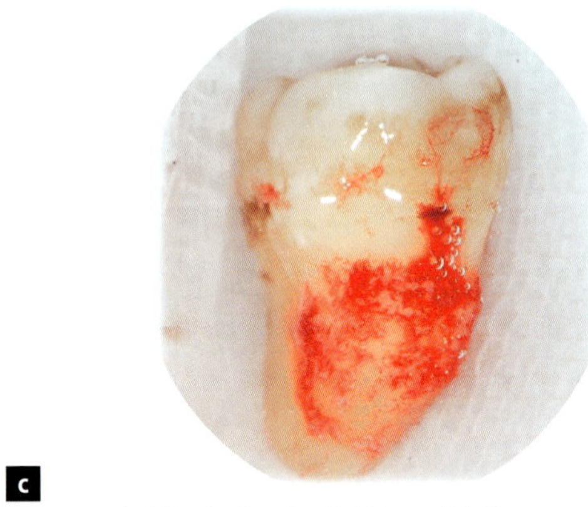

FIG 9c. 발치한 제3대구치. 이것을 골이식재(auto tooth bone; 이하 ATB로 줄임)로 이용.

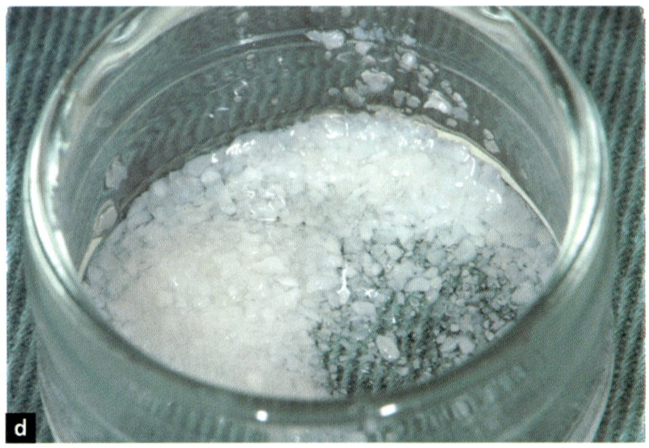

FIG 9d. 분쇄, 탈회, 멸균된 제3대구치. 이것을 골결손 부위에 충전.

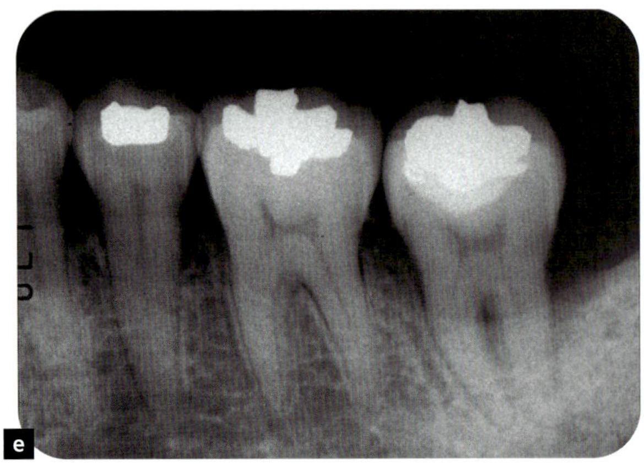

FIG 9e. 술전. #37의 골흡수가 심하다.

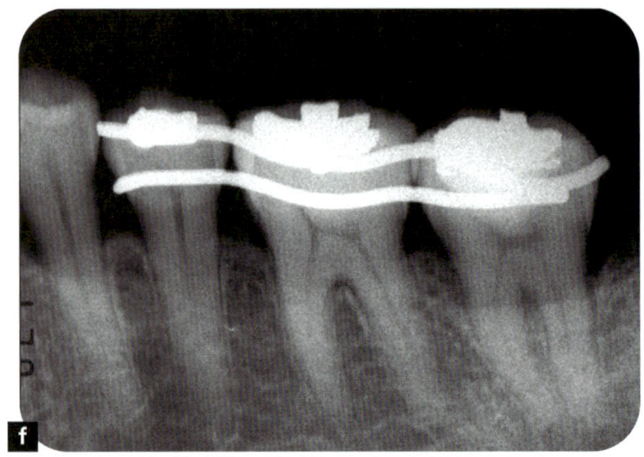

FIG 9f. 치료 후. 확실한 골재생을 볼 수 있다.

modified papillae preservation technique(이하 MPPT로 줄임) 술식 안에 이미 기록되어 있어, 저침습형 플랩에서는 널리 이용되는 절개와 박리 방법이었다.[20,21] 분리 절개를 넣으면 플랩을 의도한 두께로 조절할 수 있다. 또한 설측 골벽에 확실히 닿게 절개를 넣으면 관습형보다 훨씬 쉽게 치아 사이를 박리할 수 있다. 남은 골면측의 연조직(육아조직)을 제거하면 재생을 위한 장소를 자동으로 확보할 수 있다(FIG 7). FIG 8, 9에 구체적인 과정과 임상 증례를 제시한다.

이제까지 서술한 바와 같이 치간 절개와 박리는 현재 2가지 패턴이 있다는 것을 이해해 두어야 한다.

플랩 박리의 효율성과 플랩 형태의 관점에서는 '분리' 절개를 이용하는 술식이 많은 장점이 있다고 생각한다. 하지만 플랩의 두께는 혈류와도 깊은 관련이 있으므로, 불필요한 트리밍으로 인한 플랩 두께의 감소는 혈류의 차단으로 인한 괴사 또는 벌어짐을 초래할 위험이 있어 주의해야 한다.

혈류의 관점에서 위험성이 큰 점막이 얇은 표현형(phenotype)의 환자, 여성, 흡연자 등 불리한 조건에서는 관습형처럼 골면에서 모든 연조직을 박리하는 술식이 바람직하다고 생각한다. 따라서 증례와 상황에 맞게 적절히 가려 사용하는 것이 중요하다.

플랩 끝 접촉 양식의 차이(FIG 10)

관습형

플랩의 일차 폐쇄를 위해서는 절단면끼리 확실히 접합하는 것이 바람직하다. 이른바 플랩의 raw to raw 상태 접합은 혈관 신생과 혈류 회복이 빨라지는 것을 기대할 수 있다. 플랩의 접촉 면적을 늘리는 방법은 다음의 2가지로 나뉜다.

① 골막 감장 절개를 통해 플랩을 치관측으로 이동해 플랩과 플랩이 겹치는 면적을 늘리는 방법(뒤에 서술)

② 치간 절개선을 크게 확대해 접촉 면적을 늘리는 방법

관습형의 papilla preservation technique(PPT: 반달 모양)이나 interproximal tissue maintenance(ITM: 피라미드 모양)는 구개측(설측)으로 크게 확대한 절개선이 특징이다. 이것으로 골결손 내에서 골의 뒷받침이 없는 곳에 넣는 절개를 피하는 것과 동시에 절개선이 크게 확대되어 플랩 끝의 면적이 늘어난다.

저침습형

저침습형 플랩 디자인에서는 플랩 끝의 접촉 면적보다는 예리한 단면으로 플랩이 확실하게 접합하는 것을 중요시한다.

플랩의 접합은 기본적으로는 버트 조인트이다(뒤에 서술, FIG 13). 치아 사이에서는 근·원심 방향으로 직선의 수평

플랩 끝의 접촉 면적

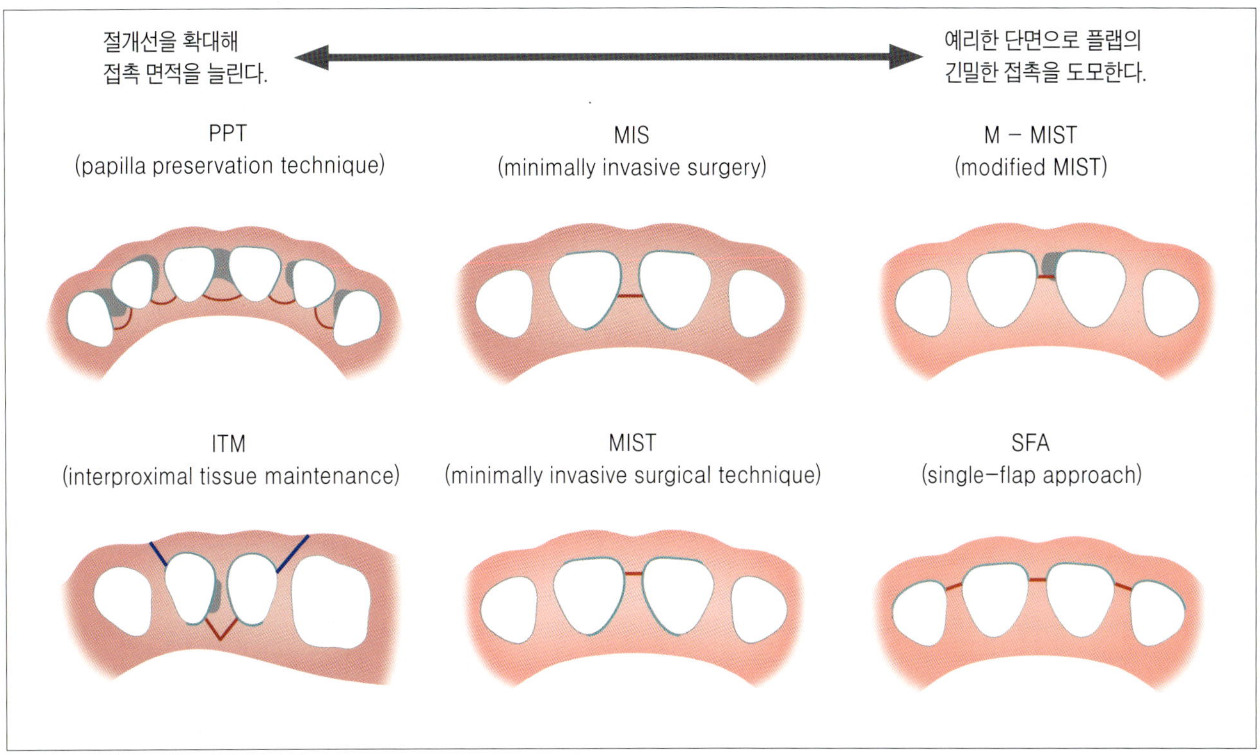

FIG 10. 플랩 끝 접촉 면적의 차이.

절개 혹은 경사 절개를 넣는다. 단면은 치은 표면에 대해 직각이다. 직각의 단면과 단면이 정확하게 접합하면 빠른 치유를 볼 수 있고 플랩의 일차 폐쇄를 달성할 수 있다. 저침습형 플랩에서는 기본적으로 이렇게 작은 직선 절개를 선택한다. 하지만 골결손이 치아 사이에서 협측으로 많이 확산하였을 때는 관습형에 가까운 절개를 선택하는 것도 생각해야 한다.

플랩 끝 접합 양식의 대표적인 3가지 패턴 (FIG 11~13)

치아 사이에서 양쪽의 플랩 또는 박리한 한쪽의 플랩을 절단면과 맞추어 접합한 후 봉합해 폐쇄할 때, 플랩의 끝과 끝을 어떠한 형태로 맞추고 봉합해 폐쇄할지는 상처의 일차 폐쇄에서 매우 중요하다. 플랩을 맞추는 대표적인 방식의 3가지 패턴은 다음과 같다.

① **플랩을 뒤집는(evert) 모양으로 맞추어 플랩 내면(raw)과 내면(raw)을 가능하면 겹치게 밀착시켜 봉합하는 방식**(FIG 11)
② **박리되지 않은 쪽의 치은 상피를 절제하고, 그 위에 박리한 쪽 플랩을 겹치는 형태로 덮어 봉합하는 방식**(FIG 12)
③ **플랩 끝을 직각으로 접합시켜 봉합하는 방식(버트 조인트)**(FIG 13)

이어서 각각에 대해 설명한다.

플랩 끝의 내면을 서로 겹치는 방식 (raw to raw)(FIG 11, CASE 1)

【사용의 적응증】 관습형 플랩에서 자주 이용된다. 특히 임플란트 치료에서 골유도재생술(guided bone regeneration; 이하 GBR로 줄임)을 할 때 자주 이용된다.

【목적과 개요】 기본적으로 골막 감장 절개를 넣어 플랩을 치관측으로 이동해 긴장이 없는 상태에서 봉합한다. 내측 매트리스 봉합과 단순 봉합의 조합으로 봉합할 때가 많다. 플랩 내면이 서로 겹치는 면적을 최대한 늘리면, 차폐막과 함께 골이식을 할 때도 벌어짐이 생기지 않고 일차 폐쇄를 할 수 있다.

플랩 끝 접합 양식의 차이 ①

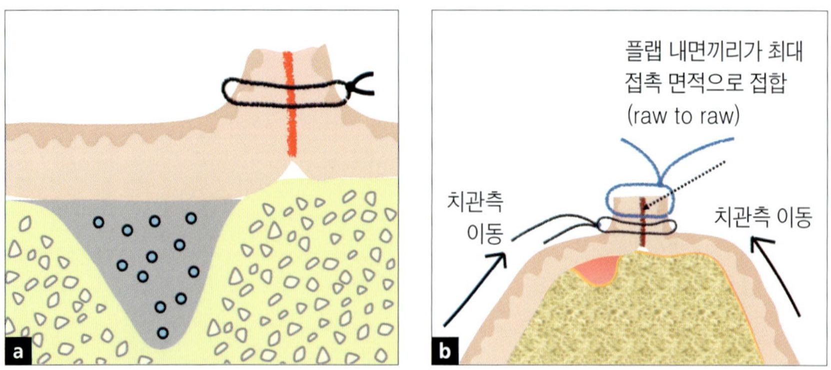

FIG 11a. 플랩 끝의 내면과 내면을 서로 겹치는 봉합(raw to raw).
FIG 11b. Raw to raw의 관계가 최대의 접촉 면적이 되도록 하여 봉합.

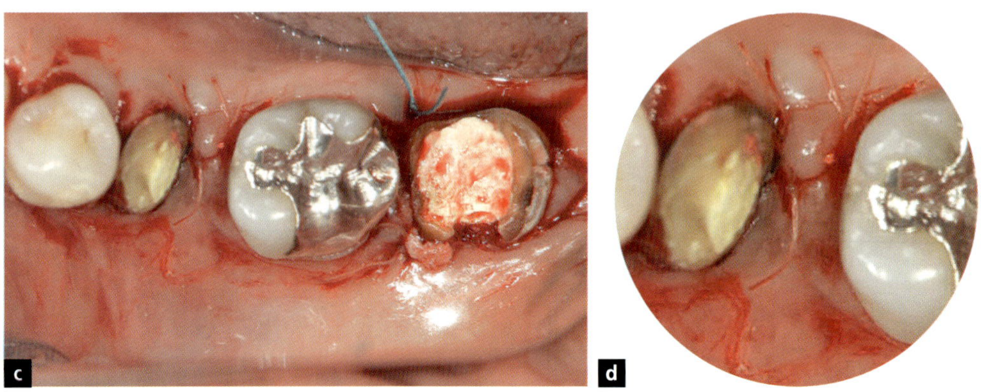

FIG 11c, d. 보철 수복이 계획되어 있어서 치아 사이 중앙에 수평 절개도 가능.

플랩 끝 접합 양식의 차이 ②

FIG 12a. 상피를 절제한 치은 위에 덮는다. De-epithelialization이 필요. 한쪽은 박리하지 않는다.
FIG 12b. 상피 절제.
FIG 12c. 오버랩해서 봉합.

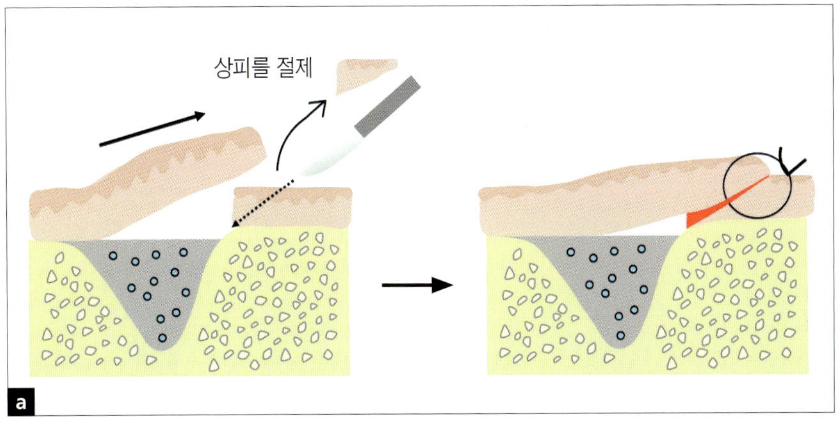

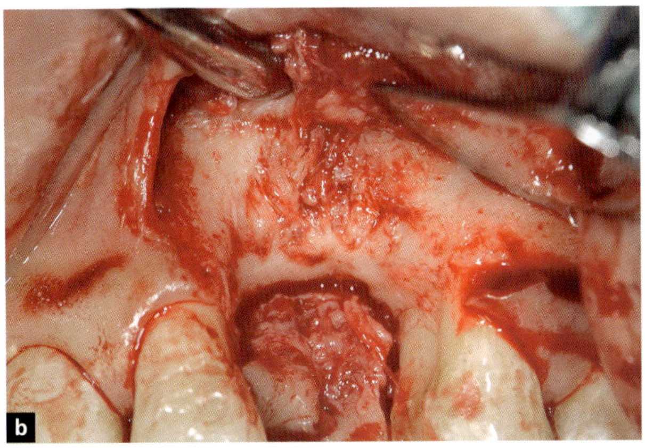

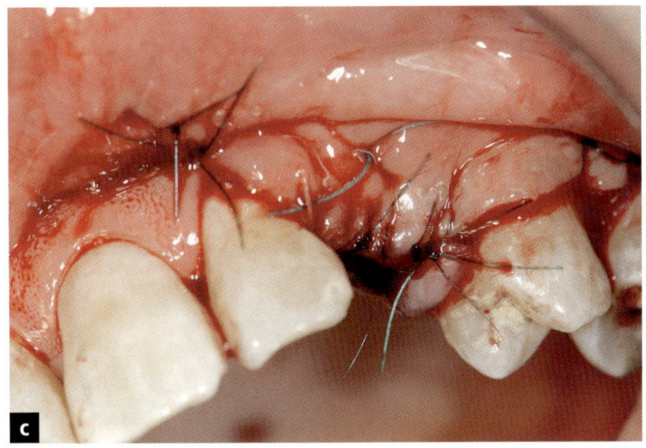

플랩 끝 접합 양식의 차이 ③

FIG 13a, b. 플랩 끝을 직각으로 접합시킨다(버트 조인트).
FIG 13a. 플랩과 플랩이 직각으로 접합하는 단순 단속 봉합(simple interrupted suture).
FIG 13b. 수직 현수 매트리스 봉합(vertical sling mattress suture)도 접합 부위는 버트 조인트가 된다.

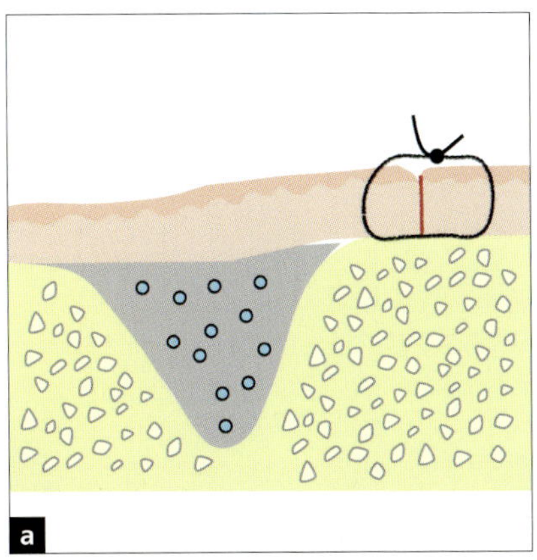

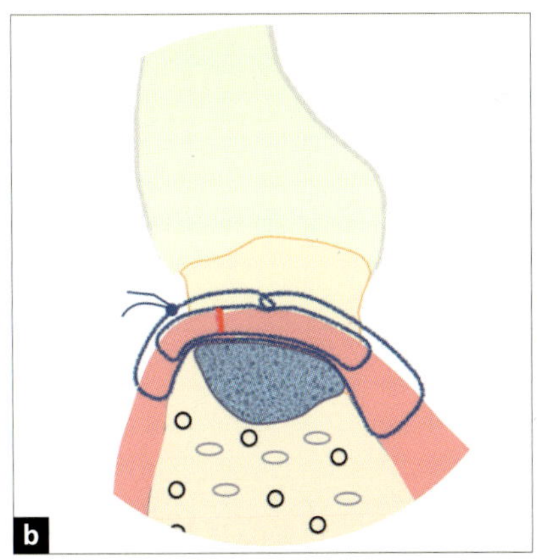

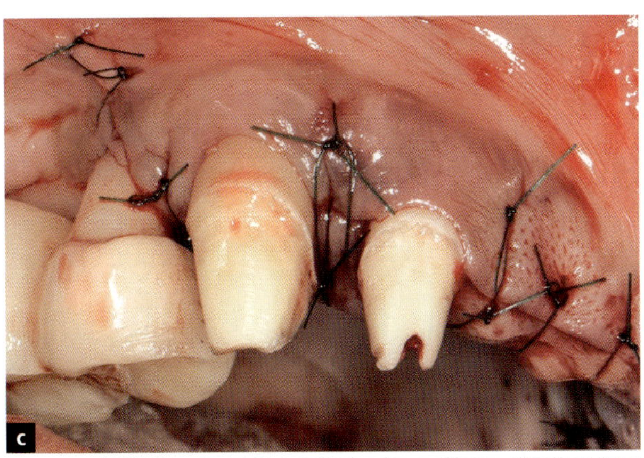

FIG 13c. 봉합했을 때. 플랩과 플랩은 버트 조인트로 양호하게 접합한다.

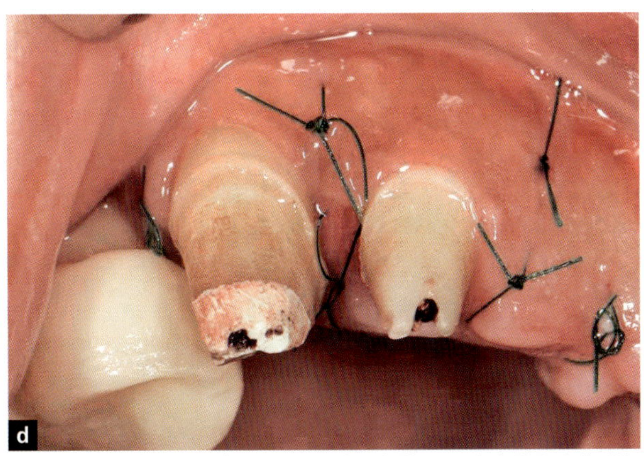

FIG 13d. 발사(stitch out)할 때. 벌어짐이나 함몰도 없이 양호하게 치유.

플랩 안쪽 끝을 서로 겹쳐서 봉합

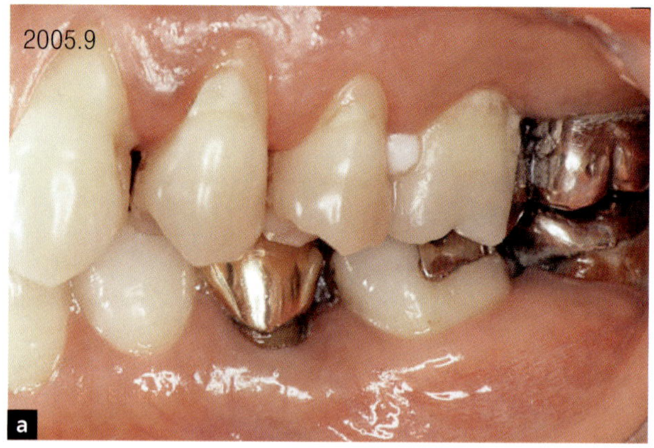

CASE 1a. 술전의 측면 모습. 치태 부착과 부적합 보철물 등 몇 가지 문제가 있다.

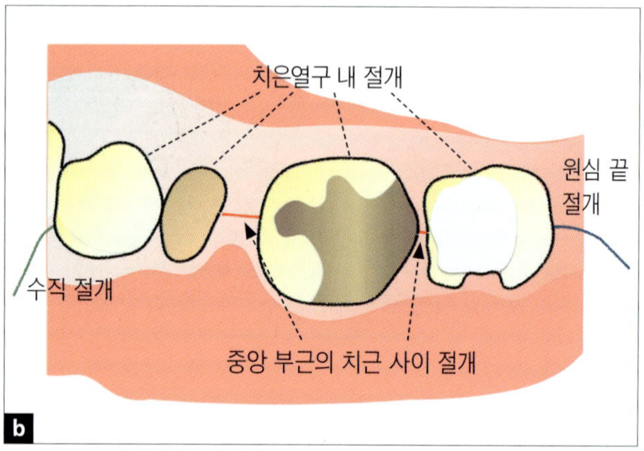

CASE 1b. 절개선을 나타내는 도해. 치아 사이 중앙 부근에 치근 사이 절개를 넣어, 골막 감장 절개를 통한 치관측 이동으로 플랩 안쪽끼리 서로 접합하기 쉽도록 설정했다.

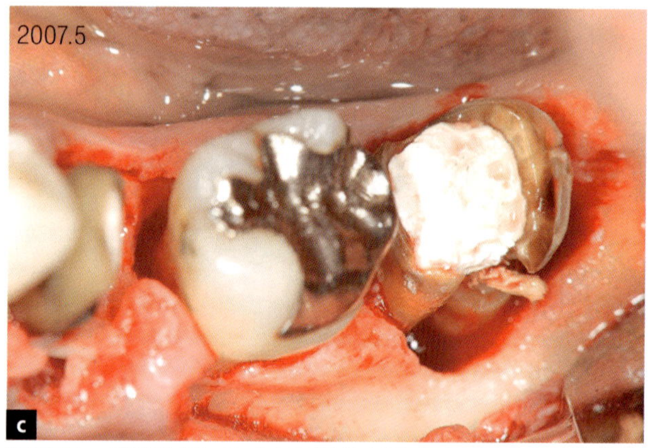

CASE 1c. 변연절제술 후. #37은 근첨 부근까지 골이 흡수되었다.

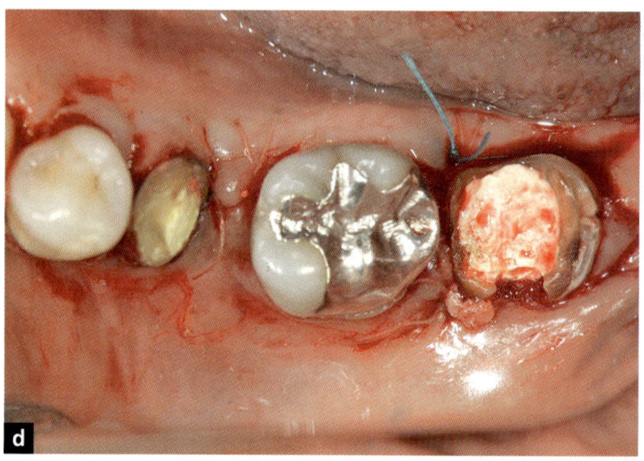

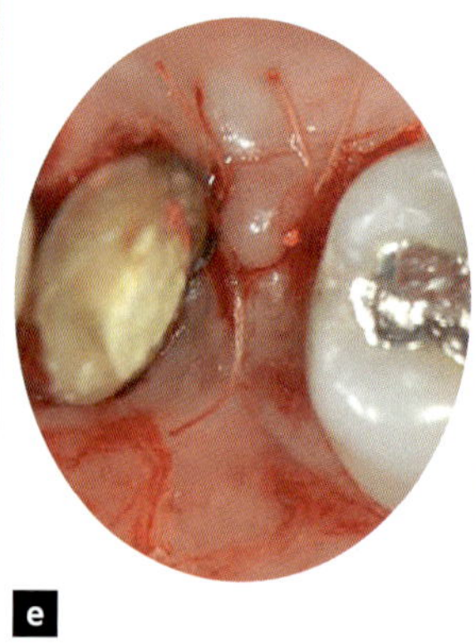

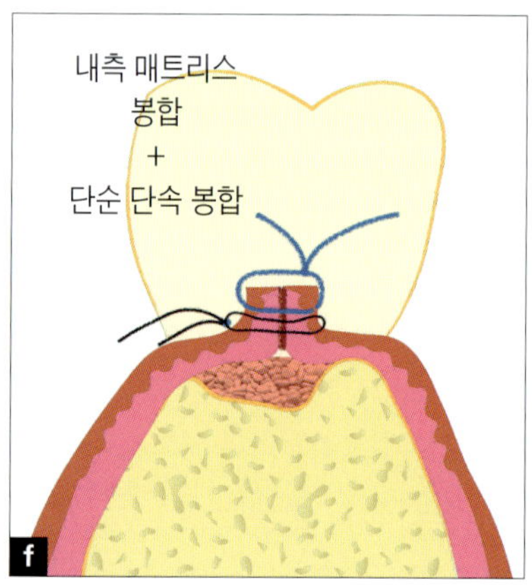

CASE 1d~f. 봉합했을 때. 치아 사이에서 플랩끼리 약간 겹치는 모양으로 접합한다.

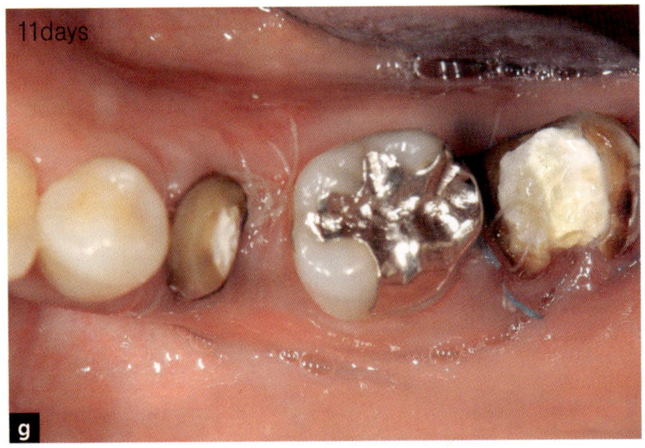

CASE 1g. 양호하게 치유되었다.

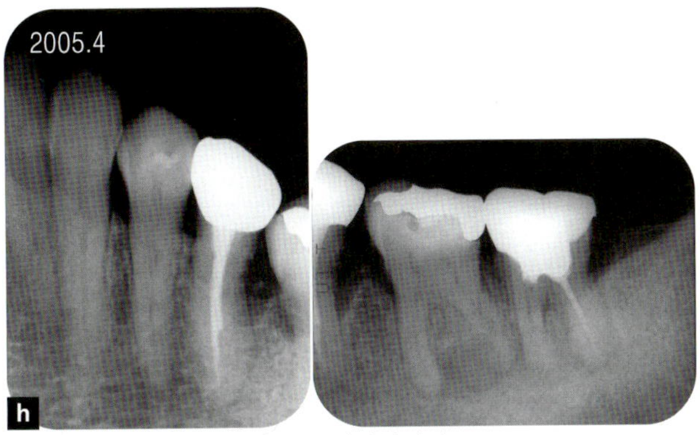

CASE 1h. 술전의 구강 내 표준 방사선사진.

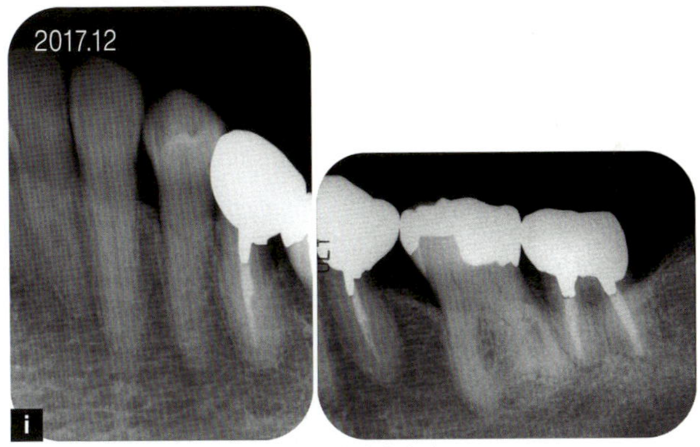

CASE 1i. 술후의 구강 내 표준 방사선사진.

단점으로는 플랩의 치관측 이동으로 인한 각화 치은 폭의 감소와 구강 전정의 협소화를 들 수 있다.

치주조직 재생요법에서는 보철 처치를 전제로 해 이미 임시 보철물이 들어 있을 때처럼 치아 사이에 쉽게 접근할 수 있을 때 자주 이용한다. 치아 사이 중앙 부근에 근·원심 방향의 수평 절개를 넣어 절개하고 박리한다.

상피를 절제한 치은 위에 덮는 방식 [슬립 조인트(slip joint)](FIG 12)

【사용의 적응증】 치근 피개술(FIG 14, CASE 2).

【목적과 개요】 플랩을 확실하게 치관측으로 이동시킨 상태로 유지하고 치은이 근첨측으로 내려가는 것을 방지하기 위해서 이와 같은 양식의 접합과 봉합이 이루어진다. 치근 피개술에서는 대부분 수직 현수 봉합이 이용된다. 상피 절제는 'de-epithelialization'이라고 불리며, 플랩을 확실하게 폐쇄하는 방법의 하나이다.

【포인트】 이 방식에서 중요한 것은 반드시 한쪽 치은을 박리하지 않아야 한다는 점이다(FIG 15). 양쪽이 박리된 상태에서는 혈류 공급 측면에서 불리해 생착이 어렵다. 절개는 서로 겹쳐 포개지는 영역이 일치하는 것을 의식해서 넣을 필요가 있다. Zucchelli는 이 영역을 '외과적 치간 유두'라고 표현했다.

치주조직 재생요법에서는 결합조직을 병용한 connective tissue wall technique[22,23] 등에서 플랩의 접합과 일차 폐쇄를 위해 이용한다.

슬립 조인트

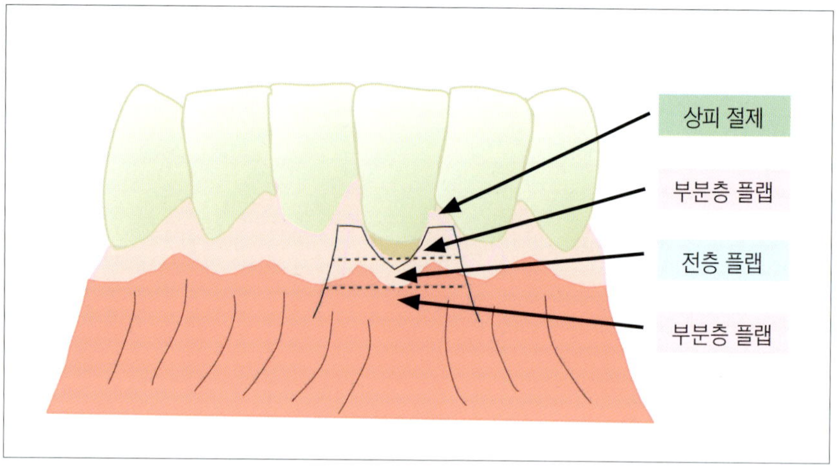

FIG 14. 슬립 조인트를 응용한 술식(Zucchelli 테크닉). 커버 플랩의 혈액 공급을 고려하여 이식편의 크기를 조절한다(너무 크지 않게 함). 커버 플랩의 혈액 공급과 술후 심미성을 고려하여 수혜부(recipient site) 치간 유두는 부분층 플랩으로 형성한다. 이식편은 치관측이 아니라 CEJ에 설치한다.

상피를 절제한 치은 위에 덮는 방식

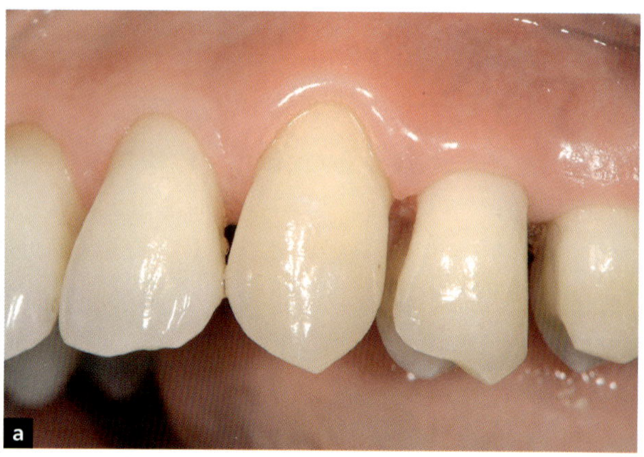
CASE 2a. 치료 전 상태, #23의 치근 노출.

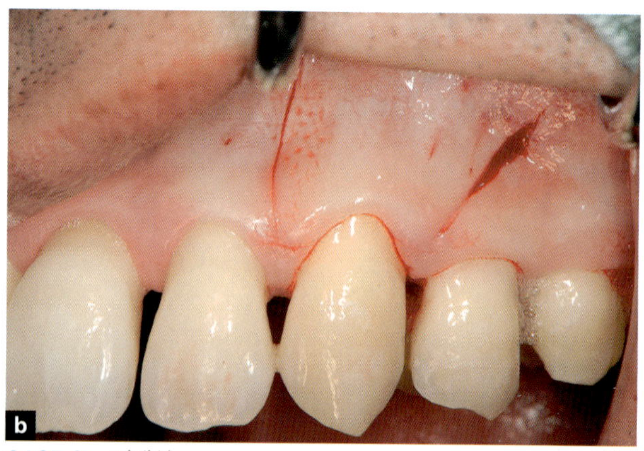
CASE 2b. 절개선.

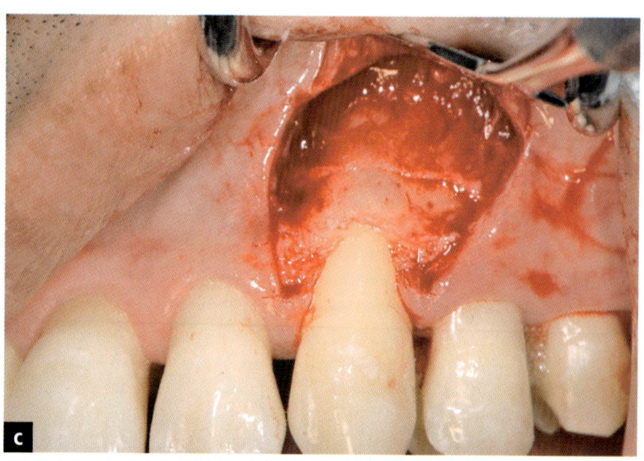
CASE 2c. 부분층 플랩–전층 플랩–부분층 플랩의 순서로 박리.

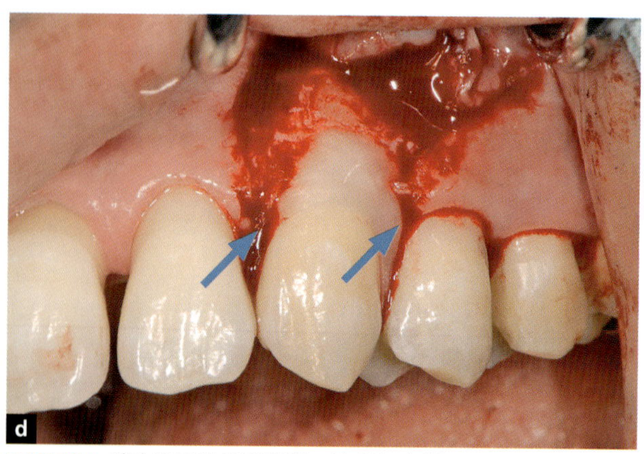
CASE 2d. 치간 유두에 오버랩하는 상피를 절제(de–epithelialization).

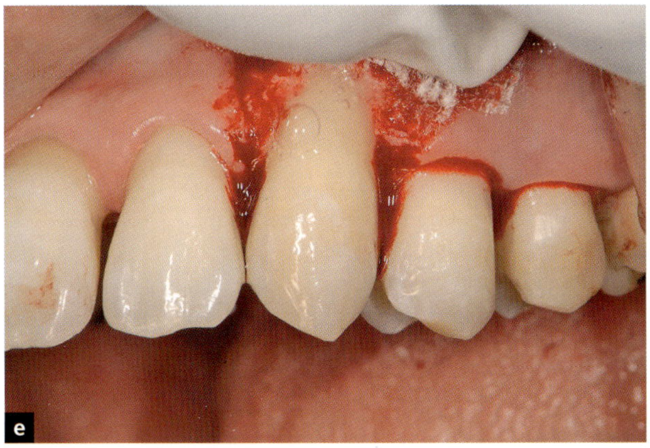

CASE 2e. 치근 처리 후 엠도게인(emdogain; 이하 EMD로 줄임) 도포.

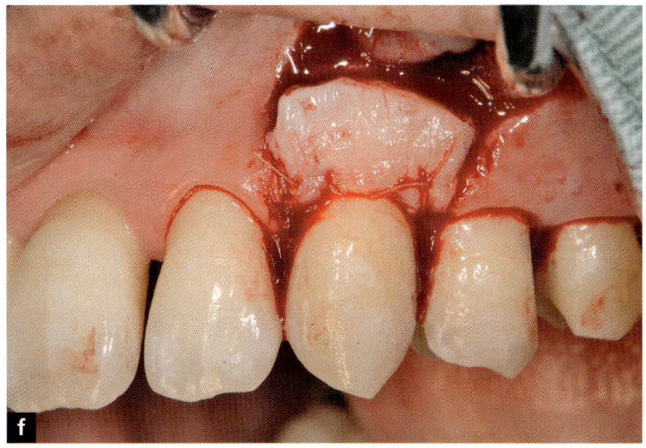

CASE 2f. 결합조직 이식편 봉합과 고정(현수 매트리스 봉합).

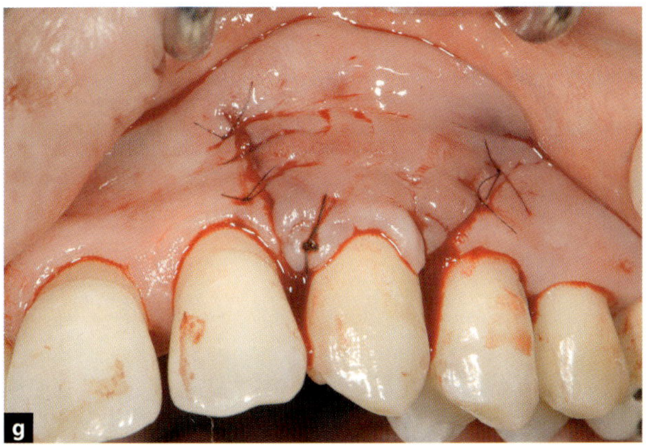

CASE 2g. 플랩을 치관측으로 이동해 봉합.

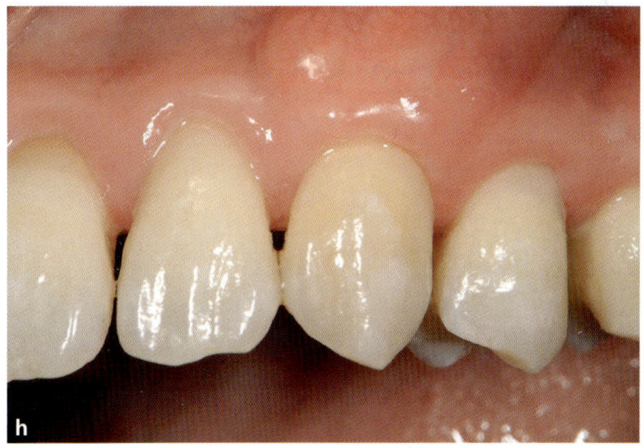

CASE 2h. 술후, 노출된 치근이 피개되었다.

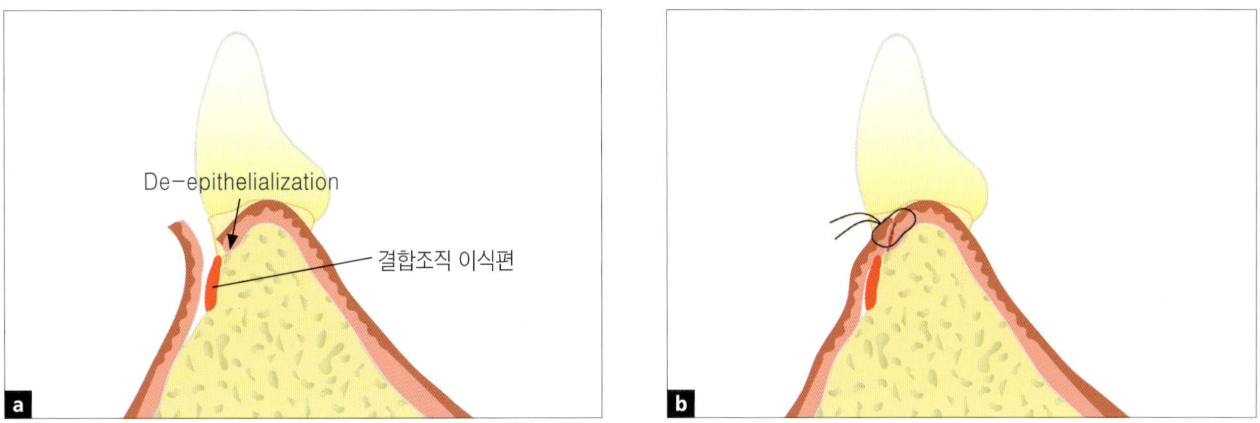

FIG 15. 슬립 조인트. 치관측 이동술이나 치근 피개술 등에서 이동된 플랩이 혈액 공급을 받기 쉬운 장점이 있다.

플랩 끝이 직각으로 올바르게 접합하는 방식 [버트 조인트(butt joint)](FIG 13)

【사용의 적응증】 일반적인 구강외과 처치.

【목적과 개요】 '플랩 끝이 직각으로 올바르게 접합하는(버트 조인트) 방식'은 예리하고 직각인 플랩의 단면끼리 긴밀하게 접합시킬 수 있어 빠른 치유를 볼 수 있다.

골막 감장 절개 등을 이용하여 플랩에 여유를 주어 치관측으로 끌어올렸다 하더라도 플랩 끝이 접합하지 않으면 바람직한 치유는 볼 수 없다(FIG 16a, b).

내측 수직 매트리스 봉합을 했다고 해도 플랩이 어긋나 접촉하는 경우, 다시 말해서 플랩 내면과 한쪽의 상피가 접촉하는 경우나 상피끼리 마주하는 경우 등에서는 플랩의 폐쇄가 어려워진다.

이와 같은 상태가 되는 것을 생각하면 골막 감장 절개는 넣지 않지만 안정된 플랩끼리 작은 끝에서 올바르게 직각으로 접촉하는 것은 확실성에 있어서 우수하다고 할 수 있다.

【포인트】 주의해야 할 것은 술후 수축이다. 술후 수축으로 봉합 부위에 함몰이 생긴다. 이 함몰을 보상하기 위해서 단순 단속 봉합을 사용한다면 everting suture(외반 봉합)가 바람직하다(FIG 16c).

플랩 끝이 직각으로 올바르게 접합하는 방식(버트 조인트)

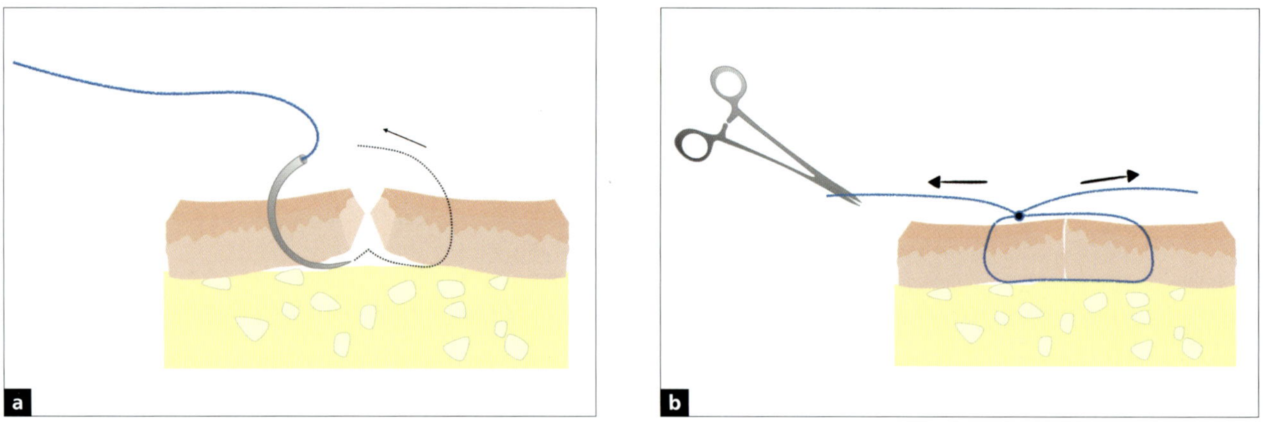

FIG 16a, b. 단순 단속 봉합의 버트 조인트로 봉합하기 위한 포인트는 다음과 같다. ① 가능하면 골막을 통과시킨다. ② 절개선에 대해 직각으로 통과시킨다. ③ 연조직 표면에 대해 되도록 직각으로 봉합 침을 넣는다. ④ 가능하면 부착 치은을 통과시킨다.

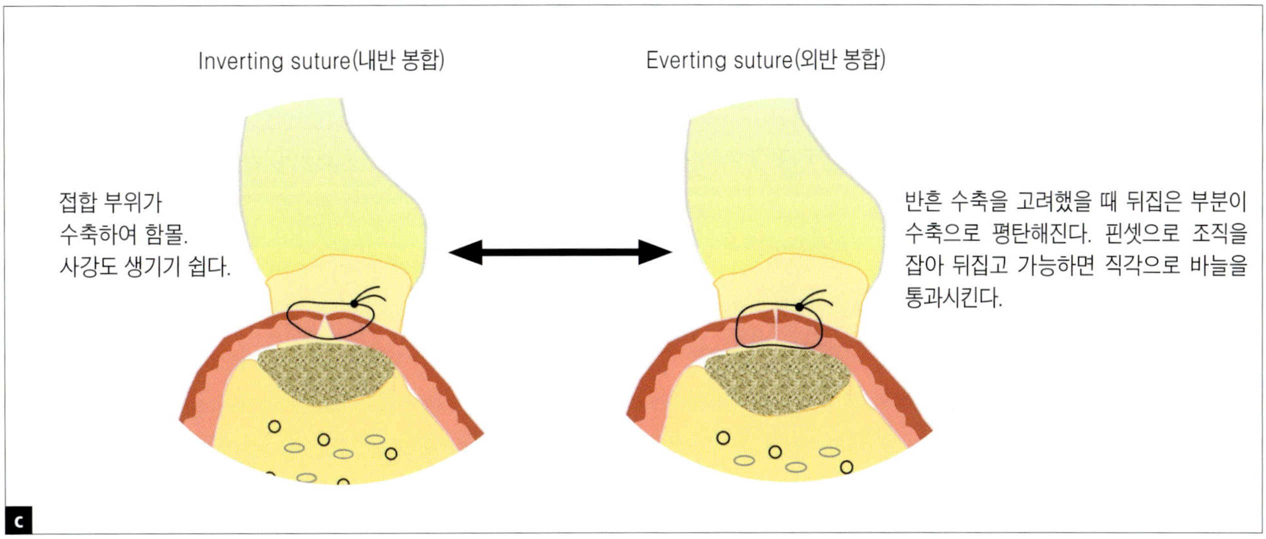

FIG 16c. 단순 단속 봉합의 이상적인 이미지. 봉합이 안 좋으면 버트 조인트를 의도했던 부위가 사강이나 함몰을 만든다. 내반 봉합에서는 플랩 끝이 안쪽으로 경사져 사강이나 함몰을 만들기 쉽다.

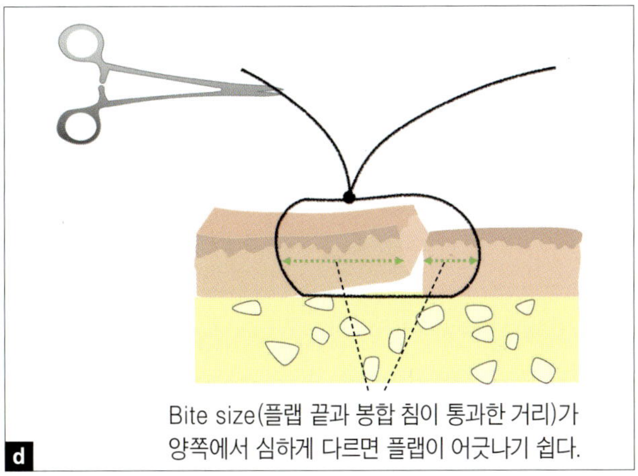

FIG 16d. 단순 단속 봉합의 주의점 ①. Bite size를 가능하면 양쪽이 같게 한다.

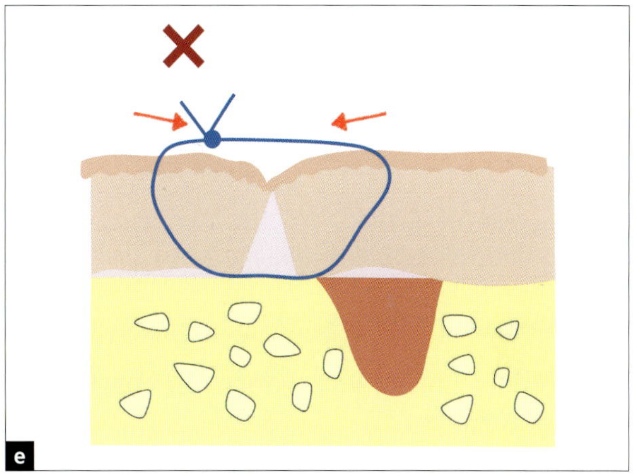

FIG 16e. 단순 단속 봉합의 주의점 ②. 내반 봉합은 사강을 만들어 버린다.

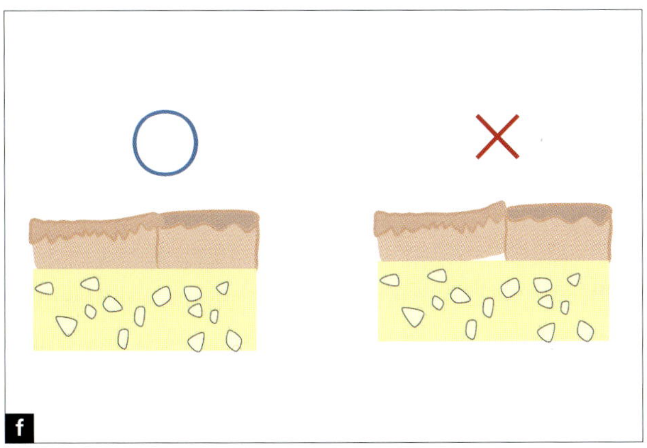

FIG 16f. 단순 단속 봉합의 주의점 ③. 단순 단속 봉합의 버트 조인트는 단면끼리 어긋나지 않도록 해야 한다.

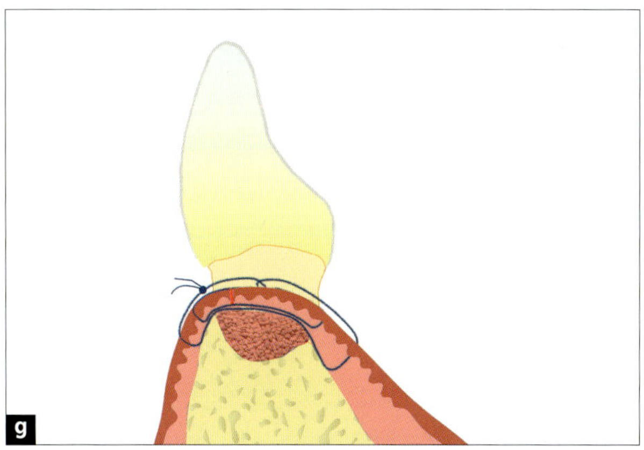

FIG 16g. 수직 현수 매트리스 봉합의 버트 조인트.

'저침습형'과 '관습형'의 조합

실제 임상에서는 '저침습형'과 '관습형'의 콘셉트를 조합하여 응용하는 것이 현실적이고 이상적이다. 앞에서 서술한 바와 같이 '저침습형'과 '관습형'의 차이는 크기나 형태의 차이라기보다 오히려 콘셉트의 차이다. 그리고 이들의 우열을 가릴 수는 없다. 특히 전반적인 치주염에서는 다수 치아에 걸쳐서 골결손이 생기는 일이 많아, 저침습형 플랩을 적용하면 수많은 외과 수술이 필요해지고 만다.

실제 임상에서는 1/2악 단위로 치주 외과 처치를 하는 경우도 많아서 그때는 관습형 플랩의 형태로 할 수밖에 없지만, 이 속에서도 저침습형의 콘셉트를 활용하면 침습을 억제한 효율적인 재생술식을 할 수 있다. 여기에 구체적인 임상 증례를 제시하면서 술식의 실제에 관해 설명한다(CASE 3, 4).

'저침습형'과 '관습형'을 조합한 증례 ①

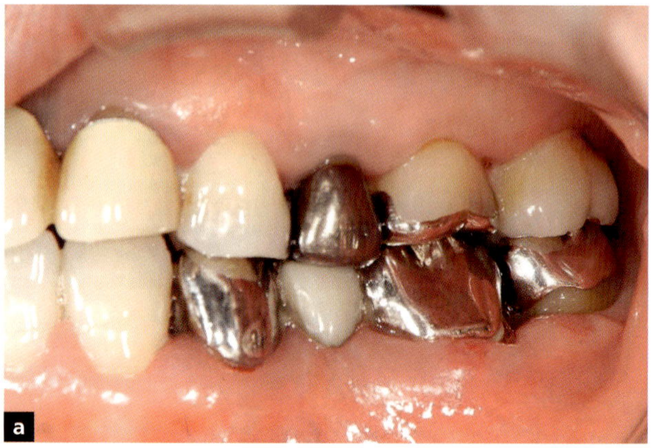

CASE 3a. 1960년생 여성. 주소: 치주 치료 희망. #36, 37은 다른 병원에서 발치해야 한다는 이야기를 들었다고 한다. 특기 사항: 없음.

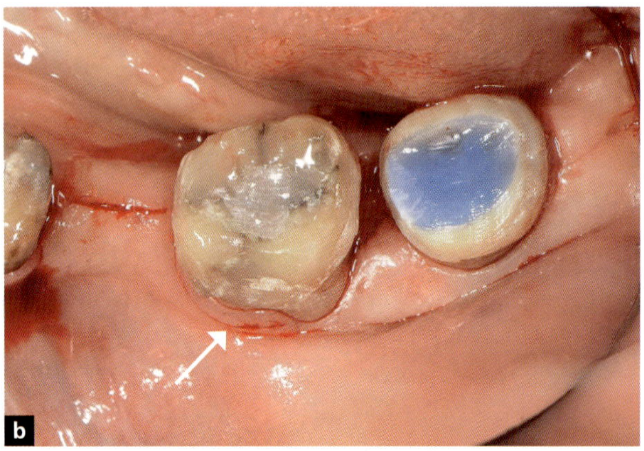

CASE 3b. 의도적인 치은열구 외 절개(화살표).

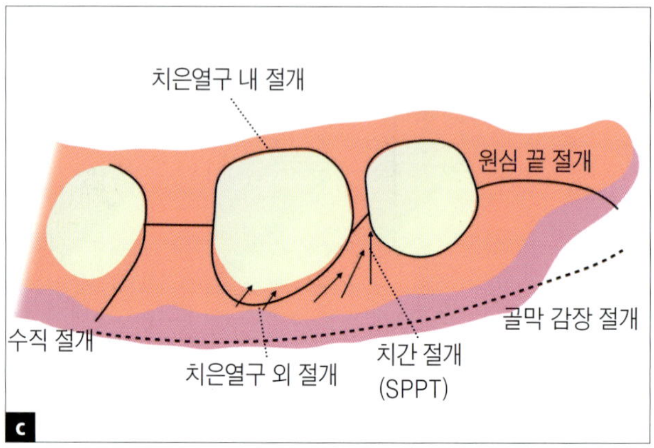

CASE 3c. 플랩의 전체적인 이미지는 관습형이지만 치아 사이에 직선의 경사 절개(SPPT), 수평 방향의 분리 절개, 필요 최소한의 시술 부위 등 저침습형의 콘셉트가 가미되어 있다(SPPT: simplified papilla preservation technique).

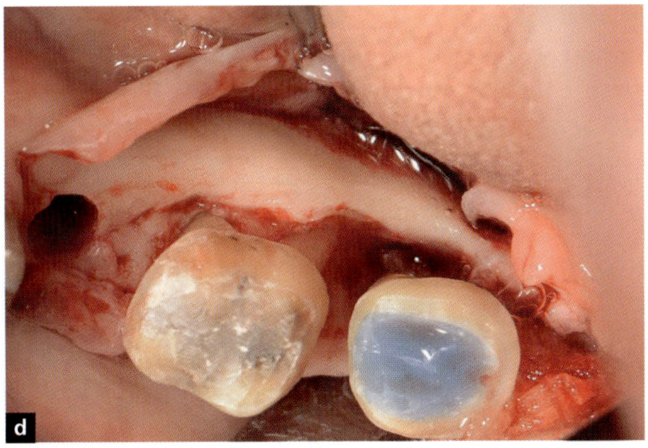

CASE 3d. 변연절제술 후. 설측에 큰 골결손. #37 설측에는 II도의 치근이개부 병소가 있다.

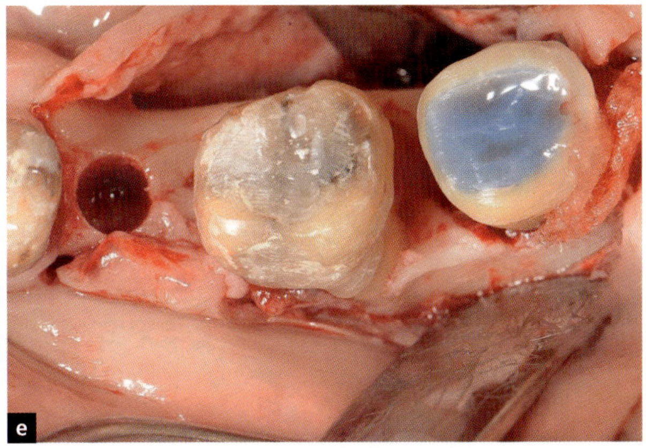

CASE 3e. 결손한 #35 부위에서 자가골을 채취했다. 변연절제술 후의 상태를 협측에서 관찰했을 때.

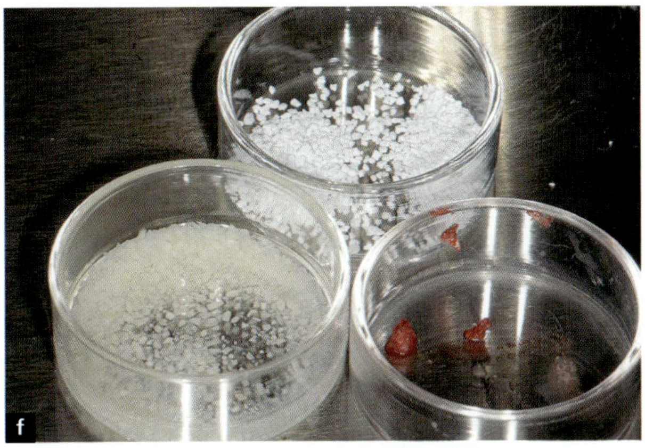

CASE 3f. 자가골, β-TCP, ATB를 골이식재로 사용.

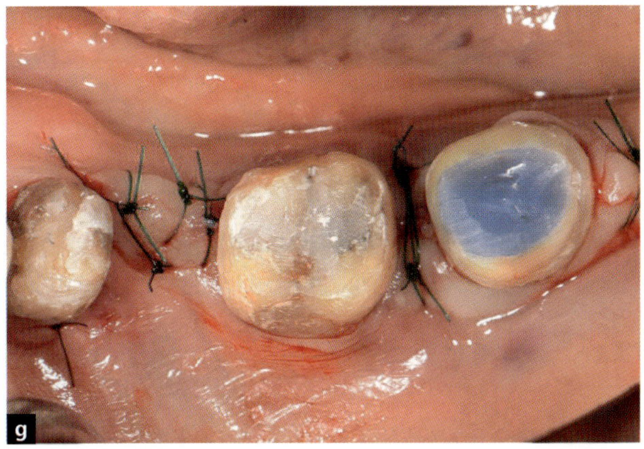

CASE 3g. 봉합했을 때. 플랩은 여유를 가지고 양호하게 접합한다.

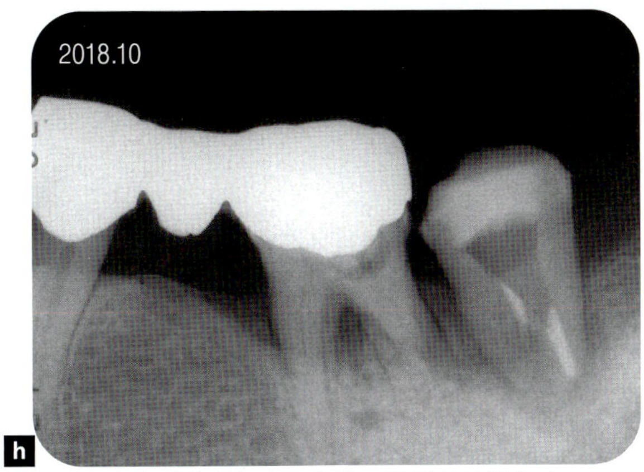

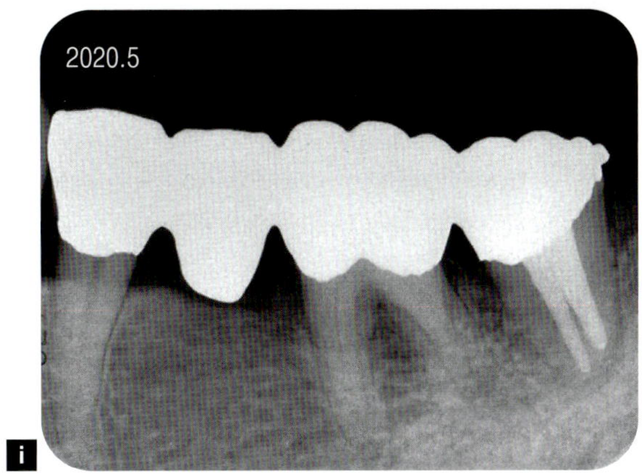

CASE 3h, i. 술전과 술후의 구강 내 표준 방사선사진 비교.

'저침습형'과 '관습형'을 조합한 증례 ②

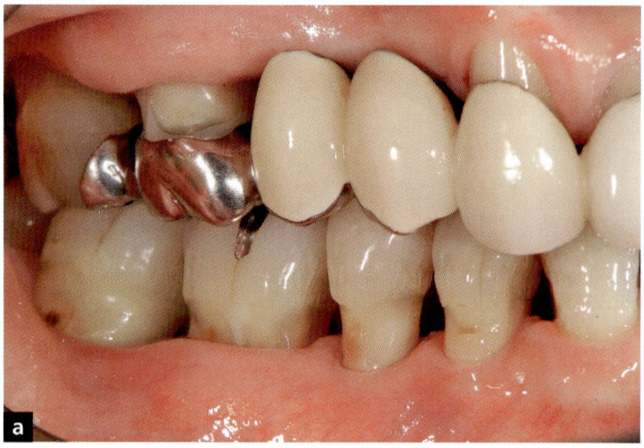

CASE 4a. 술전의 우측 모습.

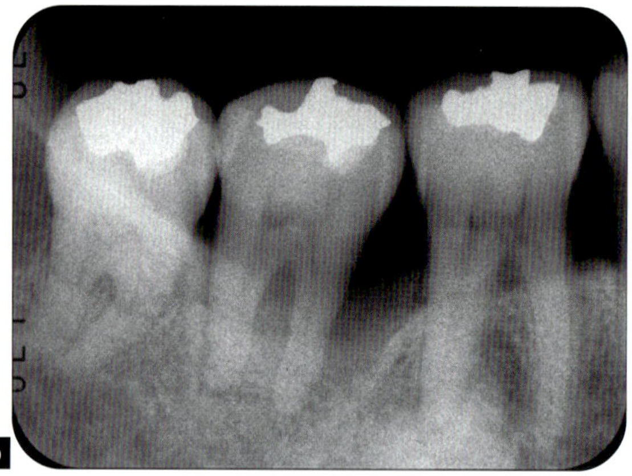

CASE 4b. 술전의 구강 내 표준 방사선사진. #47 주위의 골흡수가 심하다.

		M3			M2		
L	BOP						
	PD	3	3	6	3	3	3
		#47			#46		
B	PD	3	3	8	3	3	3
	BOP						

CASE 4c. 치주 기본 치료 후의 치주낭 깊이.

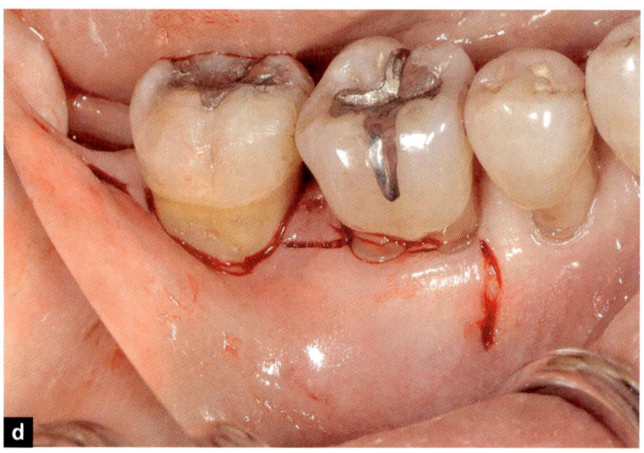

CASE 4d. 절개선.

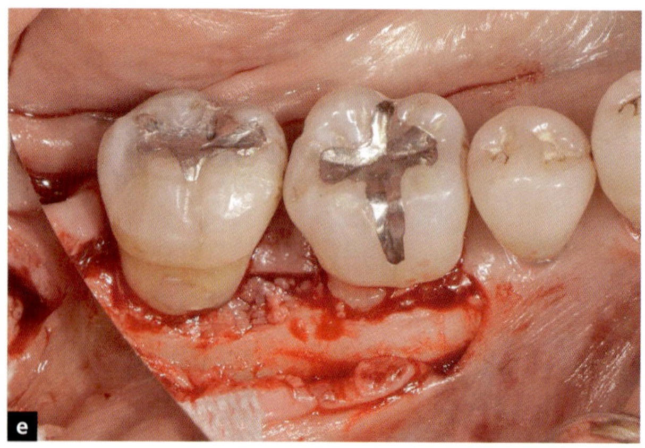

CASE 4e. 플랩의 박리.

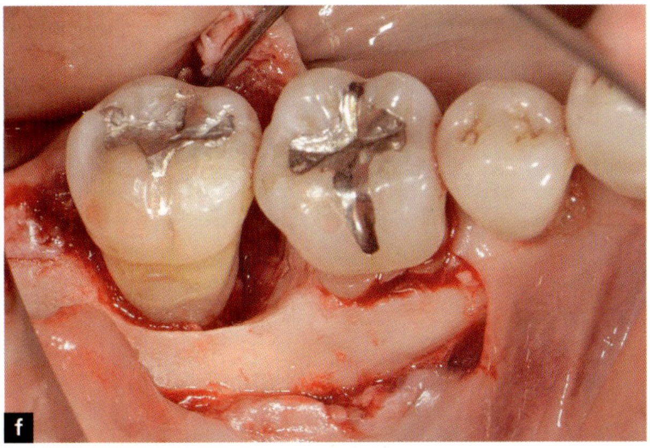

f

CASE 4f. 변연절제술 후. #47은 근첨에 이르는 골흡수를 보였다. 심한 동요 때문에 이다음에 임시 고정을 했다.

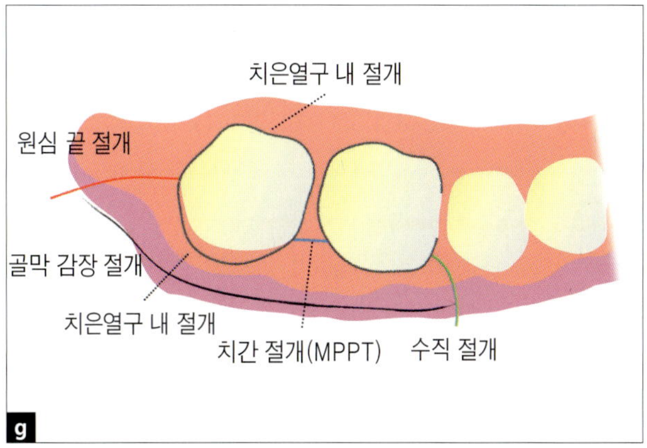

g

CASE 4g. 플랩의 형태만 보면 관습형이지만, 치아 사이에 직선의 짧은 절개와 수평 절개를 추가해 필요 최소한의 시술 부위로 설계하는 등 저침습형 플랩의 콘셉트가 가미되어 있다.

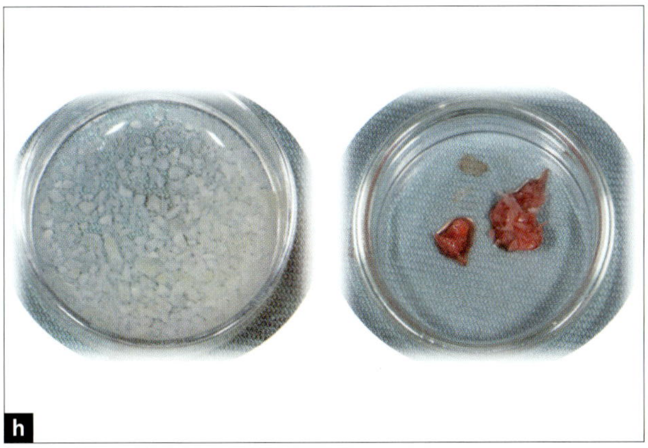

h

CASE 4h. ATB(왼쪽)와 채취한 자가골(오른쪽).

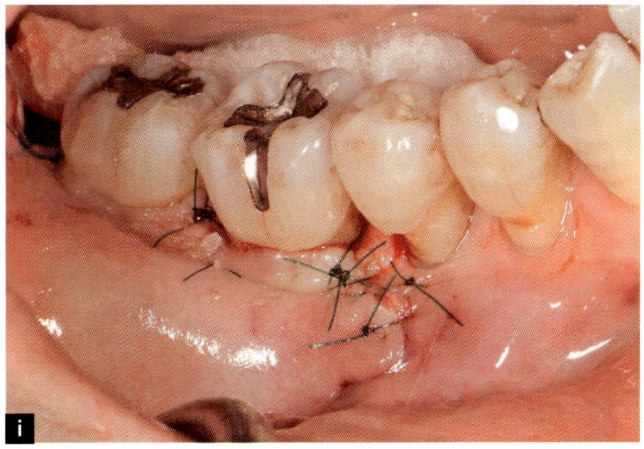

i

Case 4i. 봉합 후.

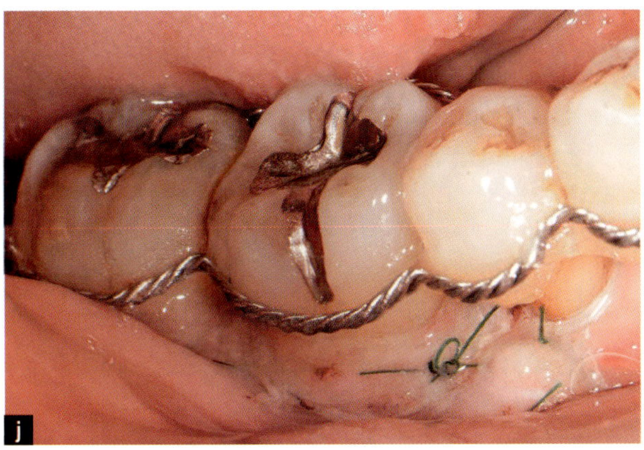

j

CASE 4j. 술후 2일. 통증 등의 불쾌 증상도 없고 순조롭게 경과.

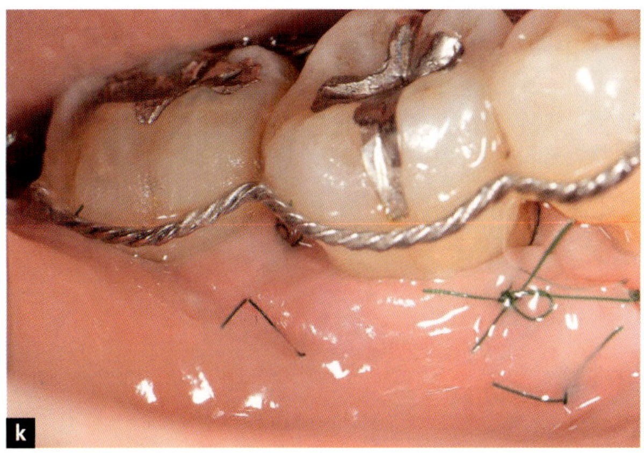

k

CASE 4k. 7일 후. 절개 봉합 부위는 거의 폐쇄되었다.

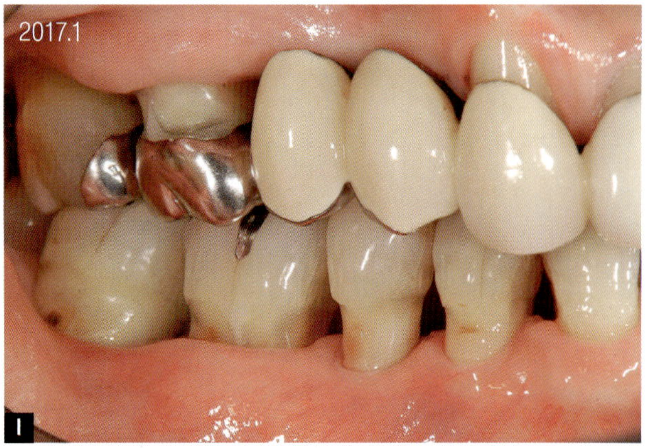

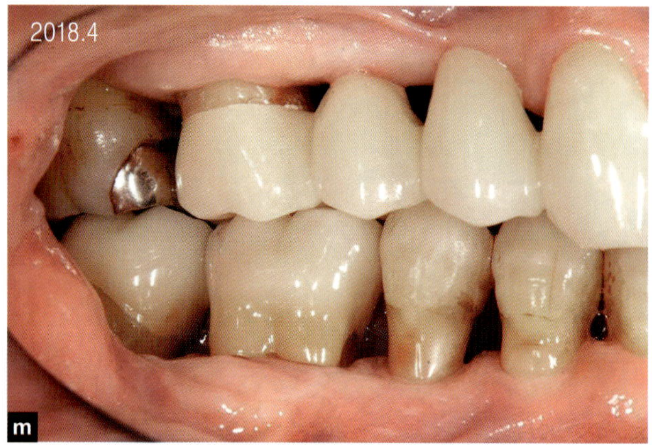

CASE 4l, m. 술전과 술후의 비교. #46, 47은 연결관으로 수복했다.

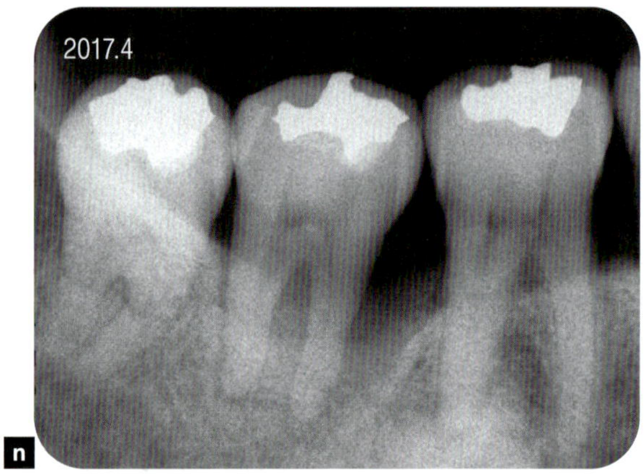

CASE 4n. 술전의 구강 내 표준 방사선사진.

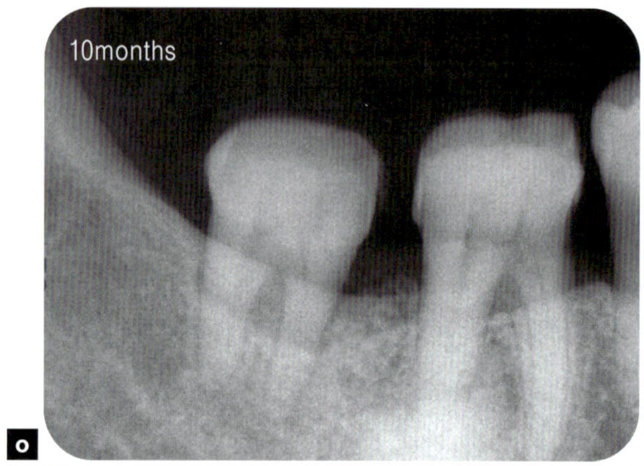

CASE 4o. 10개월 후. 골이식 부위와의 경계는 아직 남아 있지만, 골정 부위는 선이 선명해지고 있다.

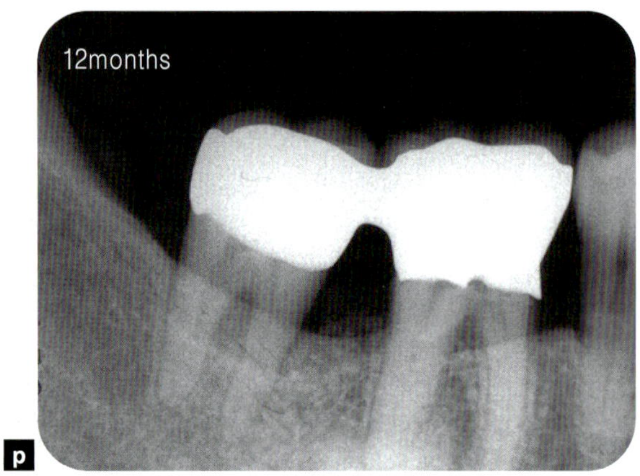

CASE 4p. 12개월 후. ATB 입자가 흡수되고 있다.

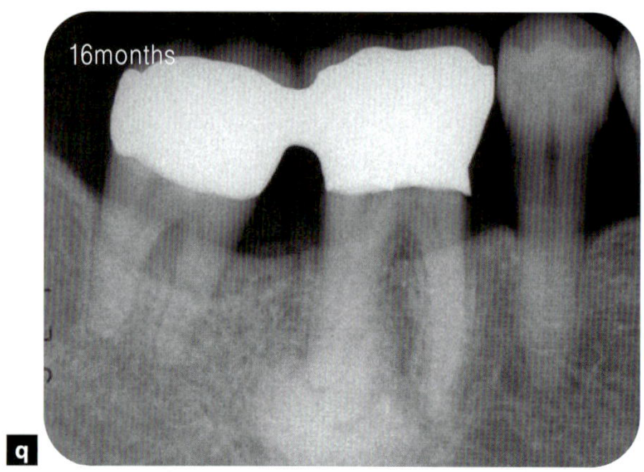

CASE 4q. 16개월 후. 골정 부위의 선이 더욱 뚜렷해졌다.

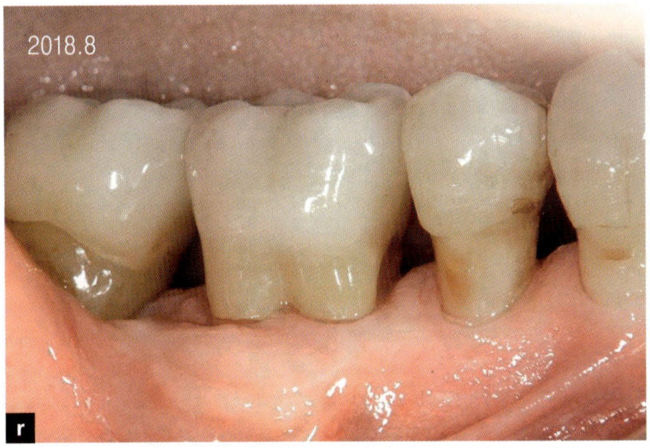

CASE 4r. 16개월 후. 각화 치은도 얻어졌고 치은 상태도 양호.

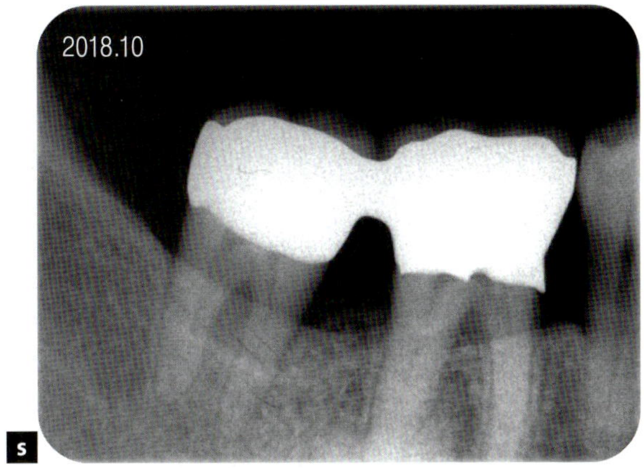

CASE 4s. 치조정선의 안정화를 볼 수 있다.

Point 1 '저침습형'과 '관습형'을 어떻게 파악하는지의 포인트

① 플랩이 크고 작은 차이가 아니라 콘셉트의 차이가 중요하다는 것을 인식한다.
② 플랩 디자인은 조합이기 때문에 하나의 플랩에 저침습형의 콘셉트와 관습형의 콘셉트가 함께 있는 것은 이상한 일이 아니다.

참고문헌

1. Steigmann L, Steigmann M, Di Gianfilippo R, Wang IC, Wang HL, Chan HL. Comparative Assessment of Flap-Advancing Techniques in an Ex Vivo Cadaverous Porcine Model. Int J Oral Maxillofac Implants. 2022 Jul-Aug;37(4):823-829.
2. Ronda M, Stacchi C. Management of a coronally advanced lingual flap in regenerative osseous surgery: a case series introducing a novel technique. Int J Periodontics Restorative Dent. 2011 Sep-Oct;31(5):505-13.
3. 榎本紘昭. 究極のインプラント審美. 東京：クインテッセンス出版, 2007.
4. 信藤孝博. 微小循環から視た組織治癒反応. QDI別冊 即時埋入 vs. 待時埋入. 2009.
5. Harrel SK. A minimally invasive surgical approach for periodontal regeneration: surgical technique and observations. J Periodontol. 1999 Dec;70(12):1547-57.
6. Cortellini P, Tonetti MS. A minimally invasive surgical technique with an enamel matrix derivative in the regenerative treatment of intra-bony defects: a novel approach to limit morbidity. J Clin Periodontol. 2007 Jan;34(1):87-93.
7. Cortellini P, Tonetti MS. Minimally invasive surgical technique and enamel matrix derivative in intra-bony defects. I: Clinical outcomes and morbidity. J Clin Periodontol. 2007 Dec;34(12):1082-8.
8. Cortellini P, Tonetti MS. Improved wound stability with a modified minimally invasive surgical technique in the regenerative treatment of isolated interdental intrabony defects. J Clin Periodontol. 2009 Feb;36(2):157-63.
9. Aslan S, Buduneli N, Cortellini P. Entire papilla preservation technique in the regenerative treatment of deep intrabony defects: 1-Year results. J Clin Periodontol. 2017 Sep;44(9):926-932.
10. Aslan S, Buduneli N, Cortellini P. Entire Papilla Preservation Technique: A Novel Surgical Approach for Regenerative Treatment of Deep and Wide Intrabony Defects. Int J Periodontics Restorative Dent. 2017 Mar/Apr;37(2):227-233.
11. Aslan S, Buduneli N, Cortellini P. Clinical outcomes of the entire papilla preservation technique with and without biomaterials in the treatment of isolated intrabony defects: A randomized controlled clinical trial. J Clin Periodontol. 2020 Apr;47(4):470-478.
12. Melcher AH. On the repair potential of periodontal tissues. J Periodontol. 1976 May;47(5):256-60.
13. Caton JG, Greenstein G. Factors related to periodontal regeneration. Periodontol 2000. 1993 Feb;1(1):9-15.
14. Wikesjö UM, Nilvéus R. Periodontal repair in dogs: effect of wound stabilization on healing. J Periodontol. 1990 Dec;61(12):719-24.
15. Dickinson DP, Coleman BG, Batrice N, Lee J, Koli K, Pennington C, Susin C, Wikesjö UM. Events of wound healing/regeneration in the canine supraalveolar periodontal defect model. J Clin Periodontol. 2013 May;40(5):527-41.
16. Cohen ES (著), 鴨井久一 (監訳). 審美再建歯周外科カラーアトラス 第3版. 東京：西村書店, 2009.
17. Takei HH, Han TJ, Carranza FA Jr, Kenney EB, Lekovic V. Flap technique for periodontal bone implants. Papilla preservation technique. J Periodontol. 1985 Apr;56(4):204-10.
18. Takei HM, Fermin A, Carranza FAJ. Clinical Periodontology 8th ed. Philadelphia: Saunders. 1996: 592-604.
19. Murphy KG. Guided tissue regeneration in the esthetic zone. Compend Contin Educ Dent. 1997 Aug;18(8):769-75; quiz 776.
20. Cortellini P, Prato GP, Tonetti MS. The modified papilla preservation technique. A new surgical approach for interproximal regenerative procedures. J Periodontol. 1995 Apr;66(4):261-6.
21. Cortellini P, Prato GP, Tonetti MS. The simplified papilla preservation flap. A novel surgical approach for the management of soft tissues in regenerative procedures. Int J Periodontics Restorative Dent. 1999 Dec;19(6):589-99.
22. Zucchelli G, De Sanctis M. A novel approach to minimizing gingival recession in the treatment of vertical bony defects. J Periodontol. 2008 Mar;79(3):567-74.
23. Zucchelli G, Mounssif I, Marzadori M, Mazzotti C, Felice P, Stefanini M. Connective Tissue Graft Wall Technique and Enamel Matrix Derivative for the Treatment of Infrabony Defects: Case Reports. Int J Periodontics Restorative Dent. 2017 Sep/Oct;37(5):673-681.

CHAPTER 2

박리 관점에서 본 플랩 디자인

플랩을 박리하면 뚜렷한 시술 부위를 확보할 수 있다. 적절한 플랩의 박리로 밝은 시야에서 확실하게 원인 인자를 제거할 수 있다. 또한 접근도 쉬워져 골결손 위의 감염 육아조직을 확실하게 제거할 수 있다. 결과적으로 불필요하게 치근을 손상하지 않고 필요 최소한의 침습으로 SRP할 수 있다. 그리고 이후의 생리 활성 물질 도포와 골이식 등의 조작을 쉽게 할 수 있다. 플랩이 골막을 포함하는지와 근첨 방향으로 넣은 수직 절개의 길이에 따라 플랩의 이동량이 조절된다. 그러나 한편으로 플랩의 박리는 혈관망 일부의 절단을 의미하고, 따라서 혈류를 저해한다.[1] 또한 전층 플랩에서는 골면을 공기 중에 노출하는 것 자체가 침습이다. 최근에 플랩을 박리하지 않고, 현미경이나 확대경을 이용하여 재생술식을 하는 방법이 시도되고 있다.[2~4] 확실성과 침습 정도, 각 술식의 우열을 정하는 것은 어렵지만, 술자 자신의 기량 등을 생각해 적절히 플랩을 선택하고 형성하는 것이 중요하다.

이 CHAPTER에서는 박리 관점에서 본 플랩 디자인을 고찰한다.

플랩의 종류

재생요법에서 플랩 디자인은 박리 관점에서 보아 ① 플랩의 종류와 ② 플랩의 수에 따라 TABLE 1과 같이 분류할 수 있다.[5~7]

플랩의 종류 — 전층 플랩과 부분층 플랩

치주 외과에 사용되는 플랩은 골막을 포함하는 전층 플랩(=점막 골막 플랩)과 골막을 포함하지 않는 부분층 플랩(=점막 플랩)으로 나뉜다.

① 전층 플랩

치주조직 재생요법에서는 골결손의 경계를 명시하고 확실하게 병소를 제거해 플랩을 폐쇄할 필요가 있으므로 대부분은 전층 플랩(점막 골막 플랩)을 이용한다(TABLE 1, FIG 1a).

전층 플랩을 형성할 때는 골에 도달하는 절개가 골막을 확실하게 잘라낸 상태에서 플랩이 골막과 한 덩어리로 박리되어야 한다. 진행된 치주질환에서 골결손 주위에 육아조직이 있으면 골면으로부터 전층 플랩을 박리하기 어려워진다. 이러한 경우에도 플랩은 골면으로부터 올바르게 박리되어야 한다. 확실한 박리가 이루어지지 않으면 분리된 플랩 안에 전층 플랩 부분과 부분층 플랩 부분이 불규칙하게 뒤섞인 상황이 되고 만다. 이 상태는 출혈이나 부기 등의 불쾌 증상을 초래할 가능성이 있다. 플랩을 지나치게 작게 하지 않아도 깔끔한 절개와 박리가 이루어지고 깔끔한 전층 플랩이 형성되면 불쾌 증상은 준다.

플랩의 종류

TABLE 1. 플랩의 종류와 수에 따라 박리 관점에서 본 플랩 디자인의 분류

	플랩과 박리	사용의 적응증
플랩의 종류	① 전층 플랩(점막 골막 플랩)	거의 모든 재생요법 술식에서 사용
	② 부분층 플랩(점막 플랩)	재생요법 술식에서 단독으로 사용되는 경우는 거의 없음
	③ 콤비네이션 플랩	결합조직 이식을 병용하는 경우 등에서 사용 • 골막 포켓
플랩의 수	① 협·설 양쪽을 박리(double flap)	일반적인 재생요법 술식에서 사용
	② 협·설의 어느 한쪽을 박리(single flap)	심미 영역 • 치근 피개술 재생요법 • M-MIST • Single flap approach • EPPT • 치근이개부 병소의 재생요법 등 • Non-incised papillae surgical approach • Modified-vestibular incision subperiosteal tunnel access

② 부분층 플랩

부분층 플랩은 신축성이 뛰어나 어느 정도의 자유도를 가지고 플랩을 치관 혹은 측방 방향 등의 의도한 위치에 설치할 수 있다. 하지만 부분층 플랩에서는 출혈이나 통증, 부기 등의 불쾌 증상이 자주 발생한다. 또한 치은이 얇은 증례에서는 천공의 위험이 있다. 이러한 점에서 부분층 플랩 단독으로 재생요법에 이용되는 경우는 거의 없다.

③ 전층 플랩-부분층 플랩의 콤비네이션 플랩

플랩의 가동성을 높이고 싶은 경우와 결합조직 이식편의 고정원으로 골막을 사용하고 싶은 경우, 골막 위의 혈류를 확보하고 싶은 경우 등에서는 골결손 부위 부근에는 골면을 노출하는 전층 플랩으로 형성하고 이후에는 부분층 플랩으로 형성하는 콤비네이션 플랩을 이용한다. 모두 골결손 부위가 뚜렷하게 노출되는 것이 전제이지만 부분층 플랩의 영역은 그 목적에 따라 변한다.

(1) 전층 플랩의 감장 절개

전층 플랩을 박리한 후 플랩 내면의 골막을 자르는 골막 감장 절개[8~10]를 넣으면 플랩이 치관 방향으로 이동하는 자유도는 비약적으로 향상한다.

필요에 따라 그대로 근첨 방향을 향해 부분층 플랩으로서 플랩을 전개하면 자유도를 더욱 증가시킬 수 있다(뒤에 서술하는 부분층 플랩의 형성).

골막 감장 절개는 플랩의 자유도를 향상시키기 위한 감장 절개의 한 종류이지만, 기본적으로는 전층 플랩에서 부분층 플랩으로 '전환'하는 것이라고 볼 수 있다. 따라서 전층 플랩과 부분층 플랩의 콤비네이션 형태가 된 것으로 간주할 수 있다.

감장 절개는 술후 다양한 불편한 증상을 보이기 때문에 주의가 필요하다. 치주조직 재생요법에서는 GBR과 같이 많은 치관측 이동은 필요하지 않지만, 다음의 사항을 배려해 플랩이 잘 늘어나면서도 불쾌 증상이 적은 감장 절개를 넣도록 유의해야 한다.

전층 플랩과 부분층 플랩의 실제

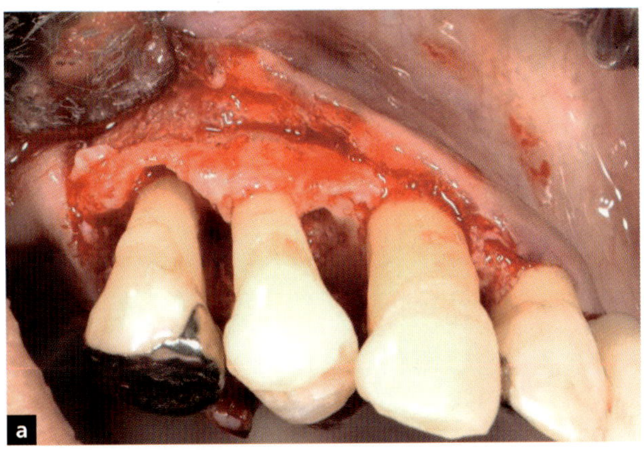

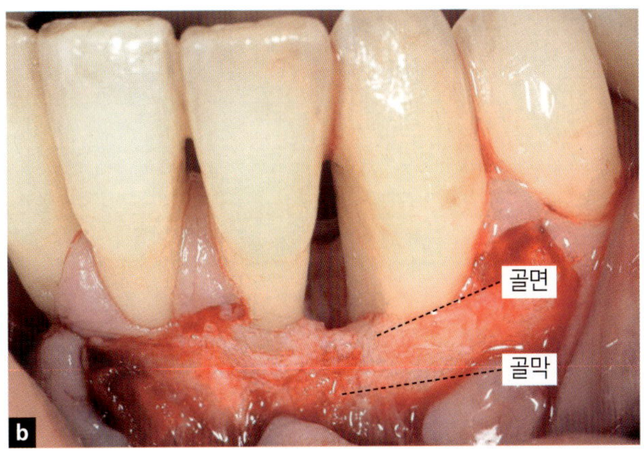

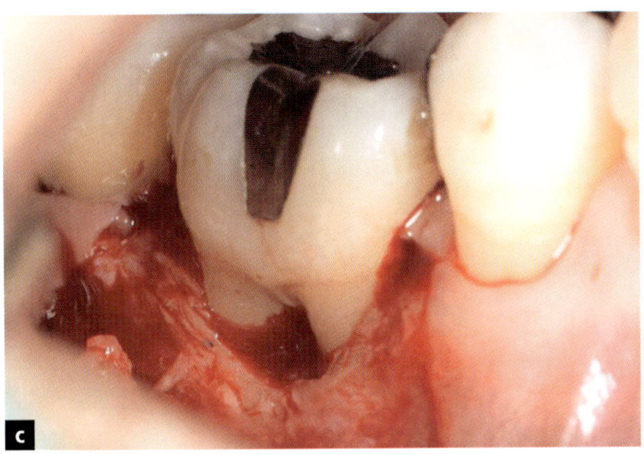

FIG 1a. 전층 플랩.
FIG 1b. 전층 플랩과 부분층 플랩의 콤비네이션 플랩. 전층 플랩-부분층 플랩으로 형성하면 치관측 이동이 쉬워진다. 결합조직 이식편을 봉합사로 고정할 수 있다.
FIG 1c. 결합조직 이식을 병용한 치근이개부 병소의 재생요법에서 이용한 전층 플랩-부분층 플랩.

부분층 플랩의 천공을 막기 위해

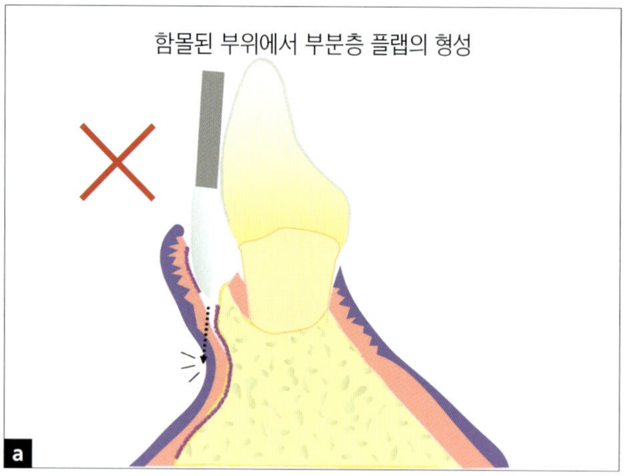

FIG 2a. 점막이 얇거나 골막의 부착이 약한 하악 구치부와 언더컷이 심한 상·하악 전치부는 치관측에서 접근하는 절개로는 천공이 생기기 쉬우므로 조심한다.

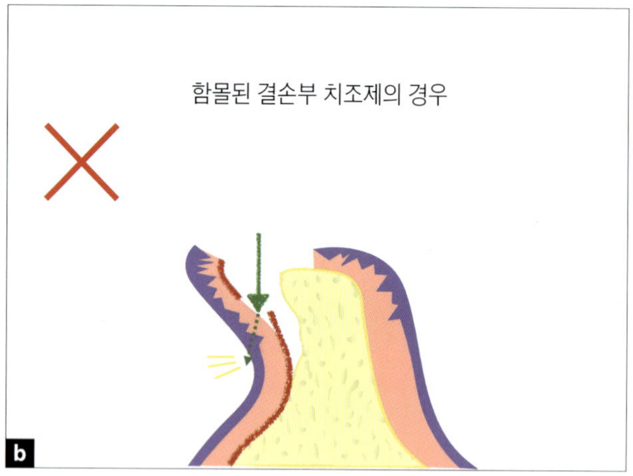

FIG 2b. 상악 전치와 하악 구치 등 순(협)측 골이 함몰된 부위에서는 티슈 플라이어로 플랩을 잡고 치관측에서 블레이드를 넣어 가면 천공을 일으키기 쉬우므로 주의한다.

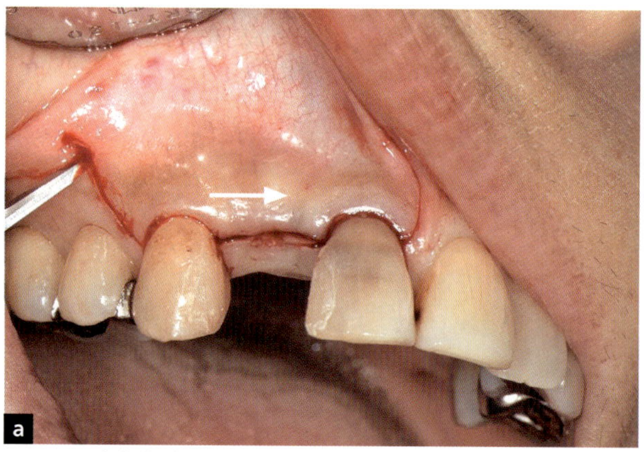

FIG 3a. 점막이 얇거나 골막의 부착이 약한 하악 구치부와 언더컷이 심한 상·하악 전치부에서는 블레이드를 상피 아래에 넣어 들어 올리는 형태로 터널을 형성한다.

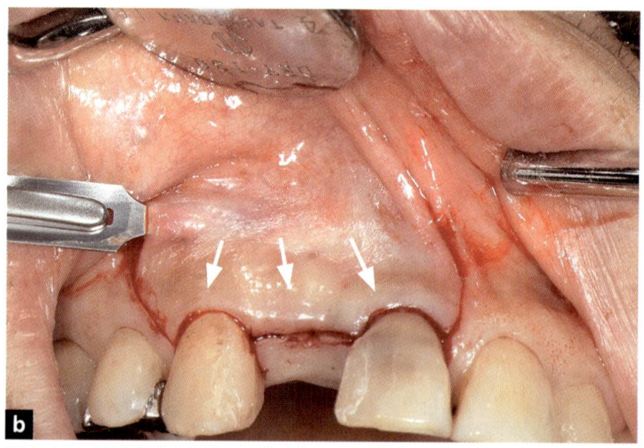

FIG 3b. 이후 근첨측에서 치관측으로 잘라 올리는 동작으로 부분층 플랩을 형성한다.

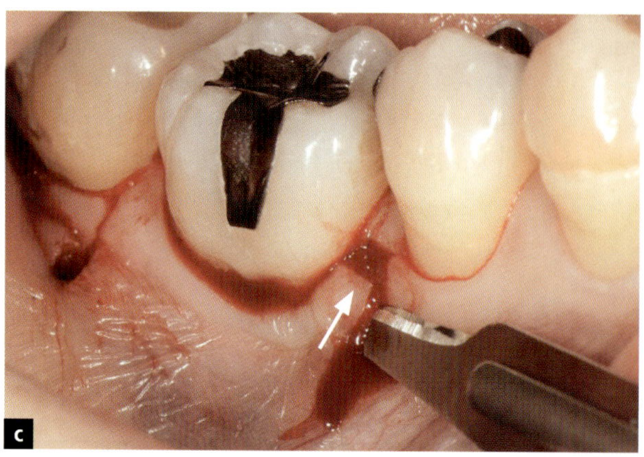

FIG 3c, d. 이공의 위치와 점막의 천공에 주의하면서, 치관측을 향해서 잘라 올리는 형태로 부분층 플랩을 형성한다.

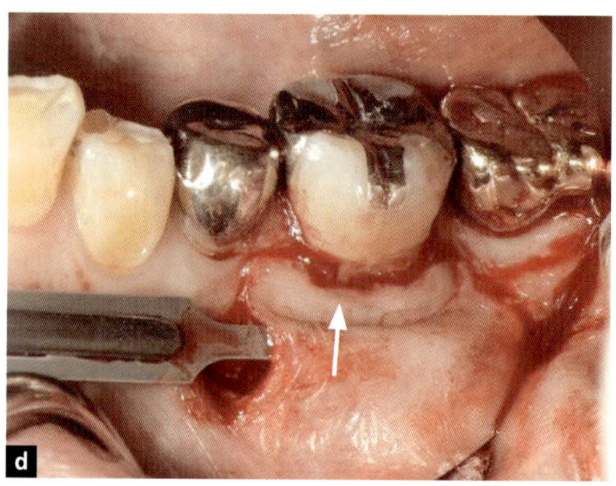

FIG 3d. 터널을 형성하고 있는 블레이드의 움직임을 보여주는 구강 내 사진.

① 가능하면 골막만 절개한다(골막보다 내측의 점막 아래 조직을 깊이 파고들지 않음).[11]

② 근첨측 깊은 위치에서 넣는 골막 절개를 피한다[치은 치조 점막 경계(muco-gingival junction; 이하 MGJ로 줄임) 부근이 좋음].

(2) 부분층 플랩으로 결합조직 이식편을 고정

한편, 결합조직 이식편의 고정과 생착의 목적에서 의도적으로 골결손 주위를 피해 부분층 플랩을 형성할 수 있다(FIG 1b, c). 이때 고정된 결합조직 이식편으로 안정된 재생을 위한 공간이 확보되고 상처 부위의 안정은 향상한다. 그리고 치은이 얇은 부위에서는 치은의 두께를 확보하고 표현형을 변경할 수 있다.

최근 치은 퇴축에 대해서 생리 활성 물질의 적용과 함께 결합조직을 이식해 노출된 치근을 피개하는 술식이 많이 이용되고 있는데, 현재 이러한 치료는 재생요법의 일종으로 여겨진다. 또한 Zucchelli 등이 제창한 'connective tissue wall technique'(CHAPTER 4 참조)에서는 형성된 부분층 플랩을 이용하여 흡수성 봉합사로 결합조직 이식편을 고정해 이식편으로 가는 혈류 공급을 확보하는데, 전층 플랩에서 부분층 플랩으로 전환할 때는 치은의 천공에 주의할 필요가 있다.

(3) 부분층 플랩을 천공시키지 않기 위해

많은 경우 치관측에서 골에 이르는 절개를 넣어 근첨측으로 전층 플랩을 형성하고, MGJ를 넘은 지점에서 골막 감장 절개를 넣은 후 계속해서 근첨을 향해 부분층 플랩을 형성한다. 그러나 순측 골면이 함몰된 전치부나 협측 피질골이 두꺼우면서 점막이 얇은 하악 구치부에서 부분층 플랩을 형성할 때 종종 플랩의 천공이 생길 수 있다(FIG 2). 이 때문에 이러한 증례에서 부분층 플랩의 영역은 아래에서 잘라 올리는 형태로 형성하는 것을 추천한다(FIG 3).

골막 포켓

수직성 골결손이 생긴 부위에서 잔존 골벽이 얇을 때 골 이식재를 쉽게 '쌓아 올리기' 위한 방법으로 골막 포켓을 응용하는 방법이 있다.

골막 포켓은 임플란트 부위의 골조성을 위한 방법으로 Wang H가 보고했다.[12]

저자는 치주조직 재생요법에서 골막 포켓을 자주 응용한다(CASE 1). 전층 플랩에서 부분층 플랩으로 전환한 후 골막을 일부 박리하면 골막 포켓이 형성된다. 이 골막 포켓 밑부분부터 차례차례 이식재를 채워 넣으면 확실하게 골이식을 할 수 있다.

전층 플랩–부분층 플랩(골막 포켓)을 이용한 재생요법

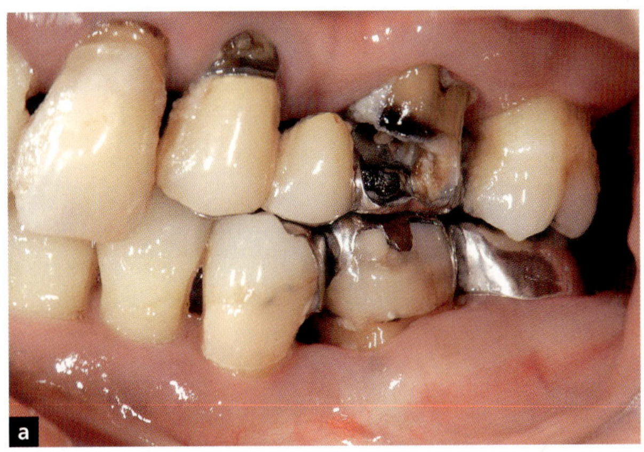

CASE 1a. #34~37에 중증의 골흡수가 있다. #34과 #37은 발치의 적응증이라고 판단되었다.

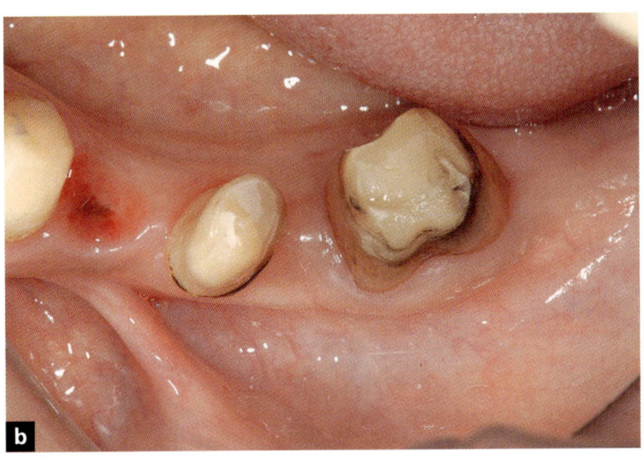

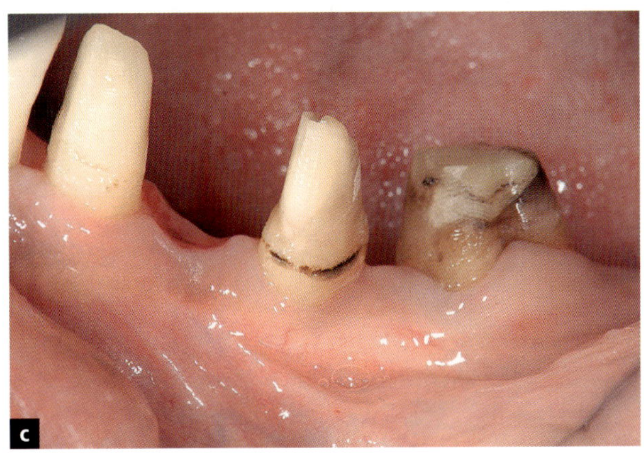

CASE 1b, c. 치주 외과 수술 직전의 구강 내 사진.

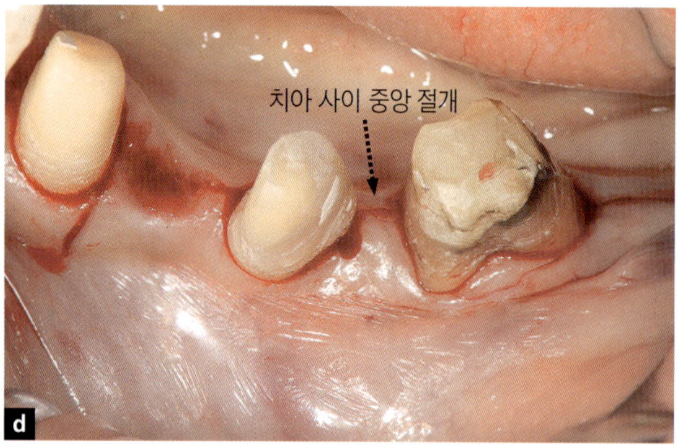

CASE 1d. 절개선을 나타낸다. 보철 수복이 예정되어 있어, 이미 지대치 형성이 되고 임시 크라운이 장착되었다. 이 때문에 치간 절개는 쉬워졌다.

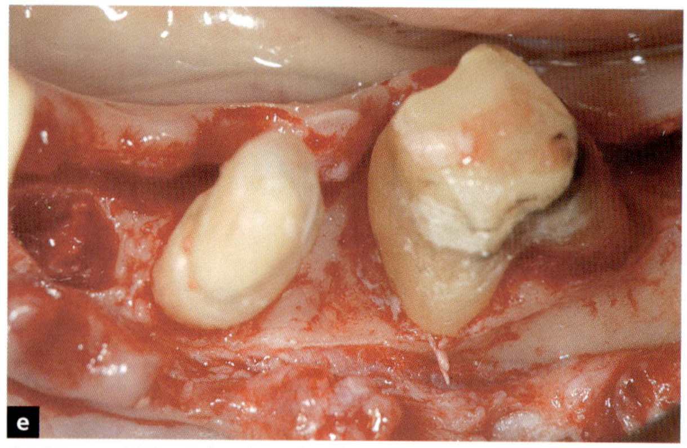

CASE 1e. 치근 처리. 필요 최소한의 박리 후 골결손 위의 연조직을 제거하고 치근을 SRP했다.

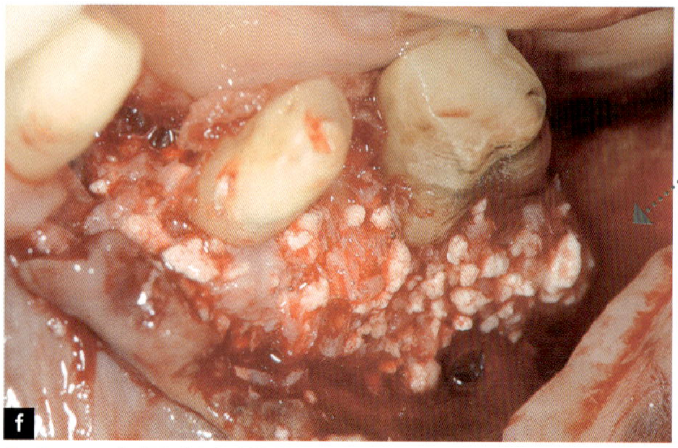

CASE 1f. 자가골과 골이식재.

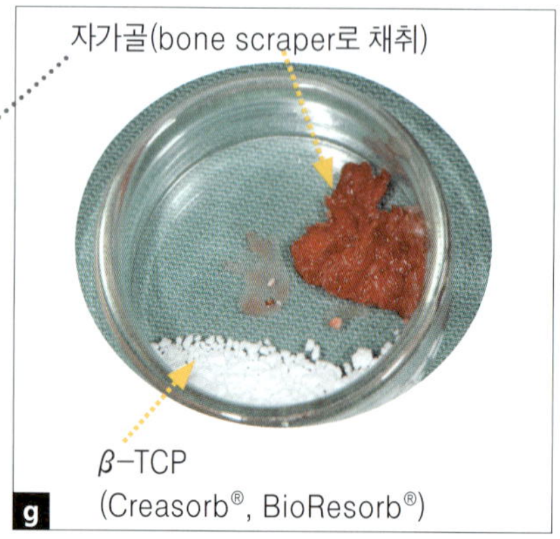

CASE 1g. 골이식재.

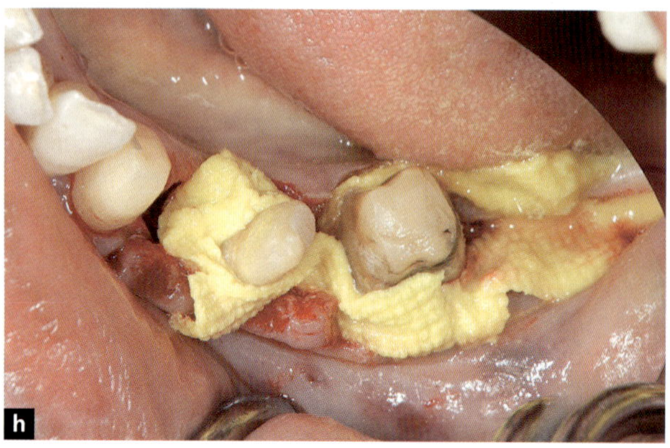

CASE 1h. 아크로마이신을 이용한 치근 처리. 슬러리(slurry) 형태로 용해된 아크로마이신을 2분 동안 치근에 도포한 후 생리식염수로 세정.

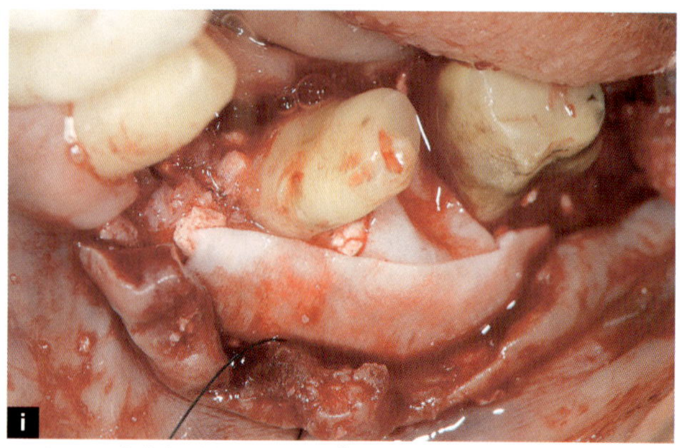

CASE 1i. 차폐막 설치. Bio-Gide®(Geistlich Pharma Japan) 2장을 세로와 가로로 겹쳐 설치.

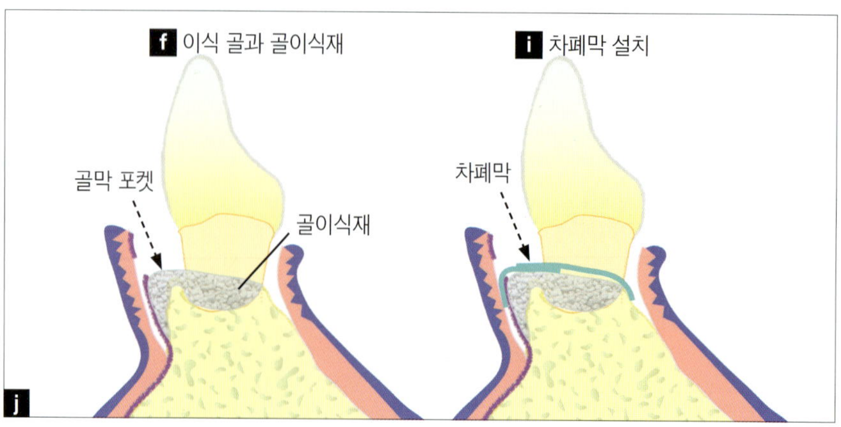

CASE 1j. CASE 1f와 CASE 1i의 모식도.
왼쪽: 골막 포켓 안에 골이식재가 충전되어 있다(f).
오른쪽: 치아 사이 골결손에 골이식재를 넣고 흡수성 차폐막으로 덮은 상태(i).

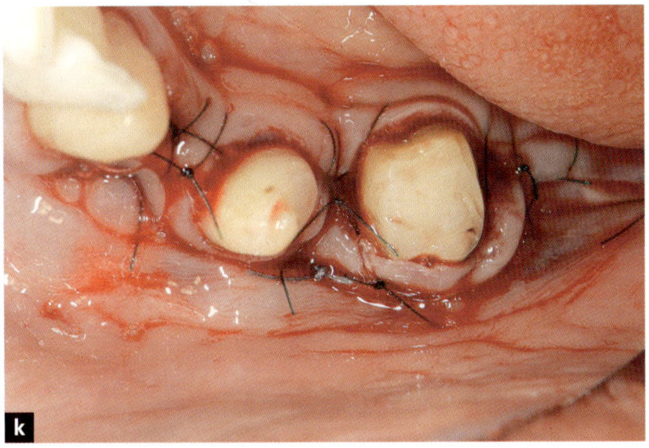

CASE 1k. 봉합. 치관측으로 끌어올려 봉합했다. 내측 수직 매트리스 봉합과 단순 봉합의 조합.
CASE 1l, m. 술전과 술후의 구강 내 표준 방사선사진 비교. 수직 골 레벨의 변화에 주목(화살표).

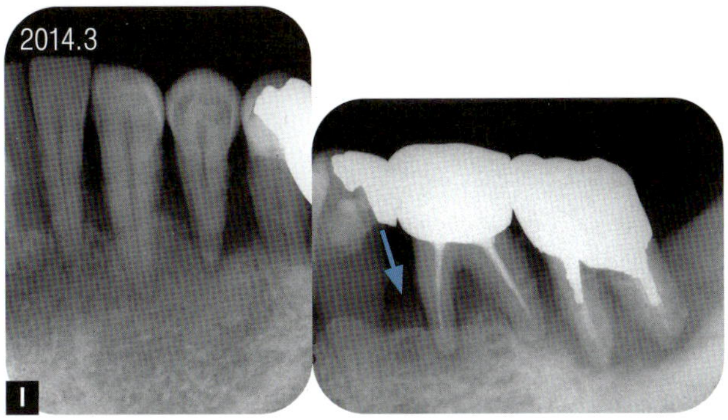

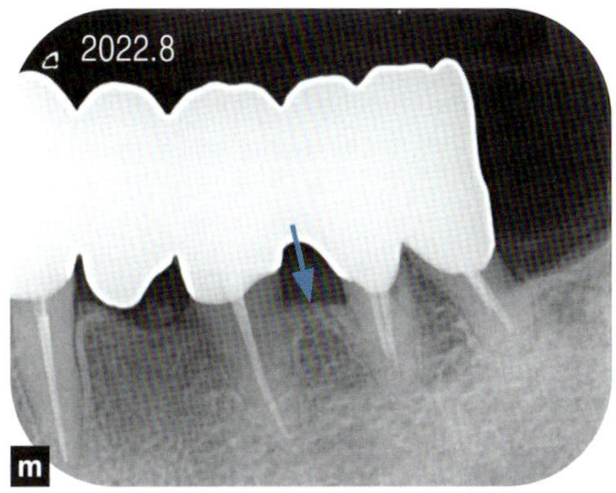

양측 플랩(double flap)

예전의 치주 외과에서는 치간 유두를 경계로 잘라 협측과 설측의 양방향으로 플랩을 박리해 뚜렷한 시술 부위에서 병소의 확실한 소파와 치근 청소를 해 왔다. 양측 플랩을 확실하게 전개하면 진행된 골결손의 깊은 부위도 뚜렷이 볼 수 있어 골면과 치근을 쉽게 청소할 수 있다. 최후방 구치 원심면, 좁고 깊은 골 내 결손, 치근이개부 병소의 이개부 안쪽, 치근 구 등 보기 어렵거나 청소하기 어려운 부위에 접근하기 위해서는 구강 내를 충분히 볼 수 있도록 시술 부위를 넓히면 청소가 쉬워지는 것을 자주 경험한다(FIG 4a, b).

양측 플랩

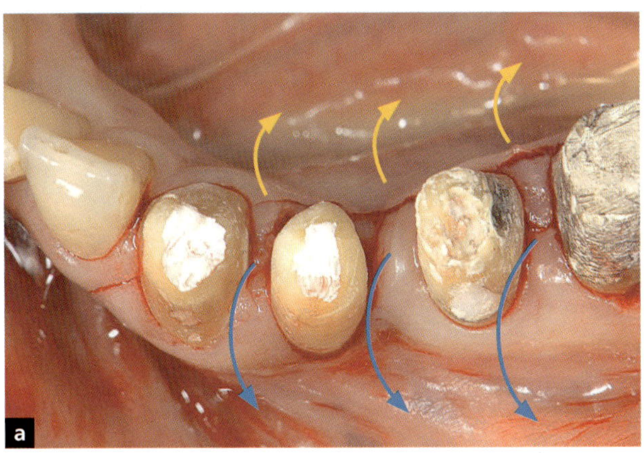

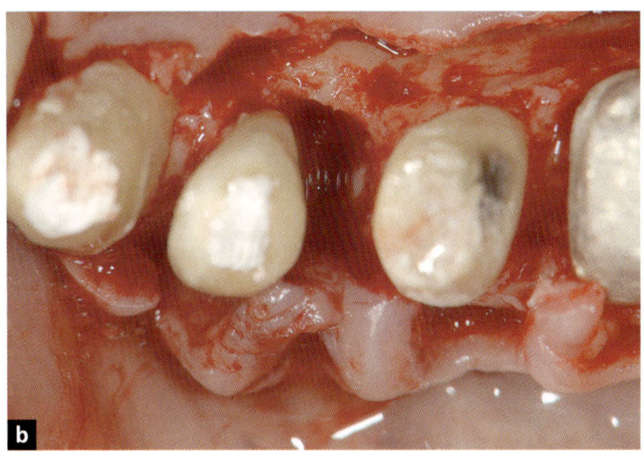

FIG 4a, b. 협·설 양측 박리(double flap).

SFA

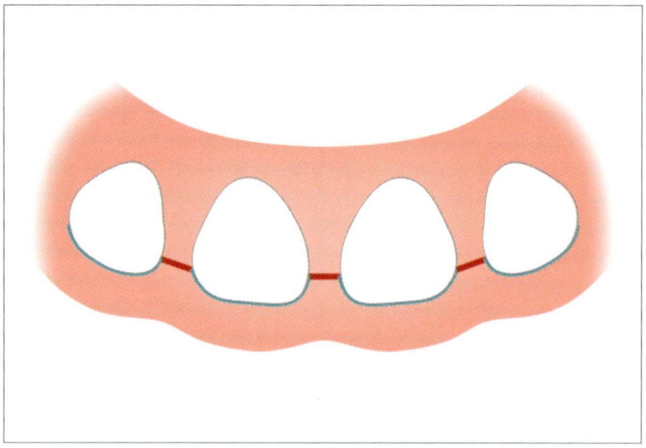

FIG 5. SFA. *참고문헌 13~18에서 변경 인용
- 협측 혹은 설측(구개측)의 어느 한쪽만을 박리한다.
- 기본적으로 envelope 플랩이다(근·원심으로 치은열구 내 절개를 연장함).
- 치아 사이는 골정을 따라 경사 절개 혹은 수평 절개를 넣는다(버트 조인트).
- 치간 절개의 위치는 기본적으로는 협측(순측)에 가까운 절개이다.
- 긴장이 없는 봉합을 위해 필요에 따라 골막 감장 절개를 넣는다.
- 필요에 따라 골이식을 하고 차폐막을 설치한다.
- 봉합한다.

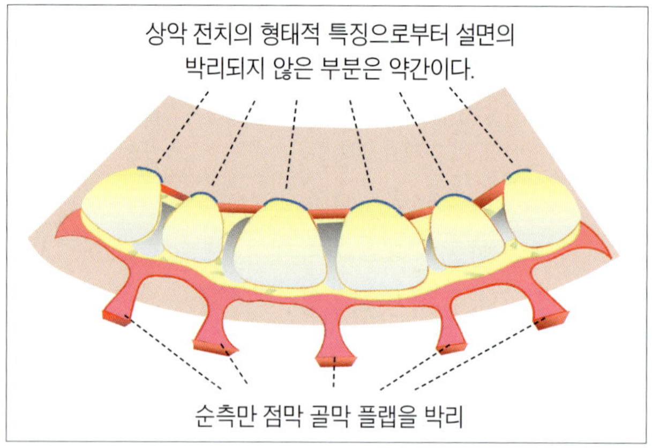

FIG 6. 상악 전치부에서 설측에 가까운 치근 사이 절개를 이용한 타협적인 편측 플랩.

진행된 치주질환 환자는 다수 치아에 걸치는 골결손이 있는 경우가 많고, 이 골결손은 종종 협·설 양측으로 파급될 때가 있어서 기본적으로 양측으로 플랩을 전개하는 것을 필수로 간주했다. 그러나 양측 플랩을 박리하는 것은 수술 부위의 침습을 높일 뿐만 아니라 혈류를 크게 차단한다. 이것이 원인이 되어 종종 상처가 벌어진다. 결과적으로 술후에 많은 치은 퇴축이 생기는 것은 어쩔 수 없다고 생각해 왔다.

이 때문에 필요에 따라 골막 감장 절개를 넣고 여유 있게 치관측으로 이동시킴으로써 술후 퇴축을 보상하는 방법을 시행했었다.

편측 플랩을 이용한 재생요법

그러나 최근, 저침습 외과 수술의 발전과 보급으로 시술 부위를 될 수 있으면 제한한 플랩 디자인이 이용되었다. 그 배경에 확대경과 현미경의 보급이 있는 것은 말할 필요도 없다. Trombelli는 협측 혹은 설측의 한쪽으로만 플랩을 박리하는 single flap approach(이하 SFA로 줄임) 술식을 제창했다(FIG 5).[13~18]

한쪽만을 박리하는 술식의 장점은 박리되지 않은 다른 한쪽의 치은이 봉합할 때 강력한 고정원이 되는 것이다(FIG 6). 결과적으로 안정된 접합이 술후 치은 퇴축의 양을 많이 줄일 수 있다. 또한 박리되지 않은 치은 상피를 절제함으로써 더 강력한 고정원이 된다. 그리고 술후 불쾌 증상이 줄어드는 것도 장점으로 들 수 있다.[19]

여기서는 편측 플랩이 재생요법에 유리하게 이용되는 대표적인 3가지의 예에 대해 각각 설명한다.

① SFA를 이용한 재생요법
② 편측 플랩을 이용한 치근 피개
③ 편측 플랩을 이용한 치근이개부 병소의 재생요법

SFA를 이용한 재생요법(FIG 5)

SFA는 Trombelli가 제창한 술식이다. Trombelli는 저침습형이면서도 차폐막을 설치하거나 골이식을 할 때의 양호한 일차 폐쇄를 위해서, 협측 혹은 설측의 한쪽만을 박리하는 플랩 디자인을 고안했다. 편측(주로 협측)만 플랩을 박리해 양호한 일차 폐쇄와 심미성의 유지를 얻을 수 있었다. 술식은 다음과 같다.

먼저, 협측(구개측)에 치은열구 내 절개를 넣는다. 이 플랩은 기본적으로 envelope 플랩인데, 병소 부위를 뚜렷이 보기 위해서는 필요에 따라 근·원심으로 절개를 연장한다. 치간(치근 사이) 절개는 치아 사이의 근·원심 폭에 따라 수평 절개(MPPT)[20] 또는 경사 절개(SPPT)[21] 중 하나를 선택한다. 치아 사이 연조직의 두께에 따라 치간 절개의 수직 위치가 정해지는데, 두꺼운 경우에는 더 근첨측 위치에 절개를 넣는다. 그 이유는 다음과 같다.

① 박리하지 않는 쪽(치아 사이와 구개측) 연조직의 안정을 얻을 수 있고, 플랩의 접합과 봉합이 좋아지기 때문
② 골결손 소파를 위한 접근과 차폐막 설치, 골이식이 쉬워지기 때문

한쪽(협측)만 박리하고 플랩의 늘어남을 위해 필요에 따라 골막 감장 절개를 넣는다. 그 후 골결손 부위 소파, 치근 청소, 차폐막 설치, 골이식, 봉합[22]의 순서로 진행하는데, 봉합은 먼저 내측 수평 매트리스 봉합을 하고 나서 내측 수직 매트리스 봉합 혹은 수평 매트리스 봉합과 단순 봉합으로 폐쇄한다. 결과적으로 좋은 부착이 얻어져 치주낭 깊이는 줄고 치은 퇴축은 약간이었다고 보고했다. Trombelli는 심미성이 필요한 영역에서 특히 효과가 있는 술식이라고 보고했다.

그리고 SFA는 결합조직 이식과 함께 사용하면 치은 퇴축의 억제, 심미성의 향상을 볼 수 있다는 점이 시사되었다. SFA는 저침습형 플랩이며, 박리되지 않은 다른 한쪽을 고정원으로 하여 박리된 플랩을 확실하게 봉합해 고정할 수 있다. 흡연자 등 조건이 불리한 환자에서 플랩이 벌어지는 것을 막고 양호한 예후를 기대할 수 있다 (CASE 2).

하지만 SFA에서는 충분한 시야를 확보할 수 없다는 것이 단점이다. 타협적인 방법으로 papilla preservation technique(PPT)과 같이 구개측에 가까운 치근 사이 절개를 추가하여, 보기 쉽고 조작하기 쉬운 시술 부위를 확보하면서 구개측의 플랩을 박리하지 않는 변법을 생각할 수 있다. 이때 치간 유두는 박리하기 때문에 치간 유두의 천장 부분을 잃어버려, 이른바 재생을 위한 'room'(장소)은 상실된다. 그러나 박리하지 않은 구개측 치은에 의한 고정 효과와 조작성이 좋은 점은 장점이다(FIG 6, 7).

협측만의 SFA에서 원심에 수직 절개를 넣어 triangular 플랩으로 설계한 증례(CASE 3)

한쪽만을 박리하는 SFA는 양쪽을 박리하는 플랩과 비교해 술후의 불쾌 증상이 적고, 박리되지 않는 치간 유두를 봉합의 고정원으로 사용할 수 있으며, 상처 부위의 안정을 얻을 수 있어 결과적으로 술후 치은 퇴축을 억제할 수 있다. 이 때문에 심미성이 요구되는 부위에서 특히 유용하게 활용된다.

CASE 3 환자는 초진 때 61세 여성으로, 진행한 치주질환의 치료를 위해 교정치과의사의 소개를 받아 내원했다. 상악 좌측 소구치 부위에 깊은 골결손이 있어 재생요법을 시행하게 되었는데, 근첨 부근에 이르는 골흡수를 보였다. 구개측을 향한 골흡수는 미미해 협측에서 접근할 수 있다고 판단하고 협측 편측 박리의 SFA를 적용했다. SFA에서는 수직 절개가 없는 envelope 플랩이 즐겨 사용되지만, 이 증례와 같이 근첨 부근에 이르는 골흡수 증례는 그 범주에 들지 않으므로 필요한 경우에는 쉽게 접근할 수 있도록 수직 절개를 넣어야 한다.

이 증례에서는 원심에 수직 절개를 추가해 접근이 쉬워졌고 골결손 부위의 변연절제술과 SRP를 확실하게 할 수 있었다. 술후 통증과 부기 등의 불쾌 증상은 없고 양호하게 경과해, 7개월 후 예정대로 2차 외과 수술을 했더니 진행된 골흡수 부위에 매우 단단한 골이 극적으로 재생한 것을 볼 수 있었다.

설측만의 점막 골막 플랩을 이용한 SFA(CASE 4)

골결손이 설측에 국한되어 있는 등의 조건에서는 설측만의 점막 골막 플랩을 이용한 SFA를 검토할 수 있다. 일반적으로 설측의 절개와 박리 조작은 협측에 비해 어렵고 뚜렷하게 보기도 힘들다. 하지만 편측 플랩으로 설계하면 술후 통증, 부기 등의 불쾌 증상은 줄고 상처 폐쇄는 좋아진다.

CASE 4는 유지 관리 중에 설측 치근에 백악질 열리(cemental tear)가 발생한 증례이다. CBCT에서 설측의 백악질 열리를 확인할 수 있었으므로 설측만의 플랩으로 접근했다. 치경과 흡인기 끝으로 혀를 배제하면서 주의 깊게 설측의 점막 골막 플랩을 박리했다. 백악질 열리 조각은 연조직에 매립된 경우도 많아 우선 박리한 점막 골막 플랩 안쪽을 주의 깊게 살펴보니, 내부에서 백악질 열리 조각을 찾을 수 있었다. 백악질 열리 조각을 제거한 후 변연절제술,

협측만 플랩을 박리하는 SFA를 이용한 재생술식

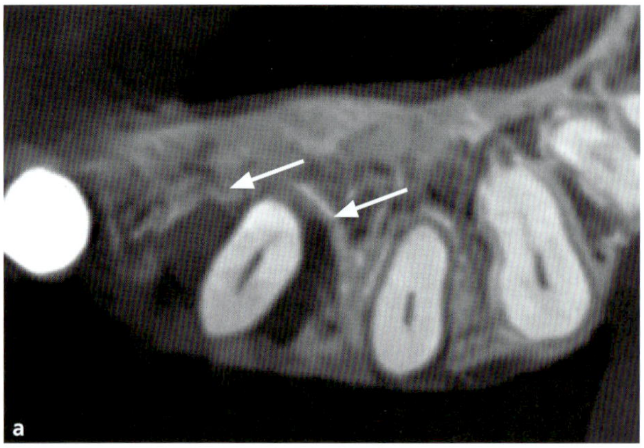

CASE 2a. #45 근심과 원심에 골결손이 있다(화살표). 설측은 골벽이 있다. CBCT로 협측에서 아슬아슬하게 접근이 가능할 것으로 추측할 수 있었다.

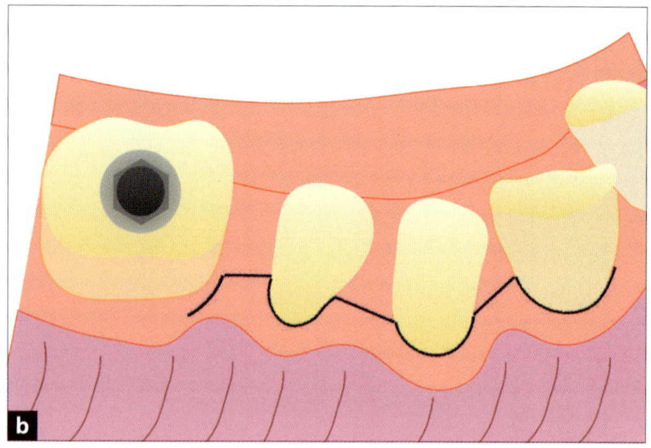

CASE 2b. 절개선을 나타내는 도해. #46 임플란트를 피하는 형태로 수직 절개를 조금만 넣는다.

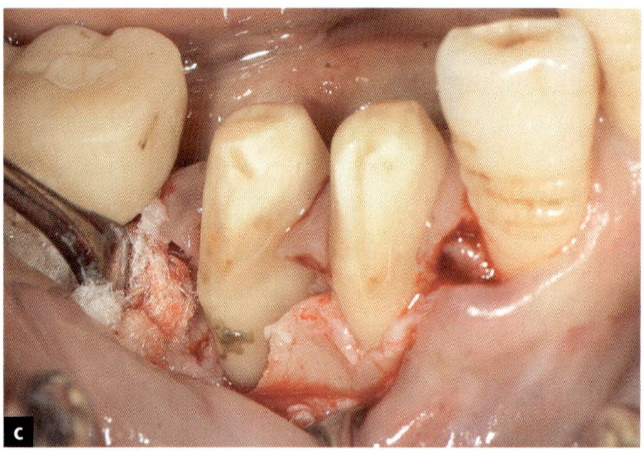

CASE 2c. 치아 사이에 경사 절개(SPPT)를 넣고 협측으로 점막 골막 플랩을 박리.

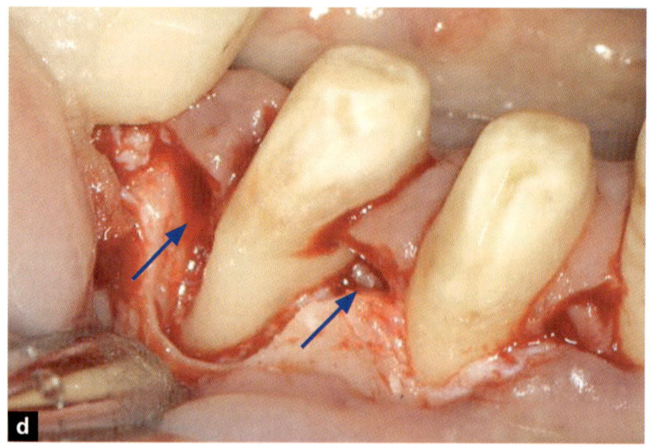

CASE 2d. 협측에서 접근해 골결손(화살표)을 소파하고 치근을 SRP 할 수 있었다.

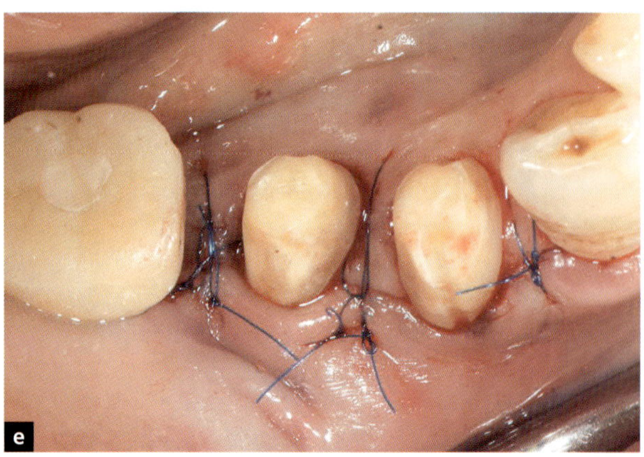

CASE 2e. EMD 도포와 골이식재 충전 후 봉합.

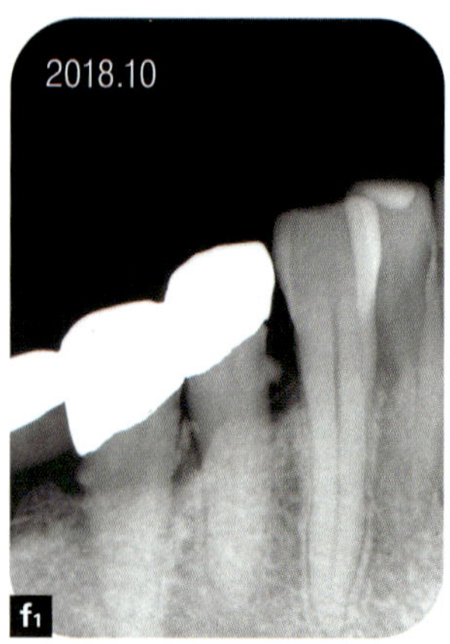

CASE 2f1. 술전. 많은 양의 치은연하 치석과 #45의 골연하 결손을 볼 수 있다.

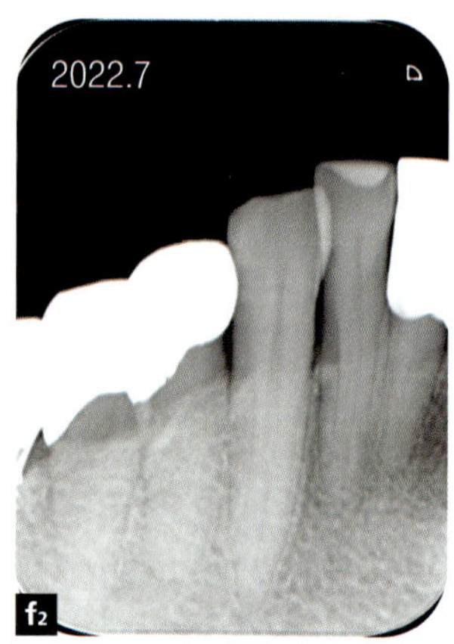

CASE 2f2. 유지 관리를 위해 내원했을 때. 골결손이 개선되었다.

치근 청소, 다이아몬드 버를 이용한 백악질 열리 부위의 활택화, SRP를 하고 골결손 부위에 생리 활성 물질(FGF-2)을 적신 collagen fleece인 teruplug(GC)를 넣고 플랩을 봉합해 폐쇄했다.

술후 상처 부위는 매우 빠르게 치유해 순조로운 회복을 보였다. 유지 관리 기간 중 심미 영역에서 급성 염증이 악화하는 요인 중 하나는 백악질 열리다. 이러한 증례에서 양쪽의 플랩을 박리하지 않고 백악질 열리가 있는 부위로만 접근하면, 술후 불쾌 증상이 줄고 치은 퇴축을 억제할 수 있어 앞으로 초고령 사회에서는 적용이 증가할 것으로 생각되는 치료 증례이다.

구개측에 가까운 치근 사이 절개를 넣어 시술 부위를 확보하면서, 구개측 플랩은 박리하지 않는 SFA의 변법

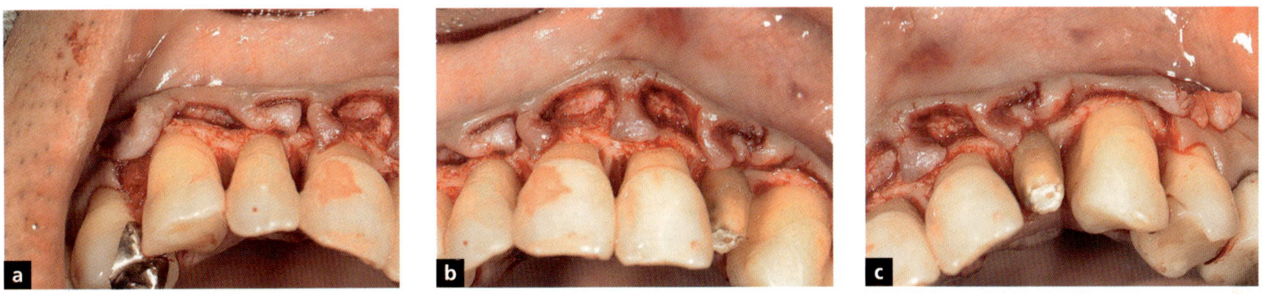

FIG 7a~c. 구개측에 가까운 치근 사이 절개를 넣어, 구개측 치은을 박리하지 않고 치간 유두를 포함한 협측 플랩만을 박리한 상태.

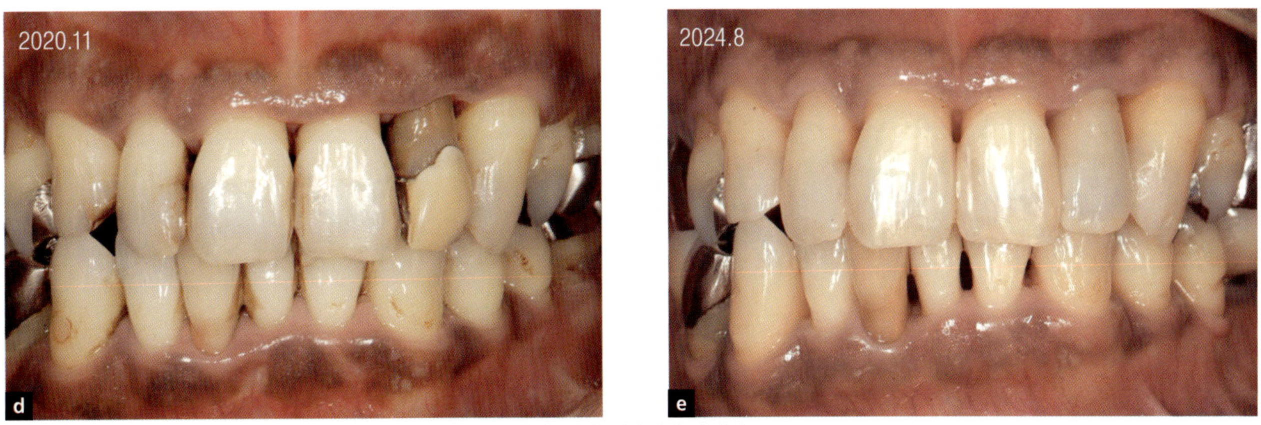

FIG 7d, e. 술전과 술후의 정면 모습 비교. 치간 유두의 퇴축이 거의 일어나지 않았다.

진행된 골흡수 부위에 협측만의 triangular 플랩을 이용한 SFA로 처치한 증례

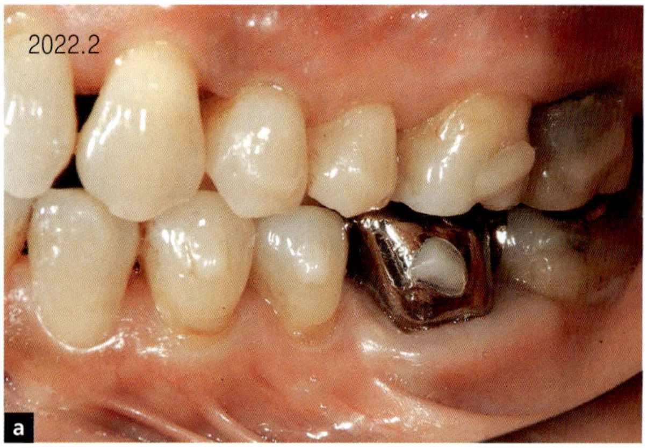

CASE 3a. 초진 때 61세의 여성. 교정치과의사의 의뢰로 치주질환 치료를 희망하여 내원. 전신질환은 없고 흡연하지 않음.

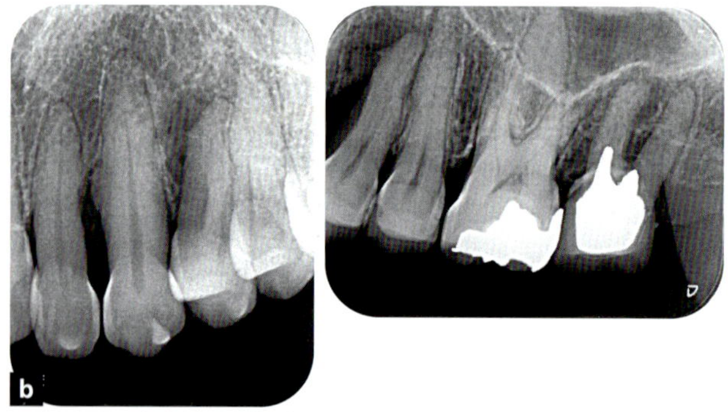

CASE 3b. 술전의 구강 내 표준 방사선사진. #24에 깊은 골결손이 있다.

M1			M2			M1					
배농 +			배농 +								
7	5	5	12	9	4	3	3	3	4	2	3
5	3	3	9	6	3	3	2	2	3	2	2
#23			#24			#25			#26		
7	8	3	10	3	3	3	2	3	2	3	3
7	8	4	12	4	4	4	3	3	2	3	3

CASE 3c. #23~26의 정밀 검사표.

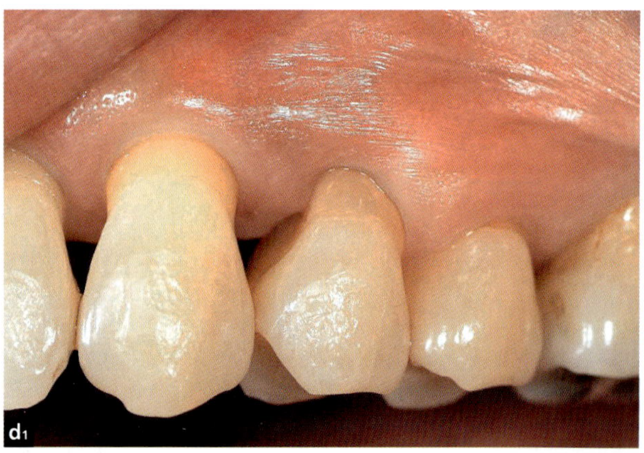

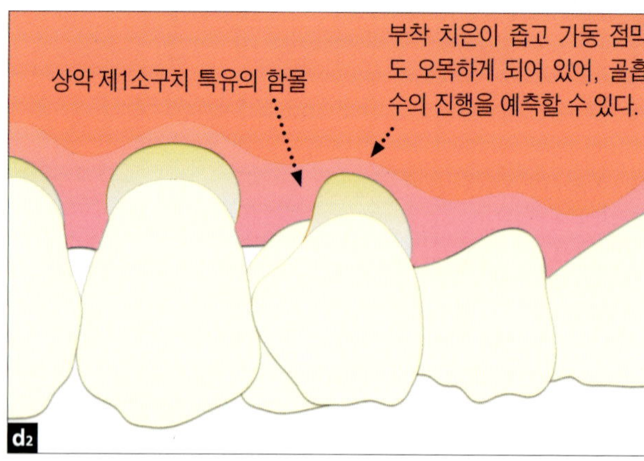

CASE 3d1, 2. 수술 직전의 상태. 치주 기본 치료로 치은 염증은 개선되었다.

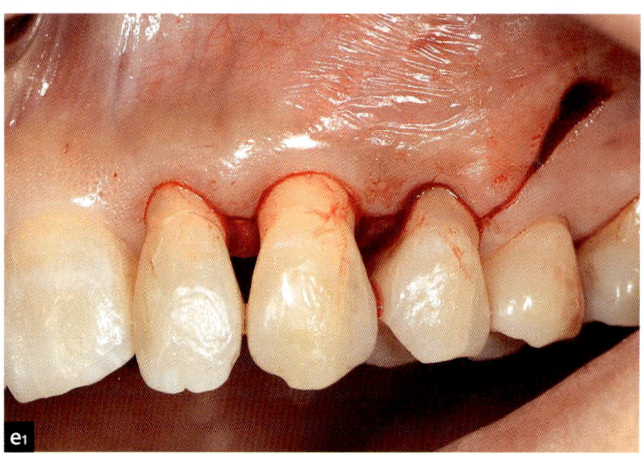

CASE 3e1. 절개선.

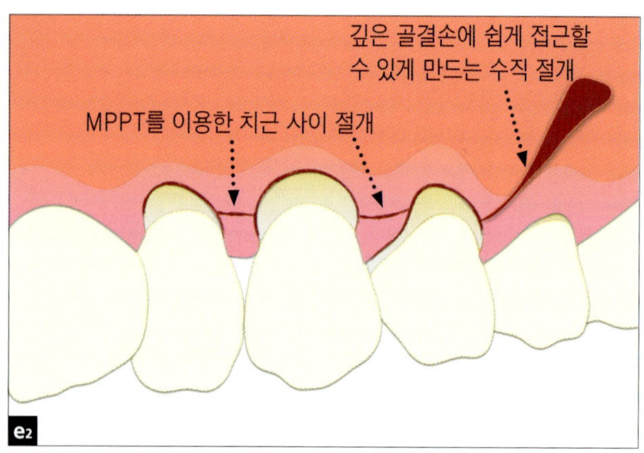

CASE 3e2. 절개선을 나타내는 도해. 협측에 MPPT 절개. #24 원심우각에 수직 절개를 추가하여 triangular 플랩으로 설계했다.

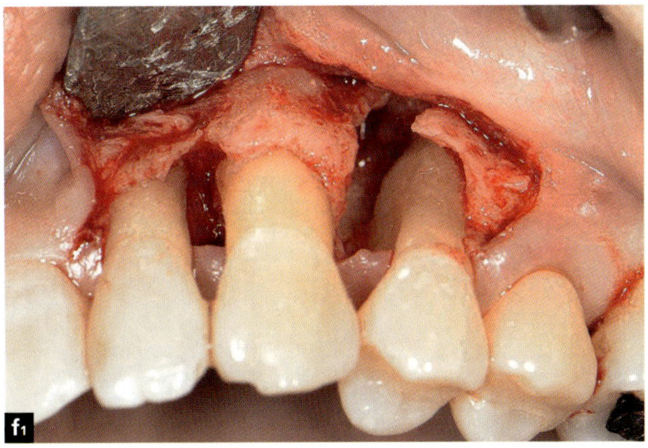

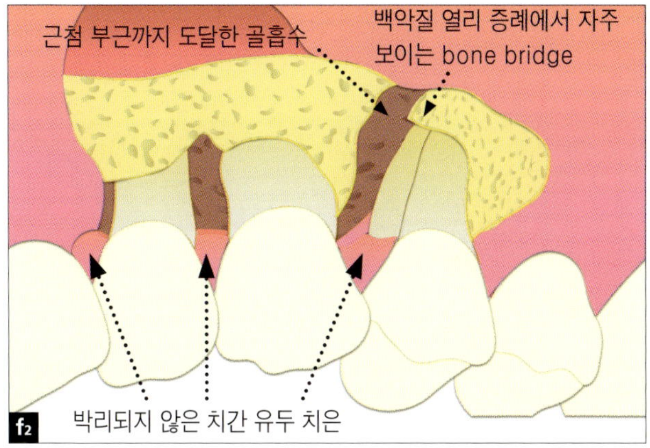

CASE 3f1, 2. 변연절제술과 SRP 후.

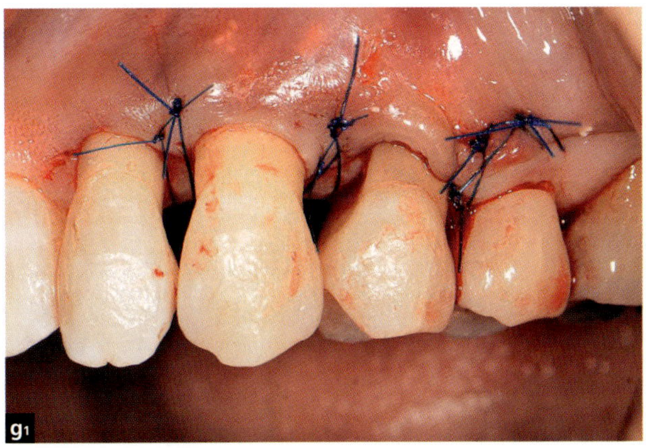

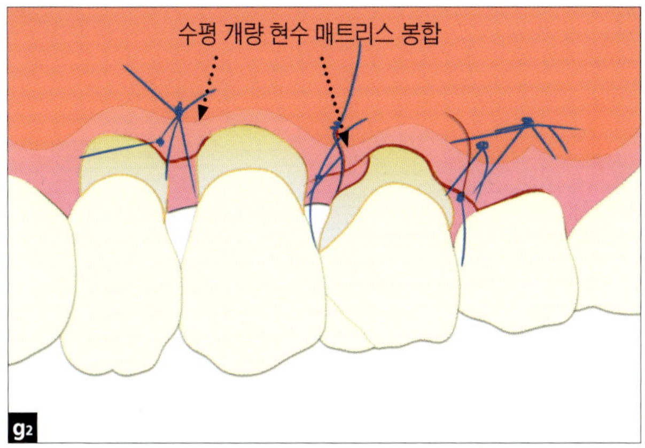

CASE 3g1, 2. 봉합 후.

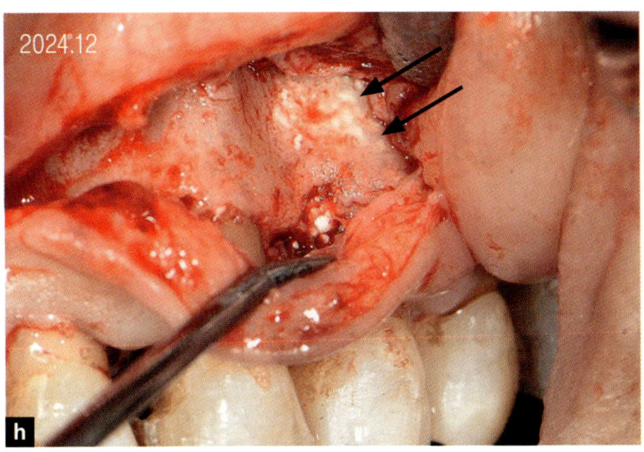

CASE 3h. 재생요법 약 7개월 후, 2차 외과 수술을 할 때. 분명한 골의 회복을 볼 수 있었다.

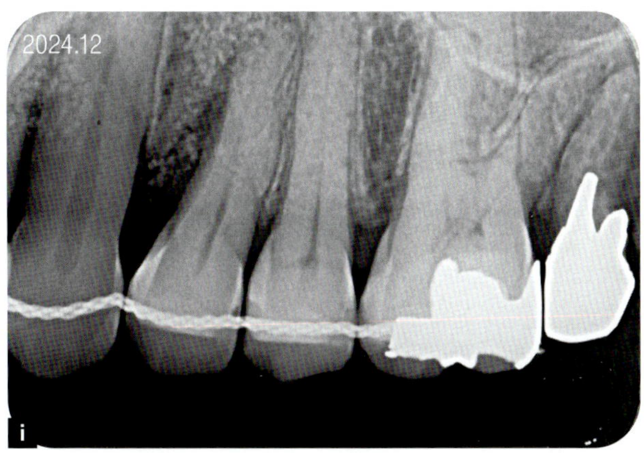

CASE 3i. 재생요법 약 7개월 후, 분명한 골의 회복을 볼 수 있었다. 이후 추가로 예정된 2차 외과 수술을 했다.

백악질 열리로 악화한 염증을 설측 SFA로 치료한 증례

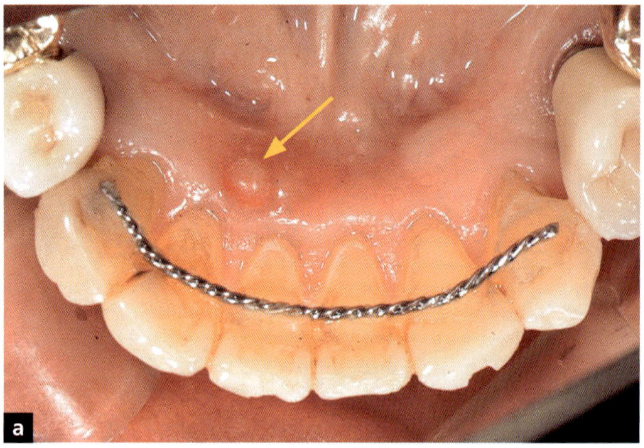

CASE 4a. 유지 관리를 위해 내원했을 때. #41, 42 사이에 누공이 있다.

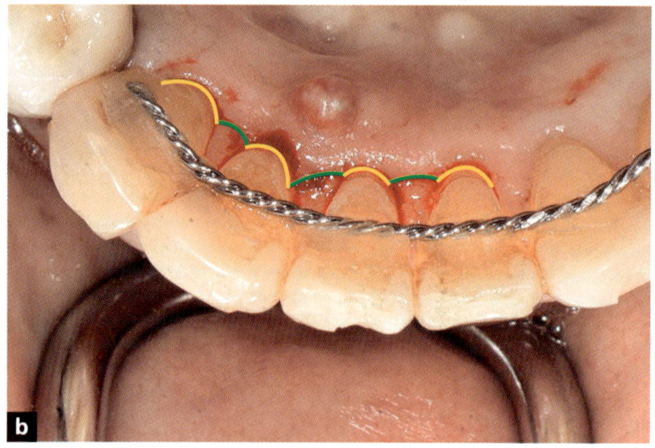

CASE 4b. 절개선. 백악질 열리 조각에 접근하기 위한 설측만의 SFA가 적용되었다.

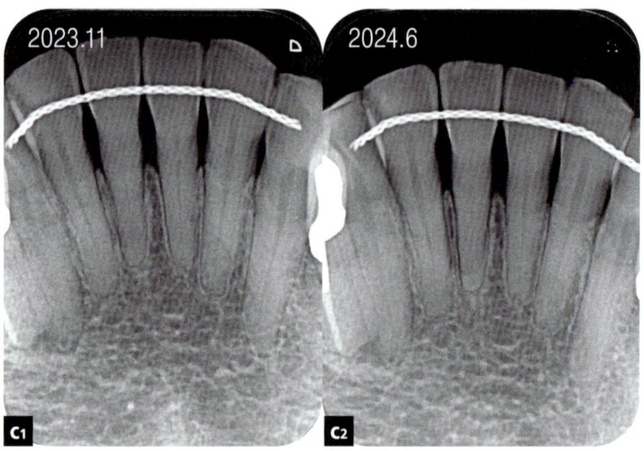

2	2	2	2	2	2	2	1	2	2	1	2	2	2	2	2	2	2
#43			#42			#41			#31			#32			#33		
2	2	2	2	2	2	2	2	2	2	2	2	2	2	2	2	2	2

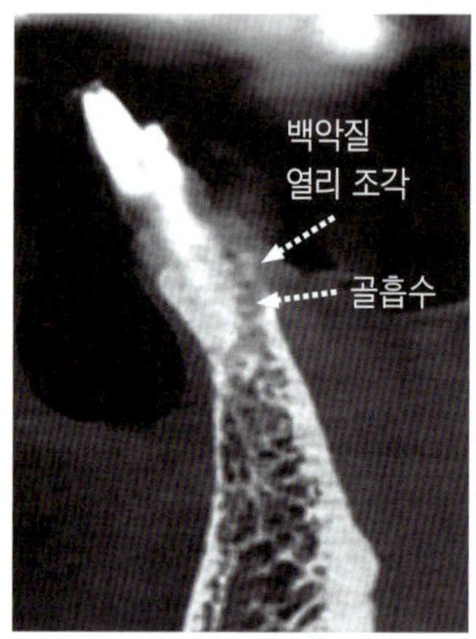

CASE 4c1, 2. 유지 관리를 위해 내원했을 때의 구강 내 표준 방사선사진과 치주낭 깊이. 이 시점에는 특별한 문제가 없었다.

CASE 4d. 술전의 CBCT 화상에서 설측 백악질 열리 조각과 골흡수가 확인되었다.

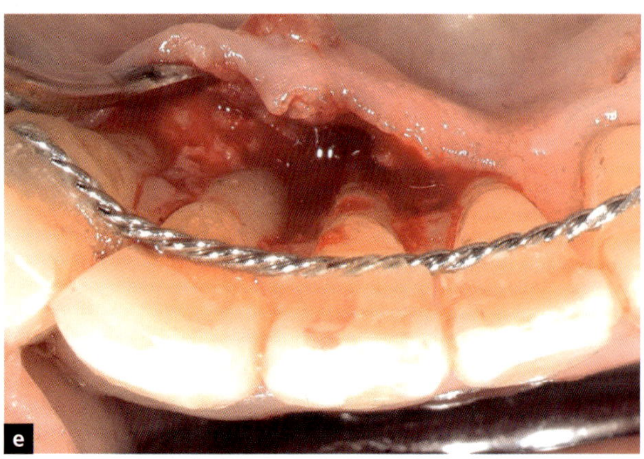

CASE 4e. 설측 점막 골막 플랩을 박리했다.

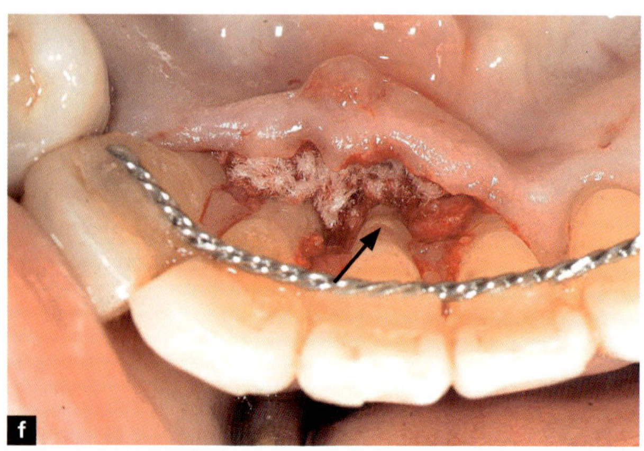

CASE 4f. 설측 플랩 안쪽에 들어 있던 백악질 열리 조각을 제거하고 변연절제술을 했을 때. 치근에서 톱니 모양의 백악질 열리 경계가 관찰된다(화살표).

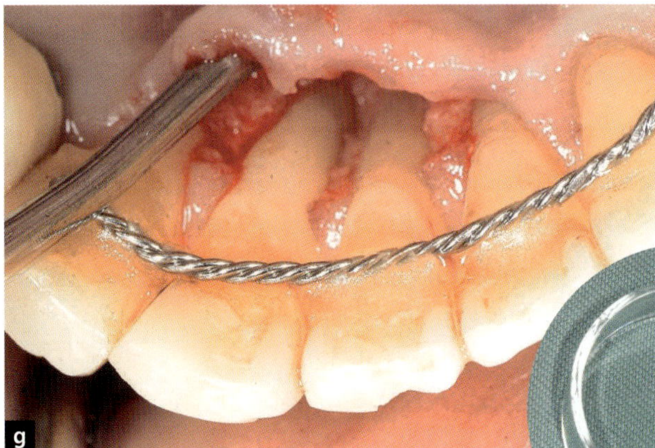

CASE 4g. 백악질이 벗겨진 치근을 회전 삭제 기구로 매끄럽게 하고 SRP했다.

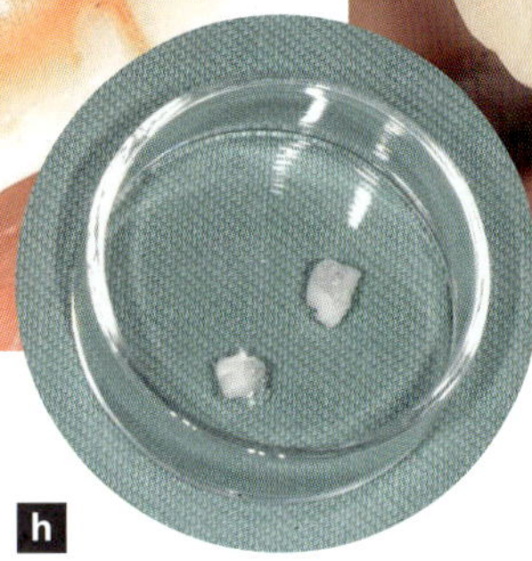

CASE 4h. 재단한 teruplug에 Regroth®를 적셨다.

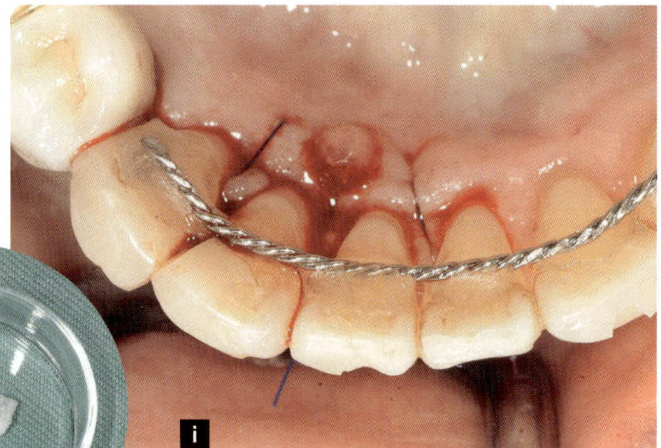

CASE 4i. Regroth® 적신 teruplug를 넣은 후 플랩을 봉합해 폐쇄했다.

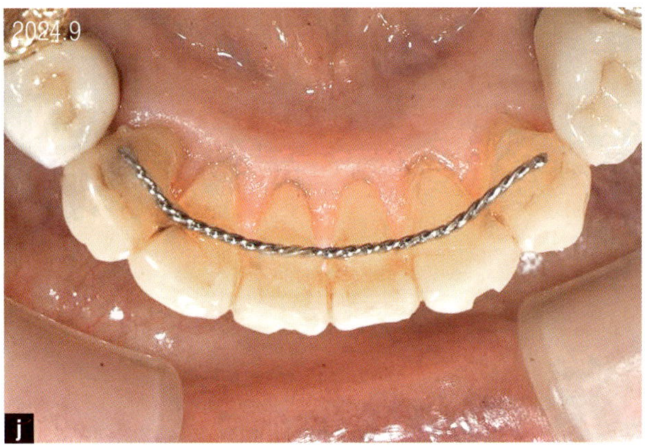

CASE 4j. 상처는 빠르게 일차 치유가 되었다.

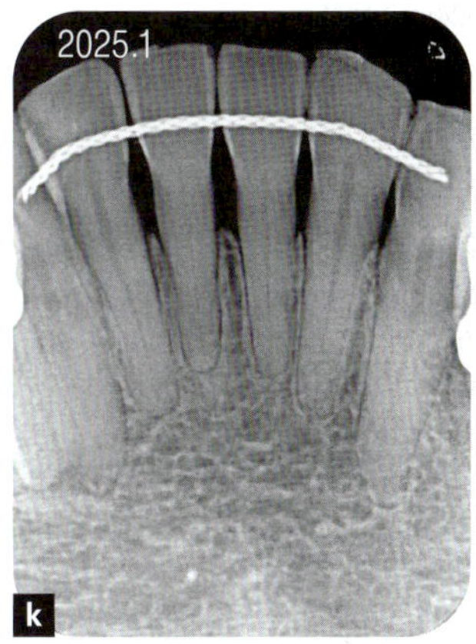

CASE 4k. 유지 관리를 위해 내원했을 때의 구강 내 표준 방사선. 골의 상태는 양호하다.

편측 플랩을 이용한 치근 피개

최근, 치은이 퇴축한 치아에서 재생 재료 등을 이용하여 치근을 피개하는 술식을 재생요법의 일종으로 간주하게 되었다. 치근 피개에는 편측 플랩을 많이 이용했었다. 치근 피개 술식으로는 치관측 이동술이나 측방 이동술 등의 유경 플랩 이동술과 유리 치은 이식술이나 유리 결합조직 이식술 등의 이식편을 잘라 시행하는 술식을 들 수 있다. 이 술식은 모두 편측 플랩 술식이다.

Nelson의 치근 피개 디자인

Nelson은 결합조직 이식편을 채취해 전층 플랩–부분층 플랩의 trapezoidal 플랩을 이용하여 치근을 피개했다.[23]

Tinti 등의 치근 피개 디자인(FIG 8a)

재생 재료를 사용한 치근 피개를 재생요법의 일종으로 간주하는데,[24] 1993년 Tinti 등은 티타늄 강화 차폐막을 이용한 치근 피개를 위한 플랩 디자인을 고안했다. 이 플랩 디자인은 먼저, 근심과 원심 치간 유두 중앙 부근에 수평 절개를 넣고 거기서 각각 사다리꼴이 되도록 수직 절개를 넣는데, 수직 절개는 MGJ를 넘는 정도에서 그친다. 퇴축한 치은 열개 부위에는 내연상피를 절제하는 V자 모양의 내사절개를 넣는다. 이후 전층 플랩으로 플랩을 박리하여 치근 노출의 최하점을 확보한다. 그보다 아래에서 골막을 절개하는 골막 감장 절개를 넣는다. 그 후에 부분층 플랩을 전개해 플랩이 치관측 방향으로 충분히 늘어나는 것을 확인하고, 골이식을 하고 차폐막을 설치하여 봉합해 고정한다. 플랩의 치관측 이동에 앞서, 남아 있는 치간 유두의 상피를 블레이드로 절제하고(de-epithelialization) 그 위에 플랩의 끝을 오버랩하기 위해 치관측으로 끌어올려 현수 봉합으로 고정한다. 그다음에 수직 절개 부위를 순차적으로 단순 봉합으로 폐쇄하는 술식이었다. 이 술식으로 치근 피개의 성공률은 향상했다.

Zucchelli의 치근 피개 디자인[25,26](FIG 8b)

앞에서 설명한 술식은 Zucchelli에 의해서 대폭 개선되었다. Zucchelli는 결합조직 이식편의 생착과 커버 플랩의 혈액 공급을 보다 중시한 술식을 제창했다[25,26](CASE 5).

참고로 이 모든 치근 피개 술식은 술후 치은 퇴축을 최소한으로 줄이고 차폐막이나 결합조직 이식편의 노출을 최대한 줄이는 장점이 있으므로, 치근이개부 병소에 대한 재생요법의 기준에 따라 응용된다.

편측 플랩을 이용한 치근 피개

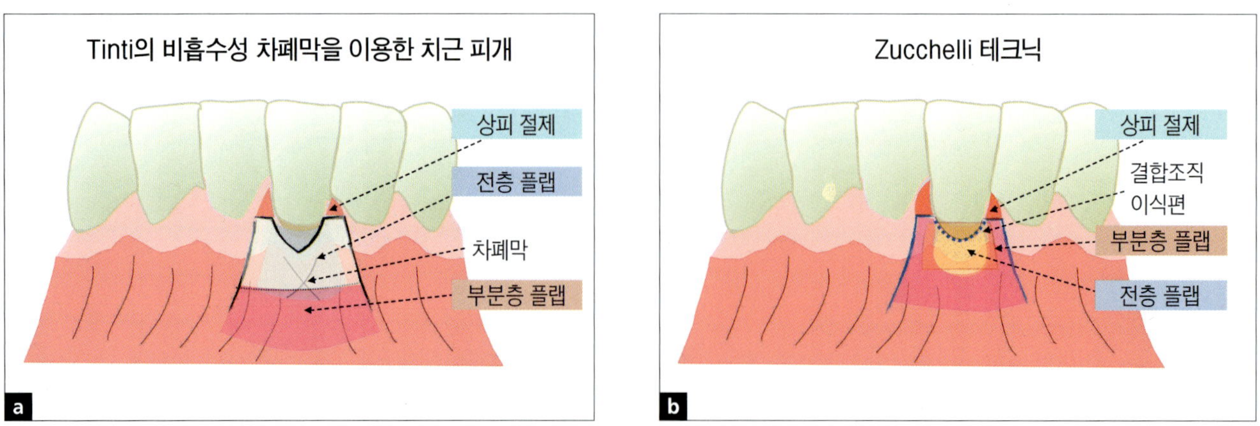

FIG 8. GTR을 이용한 치근 피개(Tinti)와 결합조직 이식을 이용한 치근 피개(Zucchelli)의 비교.

FIG 8a. Tinti의 trapezoidal flap(1993). ① 치간 유두의 상피를 절제. ② 오버랩하여 봉합. ③ 티타늄 강화 차폐막을 사용. *참고문헌 24에서 변경 인용

FIG 8b. Zucchelli 테크닉. ① 커버 플랩의 혈액 공급을 고려하여 이식편의 크기를 조절(너무 크지 않도록 함). ② 커버 플랩의 혈액 공급과 심미성을 고려해 수혜부의 치간 유두는 부분층으로 형성한다. ③ 이식편은 치관측이 아니라 CEJ에 설치한다.

편측 플랩을 이용한 치근 피개

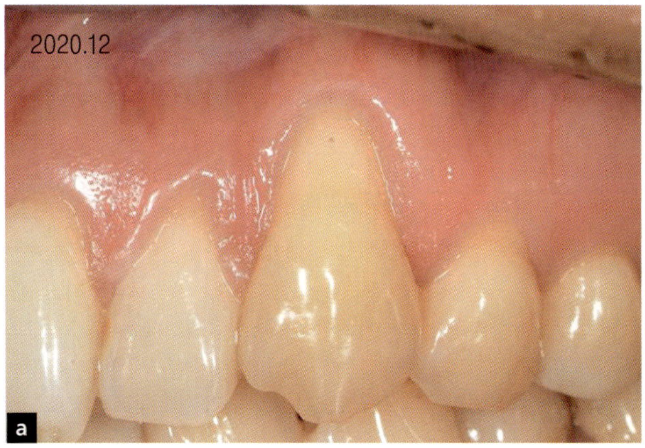

CASE 5a. 술전의 상태. #23 치근이 노출되었다.

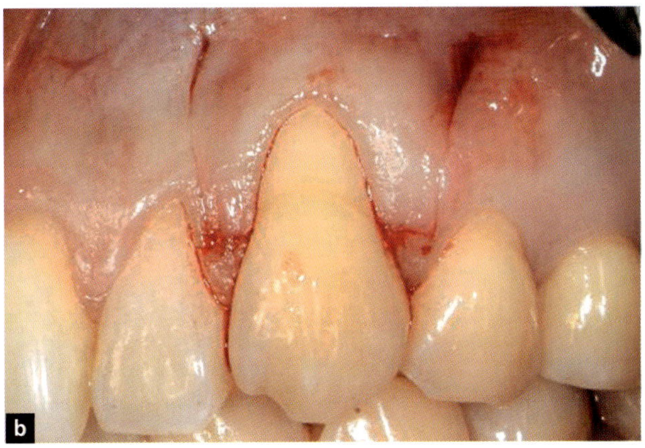

CASE 5b. 플랩의 외형. 라이닝 절개를 넣었을 때.

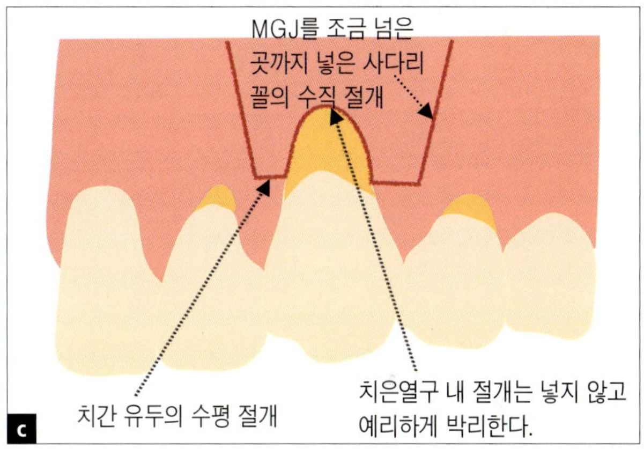

CASE 5c. 사다리꼴 절개선의 아우트라인.

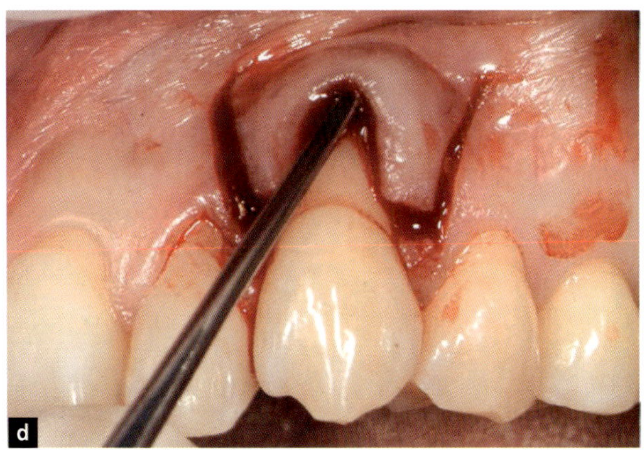

CASE 5d. 골 열개 부위는 끝이 날카로운 기구를 사용해 전층 플랩으로 박리.

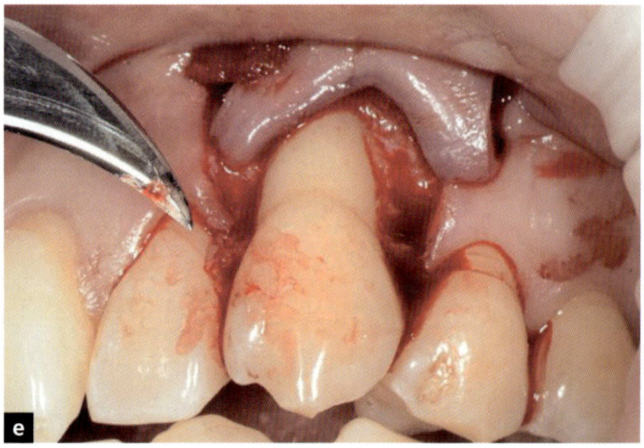

CASE 5e. 치간 유두 상피의 박리.

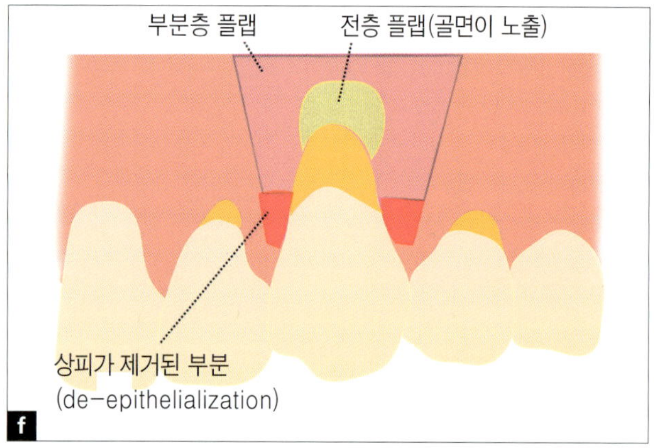

CASE 5f. 부분층 플랩-전층 플랩-부분층 플랩의 순서로 플랩이 형성되었고, 외과적으로 치간 유두의 상피가 절제되었다.

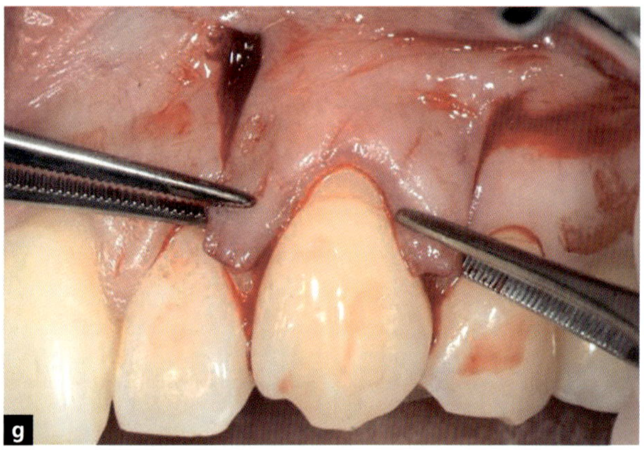

CASE 5g. 치관측으로 이동하는 양을 확인.

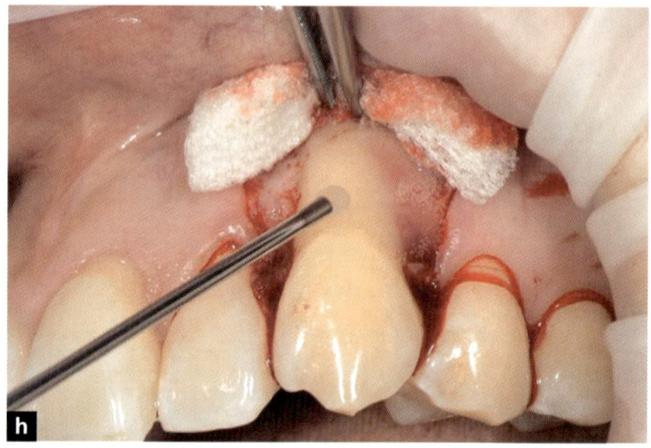

CASE 5h. EMD 도포.

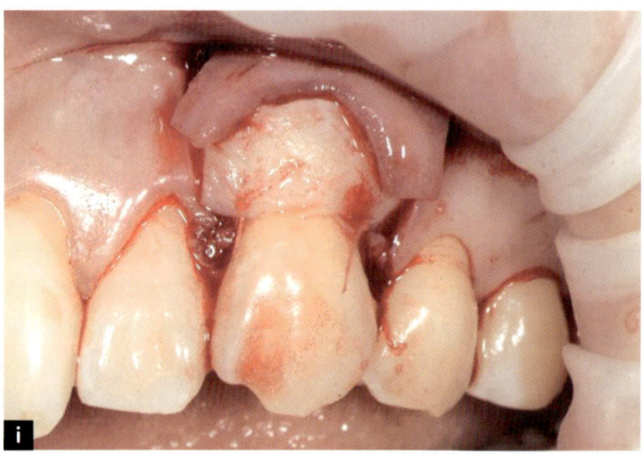

CASE 5i. 결합조직 이식편을 봉합해 고정한 후, 플랩을 충분히 치관측으로 끌어올린다.

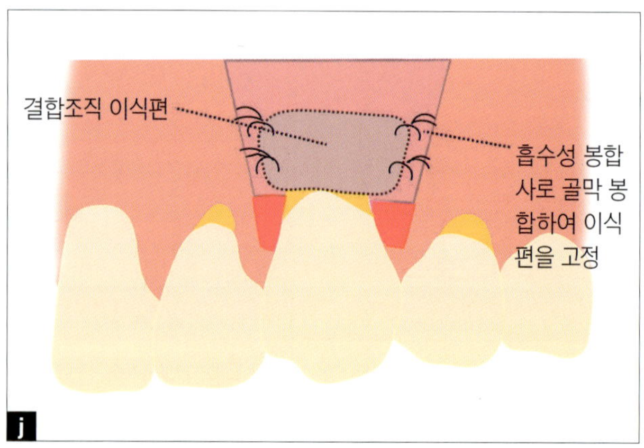

CASE 5j. 결합조직 이식편을 흡수성 봉합사로 골막에 봉합해 고정했다. **이식편이 봉합·고정되어 안정되어 있는** 것이 중요.

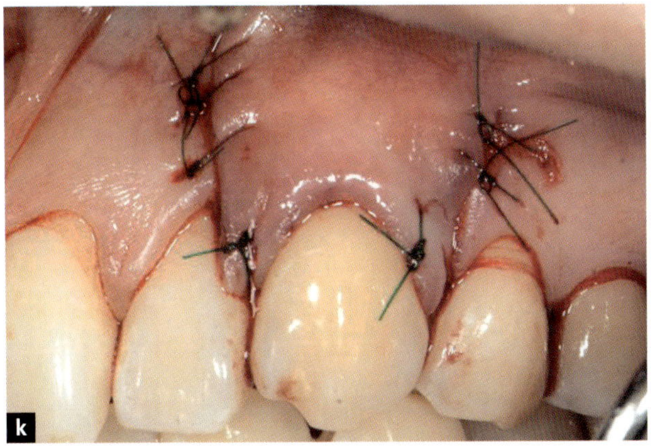

CASE 5k. 플랩을 치관측으로 끌어올려 봉합. 이 증례에서는 치간 유두에 단순 단속 봉합을 추가.

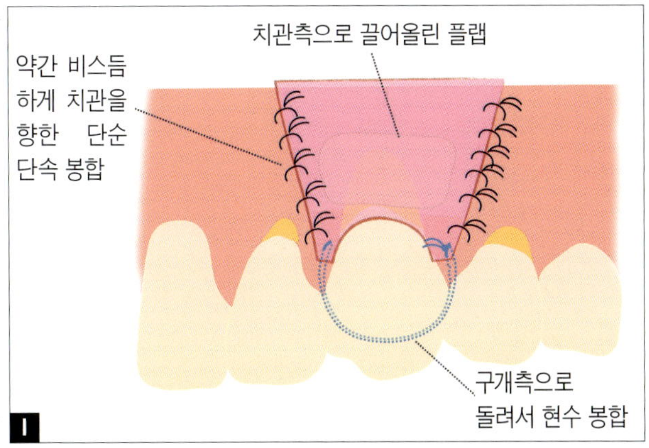

CASE 5l. 플랩을 치관 쪽으로 끌어올려 봉합해 고정한다.

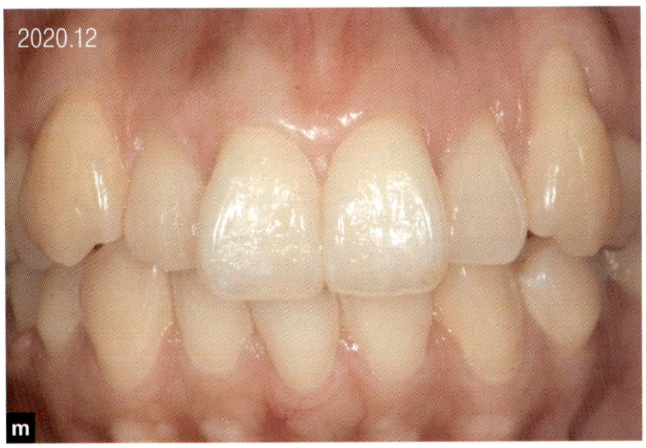

CASE 5m. 술전의 상태.

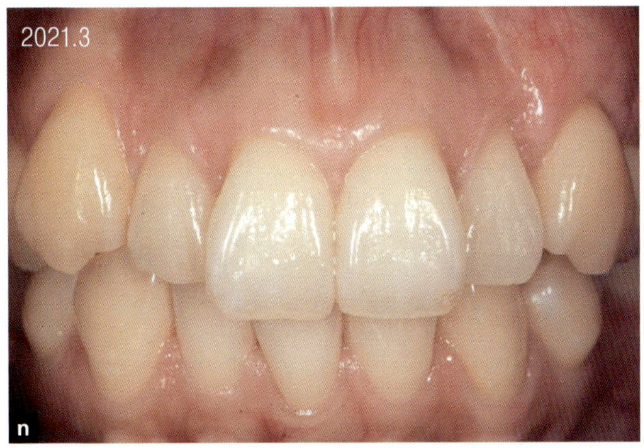

CASE 5n. #23의 치은 퇴축이 치은으로 피개되어 양호하게 경과하고 있다.

편측 플랩을 이용한 치근이개부 병소의 재생요법

치근이개부 병소에 대한 재생치료는 많은 임상의에게 어려운 과제 중 하나이다. 한계는 있지만 현재는 조건에 따라 재생요법으로 어느 정도의 개선이 보인다. 특히 최근에는 편측 플랩의 적용으로 key hole 형태의 치근이개부 병소[27]에서 성과를 올리고 있다.

여기서는 관습형의 양쪽을 박리하는 플랩 디자인과 한쪽만 박리하는 플랩 디자인이 어떻게 다른지, 어느 증례에 어떻게 이용할지에 대해 설명한다.

현재 치근이개부 병소에서 예지성을 가지고 재생요법의 효과를 올릴 수 있는 예는 Lindhe의 분류 중 하악 대구치 협측의 Ⅰ, Ⅱ도 치근이개부 병소이다. 그러나 치근이개부 영역의 골결손과 치근이개부의 해부학적 형태를 자세하게 평가하면, 치근이개부 병소에 대한 재생요법의 적응증은 넓어진다고 생각한다. 따라서 먼저 치근이개부 병소의 평가 방법에 대해서 다시 생각해 본다.

치근이개부 병소에서 부착 상실과 분류

① 치근이개부 병소의 수평 방향 확산

(1) Lindhe와 Nyman의 분류[28~30](FIG 9)

치근이개부 병소의 치료에서는 먼저 치근이개부 병소의 확산을 적절히 진단하는 것이 중요하다. 현재 임상에서 가장 많이 사용되는 수평 분류는 Lindhe와 Nyman의 분류이다. 1/3을 넘지 않는 것을 Ⅰ도, 2/3를 넘은 것을 Ⅱ도, 치근이개부가 관통한 것을 Ⅲ도로 분류하는 방법으로 간편해서 널리 이용된다. Lindhe와 Nyman의 분류는 가장 빈번하게 이용되고 알기 쉽지만, 1/3이라는 지표가 애매모호해서 판단이 어려울 때가 종종 있다.

치근이개부의 수평 부착 상실

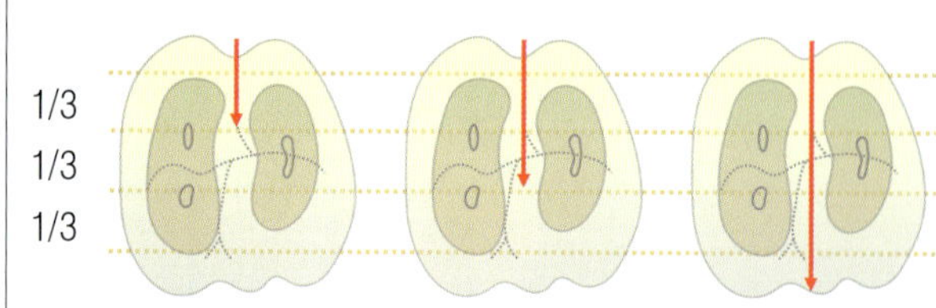

FIG 9. Lindhe와 Nyman의 분류. *참고문헌 28~30에서 변경 인용

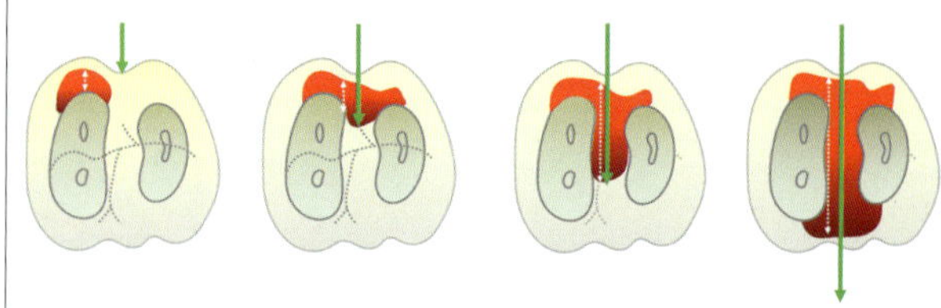

FIG 10. Hamp의 분류(1975). *참고문헌 31에서 변경 인용

TABLE 2. Hamp의 분류(FIG 10)를 개량한 Walter 등의 분류. *참고문헌 32, 33에서 변경 인용

Degree 0	치근이개부에 치주낭 측정기가 들어가지 않음
Degree I	수평 손실이 3mm 이하
Degree II	수평 손실이 3mm를 넘지만 6mm 이하
Degree II–III	수평 손실이 6mm를 넘지만 관통하지 않음
Degree III	수평 손실로 치근이개부가 관통한 상태

(2) Hamp의 분류[31](FIG 10)

Hamp의 분류에서는 수평의 교통 정도가 1~3mm인 것을 F1, 3mm 이상이지만 관통하지 않은 것을 F2, 관통한 것을 F3로 규정했다.

치근이개부의 교통 정도를 mm 단위로 계측하므로 어느 정도 정확하게 분류할 수 있다. 또한 수치화하였으므로 임상 연구에서는 Hamp의 분류를 효과적으로 이용한다.

(3) Hamp의 분류를 개량한 Walter 등의 분류[32,33]

최근에는 CBCT의 보급으로 술전에 정확하게 치근이개부 병소의 교통 정도를 계측할 수 있게 되었다. Walter 등은 Hamp의 분류를 개량해 CBCT를 이용한 계측 수치로 치근이개부 병소의 교통 정도를 진단했다(TABLE 2).

② 치근이개부 병소의 수직 방향 확산

(1) Tarnow와 Fletcher의 분류[34](FIG 11)

수직 방향의 골흡수를 평가한 것으로는 Tarnow와 Fletcher의 분류가 유명하다. Tarnow 등은 치근이개부의 수직성 골결손이 1~3mm인 것을 grade A, 4~6mm인 것을 grade B, 7mm 이상인 것을 grade C로 분류했다. 이 분류는 수평 분류와 마찬가지로 치근이개부 병소를 가지는 치아의 예지성을 추측하는 데 있어서 중요하다.

(2) Tonetti 등의 분류[35](FIG 12)

Tonetti 등은 치근이개부 병소의 분류 중 Hamp의 수평 방향의 분류 F2에 Tarnow와 Fletcher 등의 수직 방향 분류를 조합해 Subclass A, Subclass B, Subclass C

치근이개부의 수직 부착 상실

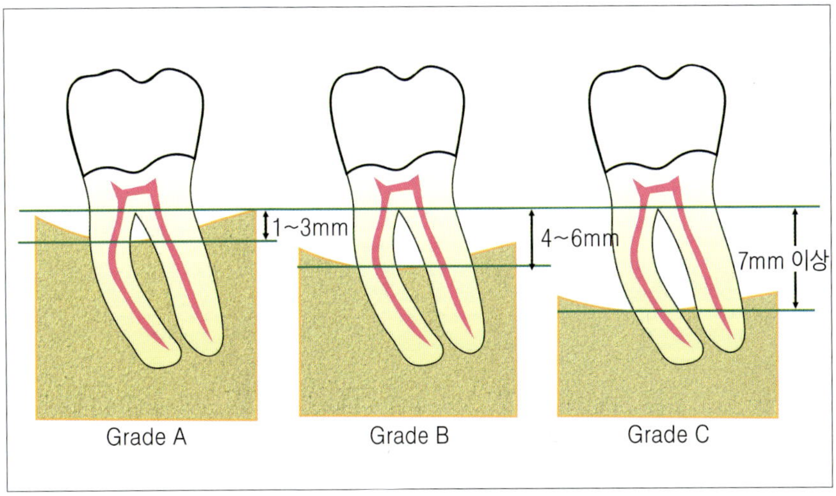

FIG 11. Tarnow와 Fletcher의 분류(1984).
*참고문헌 34에서 변경 인용

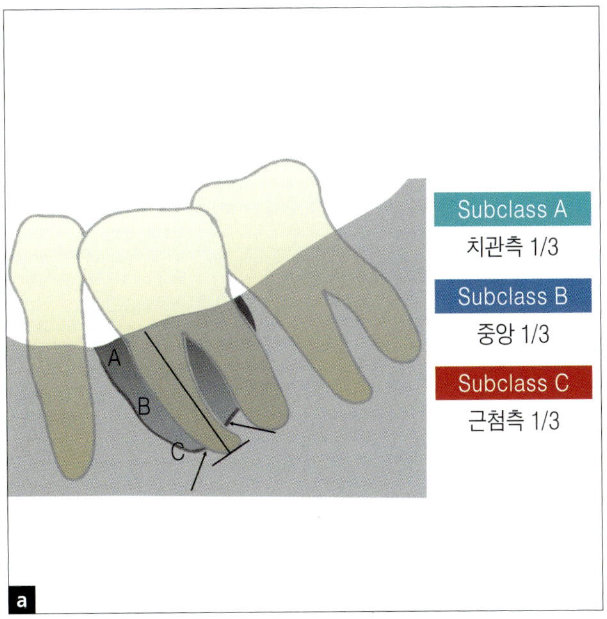

FIG 12a. Tonetti 등의 분류. Hamp의 분류 F2 치근이개부 병소에 Tarnow와 Fletcher 등의 수직 분류를 조합했다. *참고문헌 35에서 변경 인용

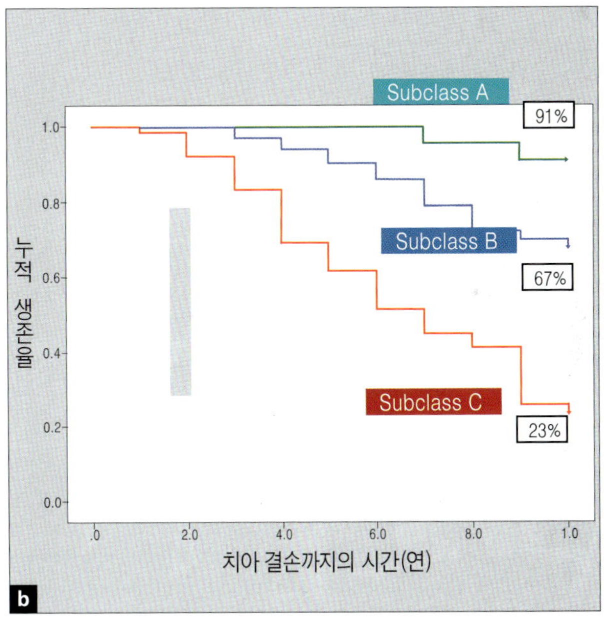

FIG 12b. Hamp의 분류 F2인 200명 환자를 10년 이상 유지 관리했을 때의 누적 생존율. *참고문헌 35에서 변경 인용

의 3가지로 나누어 장기적인 예후를 조사했다. 그 결과 F2의 치근이개부 병소에서는 Subclass C와 조합한 패턴이 가장 심하게 예후 성적이 불량하다고 보고했다. 다시 말해서 Hamp의 분류 F2와 Tarnow와 Fletcher의 분류 grade C를 조합한 Subclass C(근첨측 1/3을 넘는 골흡수)에서 심하게 예후가 나빠진다고 보고했다. 따라서 치근이개부 병소의 재생요법에 임하기 전에는 이러한 결과를 고려해 두어야만 한다.

CBCT를 이용한 치근이개부 병소의 3차원 평가

CBCT를 이용하면 다음과 같은 3방향에서 치근이개부 골결손의 형태를 알 수 있어서 정확히 평가할 수 있다.[36~39]

① Cross sectional 이미지를 이용한 평가

② Axial 이미지를 이용한 평가

③ Sagittal 이미지를 이용한 평가

기본적으로 치근이개부 병소는 치근이개부 주위의 골결손 또는 골결손을 가지는 치근이개부의 부착 상실, 치근이개부를 포함한 골결손이라고 간주할 수 있다. 치근은 골세포를 공급할 수 없어 골벽으로 볼 수는 없고, 기계적인 벽으로만 존재한다고 할 수 있다.

① Cross sectional 이미지를 이용한 평가(FIG 13)

앞에서 서술한 것처럼 치근이개부에서 양측의 치근은 벽으로 간주할 수 없기 때문에 협측과 설측 골벽의 존재가 골재생을 위한 중요한 열쇠이다. 수평 방향의 교통 정도가 Linde와 Nyman의 분류 Ⅱ도 혹은 Ⅲ도인 치근이개부 병소에서도, cross sectional 화상으로 보면 협·설측 골벽의 존재로 다시 크게 Ⅰ~Ⅳ형으로 분류할 수 있다(FIG 13). 재생요법의 적응증으로 생각할 수 있는 것은 Ⅰ~Ⅲ형이며, Ⅳ형은 절제 치료 혹은 비외과 치료 아니면 발치의 적응증으로 생각할 수 있다. 한편, 골재생의 관점에서는 Ⅰ형이 가장 바람직한 결과를 가져온다.

② Axial 이미지를 이용한 평가(FIG 14)

수평 방향에서 CBCT를 잘라내 관찰하면, 치근이개부 병소를 포함한 골손실의 수평 방향 확산과 형태를 관찰할 수 있다. 이때 골결손 확산의 관점에서, 치아 사이의 골결손을 주체로 해서 골결손이 확산하고 그 안에 치근이개부가 포함되어 있는 골결손 패턴(FIG 14a)과 치근이개부 병소에 국한한 골결손 패턴(FIG 14b)으로 크게 나눌 수 있다. 임상적으로는 지나치게 센 교합력이나 parafunction이 강한 환자에서 후자의 패턴을 많이 볼 수 있다. 이때는 치은연하 치석이나 치태의 부착이 적으면 교합 인자의 관여가 강하게 의심되는 증례라고 추측할 수 있다.

③ Sagittal 이미지를 이용한 평가(FIG 15)

Sagittal 이미지를 이용한 평가는 보통 구강 내 표준 방

Cross sectional(치열을 직각으로 교차하는 단면) 이미지를 이용한 골결손 형태의 진단

Ⅰ형	Ⅱ형	Ⅲ형	Ⅳ형
• **협·설측에 골벽**이 존재 • 치근이개부의 2벽성 골결손	• **설측에 골벽**이 존재 • 치근이개부의 1벽성 골결손	• **협측에 골벽**이 존재 • 치근이개부의 1벽성 골결손	• 협·설측 골벽의 **수직 높이가 감소**

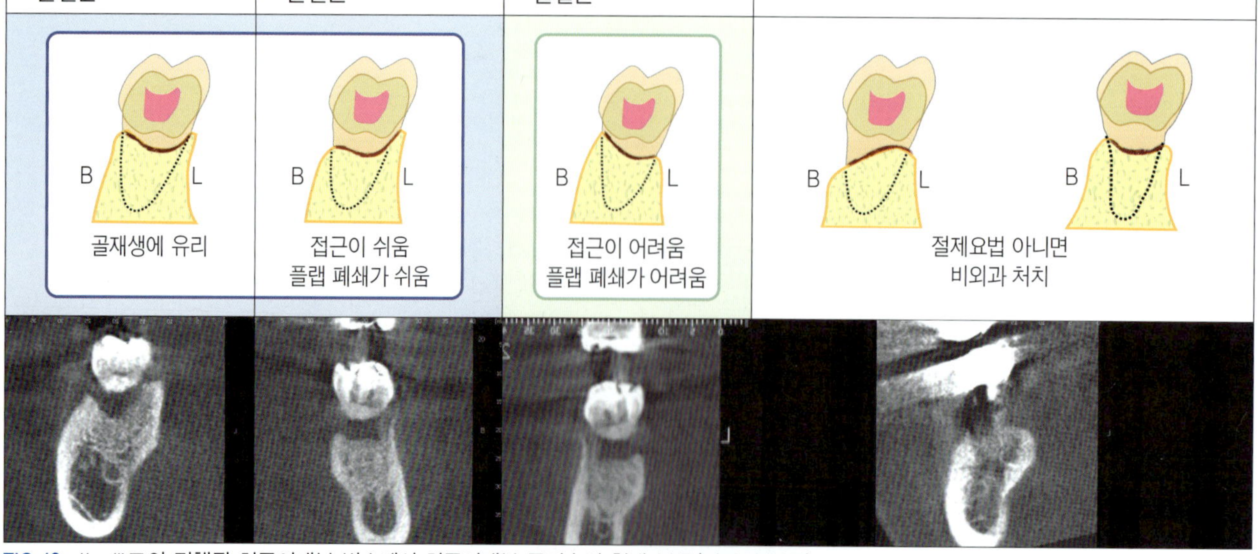

FIG 13. Ⅱ~Ⅲ도의 진행된 치근이개부 병소에서 치근이개부 골결손의 형태 분류(저자의 분류).

Axial(수평 단면) 이미지를 이용한 진단

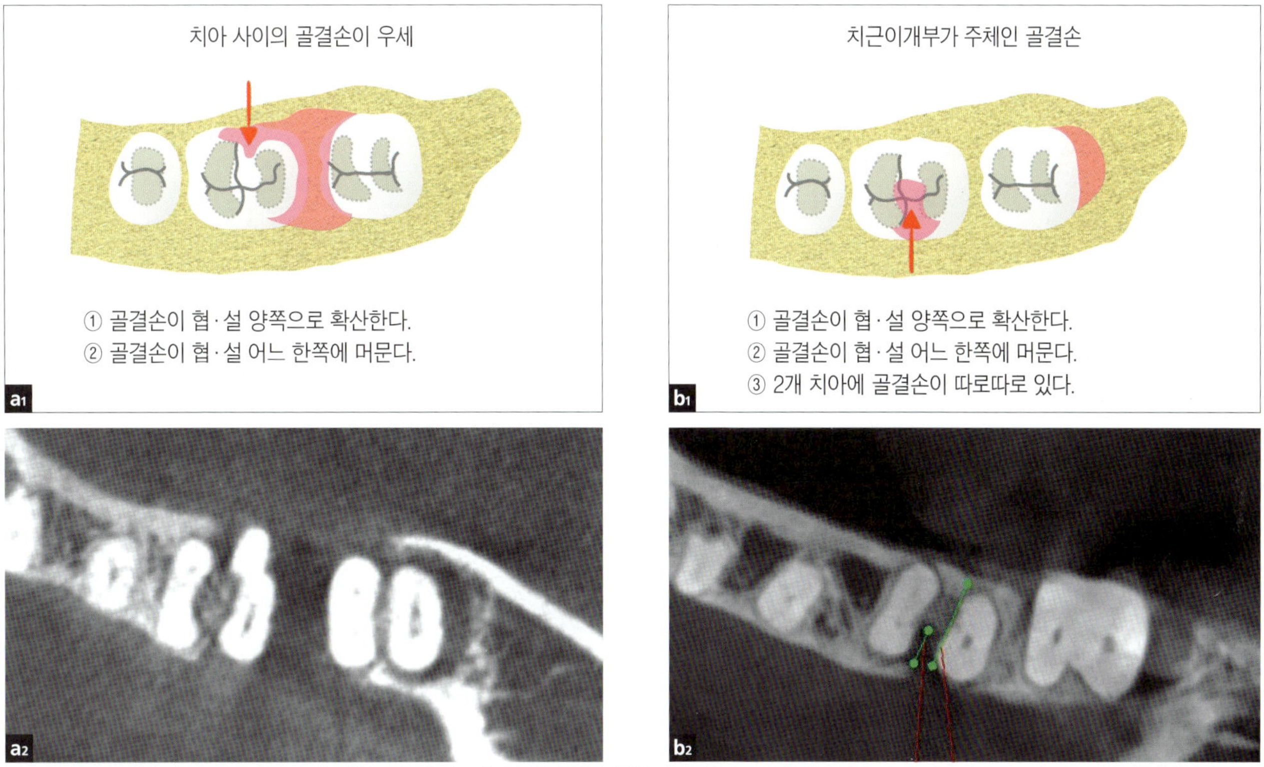

FIG 14a, b. 치아 사이의 골결손이 우세한 타입인지, 치근이개부에 국한한 타입인지로 분류한다.

Sagittal(치열에 평행한 단면) 이미지를 이용한 진단

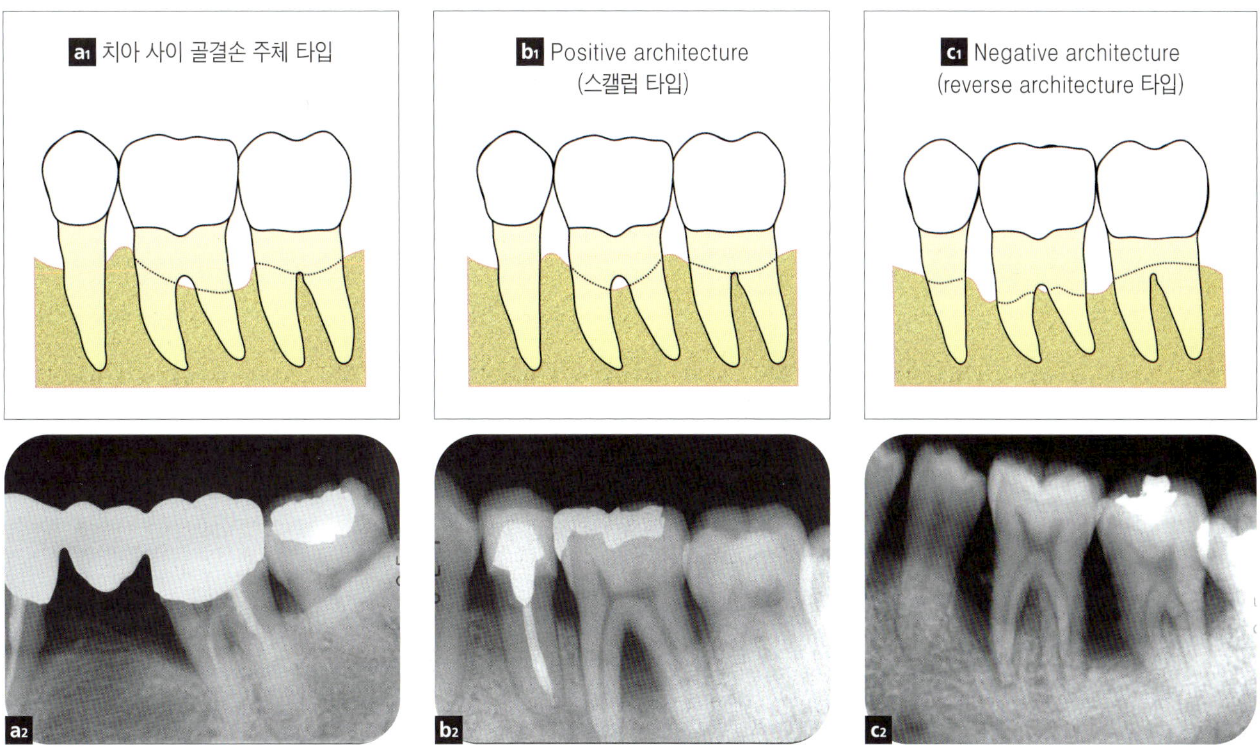

FIG 15. 치근이개부와 근·원심 골정의 높이로 분류(저자의 분류).

사선사진과 같은 평면에서 관찰하는 것과 같은데, CBCT에서는 다양한 위치에서 sagittal 이미지를 잘라낼 수 있기 때문에 유익하다. Sagittal 이미지에서 주목해야 할 점은 '치근이개부 위치'와 '근·원심 골 높이'의 위치 관계이다.

정상 치아에서는 근·원심 골 레벨이 높고, 협측 또는 치근이개부에서는 골의 높이가 낮아져 그것이 연속되어 이른바 스캘럽 형태가 된다. 이것을 'positive architecture'라고 표현하기도 한다.

치주질환이 인접면을 주체로 하여 진행해 치아 사이에 골결손이 생기고, 결과적으로 근·원심 골 레벨이 낮아져 반대 스캘럽 형태가 될 때가 있는데, 이것을 'negative architecture'라고 표현하기도 한다. 'Negative architecture'의 골결손 형태에서 치근이개부 병소가 진행되면 난증례가 되는 경우가 많다.

또한 근·원심 중 어느 한쪽에 국한하여 골결손이 진행되고 치근이개부가 합쳐지는 경우에는 보통의 골 내 결손으로 간주할 수 있기 때문에 일반적인 재생요법 외과 술식으로 대응이 가능한 경우가 많다.

편측 플랩을 선택하는 조건은?(FIG 16, 17)

그렇다면 어떠한 증례에 양측 플랩을 적용하고 어떠한 증례에 편측 플랩을 적용해야 할까?

앞에서 서술한 바와 같이 일반적으로 치아 인접면을 주체로 하여 치주질환이 진행되는 경우가 많다. 결과적으로 치아 사이를 주체로 한 골결손에 치근이개부가 포함되는 꼴이므로, 기본적으로 보통 협측과 설측을 모두 박리하는 재생술식을 선택한다(CASE 6, 7).

편측 플랩을 선택할 때는 협측의 재생술식일 것, 어느 한 쪽의 골벽이 존재할 것, 근·원심 골 레벨이 정상일 것 등이 조건이다. 이들을 조합하면 이른바 'key hole' 타입의 치근이개부 병소가 편측 플랩의 적응증이 된다는 것을 알 수 있다(F1G 17).

편측 플랩을 선택하는 조건

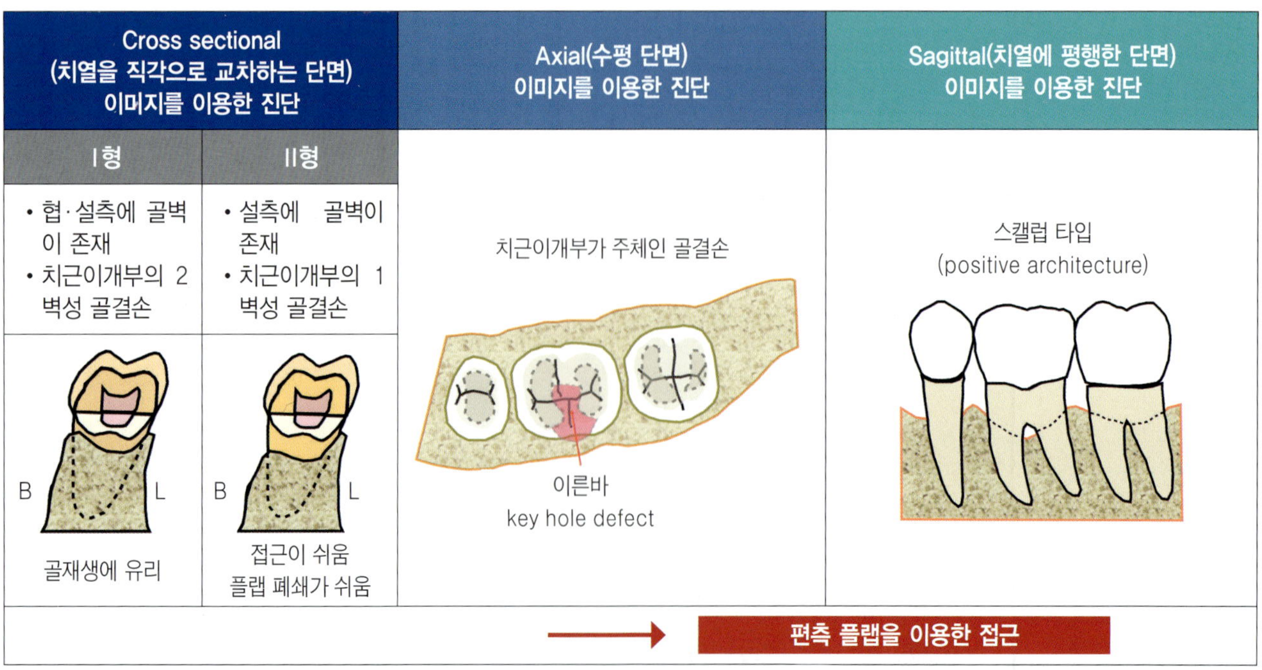

FIG 16. 편측 플랩은 치근이개부가 주체인 골결손 이른바 key hole defect일 때 선택한다. 골흡수와 상관관계가 있는 치주낭 깊이를 보이는 경우에 생각할 수 있는 요인은 미생물막(bio film), 교합성 외상, 백악질 열리, 근관-치주 복합 병소, 치근 파절이다. 또한 parafunction이 관여하는 증례는 난도가 높다.

<table>
<tr><th colspan="3">치근이개부 병소 타입</th><th>적용하는 플랩</th></tr>
<tr><td rowspan="2">a 골 내 결손
+
치근이개부 병소
(bone defect
+
furcation involvement)</td><td>골 내 결손에 치근이개부 병소를 포함함</td><td>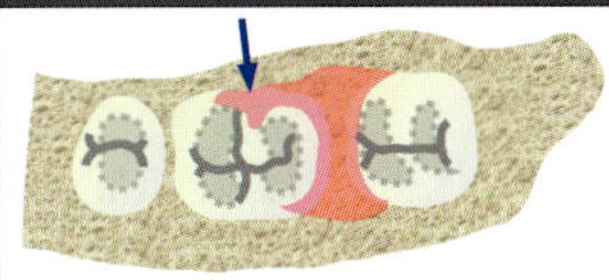</td><td>보통의 재생술식 기준에 따른 플랩
(→ 양측 플랩)</td></tr>
<tr><td>골 내 결손과 치근이개부 병소가 따로따로 있음</td><td>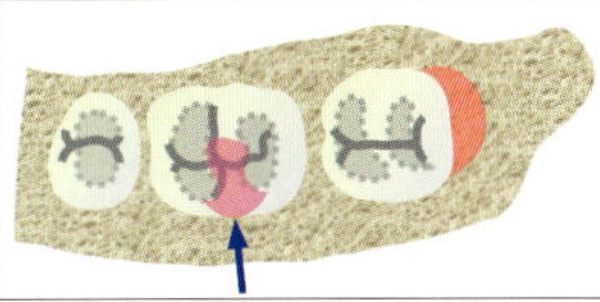</td><td>보통의 재생술식 기준에 따른 플랩
또는
개별로 대응
(→ 양측 플랩 또는 편측 플랩)</td></tr>
<tr><td colspan="2">b 단독 치근이개부 병소
● Key hole defect
● Pure furcation involvement</td><td>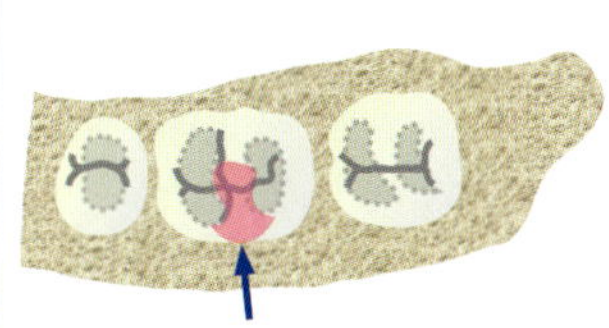</td><td>→ 편측 플랩
치은 두께, 잔존 골벽의 높이와 형태에 따라
● Trapezoidal flap +
차폐막, 골이식 or/& EMD
● 전층 플랩-부분층 플랩 +
CTG, 골이식 or/& EMD 중 하나를 선택</td></tr>
</table>

FIG 17. 치근이개부 병소의 재생술식을 결정하는 중요한 요소.

복합형 하악 대구치 치근이개부 병소에 양측 플랩으로 재생요법을 한 증례

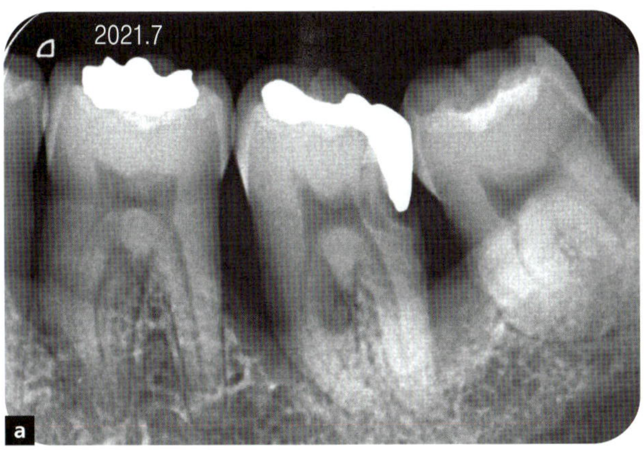

CASE 6a. 술전의 구강 내 표준 방사선사진. #38은 청소성의 관점에서 발치의 적응증이었다.

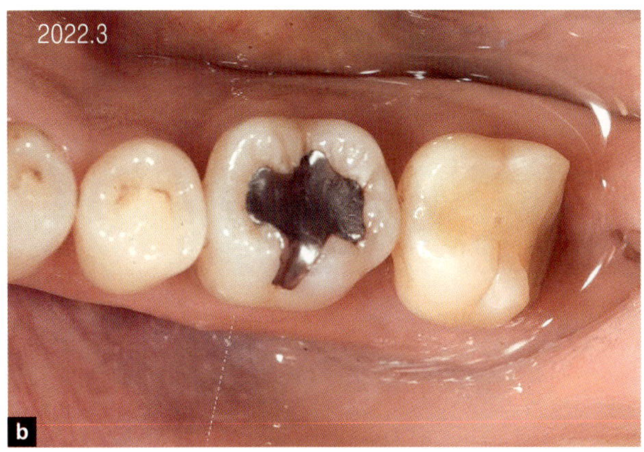

CASE 6b. 수술 직전의 구강 내 사진.

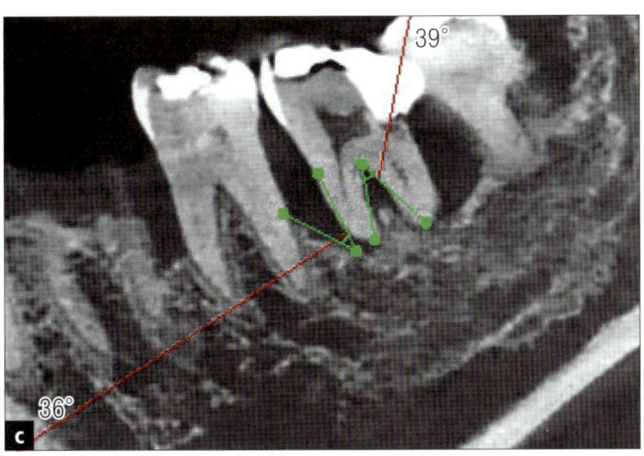

CASE 6c. Sagittal 이미지에서 근·원심 골벽이 치근이개부보다 낮은 위치에 있는 것이 확인되어 난증례인 것을 알 수 있었다.

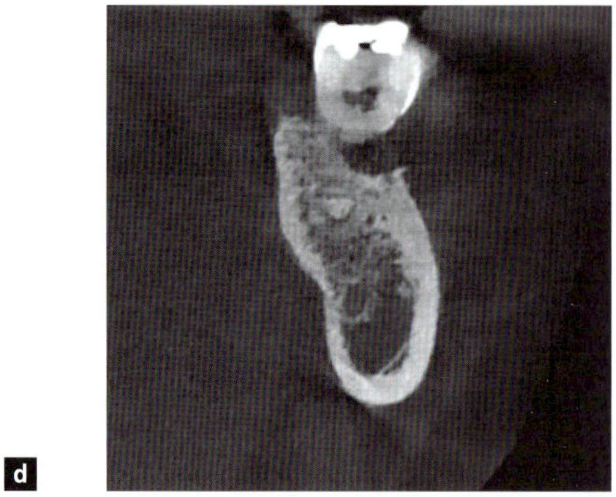

CASE 6d. Cross sectional 이미지에서 치근이개부에 설측 골벽이 있는 것을 알 수 있었다.

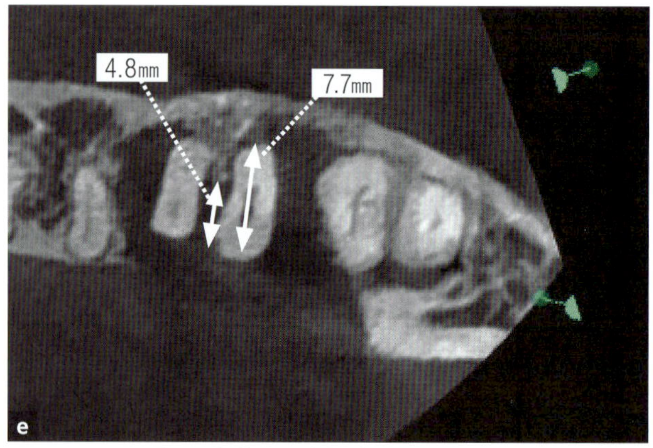

CASE 6e. #36을 둘러싸는 골결손 안에 치근이개부 병소가 있는 것을 알 수 있었다.

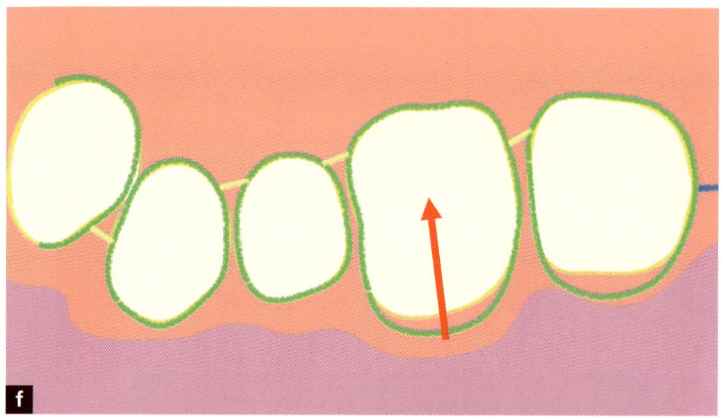

CASE 6f. CBCT 화상과 치은 두께 등을 고려하여 계획된 플랩 디자인. #36, 37 협측은 치은열구 외 절개를 넣어 골막 감장 절개를 이용한 치관측 이동(화살표)이 쉬워지도록 의도하였다.

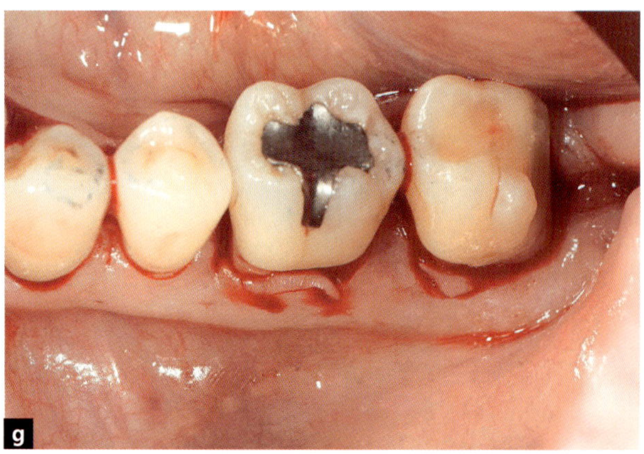

CASE 6g. 절개 후 #36, 37 협측에 치은열구 외 절개를 넣었다.

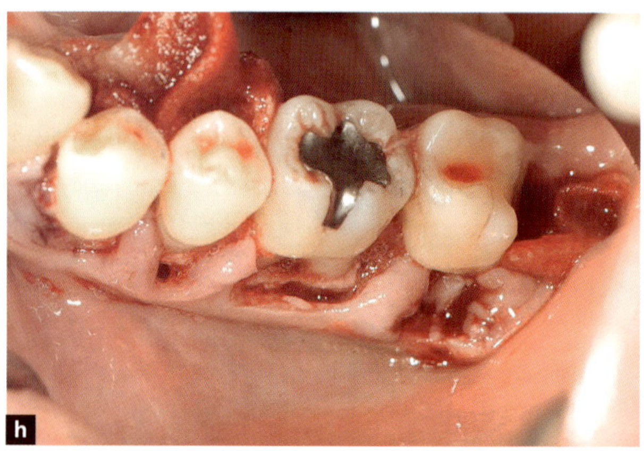

CASE 6h. 양쪽에서 점막 골막 플랩을 박리했을 때. 치간 유두 연조직이 절개된 채로 박리되어 있는 것에 주목하기 바란다.

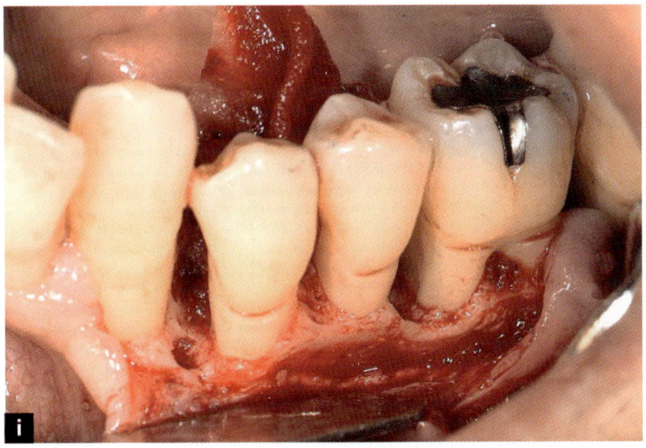

CASE 6i. 변연절제술 후. #33, 34 사이에 깊은 골결손이 있다.

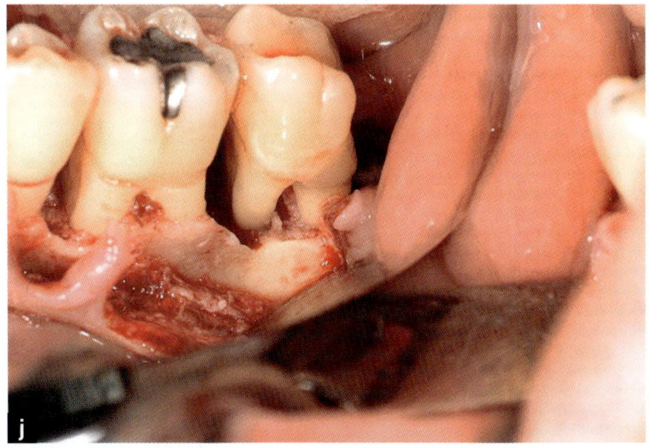

CASE 6j. #37 협측에 II도, #36 협측에 I도의 치근이개부 병소.

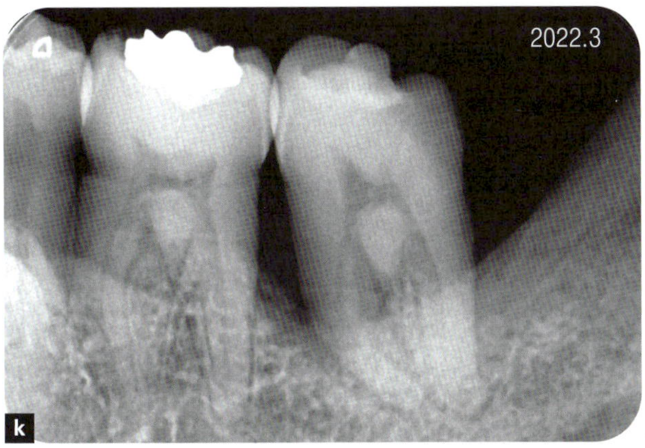

CASE 6k. 술전의 구강 내 표준 방사선사진. #37은 'hopeless'라고 생각했다.

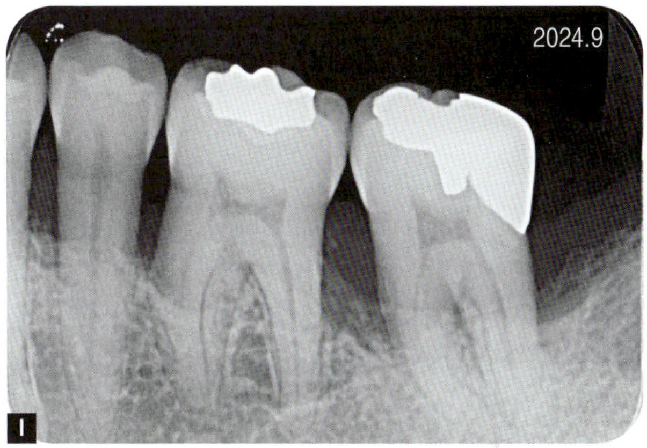

CASE 6l. 재생요법 후 1년 4개월. #37의 골재생이 분명하다.

복합형 상악 대구치 치근이개부 병소에 협·구개측 양측 플랩으로 재생요법을 한 증례

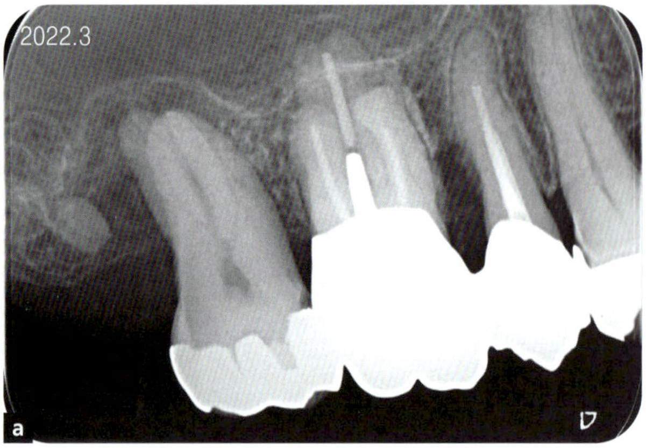

CASE 7a. 술전의 구강 내 표준 방사선사진. #17에는 근첨을 넘는 골흡수가 있었다.

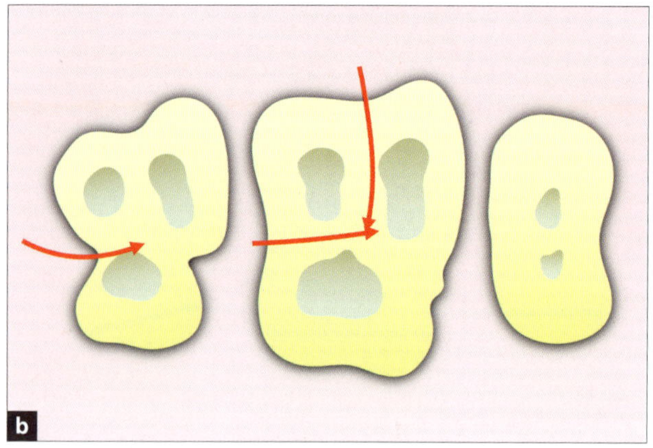

CASE 7b. 치근이개부의 교통 정도.

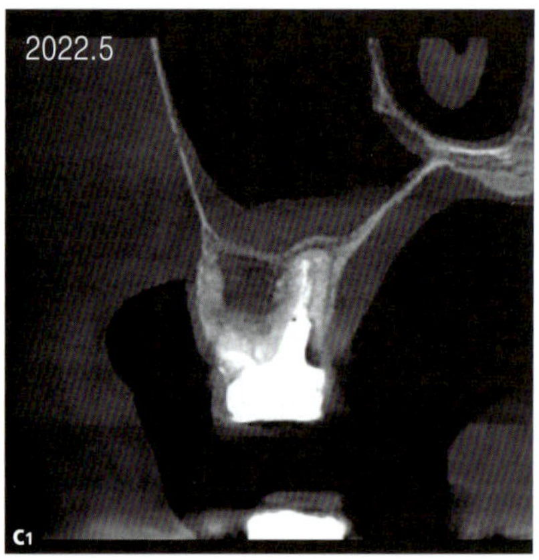

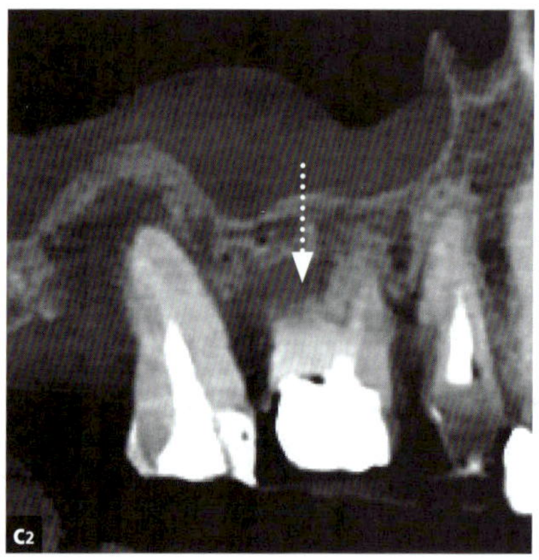

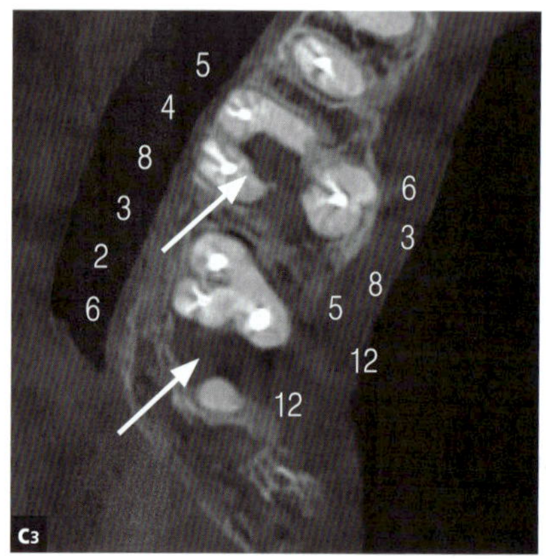

CASE 7c1~3. 술전의 CBCT 이미지와 치주낭 깊이. #16 원심으로부터 협측으로 교통하고 있는 것을 알 수 있다.

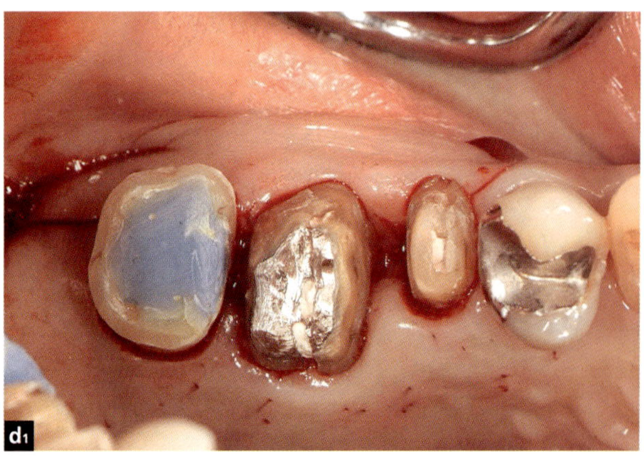

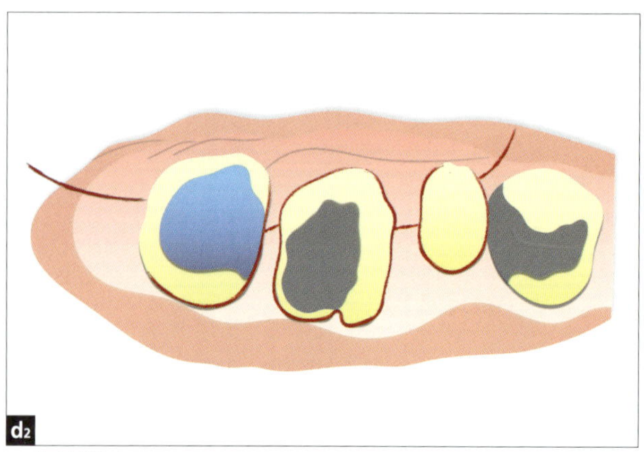

CASE 7d1, 2. 절개 후와 절개선을 나타내는 도해. 협·구개측의 양측 플랩으로 디자인했다.

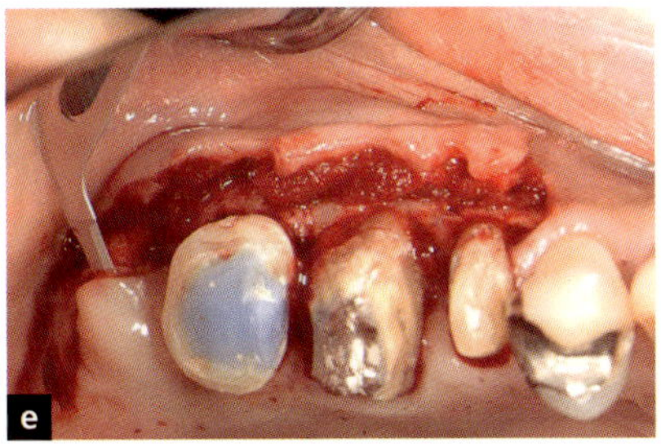

CASE 7e. 협측의 점막 골막 플랩을 박리한 후에 구개측에 수평 방향의 분리 절개를 넣었다.

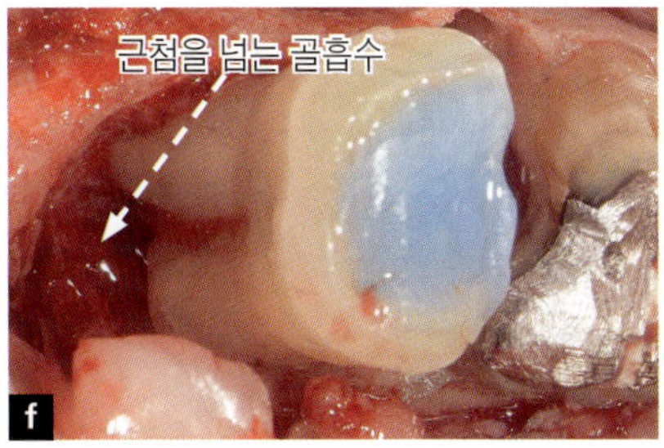

CASE 7f. 소파 후의 #17 원심 치근. 골흡수가 근첨을 넘는 것을 알 수 있다.

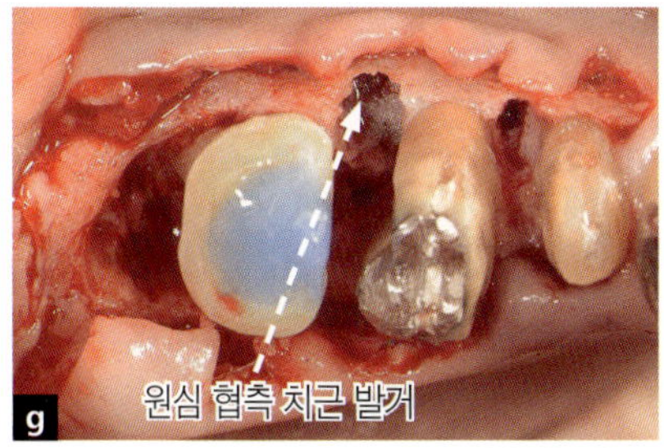

CASE 7g. 교통하고 있었던 #16 원심 협측 치근을 발거하고 소파했을 때.

CASE 7h. #17 원심 골결손에는 Regroth®를 적신 cytrans granules를 넣고, 그 위에 Bonarc®(morita)를 설치했다.
CASE 7i. #16, 17 사이, #15, 16 사이에도 마찬가지로 Regroth®를 적신 cytrans granules를 넣고 그 위에 Bonarc®(morita)를 설치했다.

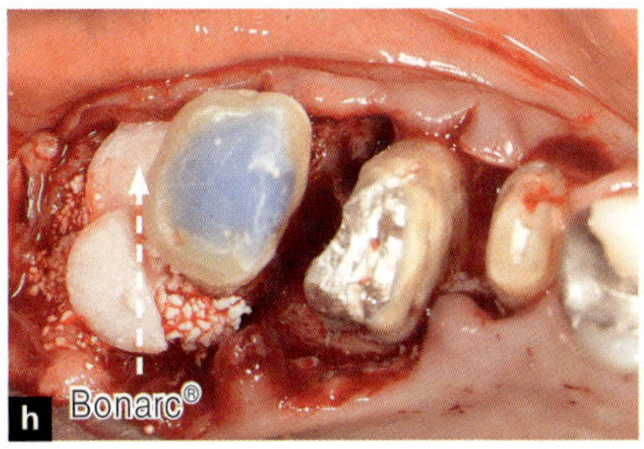

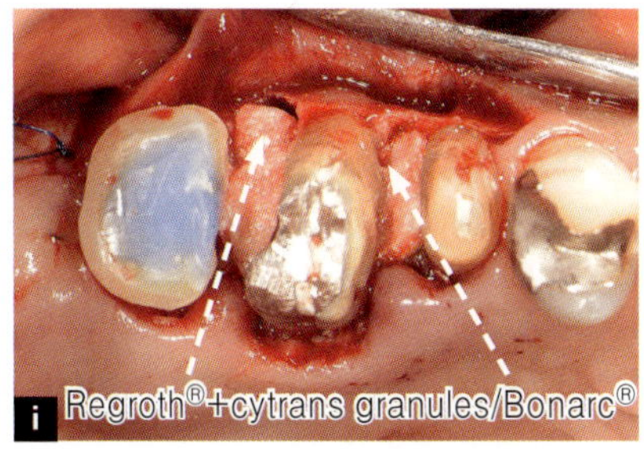

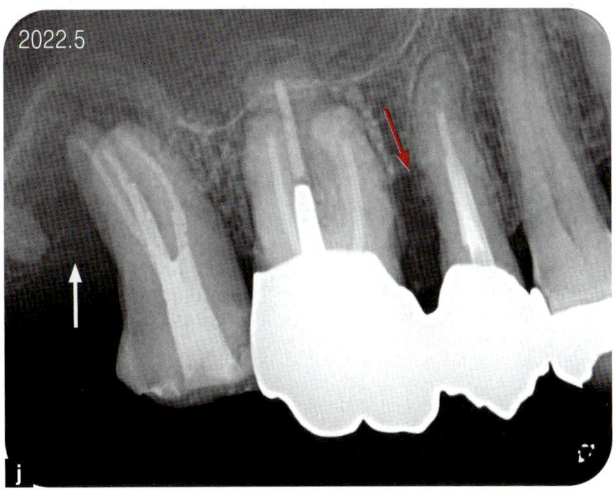

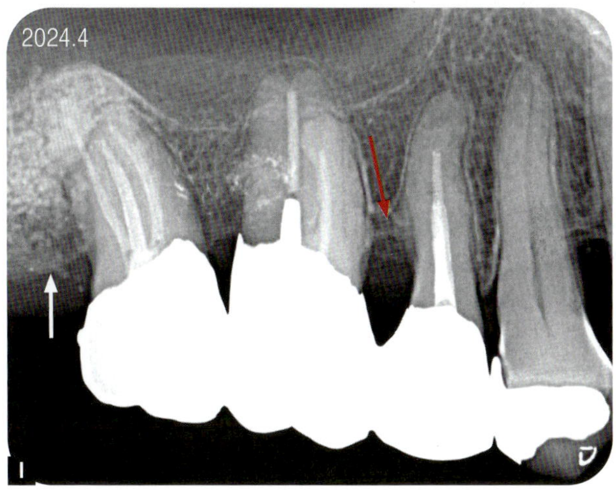

k

동요	M1											
배농												
Bu	10	8	4	4	2	3	8	2	3	3	2	5
	#17			#16			#15			#14		
P	10	10	4	6	5	5	7	3	3	4	3	6
배농												

m

동요												
배농												
Bu	3	3	3	3	2	3	2	2	3	2	2	3
	#17			#16			#15			#14		
P	3	3	4	3	2	3	3	2	3	3	3	4
배농												

CASE 7j~m. 술전과 유지 관리를 위해 내원했을 때의 구강 내 표준 방사선사진과 치주낭 깊이의 비교. 뚜렷한 개선이 보인다.

치근이개부 병소에 편측 플랩을 이용한 재생술식의 실제

치근이개부 병소에서 이용하는 편측 플랩은 크게 trapezoidal(사다리꼴) 플랩으로 대표되는 수직 절개를 넣는 타입의 플랩과, envelope 플랩으로 대표되는 수직 절개를 넣지 않는 타입의 플랩으로 나뉜다. Trapezoidal 플랩은 가장 빈번히 이용되는 절개 디자인으로, 그 원형은

치근이개부 병소에 편측 플랩(trapezoidal 플랩)을 이용하는 술식의 원형인 Froum의 플랩 디자인

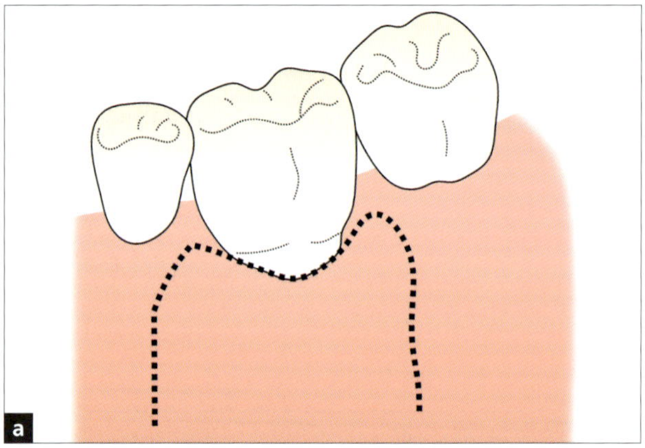

FIG 18a. 양쪽 인접치의 근심 및 원심 우각 부근에 수직 절개와 외과적 치간 유두를 형성하는 뒤집은 V자 모양의 절개를 넣는다.

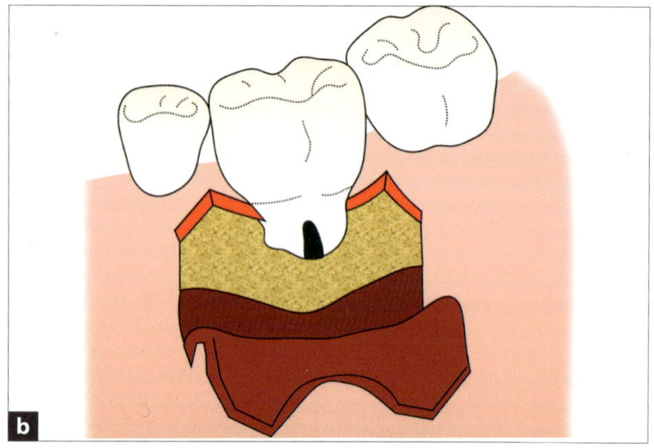

FIG 18b. 치근이개부 골결손의 골정으로부터 4~5mm까지 전층 플랩을 형성하고 그 후 부분층 플랩으로 바꾼다.

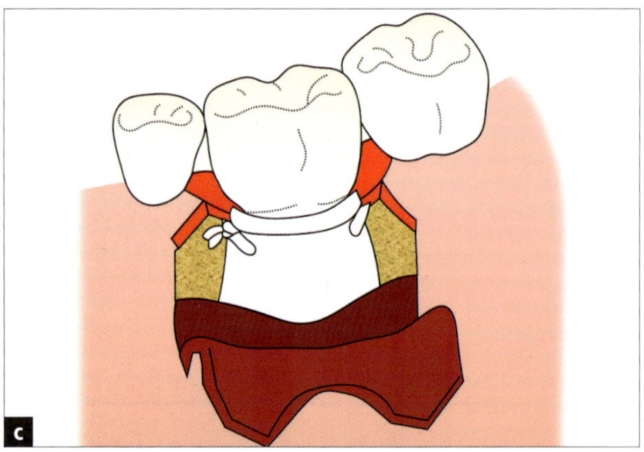

FIG 18c. 치간 유두의 상피를 절제. EDTA로 치근 처리 후 골이식과 차폐막을 설치하고 현수 봉합으로 고정한다.

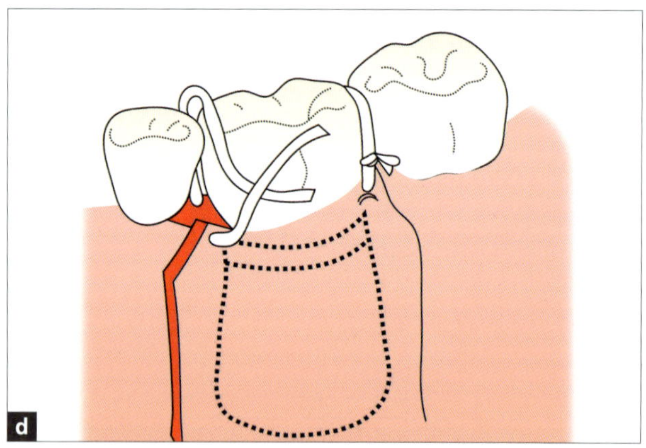

FIG 18d. 인접면 접촉을 이용해 플랩을 치관측으로 끌어올려 봉합.

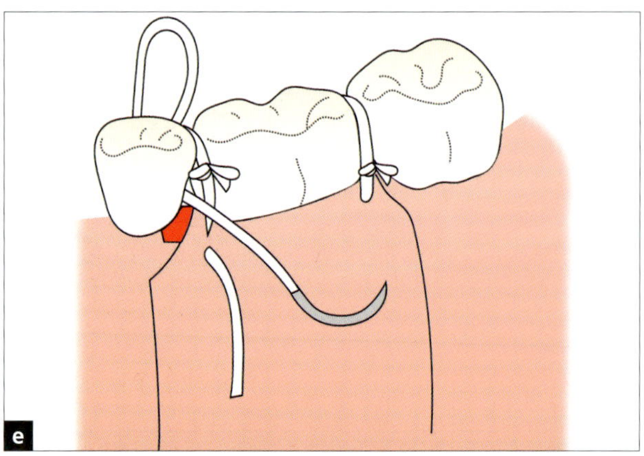

FIG 18e. 근·원심 치간 유두에 단속 봉합.

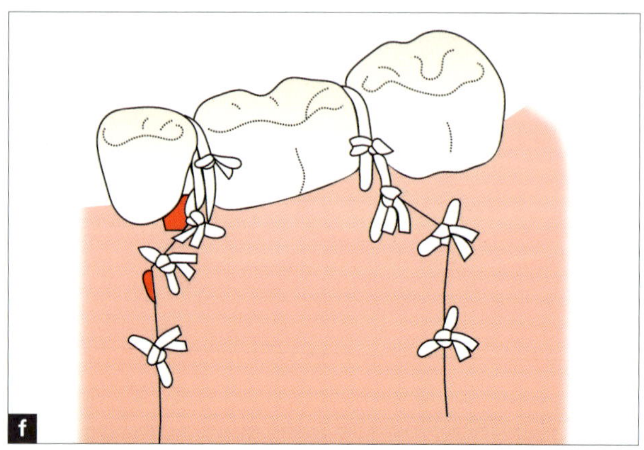

FIG 18f. 수직 절개 부위를 비스듬히 끌어올리는 단속 봉합으로 폐쇄.

*참고문헌 40에서 변경 인용

Froum이 보고했다.[40] 기본적으로는 치근 피개 술식의 기준을 따른다(FIG 18).

Tinti 등은 1995년에 한쪽을 박리하는 치근이개부 병소의 재생술식으로서, 치근 피개에 이용하는 치관측 이동술을 응용한 술식을 제안했다. 이 술식은 차폐막을 사용한 GTR이지만 치간 유두 중앙에 수평 절개를 넣고 거기서 사다리꼴 플랩을 형성하는데, 도중에 골막을 절개하는 부분층 플랩으로 형성해 플랩을 치관측 이동이 가능하도록 했다. 또한 오버랩하는 치간 유두의 상피를 절제해 폐쇄를 확실히 하는 술식이었다. 실제 구강 내에서는 치근이개부뿐만 아니라 인접치 원심에 골결손이 있을 때는 플랩을 1개 치아만큼 연장해 형성하는 경우도 있다.

Froum이 제창한 치근이개부 병소에 대한 trapezoidal 플랩 디자인은 몇 개의 변법으로 응용할 수 있다. 골이식이나 생리 활성 물질과의 병용, 차폐막을 이용한 GTR로 응용, 골막 포켓 플랩을 이용하는 방법, CTG를 병용하는 방법 등을 들 수 있다.

EMD와 골이식의 병용(CASE 8)

진행한 치근이개부 병소에서 EMD와 골이식의 병용은 효과가 있다고 생각한다. 이때 중요한 것은 협측 플랩을 확실히 치관측으로 끌어올리는 것과 치간 유두 상피를 절제한 면 위에 확실히 봉합 고정하는 것이다. 치근이개부 병소의 재생요법에서 술후 치은 퇴축으로 치근이개부가 노출하는 것은 바람직하지 않기 때문이다.

골막 포켓의 응용(CASE 9)

치근이개부 병소에서는 치근이개부에 충분히 골이식을 할 수 없는 경우가 종종 있다. 특히 치근이개부 바깥쪽에 골벽이 없고 게다가 골이 함몰 형태이거나 얇으면 충분한 골이식을 하기 어렵다. 이때 '골막 포켓'(CASE 1 참조)을 형성하면 쉽게 골이식을 할 수 있다.

편측 플랩 ①(삼각 플랩+EMD+골이식)(전층 플랩, 부분층 플랩, 치간 유두 연조직의 de-epithelialization)

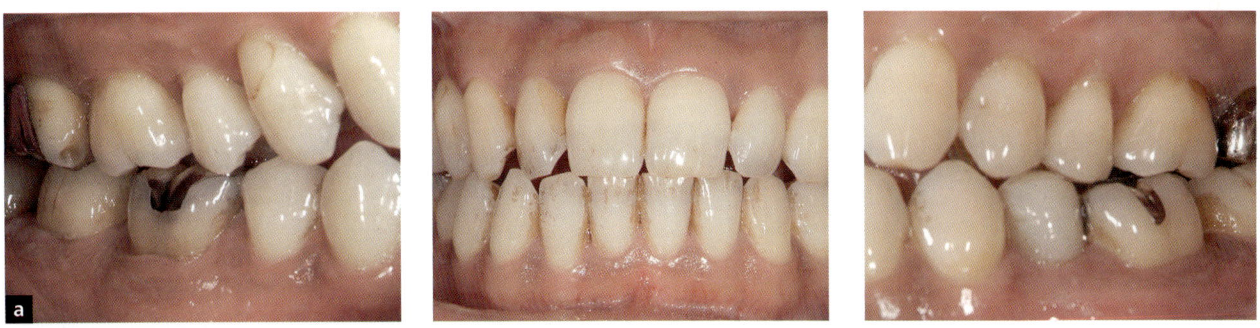

CASE 8a. 술전의 정면 모습과 측면 모습.

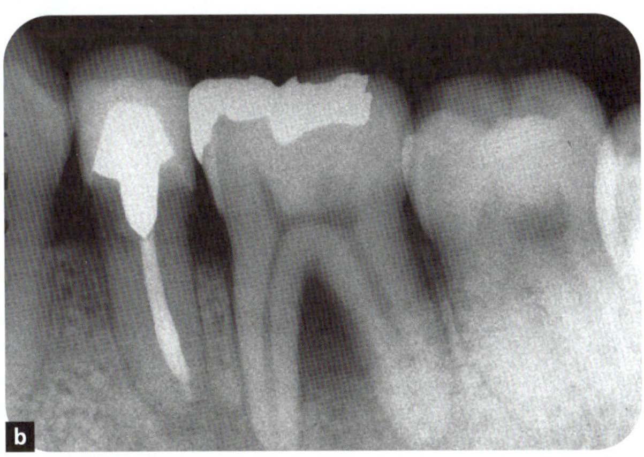

CASE 8b. 술전의 구강 내 표준 방사선사진. #36 치근이개부의 골 흡수가 심하다.

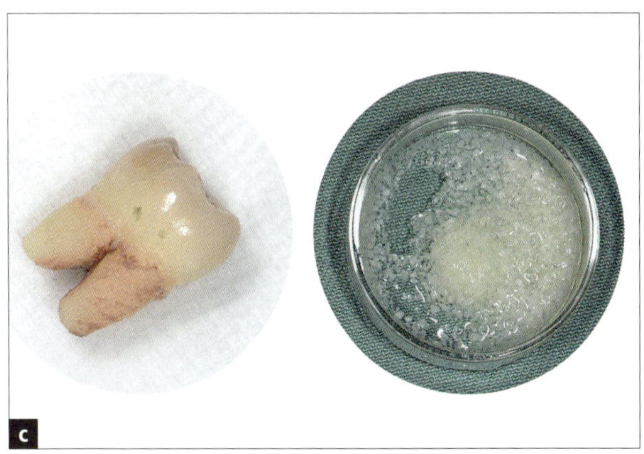

CASE 8c. #38을 발치 후 분쇄 탈회, 멸균하여 ATB로 사용.

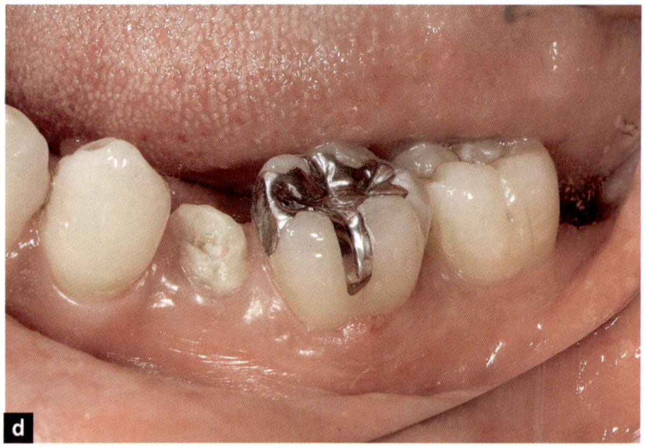

CASE 8d. 수술 직전의 구강 내 사진.

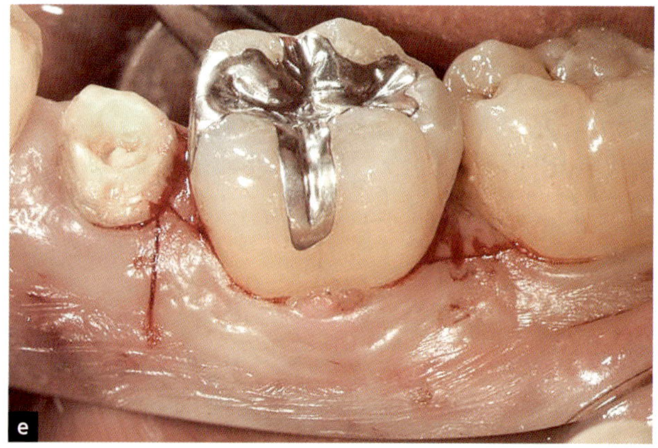

CASE 8e. 절개.

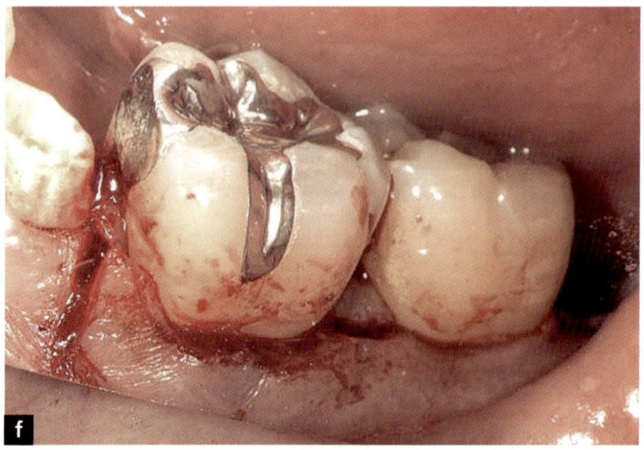

CASE 8f. 협측 플랩을 조금 박리.

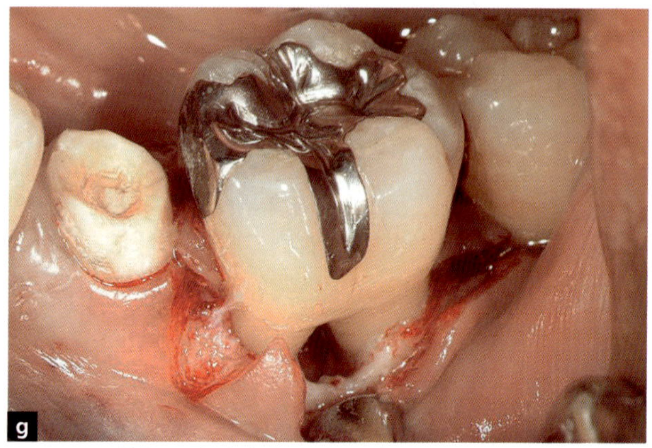

CASE 8g. 협측 플랩 박리 후 육아조직을 제거.

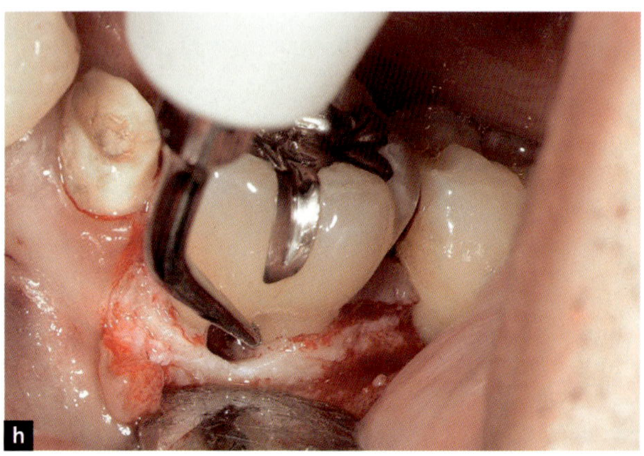

CASE 8h. 초음파 기구 Variosurg(Nakanishi)와 치근 절제용 팁은 치근이개부 청소에 효과적이라고 생각한다.

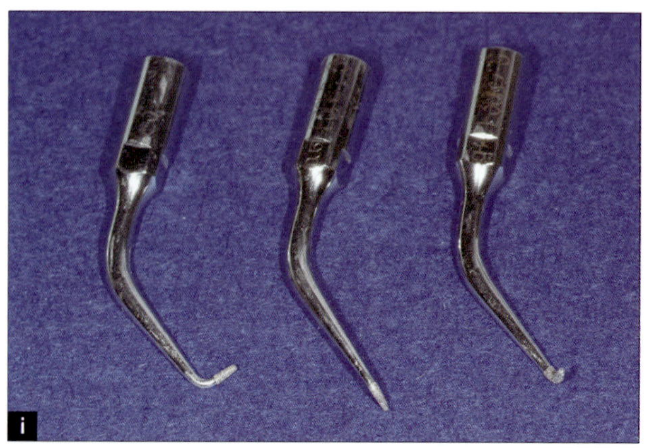

CASE 8i. 치근 절제용 다이아몬드 팁. 역근관 충전에 사용하는 확대용 팁 E30LD-S, E32D-S, E30RD-S(Nakanishi).

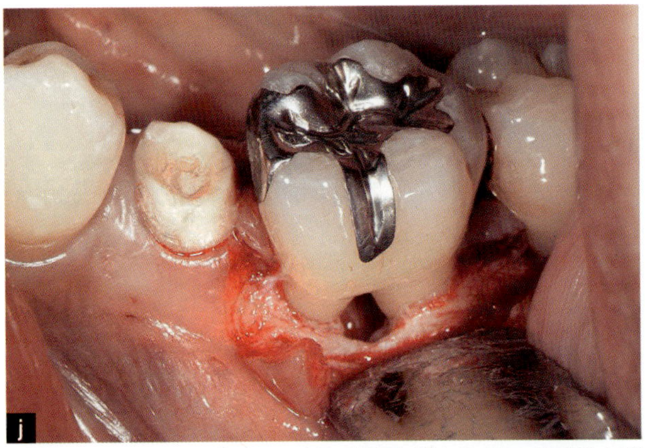

CASE 8j. Variosurg 3(Kyocera)를 이용한 청소와 핸드 큐렛을 이용한 청소가 끝났을 때.

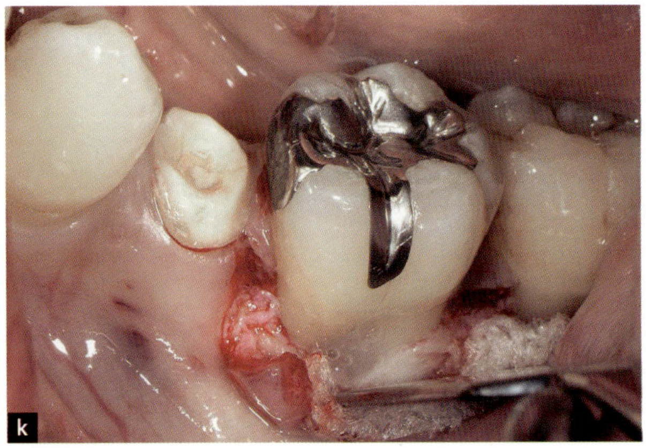

CASE 8k. EMD 도포.

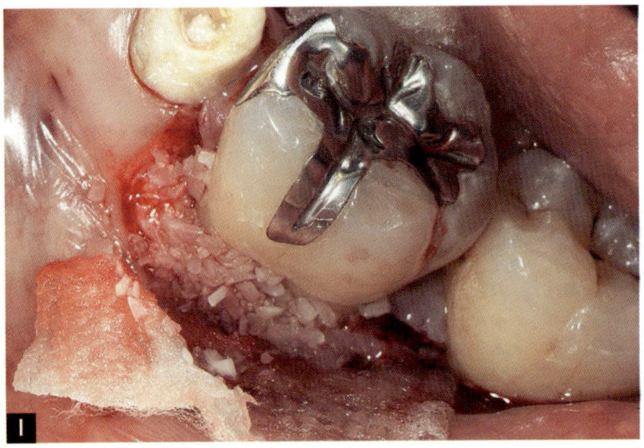

CASE 8l. ATB 충전.

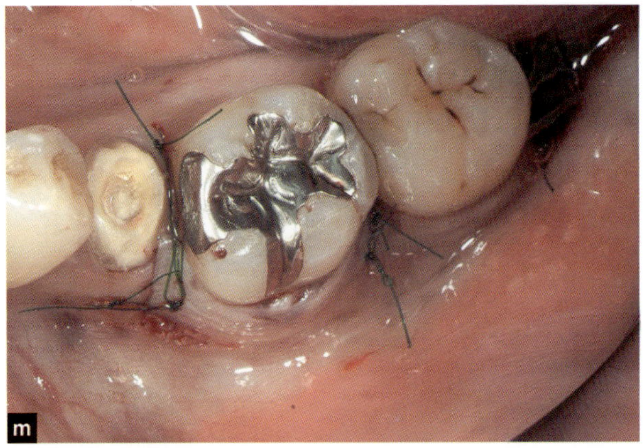

CASE 8m. 봉합.

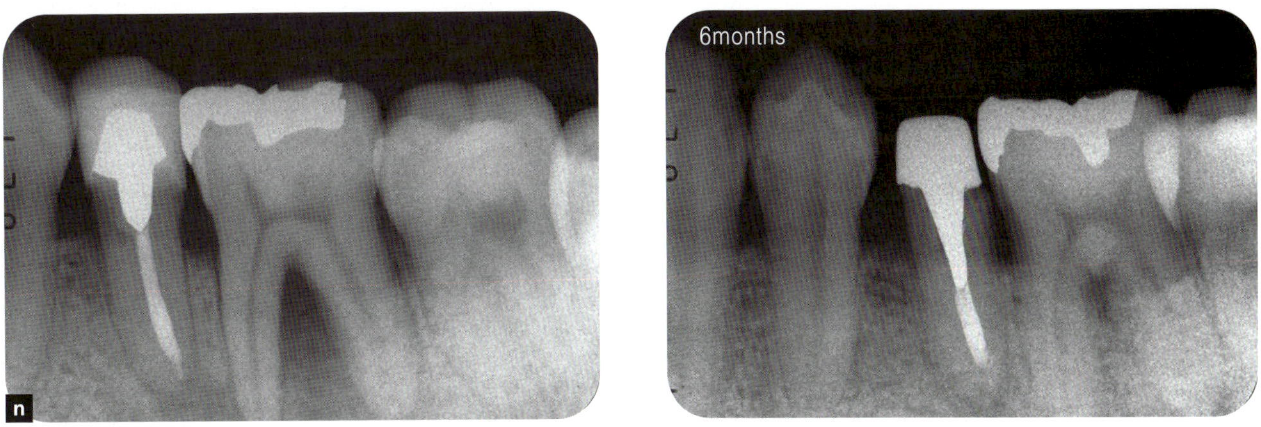

CASE 8n. 술전과 치료 후 6개월의 구강 내 표준 방사선사진 비교.

편측 플랩 ②(trapezoidal flap+골막 포켓+Regroth®+골이식)
(전층 플랩-부분층 플랩, 치간 유두 연조직의 de-epithelialization)

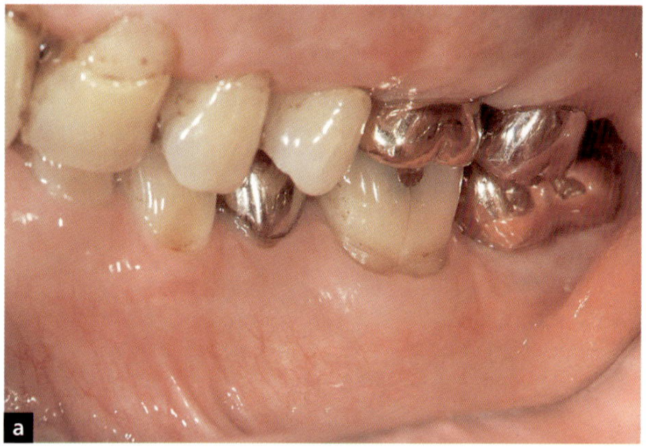

CASE 9a. 술전의 측면 모습.

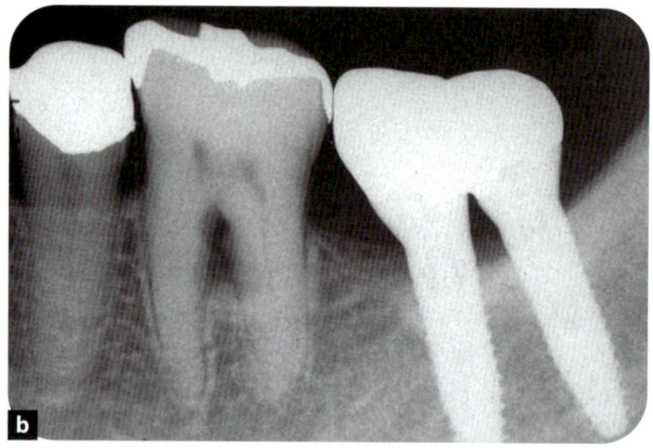

CASE 9b. 술전의 구강 내 표준 방사선사진. #36 치근이개부에 치근의 1/2에 이르는 골흡수가 있다.

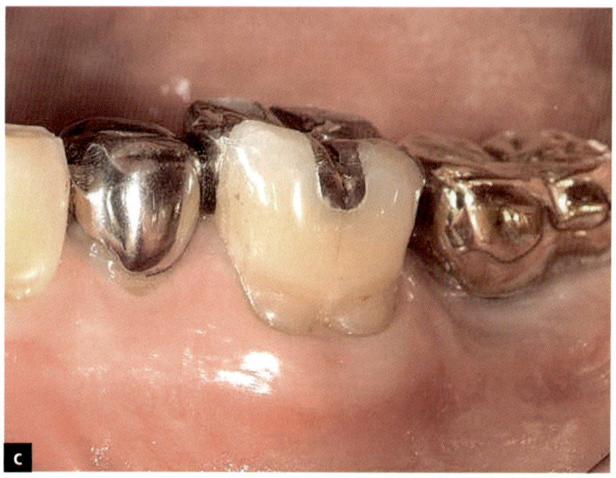

CASE 9c. 수술 직전의 상태.

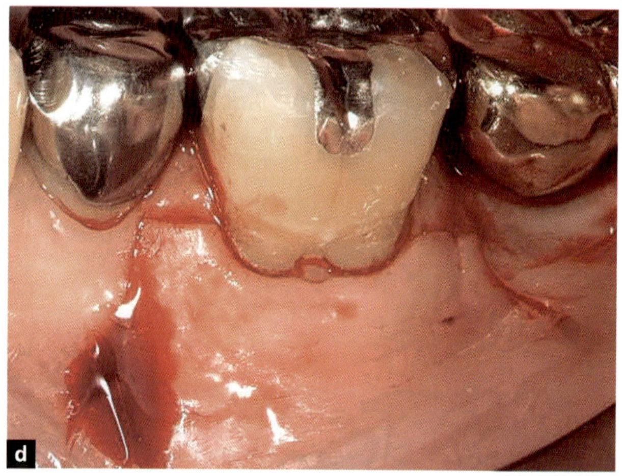

CASE 9d. 사다리꼴 플랩 형성을 위한 절개선.

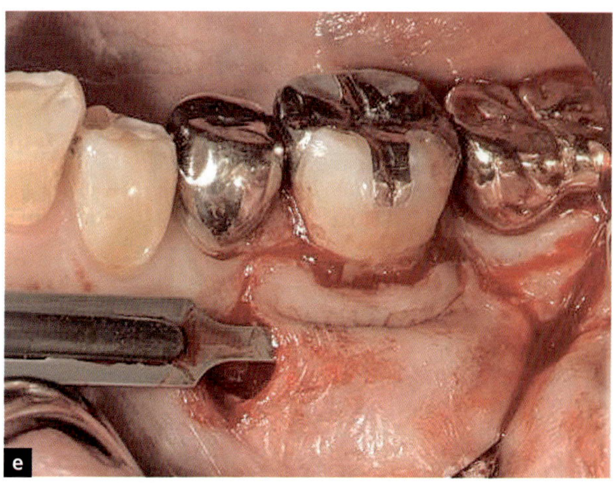

CASE 9e. 터널을 형성하고, 이어서 들어 올리는 모양으로 부분층 플랩을 형성했다.

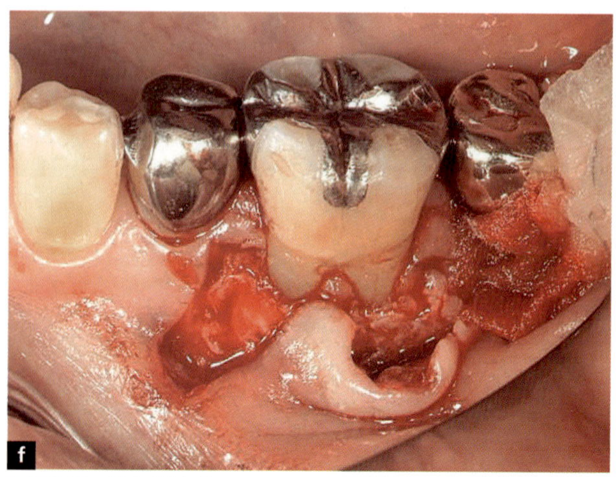

CASE 9f. 플랩 형성 후.

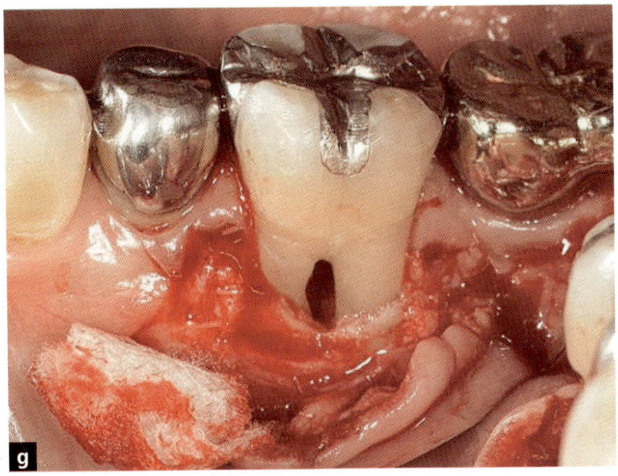

CASE 9g. 박리와 소파 후.

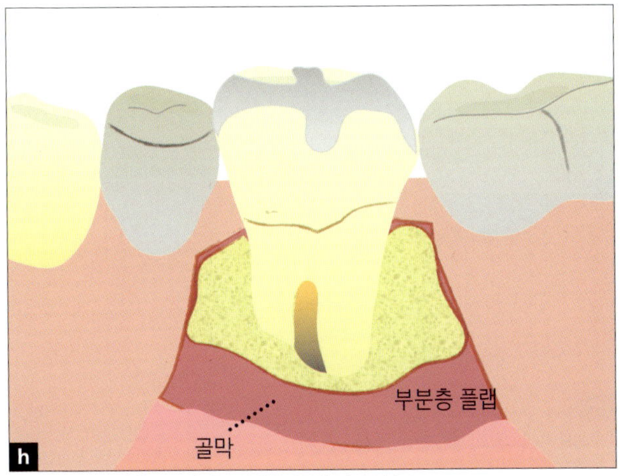

CASE 9h. 전층 플랩과 부분층 플랩의 구성.

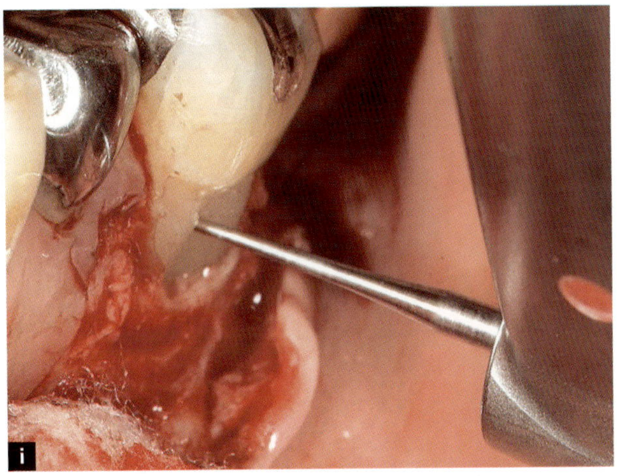

CASE 9i. Piezo surgery(치근 절제용 팁)와 치근활택용 버로 치근 이개부를 청소한다.

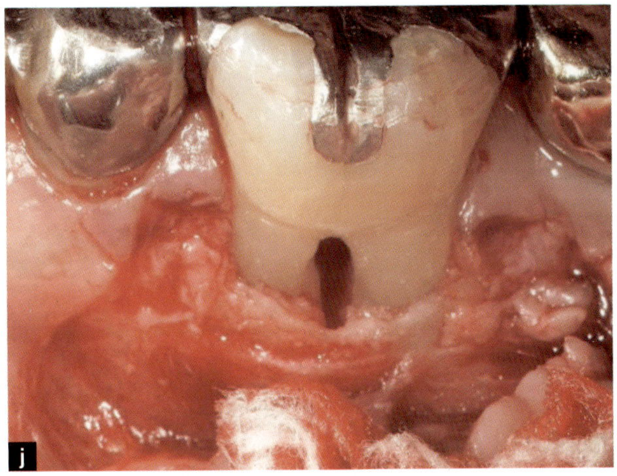

CASE 9j. 치근이개부 청소 후.

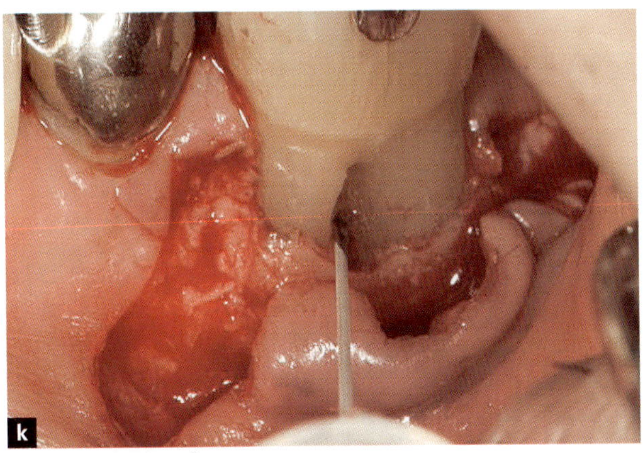

CASE 9k. Regroth® 도포.

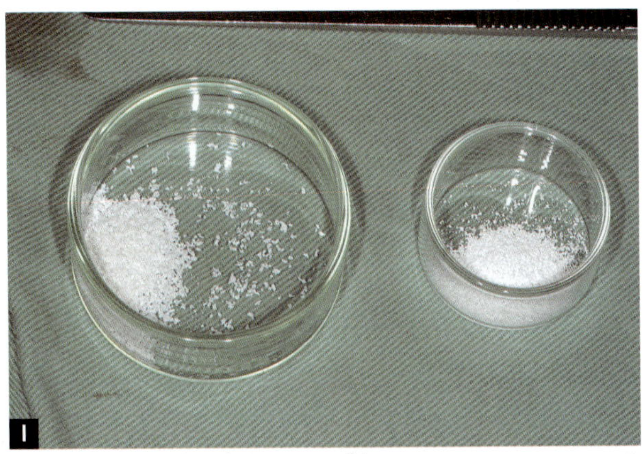

CASE 9l. β–TCP(왼쪽)와 Bio–Oss®(Geistlich Pharma Japan, 오른쪽).

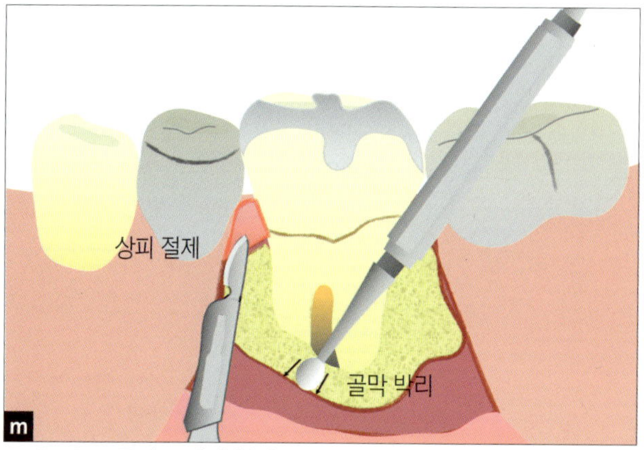

CASE 9m. 골막 포켓의 형성.

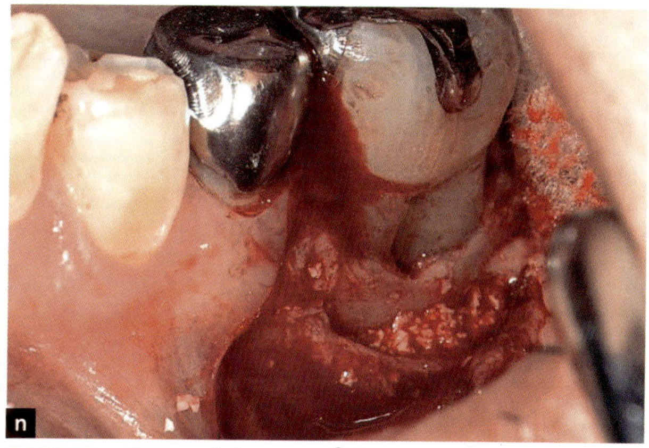

CASE 9n. 골막 포켓에 Regroth®와 Bio-Oss®, osferion(treufill, olympus treumo biomaterial)을 충전했다.

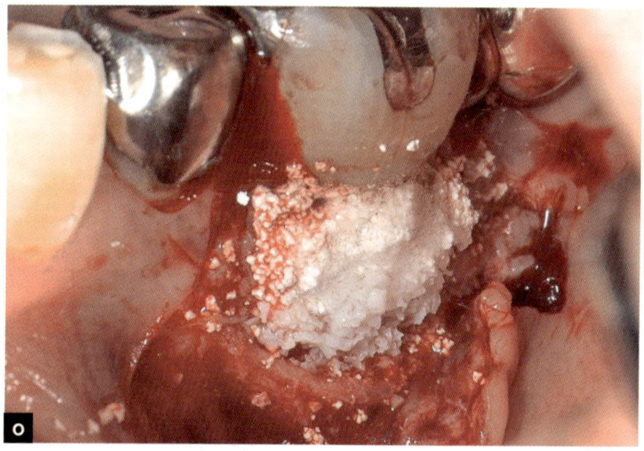

CASE 9o. 골이식재 충전 후.

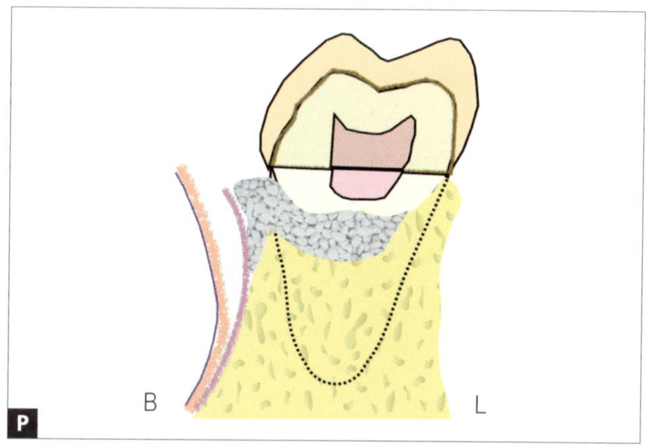

CASE 9p. 골막 포켓에 골이식재를 충전했다.

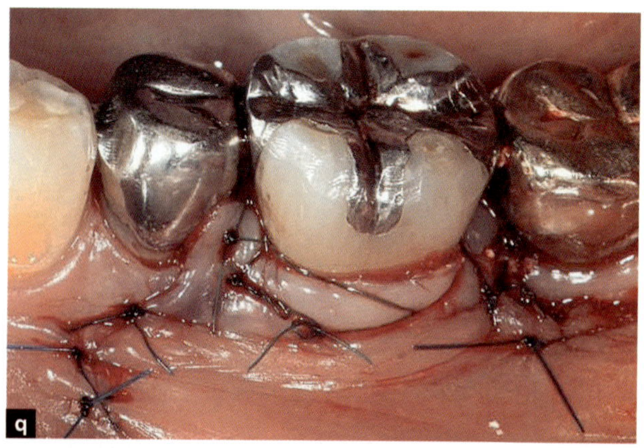

CASE 9q. 봉합. 현수 봉합, 비스듬히 교합면을 향한 단순 봉합, 끌어 올리는 매트리스 봉합을 이용했다.

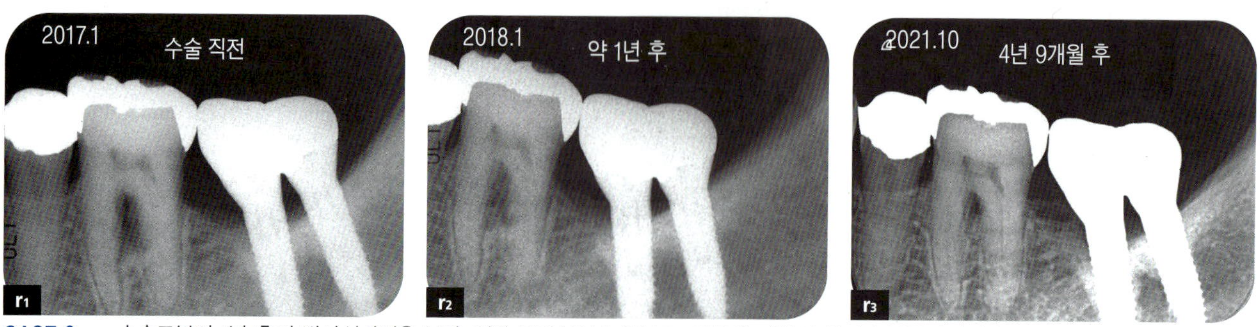

CASE 9r1~3. 수술로부터 1년 후의 방사선사진을 보면, 일단 투과성이 늘어났고, 이후에 재생이 일어나 불투과성이 늘었다.

차폐막을 사용한 GTR(CASE 10)

Tarnow에 의한 trapezoidal 플랩 술식에서는 차폐막을 사용한 GTR이 적용되었다. 차폐막을 사용하면 재생을 위한 공간을 확실히 확보할 수 있다. 또한 골이식을 병용하면 골재생이나 부착 획득에서 유리해지는 것이 보고되었다. 또한 차폐막의 차단 효과도 기대할 수 있다.

차폐막을 사용한 재생요법에서 중요한 것은 상처 부위 혈병의 안정을 위해 차폐막이 확실히 고정되는 것이다. 이 때문에 차폐막을 봉합사로 고정하는 방법이 예전부터 이용되어 왔다. 또한 GBR과 비슷하게 차폐막을 핀 또는 나사로 고정하는 것도 하나의 방법이다. 흡수성 차폐막 등에서 핀이나 봉합사로 고정하기 어려운 경우에는 접착제를 이용한 차폐막의 고정도 효과적인 방법이다. 다만 이때는 일정 기간이 지나 접착제를 제거할 필요가 있다.

편측 플랩 ③(trapezoidal flap+EMD+차폐막+골이식)
(전층 플랩-부분층 플랩, 치간 유두 연조직의 de-epithelialization)

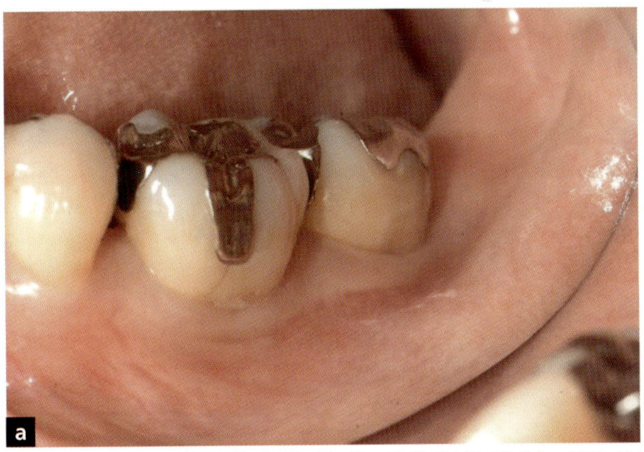

a

CASE 10a. 2020년 10월 초진. 환자는 51세 여성. 주소는 #36, 37 치은의 부기.

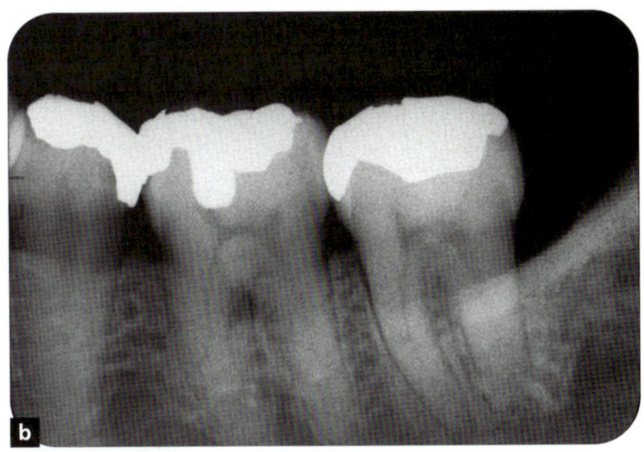

b

CASE 10b. 술전의 구강 내 표준 방사선사진.

배농															
L	2	2	2	2	2	2	2	2	2	2	2	2	2	6	8
	#33			#34			#35			#36			#37		
Bu	2	2	2	2	2	2	2	2	2	3	6	3	2	3	7
배농															
동요										M1			M1		

c

CASE 10c. 치주 기본 치료 후의 치주낭 깊이.

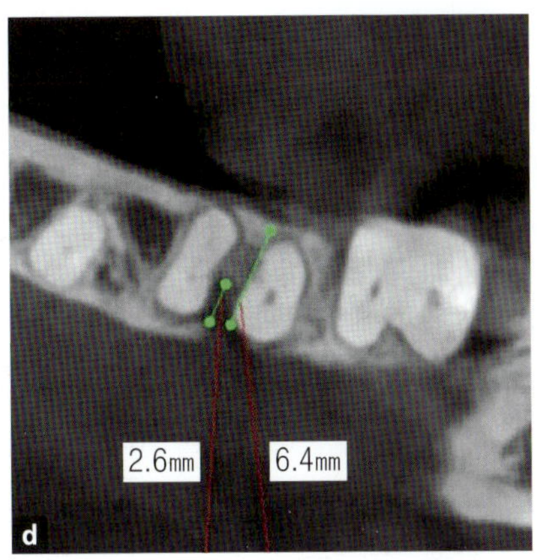

d

CASE 10d. 치근 폭 1/3에 이르는 골흡수.

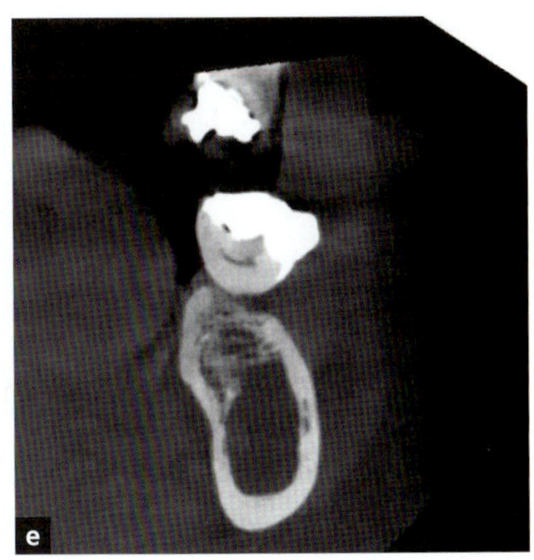

e

CASE 10e. 설측의 골벽이 존재.

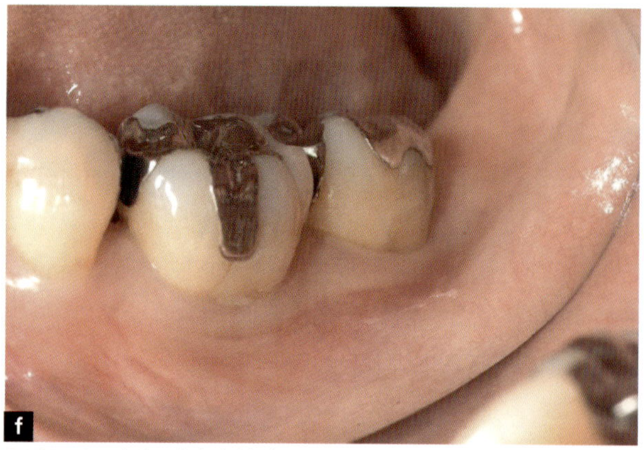

CASE 10f. 수술 직전의 상태.

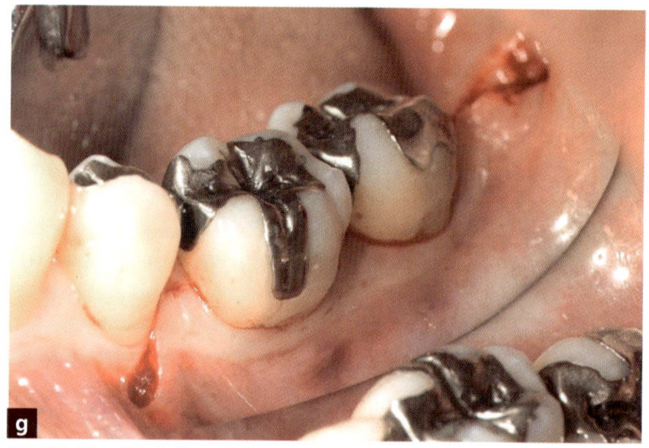

CASE 10g. 절개 후.

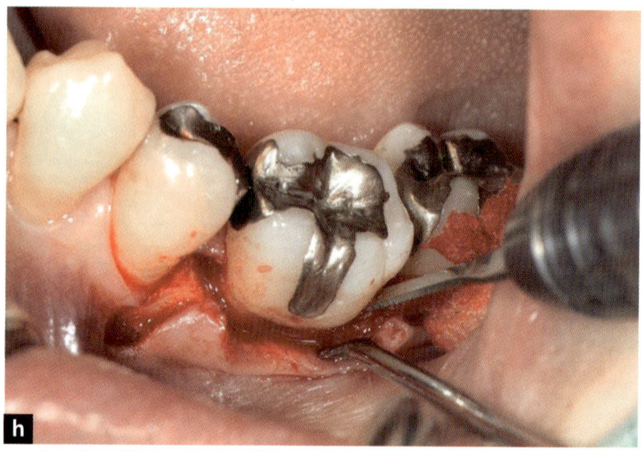

CASE 10h. 협측 전층 플랩을 절개해 박리.

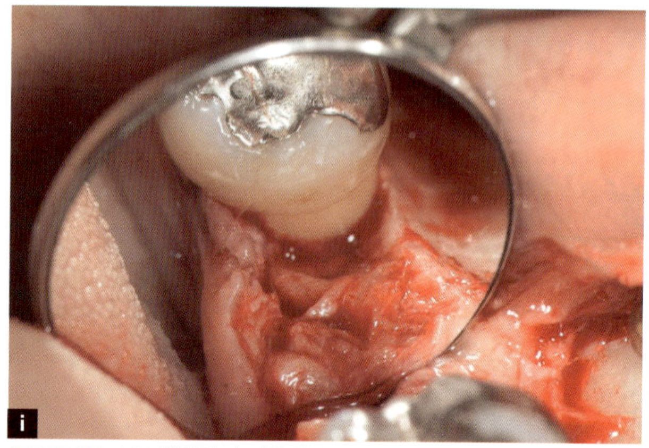

CASE 10i. #37 원심면의 거울상.

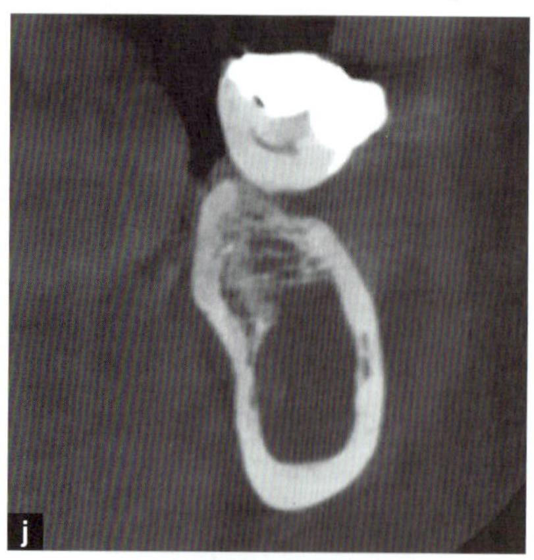

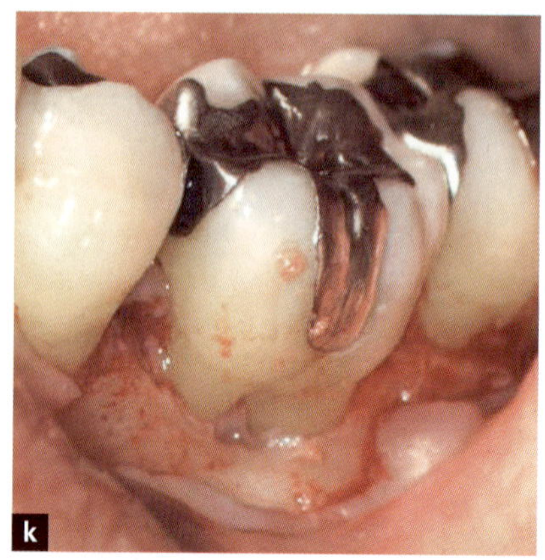

CASE 10j, k. 치근이개부의 소파 후. CBCT 이미지와 일치하는 골결손 형태가 확인되었다.

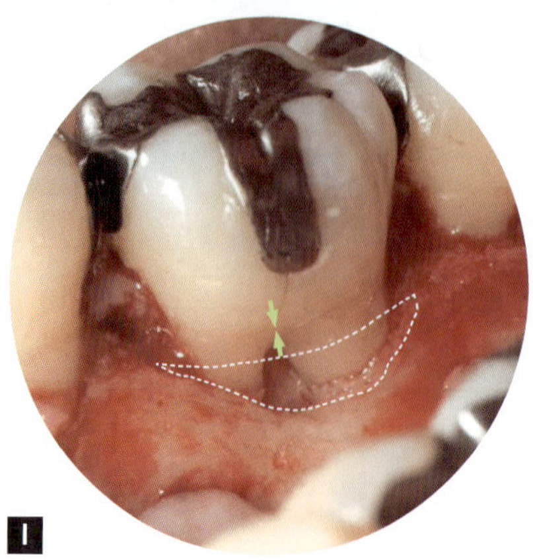

CASE 10l. 치근이개부의 천장은 협측 골정보다 치관측에 있다. 치근 트렁크(trunk) 폭이 짧아 보철하면 골이 내려갈 것으로 예상되었다.

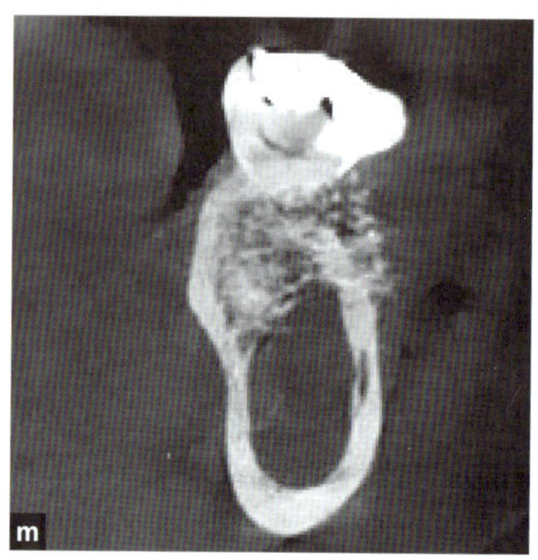

CASE 10m. 골이식재 충전 후의 CBCT 이미지.

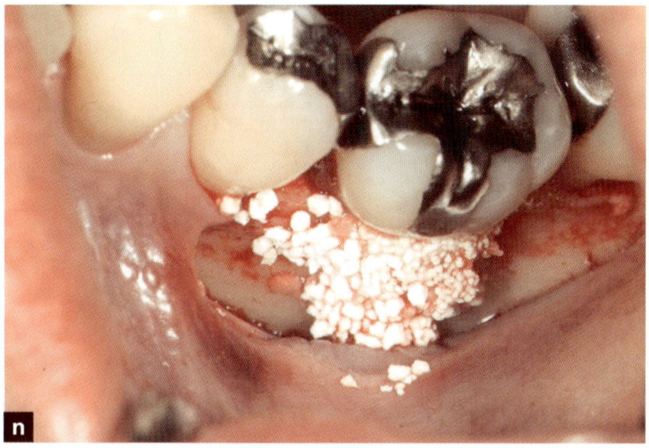

CASE 10n. 골이식재 충전 후.

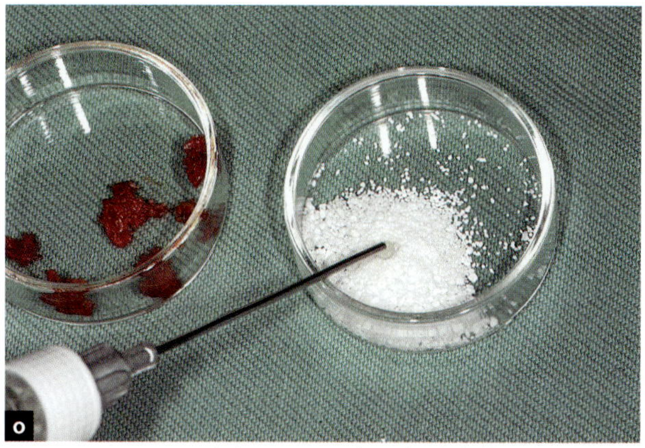

CASE 10o. EMD+자가골+cytrans(S+M)+차폐막(elashield+슈퍼 본드).

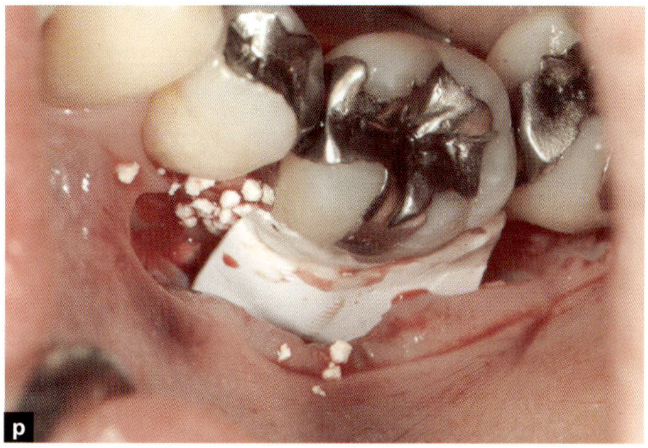

CASE 10p. 흡수성 차폐막을 슈퍼 본드로 봉합해 고정.

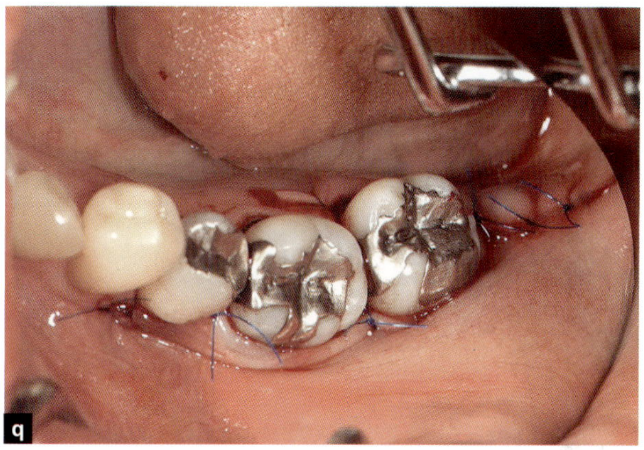

CASE 10q. 협측 플랩을 치관측으로 이동해 봉합.

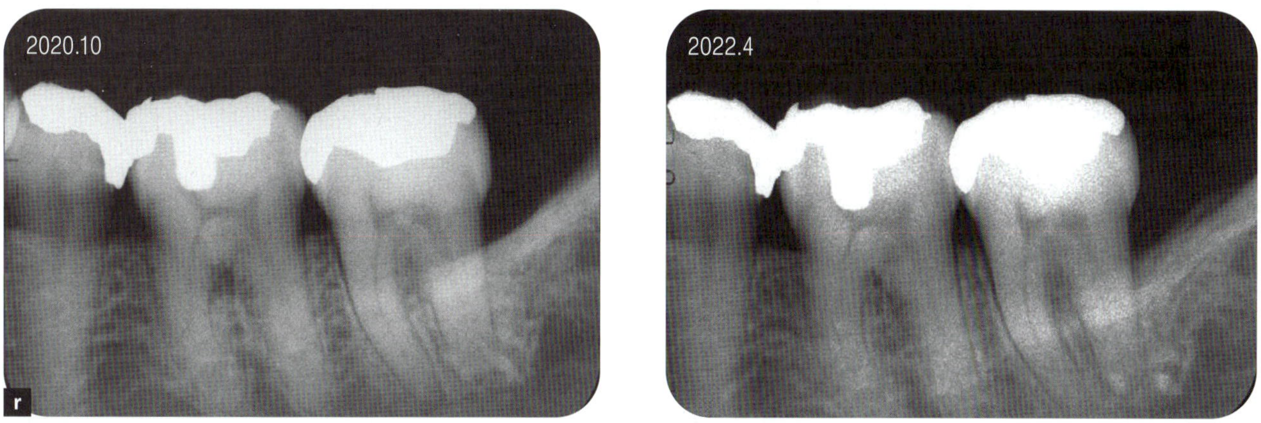

CASE 10r. 치료 전·후 구강 내 표준 방사선사진의 비교. #36 치근이개부의 투과상이 개선되었다.

CTG를 병용한 재생요법(CASE 11)

Zucchelli의 방법(CHAPTER 4 참조)을 모방해 결합조직 이식편을 차폐막 대신 이용하면 재생을 위한 안정된 공간을 확보할 수 있다. 이 경우의 플랩은 기본적으로 골결손 주위를 제외하고 부분층 플랩이 적용된다. 부분층 플랩으로 골면에 남긴 골막과 결합조직을 고정원으로 흡수성 봉합사로 결합조직 이식편을 봉합해 고정하는 술식으로, 잃어버린 골벽을 보충하는 자연의 벽을 만들 수 있다. 결합조직 이식편은 자신의 조직이기 때문에 치유도 좋다. 또한 결합조직 이식편을 사용하면 치은의 두께가 증가하고 술후 치은 퇴축을 줄일 수 있는 등의 부차적인 효과도 기대할 수 있다. 그리고 결합조직을 이식한 부위에서 시간이 지나면서 치관측 방향의 creeping attachment[41,42]가 일어나는 것이 종종 보고되었다.

CTG를 이용해 점막의 두께를 개선한 증례

치주 외과 후의 치은 퇴축에서 치은의 두께는 중요한 요소이다. Pini-Prato 등은 치관측 이동술 단독과 치관측 이동술에 더해 결합조직 이식술을 한 증례의 시간 흐름에 따른 변화를 조사해, 결합조직 이식을 병용한 쪽이 치은 퇴축이 적었다고 보고했다.

또한 Baldi 등은 플랩의 두께가 0.8mm 이상인 증례에서는 치관측 이동술을 이용한 치근 피개의 성공률이 100%였다고 보고했다. 치근이개부 병소의 재생요법에서 술후 치은 퇴축의 억제는 중요하다. 그리고 연조직의 두께가 골의 유지에 도움이 된다는 사실이 최근에 보고되었다. 이러한 사실로부터 최근에는 치근이개부 병소의 재생요법과 동시에 결합조직 이식을 하거나, 술전 처치로서 결합조직 이식을 하게 되었다(CASE 11).

편측 플랩 ④(trapezoidal flap+EMD+차폐막+골이식) (전층 플랩-부분층 플랩, 치간 유두 연조직의 de-epithelialization)

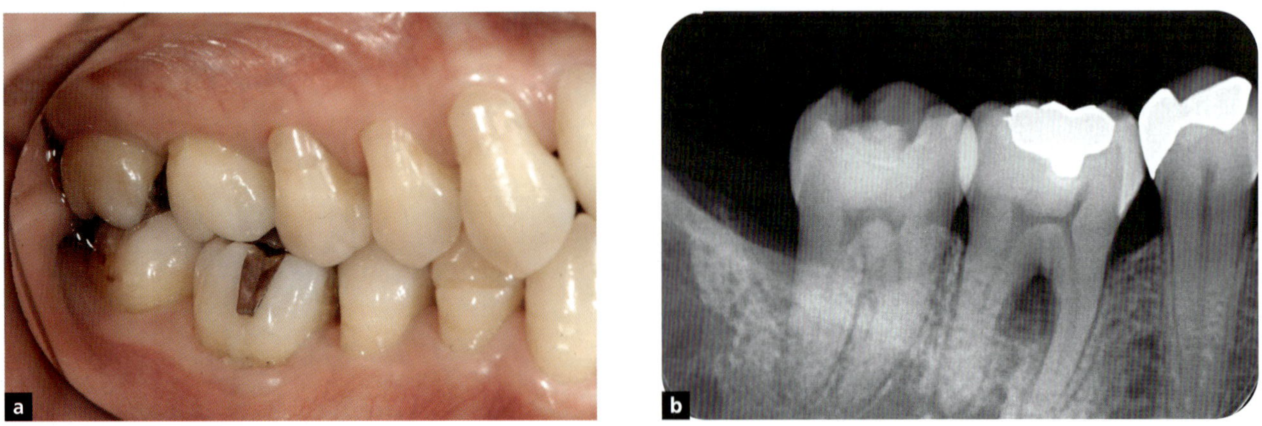

CASE 11a~c. 2020년 10월 초진. 환자는 51세 여성. 주소: #46 치은의 부기.

배농												
L	8	5	3	3	3	3	3	2	3	2	2	2
	#47			#46			#45			#44		
Bu	6	6	2	2	6	3	2	6	3	2	2	2
배농												
동요	M1											

c

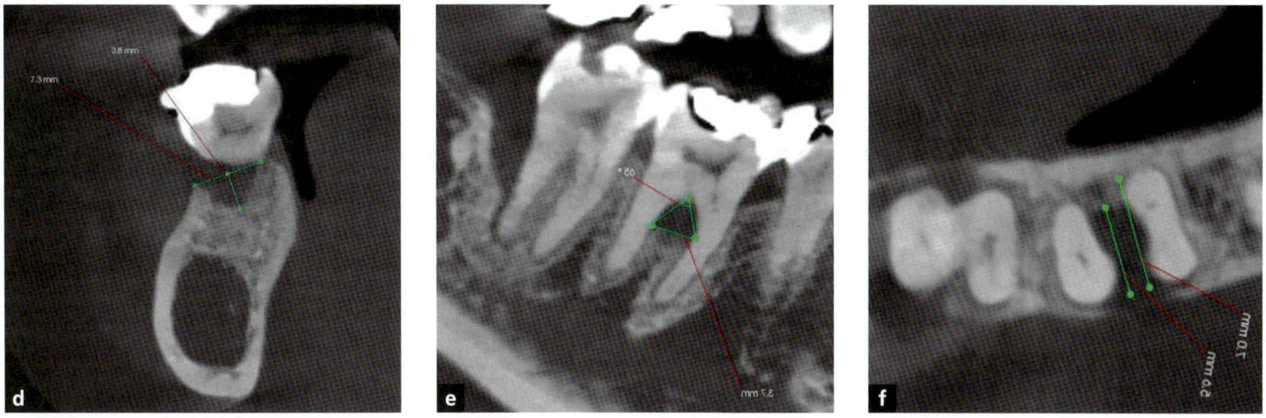

CASE 11d~f. 술전의 CBCT 이미지. 재생요법의 예지성을 검토하기 위한 CBCT 평가. d: 협측-설측의 골정을 이었을 때. 이 선이 목표이다. e: 치근이개부의 각도를 계측. f: 수평 방향에서 교통 정도를 평가.

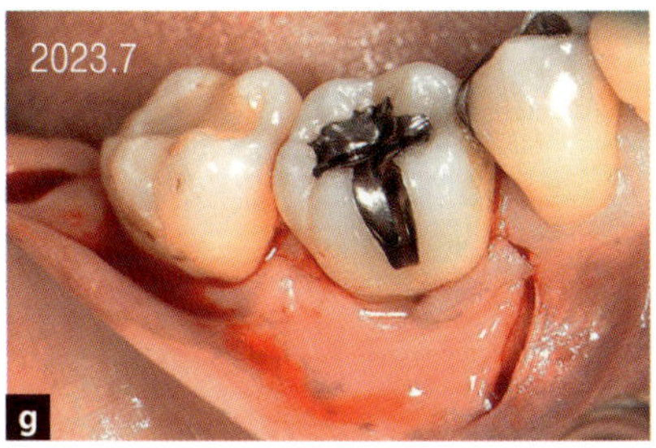

CASE 11g. #46은 이미 CTG가 되어 있다. 근심에 수직 절개, 계속해서 치은열구 내 절개. #46, 47 사이는 SPPT 절개. 원심 끝 절개를 추가해 편측의 triangular 플랩으로 형성했다.

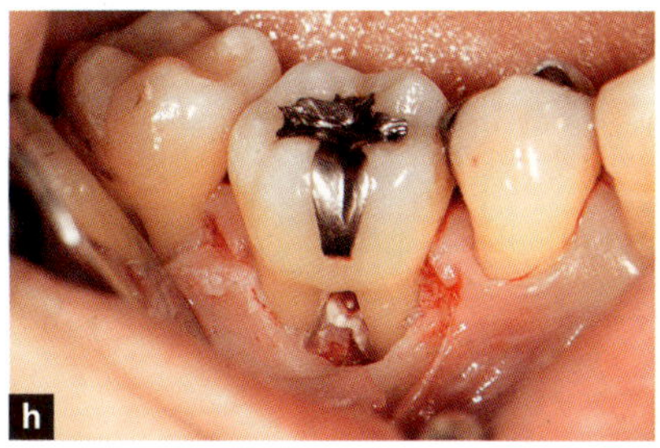

CASE 11h. 소파 후. 어느 정도의 골재생이 보였다.

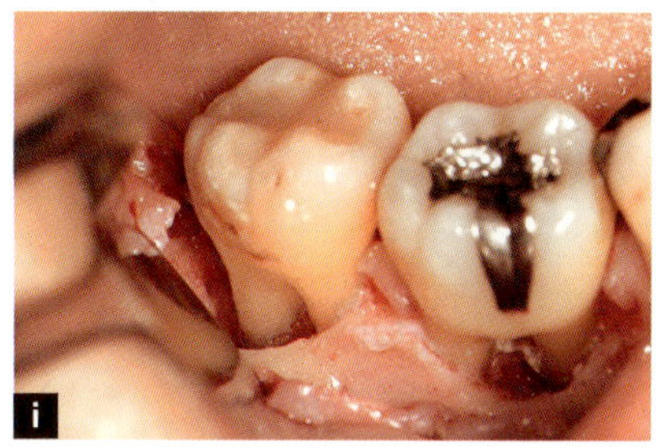

CASE 11i. #47에도 치근이개부를 포함한 골연하 결손이 보인다.

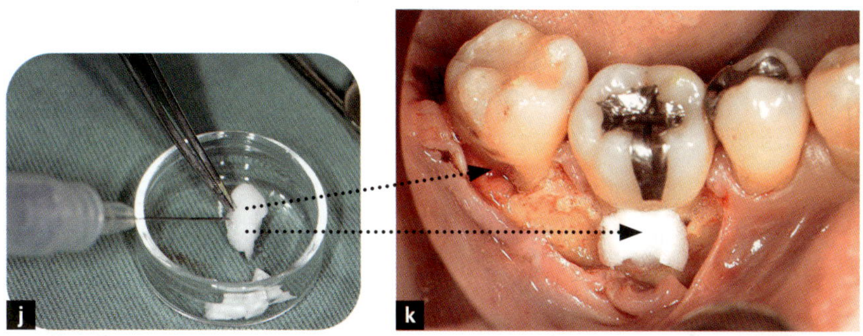

CASE 11j, k. Regroth®를 적신 teruplug를 넣었다.

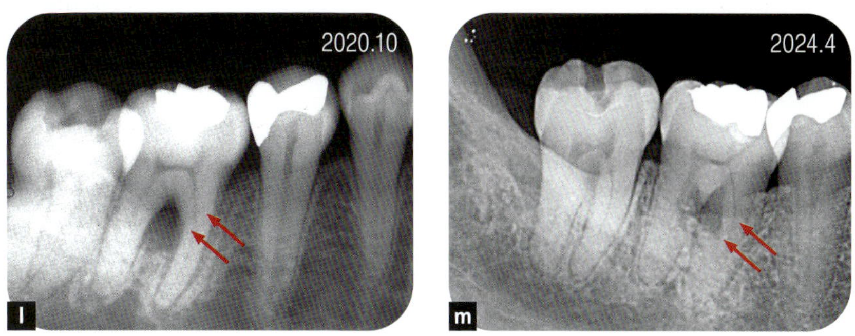

CASE 11l, m. 술전의 구강 내 표준 방사선사진과 유지 관리를 위해 내원했을 때의 구강 내 표준 방사선사진 비교. 치근이개부의 투과상은 줄었다.

Envelope 플랩인가 trapezoidal 플랩인가?[43]

최근 저침습 혹은 혈류의 관점에서 수직 절개를 넣지 않고 플랩을 박리하는 envelope 플랩의 우위성이 강조되고 있다.

2007년에 Aimetti 등은 envelope 플랩 디자인을 이용하여, EMD와 자가골 이식을 병용한 재생요법 결과 수직·수평 부착 레벨이 개선된 것을 보고했다.[43] Envelope 플랩은 혈류를 저해하는 경우가 적고, 또한 플랩 안정성의 관점에서도 바람직하다고 생각한다.

한편, trapezoidal 플랩은 플랩이 늘어나는 자유도 측면에서 유리하며, 차폐막의 설치나 결합조직 이식편의 봉합과 고정 등의 조작이 쉽다는 점에서 우수하다. 둘 사이의 우열을 판단할 수는 없지만 각각의 증례에 맞게 플랩 디자인을 선택해야 한다고 생각한다.

Summary

이 CHAPTER에서는 플랩 박리의 관점에서 플랩 디자인을 검토했다. 예전에는 재생요법에서 협·설측 양쪽의 플랩을 박리하는 것이 당연시되어 왔지만, 현재는 상처의 안정이나 침습 정도의 측면에서 편측 플랩이 주목을 받고 있다. 외과의 기본적인 콘셉트는 확실하고 밝은 시야에서 조작하는 것이 중요한 것은 말할 필요도 없다. 그러나 편측 플랩은 저침습이라는 점뿐만 아니라 부착의 획득이나 심미성 등의 점에서도 뛰어나기 때문에, 향후 자주 이용되는 술식이 될 것은 틀림없다. 협·설측 중 어느 한쪽을 박리하는 편측 플랩의 임상 응용 포인트를 정리하면 다음과 같다.

Point 1 편측 플랩의 포인트

① 술후 치은 퇴축을 줄일 수 있다.
② 치근 피개는 기본적으로 편측 박리를 이용한다.
③ 한쪽에서 접근할 수 있는 증례가 적응증이다.
④ 시술 부위가 한정되기 때문에 확대경 또는 현미경의 사용이 필수이다.
⑤ 저침습 재생술식이다.

참고문헌

1. McLean TN, Smith BA, Morrison EC, Nasjleti CE, Caffesse RG. Vascular changes following mucoperiosteal flap surgery: a fluorescein angiography study in dogs. J Periodontol. 1995 Mar;66(3):205-10.
2. Nibali L, Pometti D, Chen TT, Tu YK. Minimally invasive non-surgical approach for the treatment of periodontal intrabony defects: a retrospective analysis. J Clin Periodontol. 2015 Sep;42(9):853-859.
3. Barbato L, Selvaggi F, Kalemaj Z, Buti J, Bendinelli E, Marca M, Cairo F. Clinical efficacy of minimally invasive surgical (MIS) and non-surgical (MINST) treatments of periodontal intra-bony defect. A systematic review and network meta-analysis of RCT's. Clin Oral Investig. 2020 Mar;24(3):1125-1135.
4. Nibali L, Koidou V, Salomone S, Hamborg T, Allaker R, Ezra R, Zou L, Tsakos G, Gkranias N, Donos N. Minimally invasive non-surgical vs. surgical approach for periodontal intrabony defects: a randomised controlled trial. Trials. 2019 Jul 27;20(1):461.
5. Termeie DA. Periodontal Review Q&A: A Study Guide. Chicago: Quintessence Publishing, 2013.
6. Carranza,Jr.FA, Newman MG. Clinical Periodontology 8th ed. Philadelphia: WB Saunders, 1996.
7. Bartolucci EG. Periodontology. Milano: RC LIBRI, 2001.
8. Steigmann L, Steigmann M, Di Gianfilippo R, Wang IC, Wang HL, Chan HL. Comparative Assessment of Flap-Advancing Techniques in an Ex Vivo Cadaverous Porcine Model. Int J Oral Maxillofac Implants. 2022 Jul-Aug;37(4):823-829.
9. 榎本紘昭. 究極のインプラント審美. 東京：クインテッセンス出版, 2007.
10. 信藤孝博. 微小循環から視た組織治癒反応. QDI別冊 即時埋入 vs. 待時埋入. 2009.
11. Greenstein G, Greenstein B, Cavallaro J, Elian N, Tarnow D. Flap advancement: practical techniques to attain tension-free primary closure. J Periodontol. 2009 Jan;80(1):4-15.
12. Steigmann M, Salama M, Wang HL. Periosteal pocket flap for horizontal bone regeneration: a case series. Int J Periodontics Restorative Dent. 2012 Jun;32(3):311-20.
13. Trombelli L, Simonelli A, Schincaglia GP, Cucchi A, Farina R. Single-flap approach for surgical debridement of deep intraosseous defects: a randomized controlled trial. J Periodontol. 2012 Jan;83(1):27-35.
14. Trombelli L, Farina R, Franceschetti G, Calura G. Single-flap approach with buccal access in periodontal reconstructive procedures. J Periodontol. 2009 Feb;80(2):353-60.

15. Trombelli L, Simonelli A, Pramstraller M, Wikesjö UM, Farina R. Single flap approach with and without guided tissue regeneration and a hydroxyapatite biomaterial in the management of intraosseous periodontal defects. J Periodontol. 2010 Sep;81(9):1256-63.

16. Windisch P, Iorio-Siciliano V, Palkovics D, Ramaglia L, Blasi A, Sculean A. The role of surgical flap design (minimally invasive flap vs. extended flap with papilla preservation) on the healing of intrabony defects treated with an enamel matrix derivative: a 12-month two-center randomized controlled clinical trial. Clin Oral Investig. 2022 Feb;26(2):1811-1821.

17. Kaner D, Soudan M, Zhao H, Gaßmann G, Schönhauser A, Friedmann A. Early Healing Events after Periodontal Surgery: Observations on Soft Tissue Healing, Microcirculation, and Wound Fluid Cytokine Levels. Int J Mol Sci. 2017 Jan 27;18(2):283.

18. Trombelli L, Simonelli A, Quaranta A, Tu YK, Li H, Agusto M, Jiao XJ, Farina R. Effect of Flap Design for Enamel Matrix Derivative Application in Intraosseous Defects. JDR Clin Trans Res. 2021 Apr;6(2):184-194.

19. Mathala VL, Konathala SVR, Gottumukkala NVSS, Pasupuleti MK, Bypalli V, Korukonda R. Single-flap versus double-flap approach for periodontal pocket reduction in supraosseous defects: a comparative study. J Periodontal Implant Sci. 2021 Aug;51(4):239-253.

20. Cortellini P, Prato GP, Tonetti MS. The modified papilla preservation technique. A new surgical approach for interproximal regenerative procedures. J Periodontol. 1995 Apr;66(4):261-6.

21. Cortellini P, Prato GP, Tonetti MS. The simplified papilla preservation flap. A novel surgical approach for the management of soft tissues in regenerative procedures. Int J Periodontics Restorative Dent. 1999 Dec;19(6):589-99.

22. Siervo S. Suturing Techniques in Oral Surgery. Quintessenza Edizioni, 2017.

23. Nelson SW. The subpedicle connective tissue graft. A bilaminar reconstructive procedure for the coverage of denuded root surfaces. J Periodontol. 1987 Feb;58(2):95-102.

24. Tinti C, Vincenzi G, Cocchetto R. Guided Tissue Regeneration in Mucogingival Surgery. J Periodontol. 1993 Nov;64 Suppl 11S:1184-1191.

25. Zucchelli G, De Sanctis M. A novel approach to minimizing gingival recession in the treatment of vertical bony defects. J Periodontol. 2008 Mar;79(3):567-74.

26. Zucchelli G, Mounssif I, Marzadori M, Mazzotti C, Felice P, Stefanini M. Connective Tissue Graft Wall Technique and Enamel Matrix Derivative for the Treatment of Infrabony Defects: Case Reports. Int J Periodontics Restorative Dent. 2017 Sep/Oct;37(5):673-681.

27. Huang HL, Ma YH, Tu CC, Chang PC. Radiographic Evaluation of Regeneration Strategies for the Treatment of Advanced Mandibular Furcation Defects: A Retrospective Study. Membranes (Basel). 2022 Feb 14;12(2):219.

28. Lindhe J, Nyman S. The effect of plaque control and surgical pocket elimination on the establishment and maintenance of periodontal health. A longitudinal study of periodontal therapy in cases of advanced disease. J Clin Periodontol. 1975 Apr;2(2):67-79.

29. Lindhe J (著), 岡本浩 (監訳). 臨床歯周病学とインプラント. 東京: クインテッセンス出版, 2005.

30. Termeie DA. Periodontal Review: A Study Guide. Chicago: Quintessence publishing, 2013.

31. Hamp SE, Nyman S, Lindhe J. Periodontal treatment of multirooted teeth. Results after 5 years. J Clin Periodontol. 1975 Aug;2(3):126-35.

32. Walter C, Weiger R, Zitzmann NU. Accuracy of three-dimensional imaging in assessing maxillary molar furcation involvement. J Clin Periodontol. 2010 May;37(5):436-41.

33. Walter C, Kaner D, Berndt DC, Weiger R, Zitzmann NU. Three-dimensional imaging as a pre-operative tool in decision making for furcation surgery. J Clin Periodontol. 2009 Mar;36(3):250-7.

34. Tarnow D, Fletcher P. Classification of the vertical component of furcation involvement. J Periodontol. 1984 May;55(5):283-4.

35. Tonetti MS, Christiansen AL, Cortellini P. Vertical subclassification predicts survival of molars with class II furcation involvement during supportive periodontal care. J Clin Periodontol. 2017 Nov;44(11):1140-1144.

36. Teslaru S, Mârţu S. Aportul explorărilor imagistice CT in diagnosticul bolii parodontale [The contribution of CT imaging in the diagnosis of periodontal disease]. Rev Med Chir Soc Med Nat Iasi. 2009 Jul-Sep;113(3):904-10. Romanian.

37. Vandenberghe B, Jacobs R, Yang J. Detection of periodontal bone loss using digital intraoral and cone beam computed tomography images: an in vitro assessment of bony and/or infrabony defects. Dentomaxillofac Radiol. 2008 Jul;37(5):252-60.

38. Vandenberghe B, Jacobs R, Yang J. Diagnostic validity (or acuity) of 2D CCD versus 3D CBCT-images for assessing periodontal breakdown. Oral Surg Oral Med Oral Pathol Oral Radiol Endod. 2007 Sep;104(3):395-401.

39. Misch KA, Yi ES, Sarment DP. Accuracy of cone beam computed tomography for periodontal defect measurements. J Periodontol. 2006 Jul;77(7):1261-6.

40. Froum SJ, Tarnow D. Modified coronally positioned flap for obtaining new attachment in Class 2 and 3 furcation defects. Part I: Rationale and surgical technique. Int J Periodontics Restorative Dent. 1995 Oct;15(5):462-73.

41. Özkan Karataş, Hatice Balcı Yüce, Mehmet Murat Taskan, Ali Buğra Yanık. Creeping attachment after free gingival graft, and coronally positi oned flap. Int Dent J. 2024 October;74(Supplement 1): S168-S169.

42. Wan W, Zhong H, Wang J. Creeping attachment: A literature review. J Esthet Restor Dent. 2020 Dec;32(8):776-782.

43. Aimetti M, Romano F, Pigella E, Piemontese M. Clinical evaluation of the effectiveness of enamel matrix proteins and autologous bone graft in the treatment of mandibular Class II furcation defects: a series of 11 patients. Int J Periodontics Restorative Dent. 2007 Oct;27(5):441-7.

CHAPTER 3

임플란트 주위염의 재생요법과 플랩 디자인

임플란트 주위염의 원인

TABLE 1. 임플란트 주위 점막염과 임플란트 주위염의 진단 기준

		진단 기준
임플란트 주위 점막염		• 이전 검사보다 치주낭 깊이 증가의 유·무에 관계없이 치주낭을 측정할 때 출혈이나 배농을 동반 • 초기 골 리모델링 후에는 주위 골의 흡수가 없음
임플란트 주위염	이전의 검사치가 있는 경우	• 치주낭을 측정할 때 출혈이나 배농이 있음 • 이전 검사보다 치주낭 깊이의 증가를 보임 • 초기 골 리모델링 후부터 주위 골의 흡수가 있음
	이전의 검사치가 없는 경우	• 치주낭을 측정할 때 출혈이나 배농을 보이는 경우도 있음 • 치주낭 깊이가 6mm 이상 • 임플란트 상부에서 3mm 이상 주위 골의 흡수

일본에서 환자 단위의 임플란트 주위 점막염 이환율은 33.3%, 임플란트 주위염 이환율은 9.7%. *Ogata 등, 일본 치주학회 2017에서 변경 인용

임플란트 주위염의 이환율과 원인

임플란트가 장기 생존하는 것은 수많은 문헌으로 보고되었고,[1] 임플란트가 골유착의 확립과 함께 장기에 걸쳐 구강 내에서 기능해, 환자의 구강 관련 QOL의 향상에 도움이 되는 것은 이미 알고 있는 사실이다.[2,3] 한편, 오랜 기간이 지나면서 임플란트와 자연치 사이 인접면 접촉이 벌어지는 문제[4~9]와 임플란트 주위 질환의 문제가 크게 부각되었다.

임플란트 주위염의 원인

2017년 미국 치주학회와 유럽 치주학회의 워크숍에서 임플란트 주위염이 새롭게 정의되는 것과 동시에, 임플란트 주위의 건전한 상태도 정의되었다(TABLE 1).[10,11] 강하게 관련되어 있는 원인 인자로는 치주염의 기왕력[12]과 구강 위생 상태의 불량, 정기적인 유지 관리의 결여를 들 수 있다.

Canullo 등(2016)은 임플란트 주위염의 3가지 주요 원인 인자로 외과 요인, 보철 요인, 치태 요인을 들고 이들과 관련되는 비율에 대해서 조사했는데, 외과 기인성 임플란트 주위염이 40.8%, 보철 기인성이 30.4%, 치태 기인성이 28.8%라고 보고했다(FIG 1).[13]

임플란트 주위염의 악화 인자는 국소 인자와 전신 인자(및 습관)로 나눌 수 있다.

Monje 등은 임플란트 주위염의 국소 인자로서 연조직의 특징, 임플란트의 식립 위치, 상부 구조의 설계가 임플란트 주위염의 발생과 악화에 강하게 관여하고 있는 것으로 보고했다.[14,15] 또한 임플란트 주위염의 전신 인자 혹은 습관으로 고혈당과 흡연을 들었다.

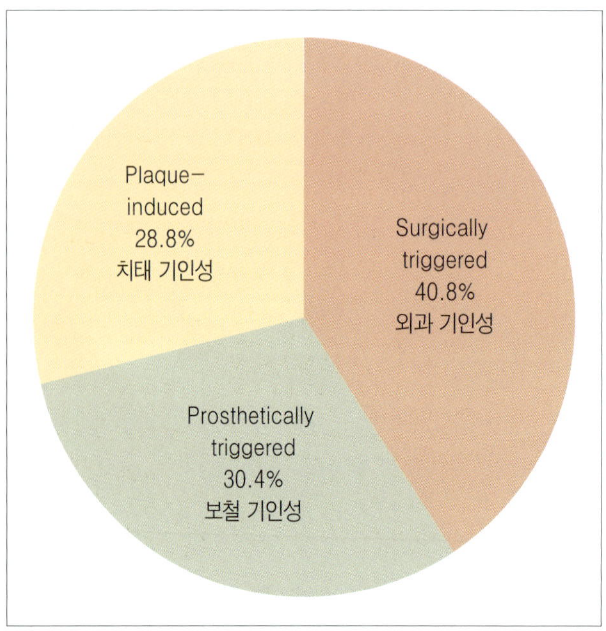

FIG 1. Canullo가 보고한 임플란트 주위염의 3가지 주요 원인 인자 비율. *참고문헌 13, 65에서 인용

TABLE 2. 문헌에서 보고하는 임플란트 주위 질환과 증상에 관여하는 원인 인자와 악화 인자

	요소	국소적 요인	이유
원인 인자	연조직 환경	각화 점막 <2mm	양치질 시의 불쾌감 증가, 점막의 염증, 퇴축
		좁은 구강 전정(<4mm)	가동 점막으로 인해 치태에 대한 접근성 감소
		얇은 표현형의 치조정 점막(<2mm)	더 빠른 시기의 골흡수와 점막 퇴축
	경조직 환경	매우 딱딱한 골	더 빠른 시기의 골흡수
	외과적 요인	부적절한 임플란트 위치	더 큰 협·설 또는 수직성 골흡수
		높은 식립 토크(>50Ncm)	더 빠른 시기의 골흡수
	보철적 요인	부적절한 emergence angle(>30°)	치태와 음식물 찌꺼기의 축적과 함입
		청소가 어려운 상부 구조	치태 조절을 위한 접근이 어려움
		골과 상부 구조의 거리 <1.5mm	염증성 침윤
악화 인자	보철 단계	점막 아래의 잔류 시멘트	염증 반응
	유지 관리 단계	점막 아래의 잔류 치실	염증 반응

임플란트 주위염은 기본적으로 미생물막에 의한 감염을 주체로 발생하는 염증성 질환이지만, 그 발생과 악화에 있어서 TABLE 2와 같은 국소적 요인과 전신적 요인이 관련된다. 처음에는 임플란트 주위염도 치주염과 같은 병원균이 강하게 관여하고 있다고 생각했었지만, 최근에는 치주염과는 다른 균의 감염도 많이 있는 것으로 보고되었다.[16~19]

시멘트나 치실의 잔류도 임플란트 주위염을 일으키는 발단이 되므로 주의해야 한다(TABLE 2).

Wilson 등(2009년)은 시멘트 잔류를 임플란트 주위염 발생의 심각한 요인이라고 보고했다.[20] 임플란트 주위염의 징조가 있는 42개의 실험군과 무증상인 20개의 대조군을 평가했는데, 결과는 20개의 대조군에서는 잔류 시멘트가 전혀 보이지 않았고 42개의 실험군 중 34개에 시멘트가 남아 있었다. 현미경을 보고 시멘트를 제거한 30일 후에는 33개의 실험군 중 25개가 임상 소견과 현미경 소견에서 염증이 소실했다. 잉여 시멘트는 81%에서 임플란트 주위 병소와 관련성이 인정되었는데, 잔류 시멘트 제거 후에는 74%에서 임플란트 주위 병소의 징조가 소실했다.

현재는 잔류 시멘트를 임플란트 주위염 악화의 부가적 요인이라고 생각한다. 하지만 시멘트의 제거로 염증이 신속하게 개선된다는 보고는 많다. 마찬가지로 실제 임상에서도 급속히 악화된 임플란트 주위 염증의 주된 원인이 된 잔류 시멘트를 없애는 것과 동시에 임플란트 표면 및 임플란트 주위 조직의 염증을 제거하면, 양호한 예후를 보인 증례를 자주 경험한다(CASE 1a~e).

잔류 시멘트가 원인이 되어 임플란트 주위염을 일으킨 증례

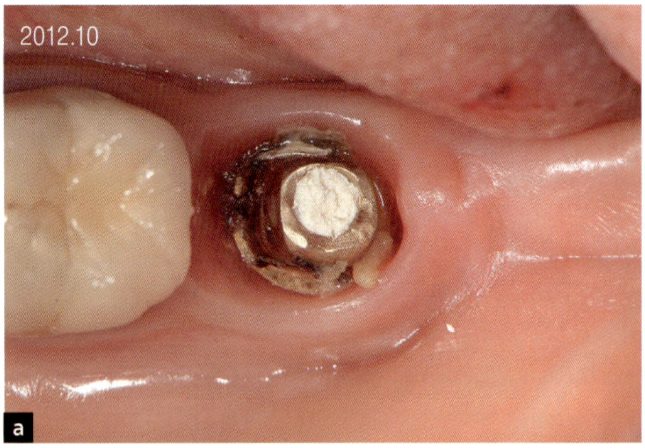

CASE 1a. 환자는 53세 여성. 2006년 5월에 임플란트 식립. 2011년 12월에 상부 구조 탈락으로 다시 가착했다. 2012년 10월, 임플란트 주위 점막의 부기와 교합통으로 내원. 급성 염증이 사라진 후 가착했던 상부 구조를 철거했는데 시멘트 잔류가 보였다.

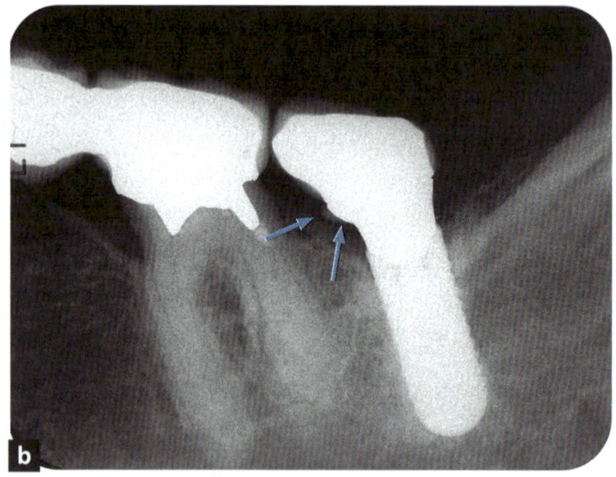

CASE 1b. 구강 내 표준 방사선사진. 임플란트 근심 점막 관통부에 침착물(시멘트 잔류)이 보인다.

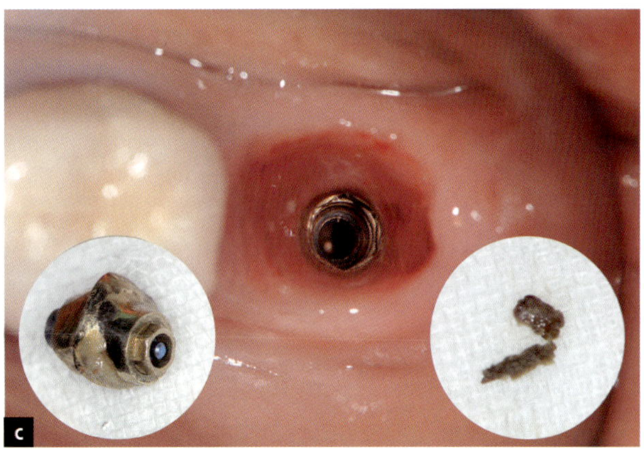

CASE 1c$_{1\sim3}$. 침윤 마취 후에 시멘트 가착용 지대주를 철거한 상태. 점막에 발적이 있다. Er, Cr:YSGG 레이저로 임플란트 주위 열구 부근을 소파, 세정했을 때 임플란트 주위 점막으로부터 치은연하 치석처럼 검은색을 띤 여러 개의 잔류 시멘트 조각이 제거되었다.

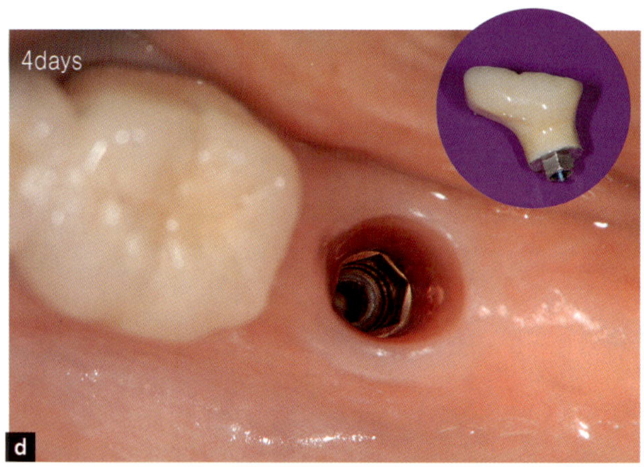

CASE 1d. 잔류 시멘트 제거, 세정 후 4일. 염증은 신속하게 사라졌다. 상부 구조를 나사 고정으로 변경하고, 점막 관통부의 외형(contour)을 수정해 재장착했다.

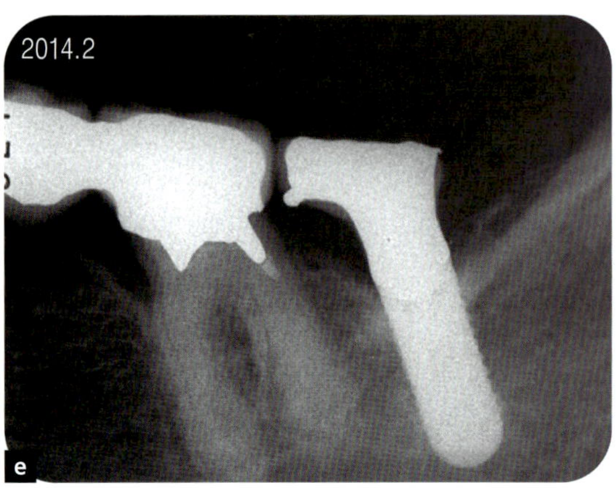

CASE 1e. 잔류 시멘트 제거 후 1년 4개월. 문제없이 경과하고 있다.

임플란트 주위염 치료의 흐름

임플란트 주위염 치료는 기본적으로 치주염에 대한 치료와 같은 과정으로 이루어진다.[21]

비외과 치료(뒤에 자세히 서술)

적절한 검사와 진단 후에 비외과 치료로서 치주 기본 치료와 마찬가지로 원인 제거를 위한 치료 과정을 거친다. 이처럼 치주 기본 치료와 동등한 비외과 치료로 구강 청소 지도를 하고 임플란트 표면의 염증을 기계적, 화학적으로 제거한다. 진행한 임플란트 주위염에 대한 비외과 치료의 효과는 한정적이라는 보고가 많다.[22~24] 하지만 실제 임상에서는 비외과 치료만으로 염증이 개선해 오랜 기간에 걸쳐 유지되는 것도 경험한다.

임플란트의 제거와 임플란트 재식립

진행한 임플란트 주위염에 대한 확실한 원인 제거 치료는 임플란트의 제거이다. 임플란트 제거로 감염성 인자가 확실히 제거되어 골의 회복을 얻고 나서 임플란트를 재식립한다 (CASE 2a~i). 제거를 결정하기 위한 명확한 지침은 아직 없다. Nishimura(西村)는 임플란트 제거의 판단 항목으로 다음의 3가지를 들었다.[25]

① 임플란트 파절이나 동요, 교합할 때의 통증, 위치 불량 등의 이유로 임플란트가 기능하지 않을 것

② 진행한 골흡수나 전신질환, 알레르기, 심미적 문제 등으로 예후가 좋지 않은 상황일 것

③ 상부 구조에 문제가 있거나 임플란트를 포함하여 부품이 공급되지 않을 것

임플란트 주위염으로 인한 골흡수의 진행 정도에 관해서도 명확한 기준은 없지만, Mish 등은 임플란트의 1/2을 넘는 골흡수가 제거의 대상이라고 했다.[26] Okayasu 등의 보고도 마찬가지로 이 1/2이라는 수치를 제거의 기준으로 삼았다.[27]

주의해야 하는 것은 임플란트 제거 후 재식립의 예후 성적이 반드시 높다고는 할 수 없다는 사실이다.

Machtei 등에 따르면 재식립 임플란트의 생존율은 71%였고,[28] Grossmann 등에 따르면 2번 실패한 부위에 3번째로 식립한 경우의 생존율은 60%로,[29] 재식립한 부위의 임플란트 생존율이 높지 않았다. 따라서 실패의 원인을 올바르게 분석하고, 재식립할 때는 전보다 큰 지름의 임플란트를 사용하는 등의 개선책을 강구하여 재식립해야 한다.

임플란트 제거 후 재식립한 증례

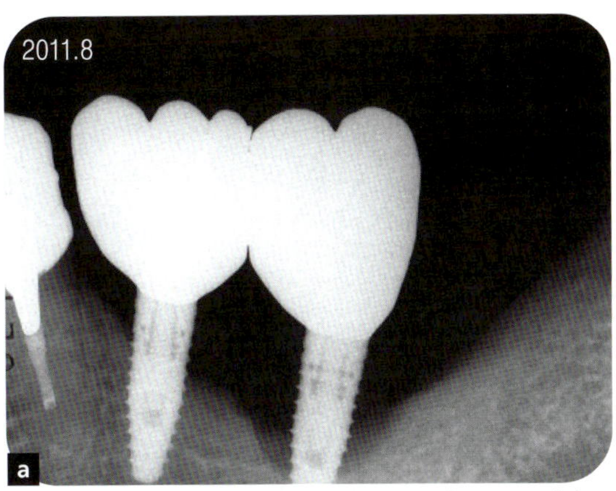

CASE 2a. #36, 37 임플란트 주위에 진행한 골흡수를 보인다.

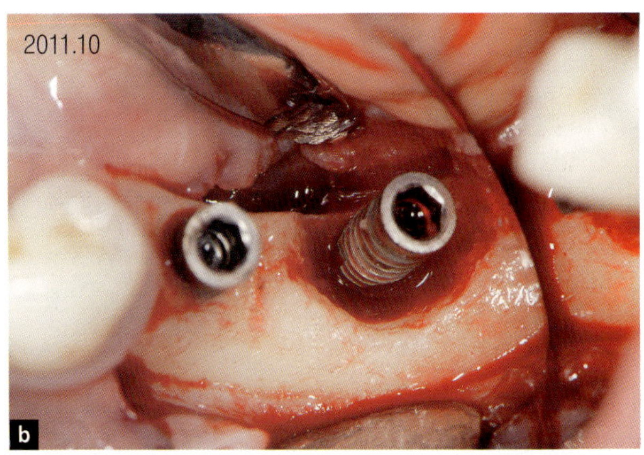

CASE 2b. 점막 골막 플랩 박리 후. 특히 #37은 임플란트 길이의 1/2을 넘는 골흡수를 보였으므로 제거하기로 했다. 또한 동시에 #36도 식립한 후의 기간이 짧았기 때문에 제거하고 재식립하기로 했다. 제거 후 GBR을 이용해 골을 회복을 도모했다.

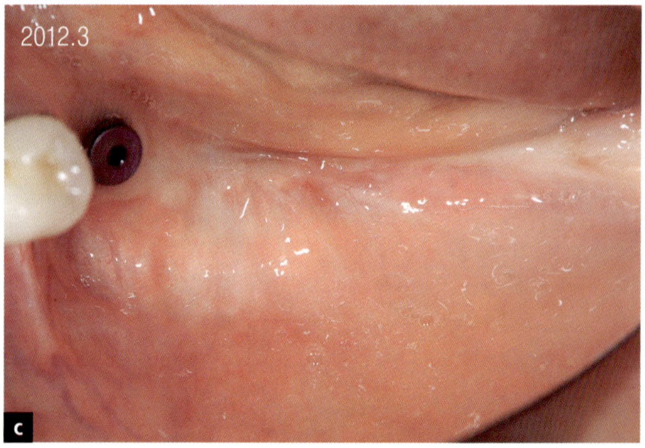

CASE 2c. 재식립 5개월 후의 상태. 점막의 치유는 양호하지만 각화 점막의 폭에 문제가 남을 것으로 예상된다.

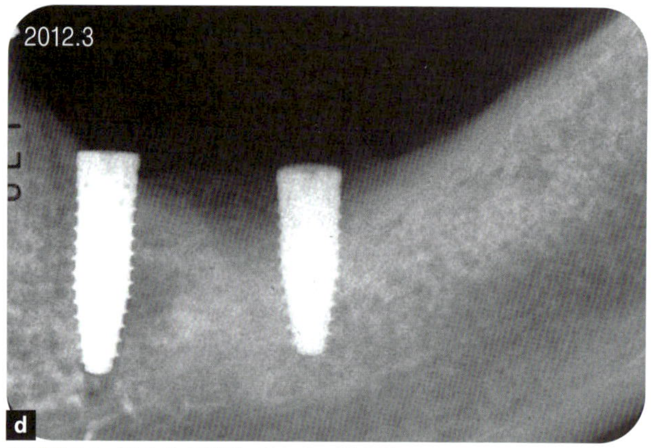

CASE 2d. 새롭게 식립된 #36, 37 임플란트.

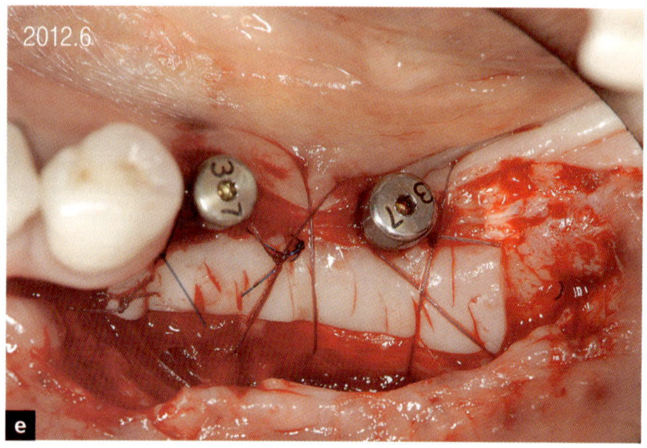

CASE 2e. 유리 치은 이식(FGG) 및 구강 전정 확장술을 해, 청소성과 예지성의 향상을 도모했다.

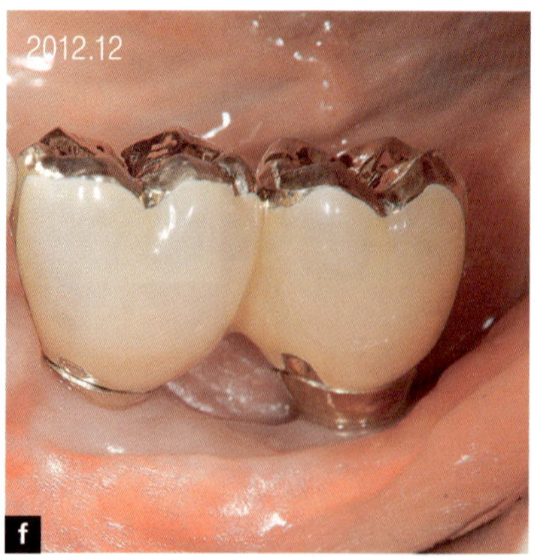

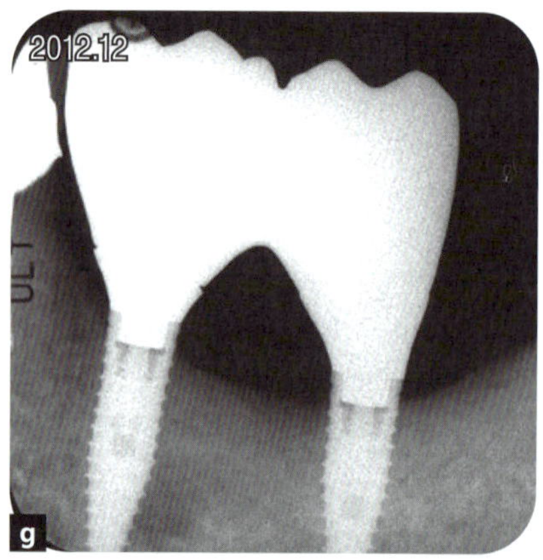

CASE 2f. 유리 치은 이식 후 6개월. 소재와 형태를 바꾸어 새롭게 장착한 상부 구조. 각화 점막의 폭이 확보되어 청소성이 향상했다. 임플란트 주위 점막의 상태는 양호하다.

CASE 2g. 새롭게 제작한 상부 구조를 장착했을 때의 구강 내 표준 방사선사진. 양호한 골재생을 보인다.

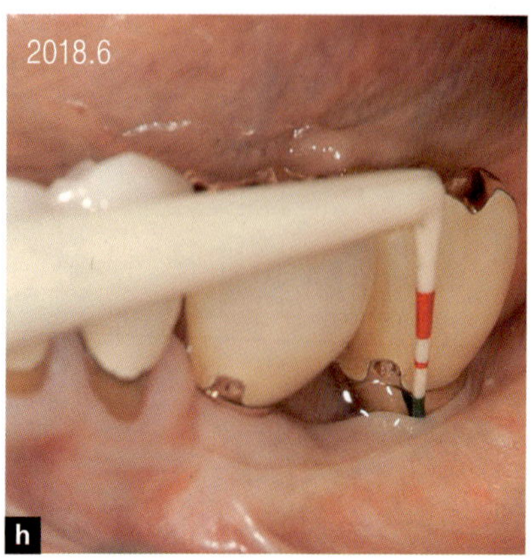

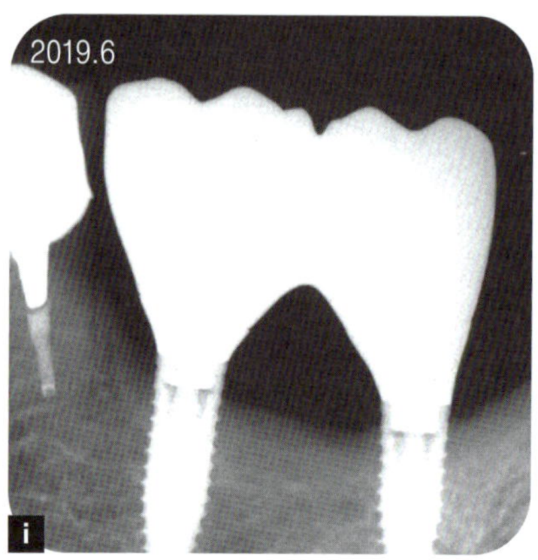

CASE 2h. 임플란트 주위 재생요법으로부터 1년 후. 치주낭 깊이는 2mm 정도로 문제없이 경과하고 있다.

CASE 2i. 유지 관리. 임플란트 주위 골정 부위의 선이 뚜렷해진 것을 알 수 있다.

임플란트 주위염의 치료 ①

비외과적 원인 제거 치료

임플란트 주위염 치료의 첫 번째 과정은 비외과적 원인 제거 치료이다. 이것은 앞에서 서술한 것처럼 치주 치료에서 치주 기본 치료에 해당한다. 비외과적 원인 제거 치료 과정은 다음과 같다(FIG 2a~k).

STEP 1

임플란트 주위 열구를 세정해 염증이 줄어들기를 기대한다. 필요에 따라서 국소적, 전신적으로 항균제를 투여한다. 급성 염증이 안정되면 다시 구강 위생 관리를 지도한다. 이때 가능하면 상부 구조를 철거한다. 이것으로 임플란트 주위 열구의 자정 작용을 기대할 수 있는 것과 동시에 상부 구조 점막 관통부의 청소와 점막 관통부 부근의 점막 표면을 밝은 시야에서 확실히 청소할 수 있다.

발적과 염증이 지속할 것으로 예상될 때 환자의 양해를 얻을 수 있으면 상부 구조를 철거하고 치유 지대주로 교환한다. 이렇게 하면 신속하게 염증은 줄어든다. 청소 후 상부 구조를 원래대로 되돌린 경우는 재 내원했을 때 다시 상부 구조를 철거하고 점막 관통부 및 점막 표면의 치태 부착 상황을 염색해 확인한다.

STEP 2

구강 위생이 개선되고 염증이 줄어든 후 임플란트 표면의 오염을 제거한다. 임플란트 표면 침착물의 기계적 제거는 핸드 스케일러, 초음파 스케일러, 글리신 파우더의 분사 [AIRFLOW powder plus(EMS) 등][30]로 시행한다. 또한 화학적 염증 제거로서 테트라사이클린의 도포와 생리식염수를 이용한 세정 등을 시행한다(뒤에 서술, FIG 4).

STEP 3

일련의 비외과적 원인 제거 치료 후에 재평가한다. 이를 통해 유지 관리로 이행하거나 외과 처치로 이행하는 것을 검토한다.

앞에서 서술한 바와 같이 임플란트 주위에 염증이 있으면 먼저 원인 제거를 위한 비외과적 치료를 하지만, 이것은 치주 기본 치료에 해당한다. 임플란트 주위 점막염은 비외과 치료로 개선을 전망할 수 있지만, 임플란트 주위염은 비외과 치료만의 대응으로는 효과가 한정적이라고 생각한다. Polak 등의 보고에 따르면, 임플란트 주위염으로 인해 발생한 병적 치주낭 가장 깊은 곳의 염증 제거는 어렵다.[31] 하지만 실제 임상에서는 비외과 치료만으로 양호하게 경과하는 증례도 자주 경험한다.

임플란트 주위염에 대한 비외과 치료

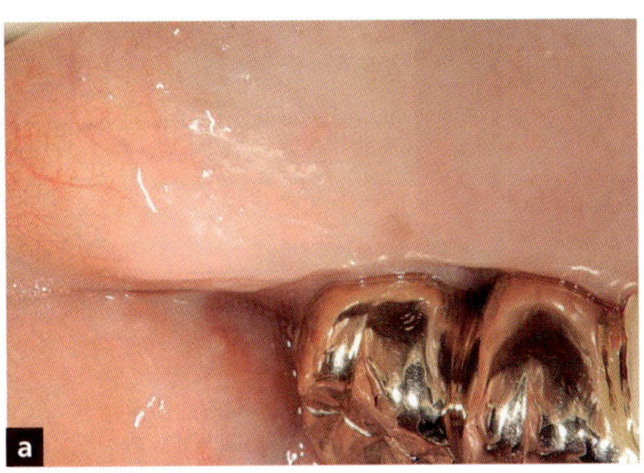

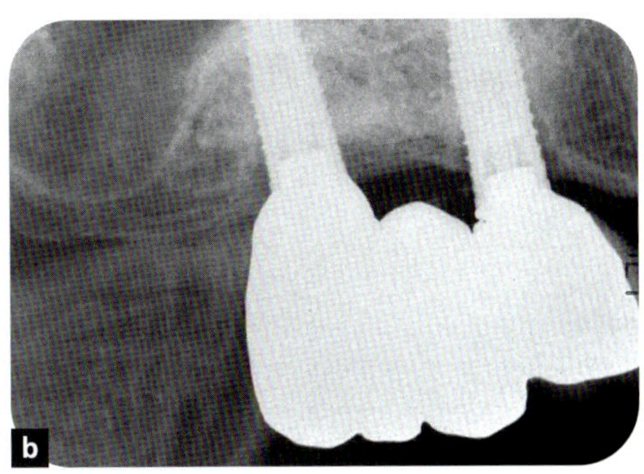

FIG 2a. 정기 유지 관리를 위해 내원했을 때. #15, 17의 치은을 누르면 배농이 보인다.
FIG 2b. 상악 우측 구치부의 구강 내 표준 방사선사진. 임플란트 경부에 경도의 골흡수가 있다.

STEP 1. 다시 구강 위생 관리를 지도한다. 가능하면 상부 구조를 철거한다. 환자의 양해를 얻을 수 있어서 일시적으로 치유 지대주로 교환하면 염증이 빠르게 줄어든다.

FIG 2c. 상부 구조를 철거하자 주위 조직의 발적과 음식물 찌꺼기를 볼 수 있었다.

FIG 2d. 염색하자 다량의 치태 부착이 있었다.

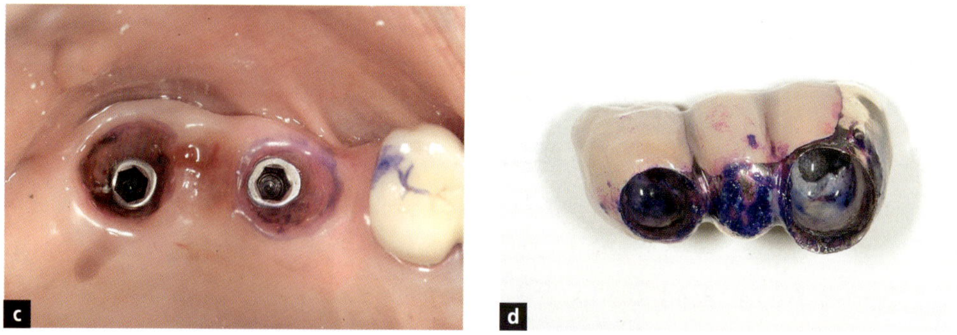

STEP 2. 구강 위생이 개선되고 염증이 줄어든 후 임플란트 표면의 염증을 제거한다. SRP와 글리신 파우더를 이용한 염증 제거가 주체이다.

FIG 2e. 임플란트 주위 점막의 발적은 개선되었다. 상부 구조를 철거할 수 있으면 개선도 빠르다!

FIG 2f. 임플란트 주위를 SRP 한다. 핸드 큐렛으로 임플란트 주위를 SRP한다.

FIG 2g. AIRFLOW powder plus(EMS)로 글리신 파우더를 분사. 기종을 일으키지 않도록 충분히 주의한다!

FIG 2h. 테트라사이클린을 녹인 용액을 2분 동안 올린 후 세정했다.

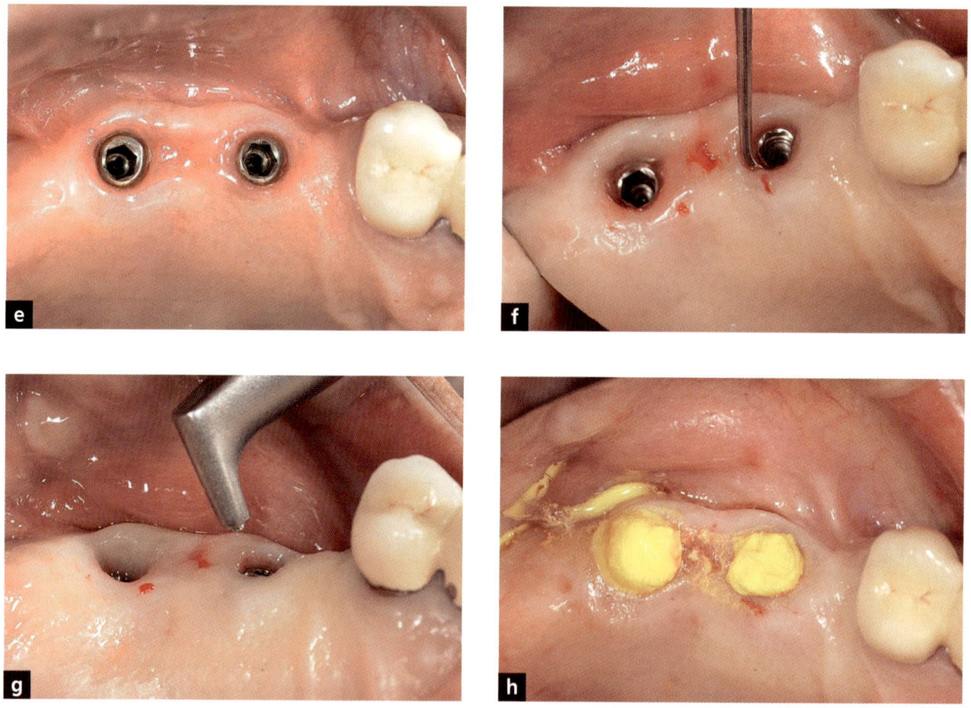

STEP 3. 일련의 비외과 처치 후에 재평가하여 유지 관리로 이행하거나 외과 처치로 이행하는 것을 검토한다.

FIG 2i. 재평가했을 때 치주낭 깊이가 개선되었으므로 상부 구조를 원래대로 되돌리기로 했다.

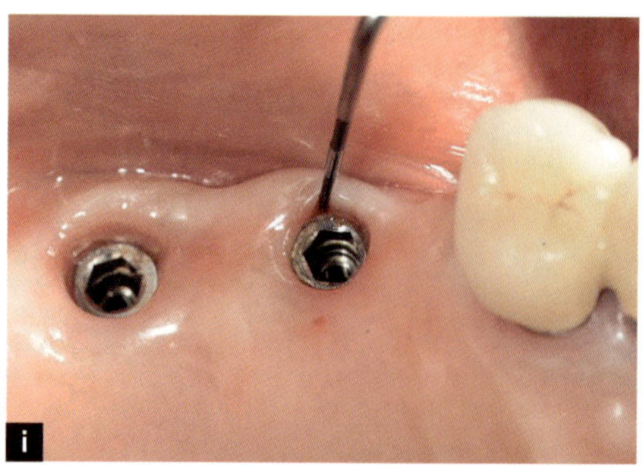

FIG 2j, k. 치료 전·후의 비교. 점막의 상태가 개선되었다. 상부 구조의 형태를 수정해 재장착했다.

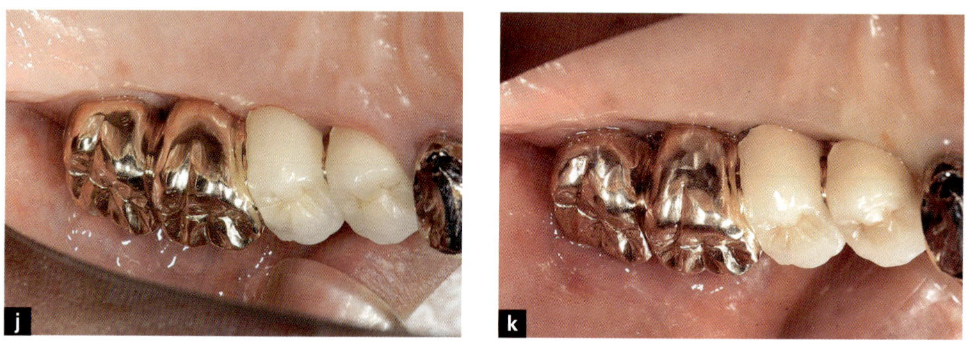

임플란트 주위염의 치료 ②
절제요법

임플란트 주위의 외과 치료는 치주 외과와 마찬가지로 조직 부착법에 해당하는 술식과 절제요법, 재생요법으로 크게 나눌 수 있다. 조직 부착법에 해당하는 open flap curettage 술식으로는 예후 성적이 그다지 바람직하지 않다고 생각한다.

수평성 골흡수를 초래한 증례, 1벽성 혹은 2벽성 골결손, 비심미 영역의 임플란트, 유지 관리가 어려운 증례에 대해서는 절제요법이 선택된다(FIG 3a~d). 절제요법은 임플란트 주위 치주낭의 제거 혹은 감소를 도모하는 술식으로, 필요에 따라 연조직과 경조직의 형태를 수정해 청소성을 향상시킨다. Berglundh는 절제요법과 적절한 유지 관리의 조합으로 평균 4.5년 후에 치주낭 깊이와 BOP의 매우 분명한 감소, 골 레벨의 유지 등 장기적으로 양호한 결과를 얻을 수 있었다고 보고했다.[32] 절제요법은 기본적으로 치주 외과의 절제요법 기준에 따르며 주로 치은 플랩 근첨측 이동술이 이용된다.

플랩을 박리한 후에 골 내 결손의 육아조직을 제거한다. 이때 신선한 골면이 노출할 때까지 철저하게 소파하는 것이 중요하다.

이어서, 임플란트 표면의 염증을 제거한다. 기계적인 염증 제거 방법으로는 티타늄 브러시를 이용한 청소, 레이저 조사(Er:YAG 레이저, Er, Cr:YSGG 레이저 등),[33] 파우더 분사(글리신 파우더, β-TCP 파우더)[34] 등이다(FIG 4a~c).

임플란트 표면의 치주낭 제거뿐만 아니라 구강 전정 확장을 아울러 실시하는 경우는 전층 플랩-부분층 플랩의 콤비네이션을 이용한 근첨측 이동술을 적용한다. 플랩을 박리한 후 오염된 임플란트 주위의 염증을 제거하는데, 필요에 따라서 골정형과 골절제를 하고 플랩을 근첨측에 설치해 봉합하고 고정한다.

임플란트 표면을 회전 절삭 기구로 삭제해 염증 제거와 동시에 활택화를 도모하는 임플란트 성형술(implantoplasty)[35]은 염증을 확실히 제거할 수 있지만, 임플란트의 강도를 저하시키거나 다량의 금속 가루가 날리므로 적용할 때는 주의가 필요하다.

전층 플랩-부분층 플랩을 이용한 근첨측 이동술의 플랩 디자인과 그 구체적인 치료 술식을 임상 예에 제시한다(CASE 3a~q).

임플란트 주위염에 대한 절제요법

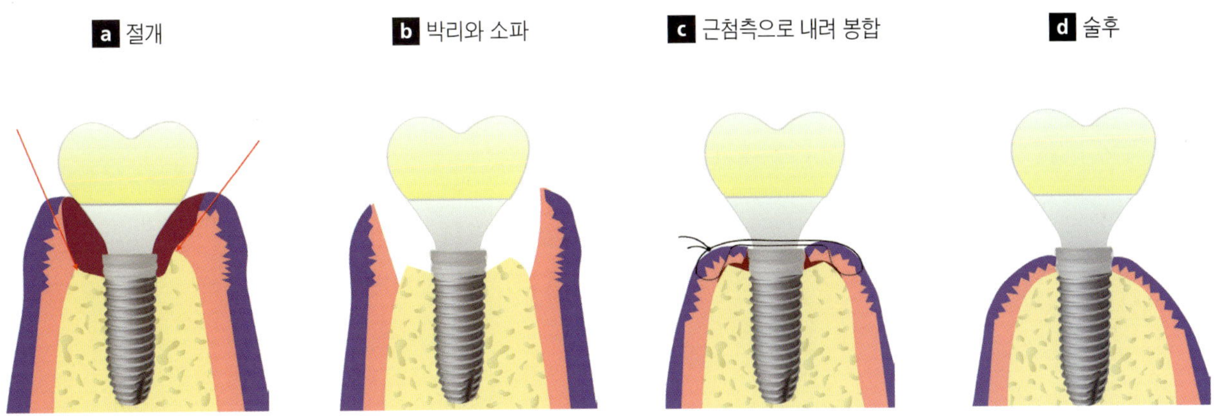

【적응증】
• 비심미 영역
• 수평성 골흡수
• 1벽성 또는 2벽성 골결손

임플란트 주위 골결손 부위의 염증성 육아조직 제거와 필요에 따라서 골을 삭제한다.

각화 점막의 부족과 구강 전정의 협소가 보이는 경우는 치은 플랩 근첨측 이동술 혹은 유리 치은 이식술을 한다.

FIG 3a~d. 임플란트 주위염에 대한 절제요법.

대표적인 임플란트 표면 염증 제거 방법

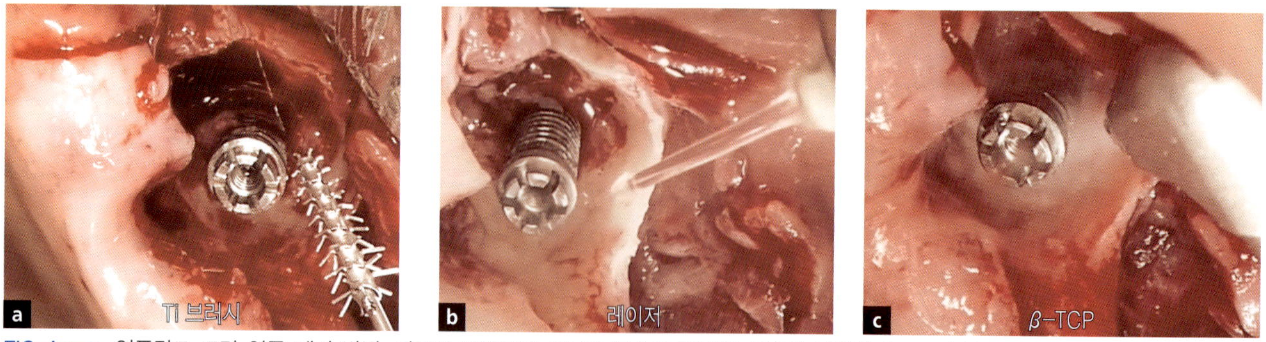

FIG 4a~c. 임플란트 표면 염증 제거 방법. 단독의 방법뿐만 아니라 복수의 방법을 조합해 시행한다. a: 티타늄 브러시를 이용한 청소. b: Er, Cr:YSGG 레이저 조사를 이용한 청소. c: β-TCP 분사를 이용한 청소.

절제요법의 가장 큰 장점은 임플란트 주위 병적 치주낭의 감소와 청소성의 향상이다. 치주낭의 제거에 따라 치아 사이 연조직의 퇴축이나 embrassure의 확대가 필연적으로 일어나는 것에는 주의해야 한다.

절제요법을 한 증례

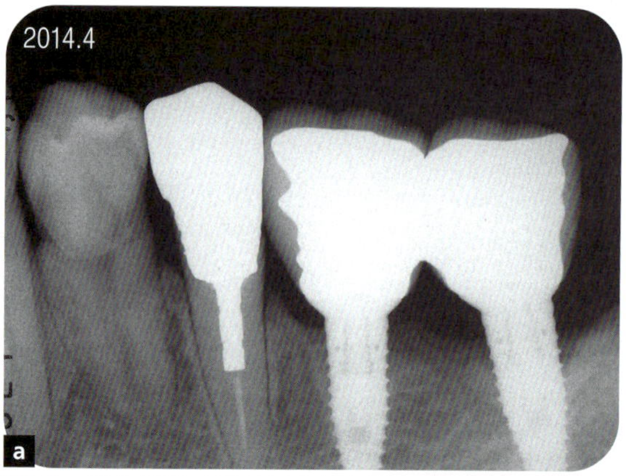

CASE 3a. #36, 37에 수평성 골흡수가 있다.

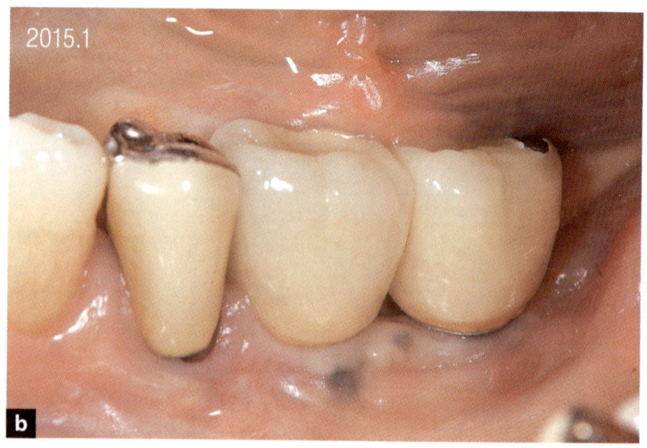

CASE 3b. 비심미 영역이고 구강 전정이 얕으며 각화 점막의 폭이 좁아서 구강 전정 확장과 각화 점막 폭의 확보가 필요하다.

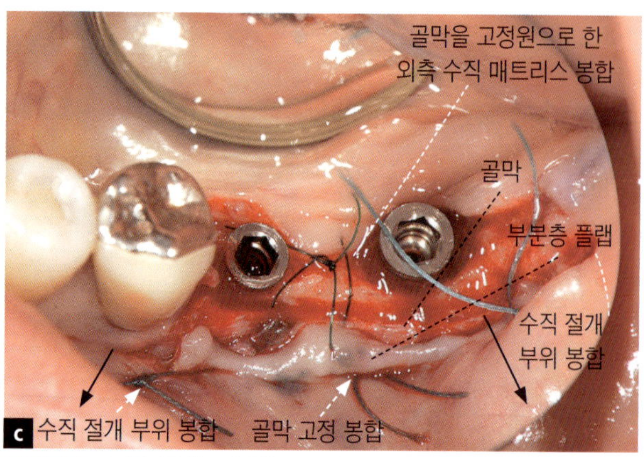

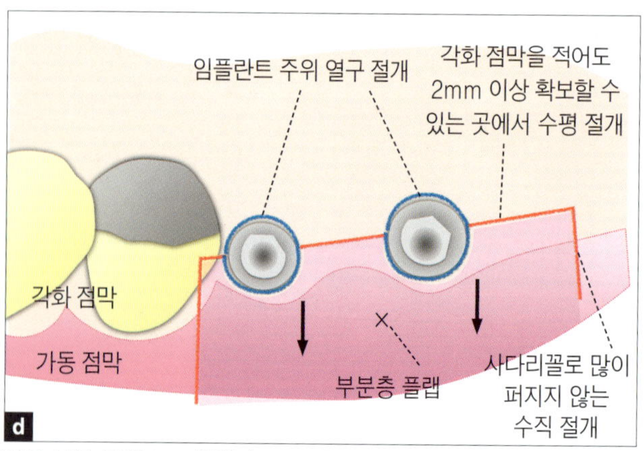

CASE 3c. 전층 플랩–부분층 플랩을 이용한 치은 플랩 근첨측 이동술. 골정만을 전층 플랩으로 형성하고 그 아래는 부분층 플랩으로 형성해, 골면 소파와 필요에 따라서 골정형을 한 후에 오염 임플란트 표면의 염증을 제거하고, 치은 플랩 근첨측 이동술을 이용해 플랩을 근첨측에 설치하고 봉합했다. 봉합 후 상처는 치주 팩으로 보호했다.
CASE 3d. 플랩 디자인과 플랩의 형성.

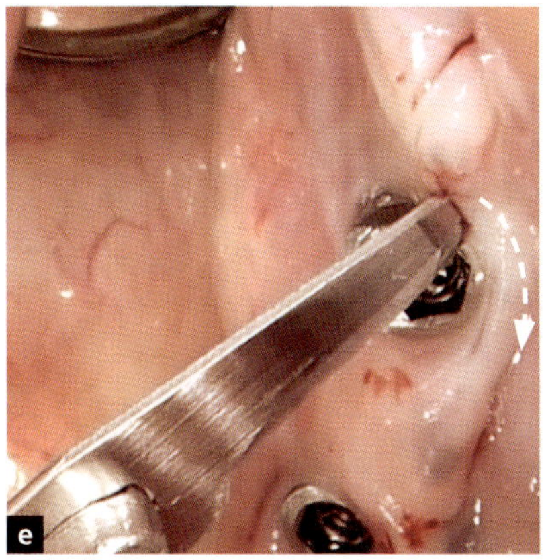

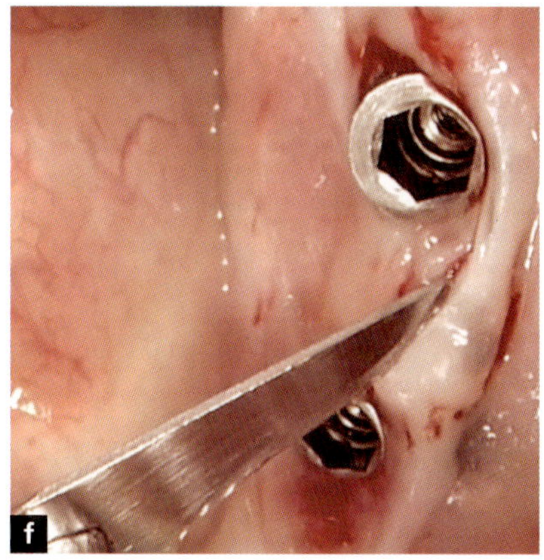

CASE 3e. 각화 점막을 최대한으로 보존하면서 부분층 플랩으로 절개한다. 블레이드로 절개와 동시에 박리한다.
CASE 3f. 블레이드에 의한 천공에 주의한다.

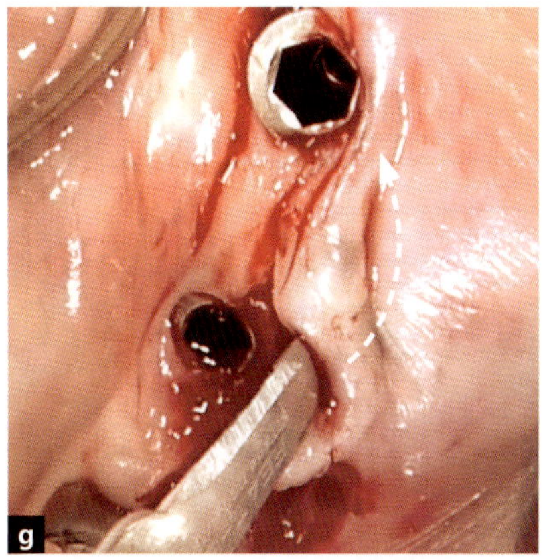

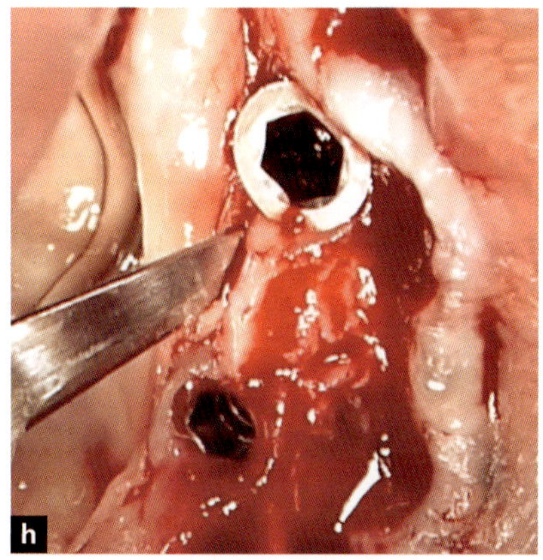

CASE 3g. 어느 정도 근첨측으로 진행하면 블레이드에 의한 천공을 막기 위해 수직 절개 부위에서 블레이드를 넣어 원심을 향해 부분층으로 절개를 진행하는데, 치관측을 향해 잘라 올리는 것처럼 절개한다.
CASE 3h. 설측은 전층 플랩으로 형성한다. 임플란트 주위의 소파를 위해 골정은 골막을 제거하고 골을 노출시킨다.

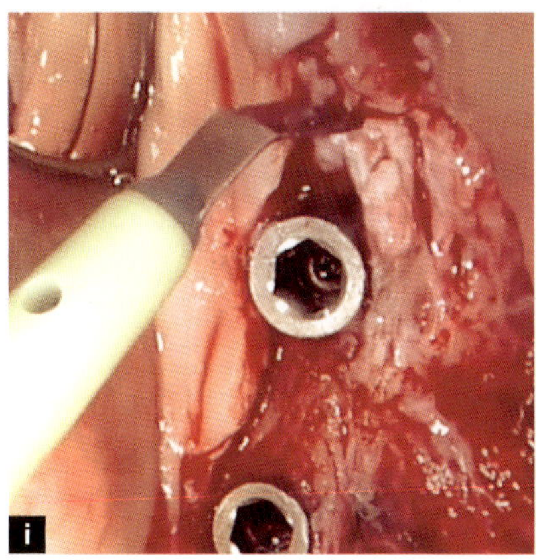

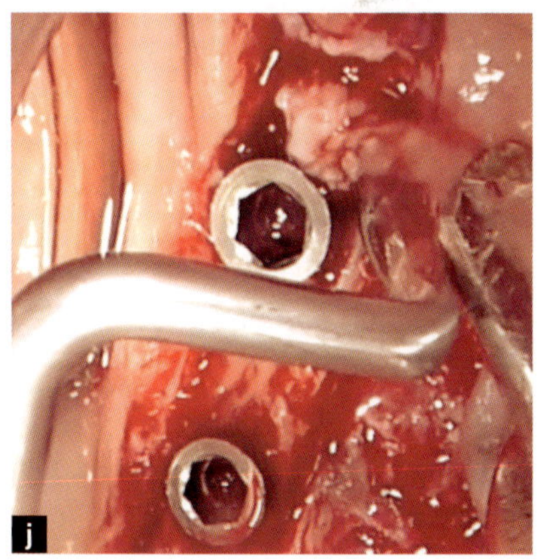

CASE 3i. 골막 부분에 절개를 넣어 연조직을 잘라내고 골을 노출시킨다.
CASE 3j. 분리한 골막은 한 덩어리로 제거하면 효율적이다.

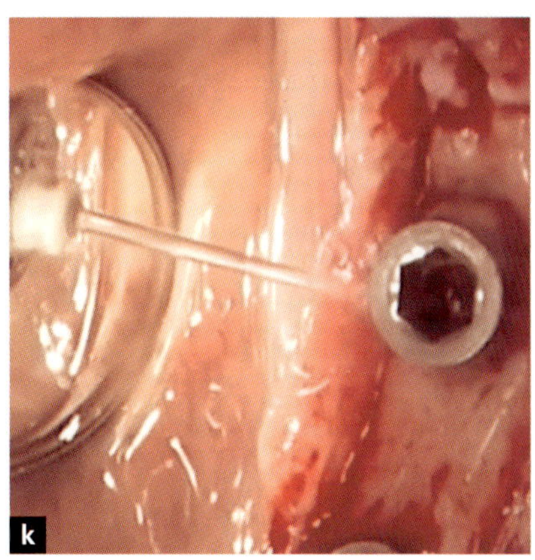

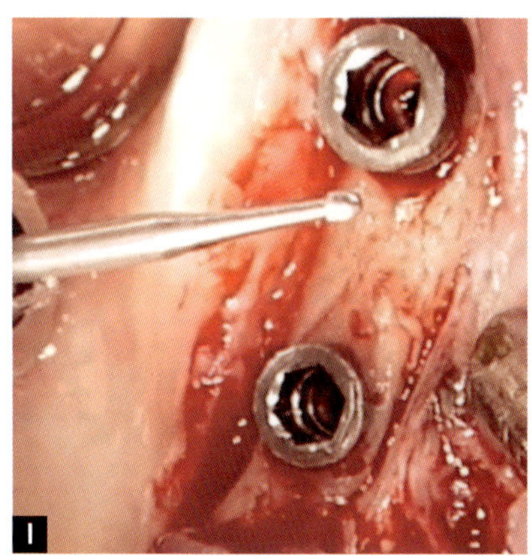

CASE 3k. 임플란트 표면의 염증을 제거한다.
CASE 3l. 필요에 따라 골정형을 한다.

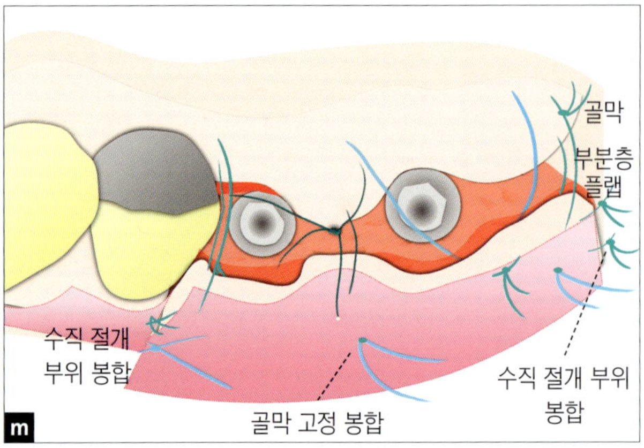

CASE 3m. 골막을 고정원으로 한 외측 수직 매트리스 봉합.

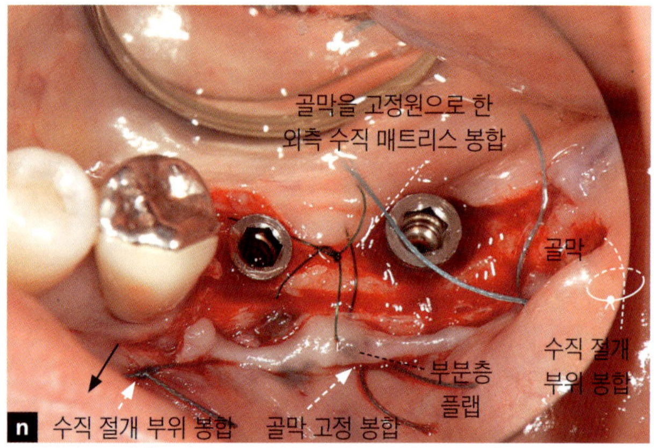

CASE 3n. 전층 플랩–부분층 플랩을 이용한 근첨측 이동술. 골정만을 전층 플랩으로 형성하고 그 아래는 부분층 플랩으로 형성해, 골면 소파와 필요에 따라서 골정형을 한 후에 오염 임플란트 표면의 염증을 제거하고, 치은 플랩 근첨측 이동술을 이용해 플랩을 근첨측에 설치하고 봉합했다. 봉합 후, 상처는 치주 팩으로 보호했다.

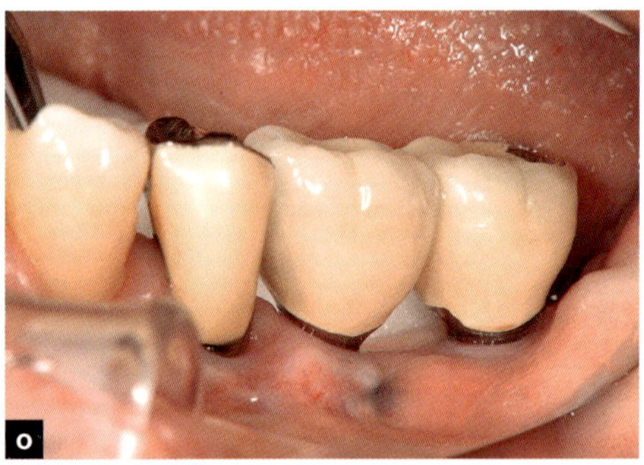

CASE 3o. 외과 처치 후 상부 구조의 형태를 수정해 재장착했다. 임플란트 주위 병적 치주낭은 제거되었다. 각화 점막이 확보되는 것과 동시에 구강 전정도 확장되었고 치아 사이도 청소하기 쉬운 형태가 되어 청소성이 향상했다.

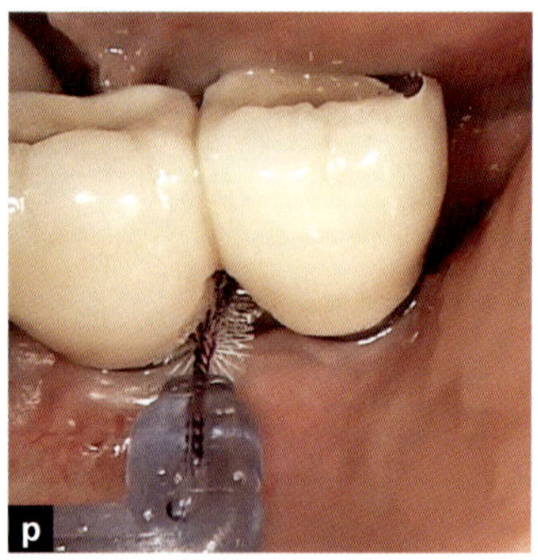

CASE 3p. 임플란트 사이에 치간 칫솔이 적절히 들어가는 것을 확인한다. 치간 칫솔을 이용한 청소가 적절히 이루어지고 있다.

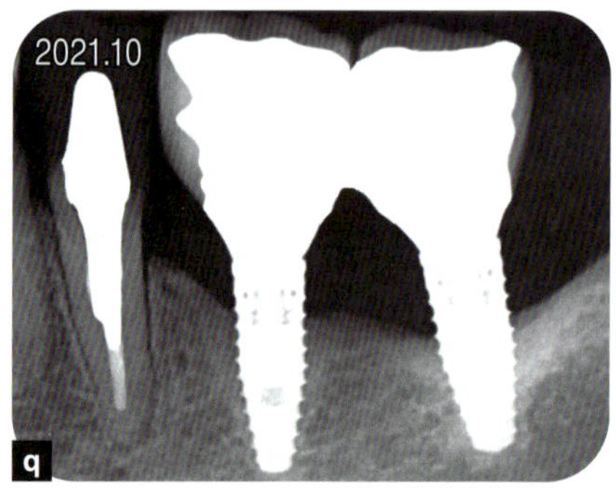

CASE 3q. 유지 관리. 지지골의 증가는 없지만 임플란트 주위 골정의 불투과성이 늘어났고 골정 부위의 선도 뚜렷하다.

Point 1 절제요법의 포인트

① 치주 외과 처치의 절제요법 기준에 따라 골결손의 제거, 병적 치주낭의 제거, 필요에 따라서 각화 점막의 확보, 구강 전정의 확장을 시행한다.

② 치조정의 절개는 각화 점막 내에 넣고, 종종 약간 설(구개)측에 가까운 위치에 설정한다.

③ 보철 형태와 양식을 개선한다.

④ 골 내 결손은 없어지지만 동시에 지지골의 감소를 동반한다.

임플란트 주위염의 치료 ③
재생요법(FIG 5a~d)

임플란트 주위염에 이환한 임플란트 주위의 골결손과 부착 상실에 대해, 골결손의 회복과 임플란트 주위 부착의 회복을 목적으로 재생요법이 적용된다. 임플란트 주위의 재생요법은 중장기의 양호한 임상 성적이 보고되었다.[36~38] 청소성과 임플란트 주위 병적 치주낭 제거의 측면에서는 절제요법도 효과적인 치료 방법이지만, 임플란트 주위 골의 재생과 임플란트 거친 표면 노출의 개선, 부착 상실의 개선 측면에서는 재생요법이 뛰어나다. 또한 임플란트의 거친 표면이 골로 둘러싸여 있는 것이 최대의 감염 방어로 이어진다고 생각한다.

현시점에서 임플란트 주위염에 대한 가장 적당한 술식은 아직 없다.

원인 제거 치료

앞에서 서술한 바와 같이 재생요법에 앞서, 먼저 치주 기본 치료와 마찬가지로 원인 제거를 위한 초기 치료 과정을 반드시 거쳐야 한다.[39]

원인 제거 치료 기간 중에 환자 자신의 자가 치태 조절의 개선을 포함해 술자의 대응으로서 치태 조절을 저해하는 인자의 개선이 시도된다. 병행해서 비외과적 치료로서 맹목적인 임플란트 표면의 염증 제거가 이루어진다. 임플란트 표면의 염증 제거는 앞에서 서술한 바와 같이 기계적인 청소와 화학적인 청소로 크게 나뉜다. 임플란트 표면의 미생물막을 적절히 제거하기 위해서 초음파 스케일러와 글리신 파우더, 에리스리신 파우더 등을 분사하는 abrasion 처치, 핸드 큐렛 등이 이용된다. 임플란트 주위염에 이환한 임플란트 부위를 포함하여 치태 조절이 개선되고 또한 임플란트 표면의 염증을 기계적으로 제거해 점막의 염증이 개선된 후에 재평가를 통해 외과적인 개입이 검토된다.

임플란트 주위염의 치료 ③ 재생요법

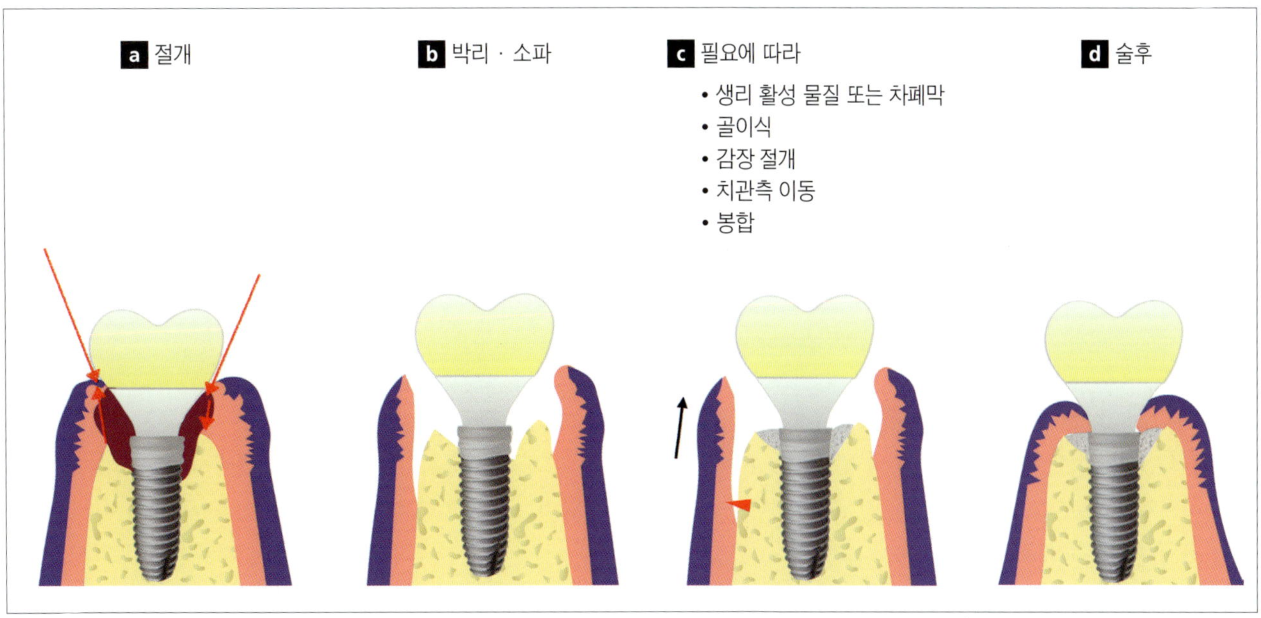

FIG 5a~d. 임플란트 주위염의 재생요법.

【적용하는 부위】
- 심미 영역, 비심미 영역

【골결손의 형태】
- 수직성 골결손
- Contained, noncontained
- 수직성 골결손과 수평성 골결손의 복합형

【연조직의 형태】
- 충분한 연조직의 두께와 양
- 점막의 벌어짐을 동반하지 않음(CTG의 병용으로 가능한 경우도 있음)

재생요법의 선택

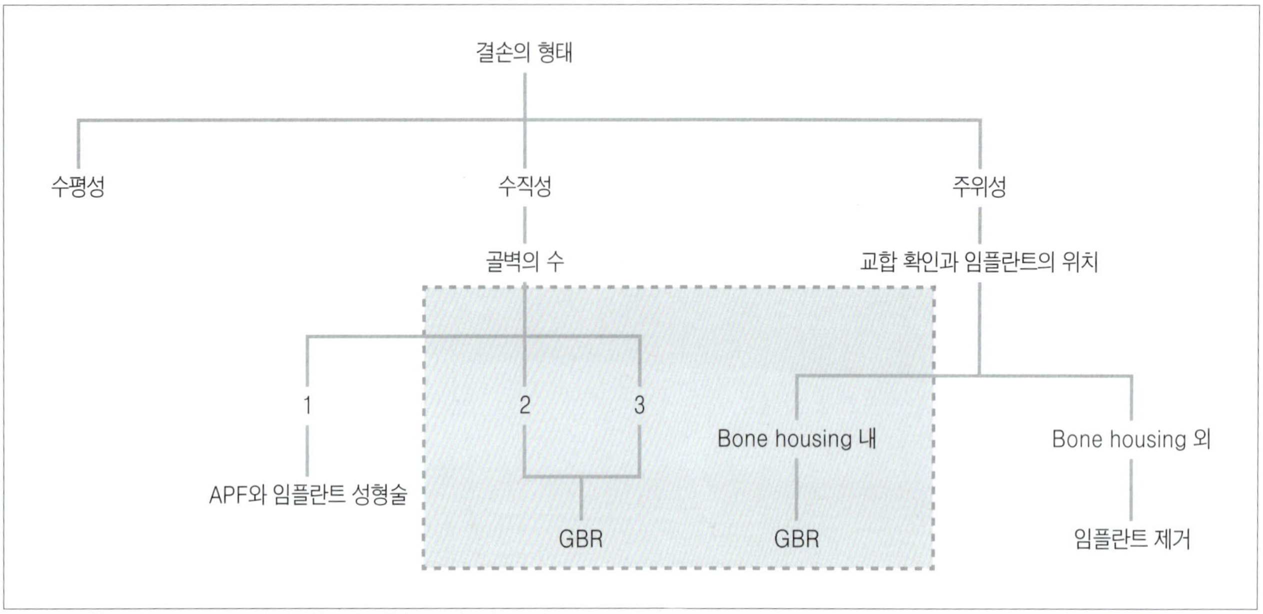

FIG 6. 임플란트 주위 골결손의 형태와 재생요법의 선택. *Aljateeli M, Fu JH, Wang HL. Managing peri-implant bone loss: current understanding. Clin Implant Dent Relat Res. 2012 May;14 Suppl 1:e109-18.에서 변경 인용

재생요법의 선택

일반적으로 수평성 골흡수를 동반하지 않는 골 내 결손, 혼합형이면서도 2벽성 골결손 또는 3벽성 골결손, 주위성 골결손, bone housing(bone envelope) 내에 있는 경우에 재생요법이 선택된다(FIG 6). 그리고 대상이 되는 치료 부위가 심미 영역인지 비심미 영역인지도 선택에서 중요한 요소이다. 임플란트 주위염에 대해 재생요법을 선택할 것인지 여부의 판단에 대해서 Okayasu 등은 치료 지침의 의사 결정 분지도(decision tree)를 보고했다(FIG 7).

① 골이식재, 차폐막, 생리 활성 물질

임플란트 주위염의 재생요법에 가장 대중적으로 이용되는 골이식재는 Bio-Oss이다. 치주조직 재생요법이나 GBR에서 최적 표준(gold standard)으로 여겨지는 자가골만을 사용한 연구는 적다. 주목해야 하는 것은 차폐막의 사용은 효과적이지 않다는 결과가 적잖이 보고되고 있다는 사실이다.[40,41]

Regidor 등은 콜라겐 차폐막을 병용한 재생요법에서 임상 파라미터에는 차이가 없고 오히려 골이식재 노출이나 점막 벌어짐, 수술 시간 연장, 술후 통증이 있었다고 보고했다.[42] 임플란트를 식립할 때의 GBR이 수많은 혜택을 주는 것을 고려하면, 이 결과를 심리적으로 쉽게 받아들일 수 없는 것이 사실이다. 하지만 이 사실은 임플란트 주위염의 재생요법은 반흔화한 연조직, 거대화한 골결손, 두꺼운 육아조직의 존재 등 독특한 고려가 필요한 처치인 것을 추측할 수 있다.

한편, Yoshie(吉江)는 메타 분석으로 골이식과 차폐막의 병용 수술이 치주낭의 감소, 부착의 획득, 골의 증가, BOP의 감소에서 모두 유리하다고 보고했다.[43]

저자는 골벽의 상황에 따라서는 병용 요법을 이용하는 것이 임상적으로는 양호한 결과를 보인다고 생각한다. 다시 말해서 '수평성 골흡수+골 내 결손' 패턴에서는 골이식, EMD 등의 생리 활성 물질 적용, 차폐막의 3가지를 병용한 재생요법이 효과적이라고 생각해 실천하고 있다.

② 골결손 패턴과 상처 치유

임플란트 주위염에 재생요법을 적용할 때는 기술적인 측면에서 다음의 2가지 점에 주의해야 한다. 먼저 임플란트 주위염의 골결손에는 특유의 패턴이 존재한다는 점이다. 여기에 대해서는 뒤에 서술한다. 그리고 두 번째 문제로서 임

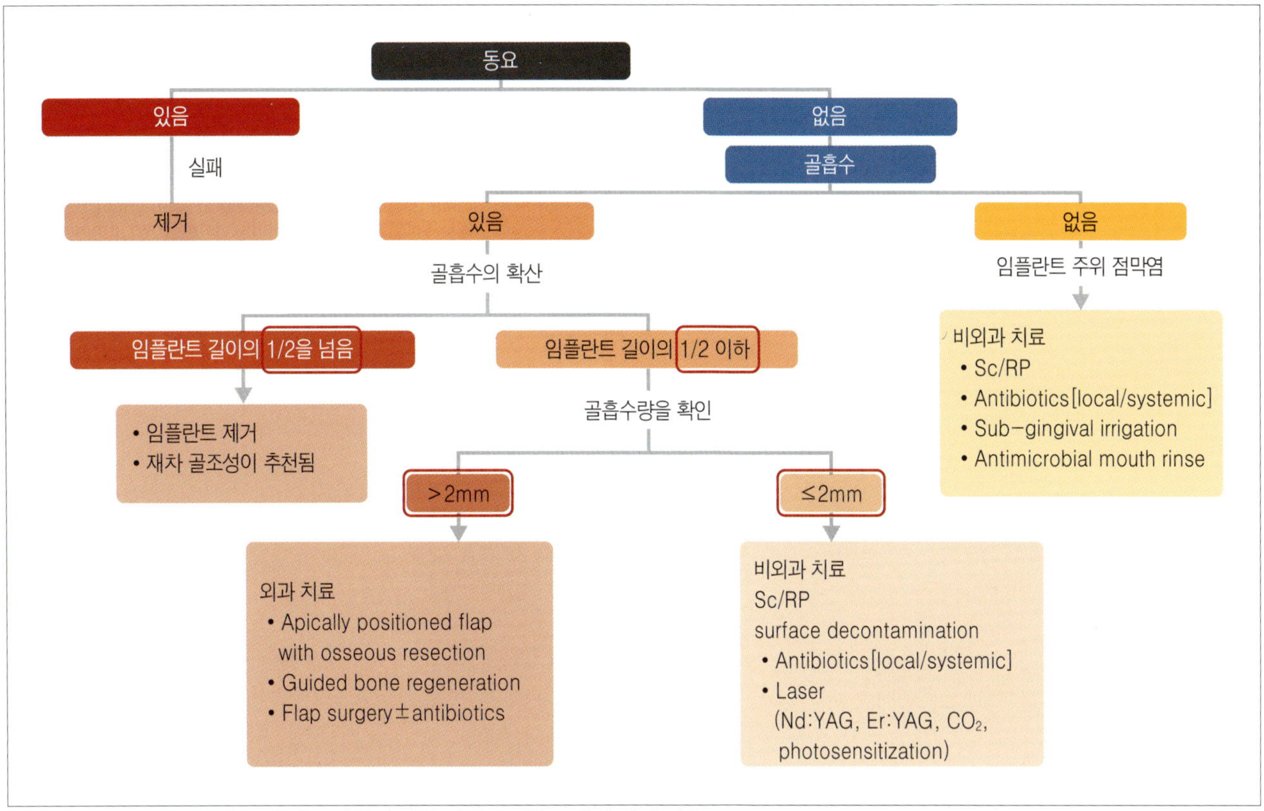

FIG 7. 임플란트 주위 골흡수와 치료 방침의 선택. *참고문헌 27에서 변경 인용

플란트 주위 연조직은 기본적으로 혈관이나 결합조직이 부족한 반흔 조직의 이미지가 강해서 이것이 플랩의 절개, 박리, 소파 및 봉합 후 상처 치유에서 마이너스 요인이라는 점이다. 게다가 임플란트 주위 골결손에는 두꺼운 염증성 육아조직이 있어, 이것이 플랩 형성 등의 조작을 어렵게 한다. 치주염의 골결손은 복잡한 치근과 잔존 골벽 사이에 개재한 염증성 육아조직의 제거에 시간과 노력이 필요하지만, 임플란트 주위염은 임플란트 자체가 완전히 둥글고 기본적으로 표면은 백악질이 없이 곧바로 골과 접촉하고 있으며 골결손 부위도 건전한 결합조직을 개재하지 않으므로 육아조직의 제거보다 플랩 두께의 조절과 재생을 위한 장소의 확보가 더욱 중요하다.

임플란트 주위염에서 재생요법 결정을 위한 검토 사항

임플란트 주위염에서 외과 처치 방법을 결정하기 위한 요소로는 ① 임플란트 주위염의 골결손 형태, ② 임플란트 주위 연조직의 상태, ③ 임플란트 상부 구조를 철거할 수 있는지의 3가지를 들 수 있다. 이러한 요소를 토대로 절제 처치, 조직 부착법의 기준을 따르는 외과 처치, 재생요법 중 한 술식을 선택한다. 또한 점막 두께나 열개 등의 상황에 따라 연조직 이식 또는 치은 플랩 근첨측 이동술을 통한 각화 점막 폭의 증가와 구강 전정의 확대를 통한 청소성의 향상을 도모할 수 있다. 상부 구조를 철거해 점막 아래에 매몰시켜 골의 재생을 도모할 수 있는지 여부는 중요한 과제이다. 다시 말해서 submerged type인지 non-submerged type인지에 따라 술식의 선택과 예후가 크게 좌우된다.

임플란트 주위염에서 골결손 형태의 특징

치주염과 임플란트 주위염에는 많은 공통점이 있지만, 특유의 차이점이 있는 것도 알려져 있다. 치주염은 염증성 세포 침윤이 골에 직접 도달하지 않고 염증이 없는 결합조직에 의해 골에서 떨어져 있는 반면, 임플란트 주위염은 염증성 세포 침윤이 직접 치조골에 접촉하고 있다. 이것은 치주질환에 이환한 치아 주위의 육아조직 제거보다, 임플란트 주위염 골결손의 연조직 제거가 더 쉽다는 임상 경험을 설

임플란트를 둘러싸는 접시 모양 골흡수

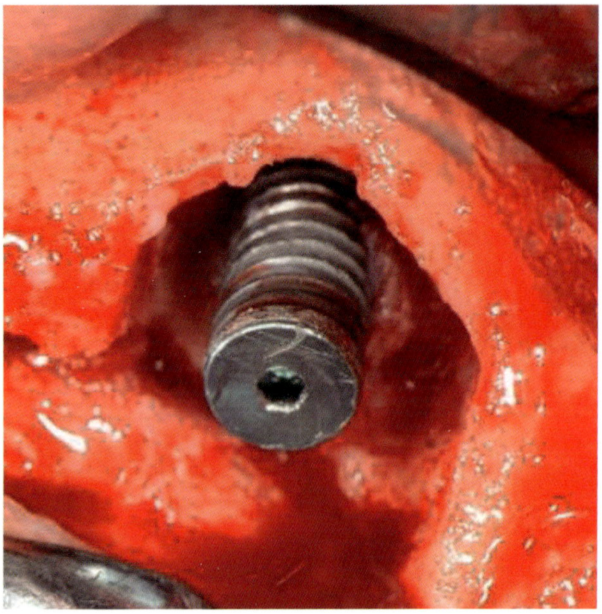

FIG 8. 임플란트 주위에 접시 모양의 골흡수가 일정한 폭을 가지고 생긴다.

명하는 것일 수도 있다. 또한 조직학적 소견을 보면 임플란트 주위염이 더 급성의 염증인 것이 시사되었다.

한편, 임플란트 식립 외과 수술에서 점막 골막 플랩을 박리하면 표층 피질골에 공급되는 혈액이 차단되어 얇은 협측 피질골에서 골흡수가 더 많이 일어나는 것으로 알려져 있다. 이 골흡수를 Roux 등은 'avascular necrosis'라고 표현했는데,[44] 임플란트 주위염에서도 협측의 피질골이 흡수한 증례를 많이 볼 수 있다.

임플란트 주위염 골흡수의 특징적인 현상으로서 크게 2가지를 들 수 있다.

① 동심원의 접시 모양 골흡수

하나는, 많은 임플란트 주위염에서 임플란트를 둘러싸고 동일한 정도의 폭을 유지하는 형태인 동심원의 접시 모양 골흡수가 보인다는 점이다.

이러한 현상에 대해서 Shimono(下野)는 임플란트 주위염에서 거대한 골흡수가 보이는 이유를, 자연치의 주위에는 '자기방어 기능'이 있고 샤피 섬유(Sharpey's fiber)에 의한 결합조직성 피막이 염증으로부터 치조골을 보호하고 있는 것에 대해 임플란트 주위 조직에는 샤피 섬유가 없어서 염증이 치조골 정상까지 확산해 자연치에서는 보이지 않는 큰 골결손을 일으킨다고 설명했다.[45] 또한 임플란트 주위의 치밀골은 혈관과 파골세포의 분포도 부족하여서, 염증과 면역 등의 방어 반응이 일어나지 않거나 늦으므로 침식성 골흡수(undermining bone resorption)를 거쳐 광범위 골흡수가 발생하는 것으로 추측한다(FIG 8).

② 협측 골흡수

임플란트 주위염 골결손의 두 번째 특징은 협측 골흡수가 많이 보인다는 점이다. Monje 등은 임플란트 주위 3벽성 골결손의 대부분은 협측 골의 상실을 나타낸다고 보고했다.[46] 이러한 사실은 식립 시점에서 협측 피질골의 두께, 식립 위치, 부적절한 식립 각도와 많은 관련이 있을 것으로 추측한다.[14]

참고로, 골결손의 평가는 치주염의 골결손 치료에서 재생요법의 예지성을 검토하는 데 있어서 중요한 사항이다. 3벽성 골결손은 골재생에 유리한 상황이어서 차폐막이나 생리 활성 물질과 골이식을 병용하면 골재생을 얻을 가능성이 크다. 치주질환에 이환한 치아 주위의 골결손에는 1벽성 골결손, 2벽성 골결손, 3벽성 골결손과 각각에 다양한 변이, 예를 들어 치근 근심에서 일어나는 3벽성 골결손 등과 같은 수많은 조합의 패턴이 있지만, 임플란트 주위에는 임플란트가 치근과 달리 완전한 원형인 것도 관련이 있어서 근심만의 3벽성 골결손과 같은 형태는 거의 보이지 않는 점에 주의해야 한다.

임플란트 주위염의 특징적인 골결손 형태 분류

임플란트 주위염의 특징적인 골결손 형태는 Schwarz 등이 최초로 제시했다.[47,48] Schwarz 등은 임플란트 주위 골결손을 수직성 골결손과 수평성 골결손으로 나누고 수직성 골 내 결손을 Ⅰ형, 수평성 골결손을 Ⅱ형으로 분류했다. 여기서 다시 골 내 결손의 형태를 Ⅰa~Ⅰe로 분류했는데, 사람(53.3%)은 물론 개(86.6%)에서도 가장 많았던 것은 주위성 골결손인 Ⅰe였다(FIG 9). 이 결과는 앞에서 서술한 바와 같이 임플란트 주위염을 외과적으로 치료할 때 동심원 상태의 골결손이 자주 보이는 것과 일치했다.

한편, Monje 등은 임플란트 주위염에 이환한 임플란트 주위 골결손의 형태와 중증도를 평가해 골 내 결손을 Class 1, 수평성 결손을 Class 2, 혼합 결손을 Class 3으

임플란트 주위염의 특징적인 골결손 형태 분류

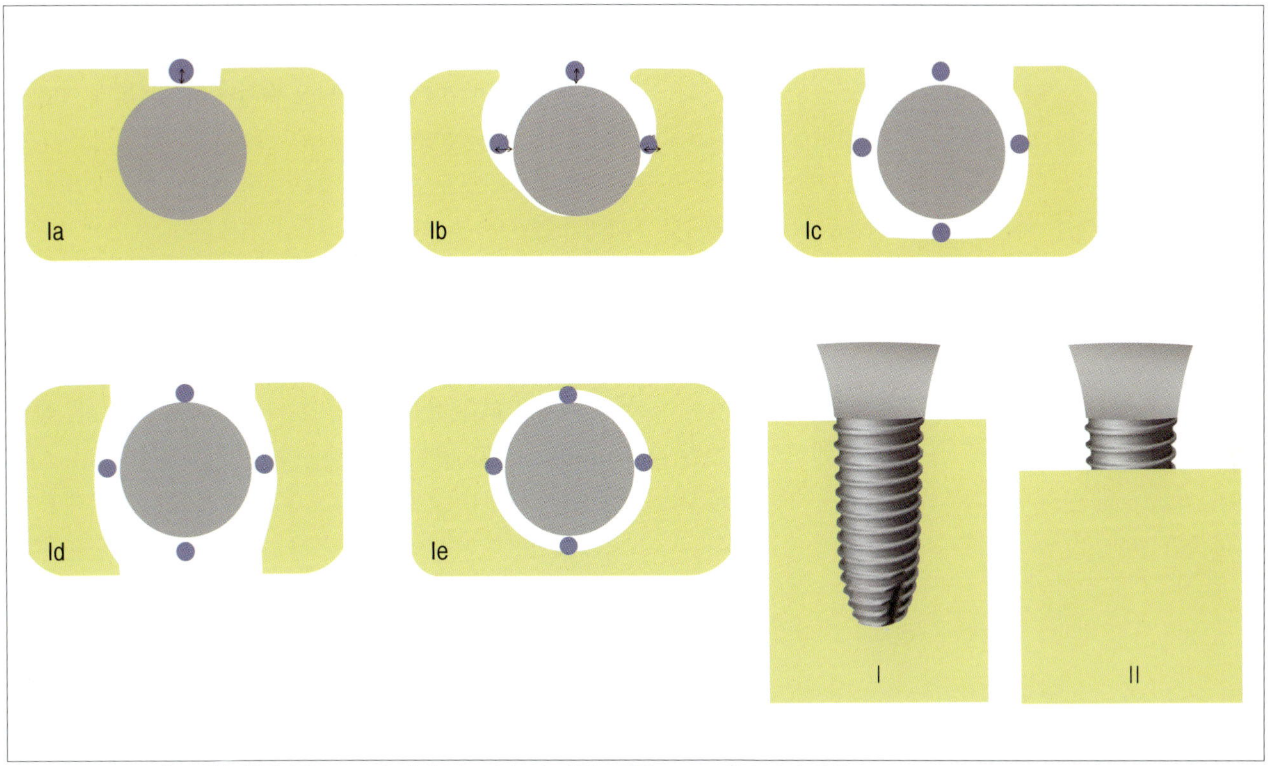

FIG 9. Schwarz의 골결손 형태 분류. Ⅰe가 가장 빈도가 높다. *참고문헌 47, 48에서 변경 인용

로 분류했고, 나아가 Class 1과 Class 3 골결손을 협측 골결손인 sub-class a, 2~3벽성 골결손인 sub-class b, 주위성 골결손인 sub-class c로 다시 분류했다[49](FIG 10).

주목해야 할 것은 임플란트 주위 골결손의 55%가 Class

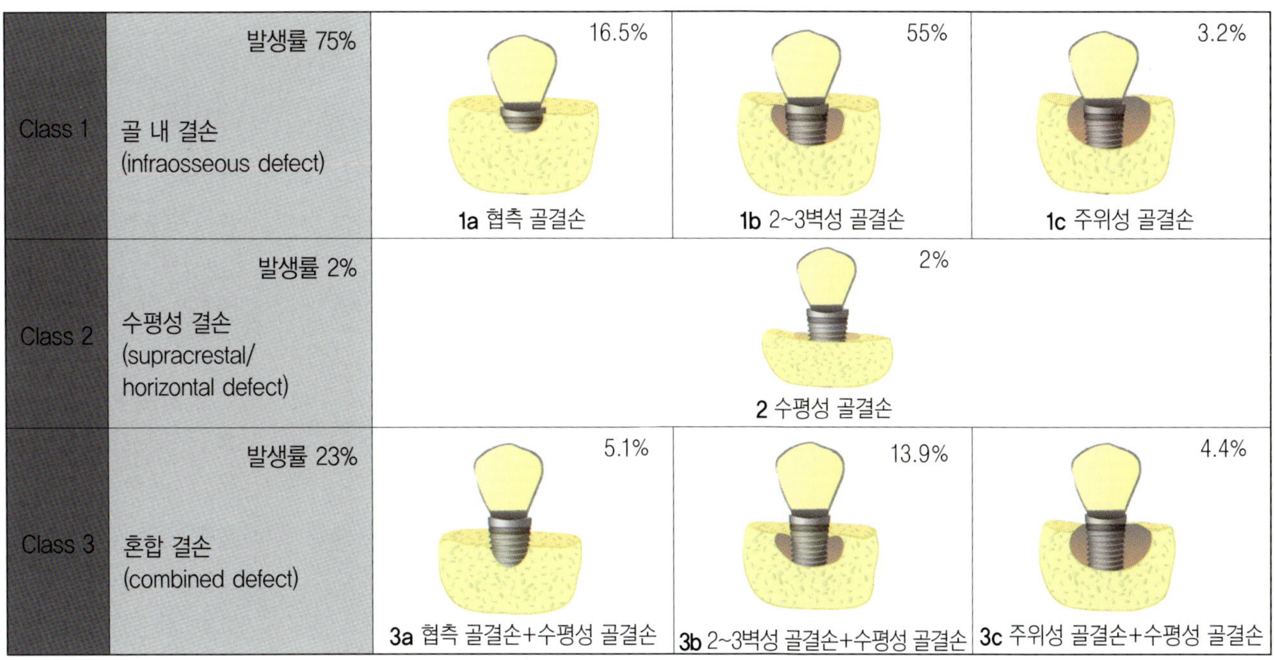

FIG 10. Monje의 임플란트 주위염 골결손과 중증도의 분류. *참고문헌 49에서 변경 인용

1b(골 내 결손)이면서 2~3벽성 골결손이었고, 13.9%가 수평성 골결손+2~3벽성 골결손인 Class 3b였다는 사실이다. 다시 말해서 Class 1b와 Class 3b가 68.9%로 대부분을 차지하고 있어, 이것은 골재생의 관점에서는 비교적 유리한 조건에서 골재생이 도모된다는 것을 시사한다.

또한 Monje 등은 임플란트 주위 골결손 형태의 sub-class에서 대다수가 협측 골상실이 다른 골벽보다 심하게 일어났다고 보고했다. 이러한 사실은 임플란트를 식립할 때 골벽 두께의 평가, 식립 위치, 방향의 적확성, 식립 시점에서 협측 골벽 두께의 확보(증가)가 중요하다는 것을 시사한다.

임플란트 주위염 특유의 연조직 문제

임플란트 주위 연조직은 기본적으로 혈관이나 결합조직이 부족한 반흔 조직의 이미지를 가져서 이것이 플랩의 절개, 박리, 소파 및 봉합 후 상처 치유에서는 마이너스 요인이다. 게다가 임플란트 주위 골결손에는 두꺼운 염증성 육아조직이 있는데 이것이 플랩 조작을 어렵게 한다.

두꺼운 육아조직에 적절한 '분리 절개'를 넣으면 골결손 부위의 염증성 육아조직이 한 덩어리로 제거되어, 결과적으로 플랩의 안쪽에 재생을 위한 공간이 형성된다. 따라서 임플란트 주위염에서는 골결손 형태 평가와 함께 연조직 평가가 중요하다. 왜냐하면 열개나 퇴축 등으로 인한 연조직 결손은 재생을 위한 공간 확보를 어렵게 만들기 때문이다.

임플란트 표면을 노출해 감염을 증가시키는 연조직 문제는 다음의 2가지로 정리할 수 있다.

하나는 치은 열개나 천공이고 다른 하나는 치은의 수평 퇴축이다(FIG 11).

치은 열개가 있거나 앞으로 치은 퇴축이 생기기 쉬운 얇은 표현형의 점막을 가진 환자는 감염에 대한 방어의 관점

임플란트 주위염 특유의 연조직 문제[50]

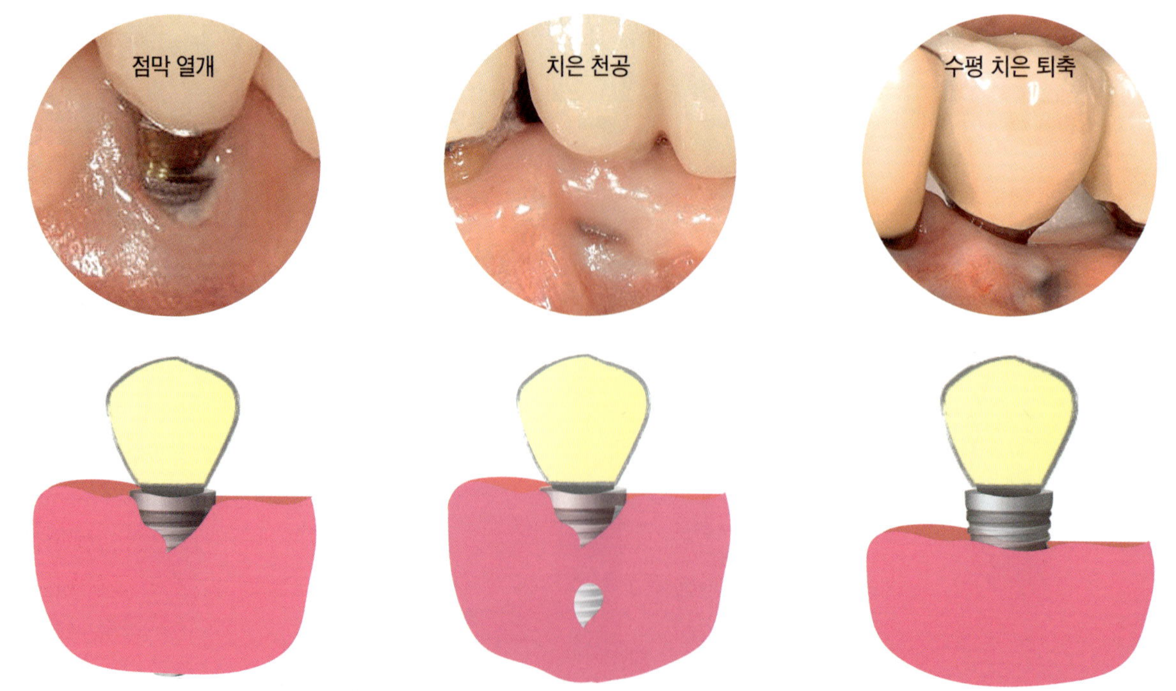

점막의 열개가 발생한 상태. 점막의 열개로 임플란트 표면은 구강 내에 노출된다. 청소가 어려워 염증의 악화가 염려된다.

점막 아래에서 임플란트의 노출이 보인다. 혈류의 관점에서 점막의 회복이 어려워진다.

임플란트 주위 골의 수평 흡수에 따라 점막의 수평 퇴축이 일어난다. 이 상태에서 수직 골 레벨의 개선은 어렵다.

FIG 11. 임플란트 표면을 노출하는 연조직의 문제.

이나 심미적인 관점에서 연조직의 증가 처치가 종종 필요하게 된다. 임플란트 주위 각화 점막 폭을 확보할 필요성이 있는지는 오랜 세월에 걸쳐 찬반양론의 대상이었다. 최근 Galarraga-Vinueza 등은 리뷰 논문에서, 연조직 이식은 임플란트 주위 질환의 예방과 치료에 유익할 가능성이 있다고 보고했다.[51]

임플란트 주위 연조직에 대한 배려와 처치

임플란트 주위염을 치료할 때 임플란트 주위 연조직에 대한 배려는 다음의 관점에서 중요하다.

먼저, 임플란트 주위염에 대한 비외과적 원인 제거 국면에서 적절한 구강 위생 지도로 임플란트 표면의 염증을 제거하면, 임플란트 주위 조직의 발적과 부기 등의 염증 증상이 개선해 염증 소견이 없는 임플란트 주위 점막을 얻을 수 있다.

다음으로, 임플란트 주위 점막에 생긴 치은열(gingival cleft) 형태의 열개는 임플란트 표면에 세균 감염이 일어날 가능성이 있으므로 적절한 구강 청소가 되어도 임플란트 표면에 미생물막이 정착해 추가의 점막 퇴축이나 염증의 재발이 염려된다. 이러한 점에서 점막의 열개가 임플란트 주위염 증상을 개선할 때 불리하다고 생각될 때는 적절한 연조직 처치를 통해 치은열 형태의 열개는 개선되어야 한다(FIG 12).

① 점막 두께

점막 두께의 문제는 요즈음 매우 중요시되고 있다. Linkevicius가 점막 두께에 따라 임플란트 주위 골의 흡수량이 좌우된다고 보고[52]한 이후, 최근에는 임플란트 주위 경조직의 안정을 위해서 적당한 두께의 점막을 가지는 것의 중요성이 강조되었다.[53,54]

한편, 너무 두꺼운 점막은 임플란트의 주위염의 위험성을 높인다는 보고도 있다. 너무 두꺼운 점막은 청소의 어려움을 초래하며, 따라서 염증이 사라지기 힘들다고 생각한다. 임플란트 주위염에 이환한 임플란트 주위에 적당한 두께와 폭의 각화 점막이 없는 상황에서 재생요법을 할 때, 또는 임플란트 주위 골재생을 시행한 이후의 2차 외과 수술에서 점막의 두께를 확보하기 위해서 결합조직 이식술을 종종 시행한다. 그리고 결합조직 이식술은 심미성 개선을 위해서도 중요하다.[55,56]

임플란트 주위 연조직에 대한 배려와 처치

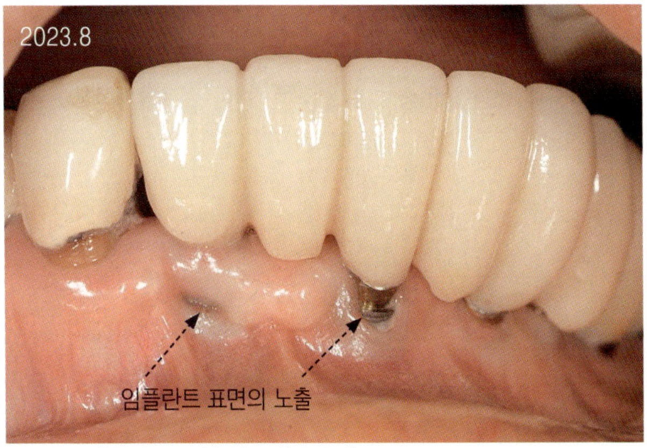

FIG 12. 임플란트 주위 연조직의 문제.

임플란트 상부 구조를 철거할 수 있는지의 여부와 적용하는 플랩 디자인

임플란트 주위염에 대한 재생요법의 플랩 디자인은 상부구조를 철거하고 치료할 수 있는지에 따라 non-submerged type과 submerged type으로 나뉜다(TABLE 3, FIG 13). 이것은 임플란트 주위염에 대한 재생요법의 난이도와 술후 성적에 크게 영향을 주는 중요한 항목이다.

GTR을 적용하는 경우와 마찬가지로 임플란트 주위염에 대한 재생요법에서도 임플란트를 노출한 상태로 재생을 도모하는 non-submerged type 술식과 임플란트를 완전히 일차 폐쇄할 수 있는 submerged type(GBR에 유리함) 술식으로 크게 나뉜다. 임플란트 주위염에 이환한 임플란트에서 상부 구조를 철거하고 점막 아래에 매몰하는 submerged type 술식을 선택할 수 있으면, 임플란트 주위염의 재생요법에서는 유리한 상황이다. 임플란트 주위염에 이환한 임플란트를 확실히 일차 폐쇄할 수 있는 것은 골재생이 더욱 유리하게 이루어진다는 것을 의미한다. 한편, 임플란트 주위염에 이환한 임플란트를 완전히 일차 폐쇄하지 않고 플랫폼 혹은 임플란트 경부가 점막에서 구강에 노출한 상태로 재생요법을 하는 것은 기술적인 어려움을 동반하므로 확실한 골재생은 힘들다고 생각한다.

플랩을 일차 폐쇄하는 submerged type 술식을 선택하면 양호한 골재생을 얻을 수 있다.[57,58] Submerged type에 적합하기 위한 요건으로는 ① 적절한 골 레벨일 것, ② 임

상부 구조를 철거할 수 있는지의 여부

TABLE 3. 임플란트 주위염에 대한 재생요법의 플랩 디자인. *설명 내용은 참고문헌 59에서 인용

상부 구조를 철거하고 치료할 수 있는가	플랩 디자인	임플란트 타입	
철거할 수 없음	Non-submerged type (trans gingival type)	티슈 레벨 타입	치주질환의 치근 주위 골결손 등과 같이, 구강 환경과 교통한 상황의 골결손에 이용됨. 차폐막을 사용한 GTR, 주로 치주조직의 재생에 이용됨(FIG 13a)
철거할 수 있음	Submerged type	골 레벨 타입	골증가술이나 임플란트를 식립할 때 발생한 골결손과 같이, 구강 환경과 전혀 교통하지 않는 상황에서 이용됨. 차폐막을 사용한 GBR, 골조직의 재생에 이용됨(FIG 13b)

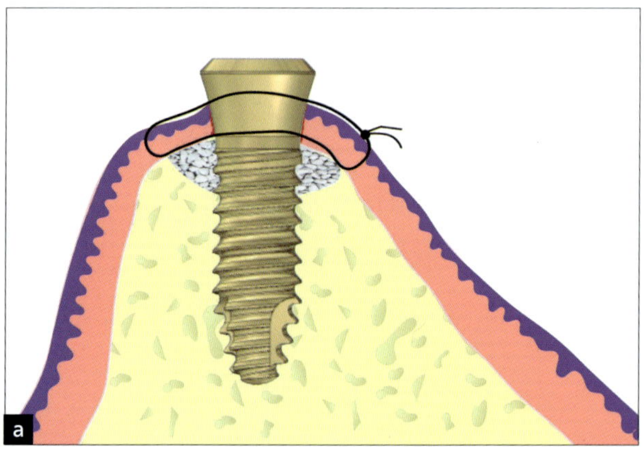

FIG 13a. 치주조직 재생요법 술식의 기준을 따른다.

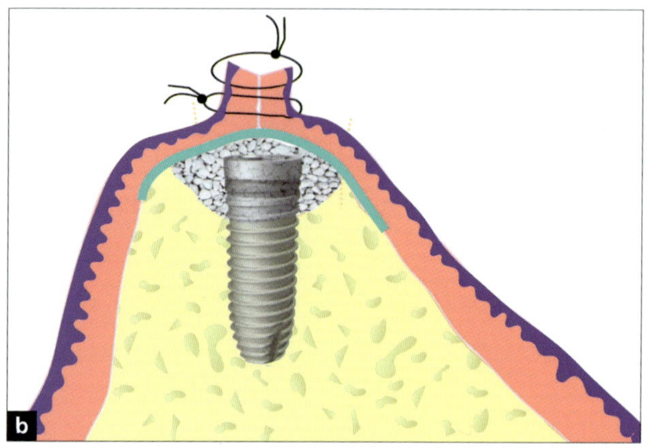

FIG 13b. GBR 술식의 기준을 따른다.

플란트 상부 구조를 철거할 수 있을 것, ③ 치조골 정상에서 직선 절개를 넣을 수 있거나 적절한 플랩의 트리밍으로 일차 폐쇄가 가능할 것, ④ 점막에 열개가 없을 것(결합조직 이식 등으로 플랩의 폐쇄가 가능해지는 일도 있음) 등을 들 수 있다. Non-submerged type 술식은 예전부터 언급해왔던 trans gingival type[59] 재생요법이다.

임플란트 주위염에 대한 재생요법에서 non-submerged type 술식을 선택하는 상황은 ① 원피스 타입 임플란트나 티슈 레벨 타입 임플란트가 식립된 경우, ② 임플란트가 타 병원에서 처치된 것이고 철거하기 위한 기구를 구할 수 없는 경우, ③ 시멘트로 합착해 상부 구조를 철거하기 어려운 경우, ④ 임플란트 시스템 자체가 이미 판매가 중지되어 철거를 위한 기구를 구할 수 없는 경우 등을 생각할 수 있다.

Monje 등은 골결손 형태와 submerged type 혹은 non-submerged type의 어느 한쪽을 조합한 재생요법과 절제요법의 선택 지표를 제시했다(FIG 14).

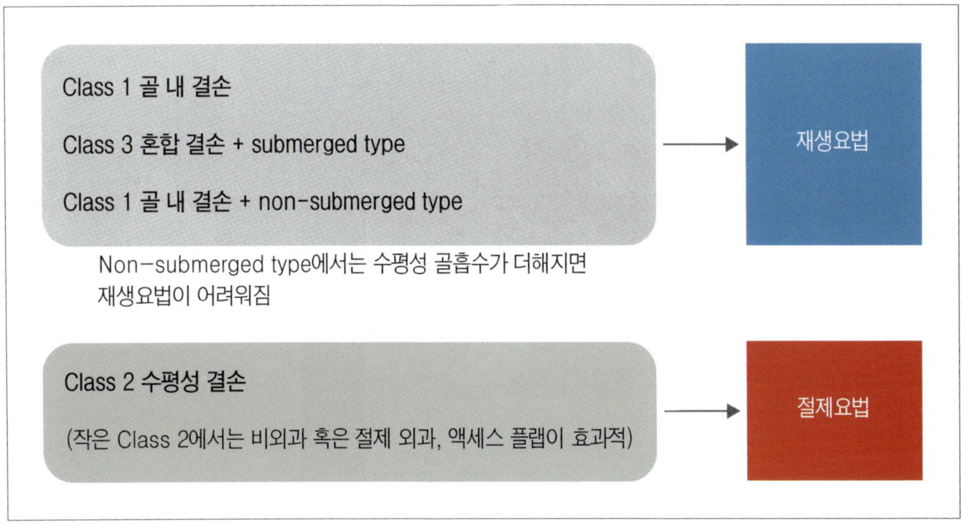

FIG 14. Monje의 골결손 형태 분류와 술식 선택.

Submerged type 플랩 디자인

(FIG 15, CASE 4, 5. 106페이지에서도 자세히 서술함)

Submerged type 술식은 일차 폐쇄로 플랩이 닫히므로, 구강 환경과 교통하지 않는 상태에서 재생을 도모할 수 있다. 기본적으로는 GBR 술식과 같다.[60]

앞에서 서술한 바와 같이 플랩의 적절한 일차 폐쇄는 골재생에 유리하게 작용한다. 반면에 플랩이 벌어지면 골재생을 불리하게 만들고, 동시에 골이식재 감염의 위험성과 치은 퇴축의 위험성을 동반한다.

가장 바람직한 상황은 임플란트 주위염에 대해 재생요법

Submerged type 플랩 디자인의 예

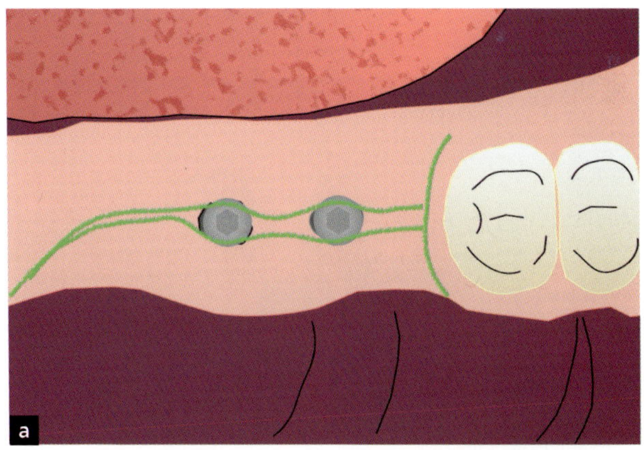

FIG 15a~c. 골이식이나 차폐막을 설치하는 경우는 골막 절개 후에 치관측 이동술을 통해 일차 폐쇄한다.

FIG 15a. **패턴 1**(뒤에 서술, CASE 4, 5 참조). 협·설측 플랩을 될 수 있으면 직선으로 형성한다. 원심 끝에 비스듬한 절개를 넣어 엇갈림을 수정한다.

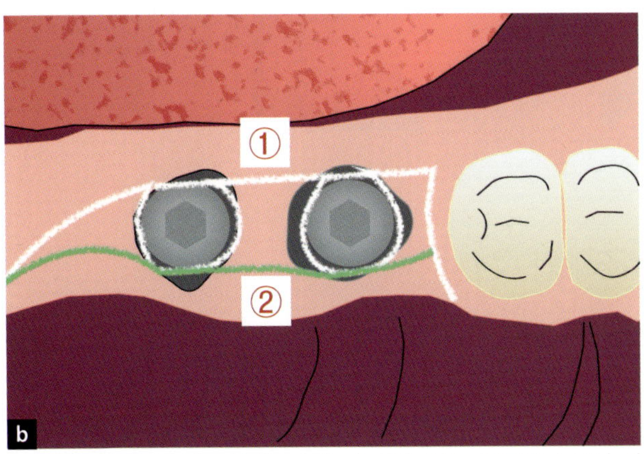

FIG 15b. **패턴 2.** 직선 절개를 넣을 수 없을 때는 임플란트 주위 열구를 따르는 형태의 절개를 넣은 후에 트리밍해 직선화한다. ①→②

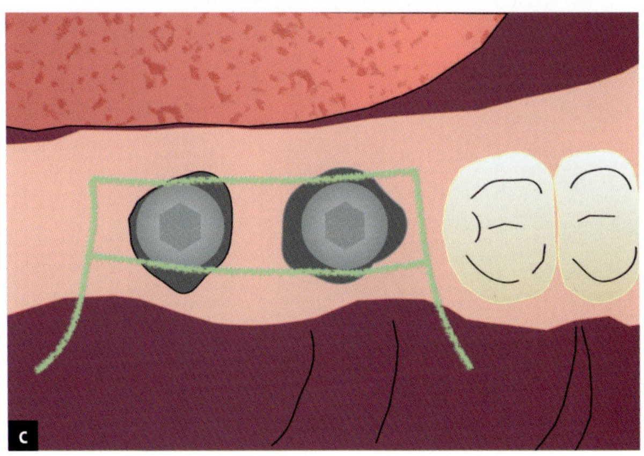

FIG 15c. **패턴 3.** 사다리꼴 플랩을 이용한 재생술식. 임플란트 주위 점막을 분리한다. 감장 절개를 이용한 치관측 이동술로 플랩을 접합시킨다.

을 하는 시점에서 임플란트 플랫폼이 점막으로 덮여 있는 것이다. 이 때문에 술전 처치로서 임플란트 상부 구조를 철거하고 높이가 없는 치유 지대주로 교환하는 것을 추천한다. 상부 구조를 철거한 며칠 후에는 임플란트가 점막으로 덮여 있는지 확인한다. 하지만 수평성 골흡수가 있는 경우, 점막이 얇은 경우, 점막에 열개가 있는 경우, 임플란트 식립 방향이 부적절한 경우는 상부 구조를 철거했는데도 점막으로 적절히 덮이지 않을 때도 많다.

이러한 상황에서는 플랩 디자인을 선택할 때 몇 가지를 배려할 필요가 있다. 임플란트에 치유 지대주가 장착되어 있고 점막으로 완전히 덮이지 않은 상황에서 플랩을 형성해 최종적으로 플랩 끝끼리 적절히 접합하기 위해서는 플랩을 적절히 트리밍해 플랩끼리 직선으로 올바르게 접합되어야 한다.

플랩을 트리밍하면 기본적으로 골막 감장 절개에 의한 플랩의 치관측 이동이 필요하다. 하지만 하악 구치부의 임플란트 주위염 재생요법에서는 플랩의 박리만으로 가동성을 얻을 수 있어 골막 잠장 절개를 넣지 않아도 플랩이 폐쇄되는 것을 경험한다.

골 내 결손인지, 수평성 결손을 포함한 혼합 결손인지

골 내 결손인지, 수평성 결손을 포함한 혼합 결손인지에 따라 재생요법에 사용되는 차폐막과 적용하는 술식이 달라진다. 골의 수직 회복을 의도하는 경우, 협측 결손이 큰 경우, bone housing(bone envelope)의 바깥으로 임플란트가 노출한 경우는 비흡수성 차폐막과 티타늄 강화 차폐막 등이 적합하다고 생각한다(FIG 16).

【Submerged type 패턴 1을 적용 ①】 비흡수성 차폐막+cytrans granules+일차 폐쇄

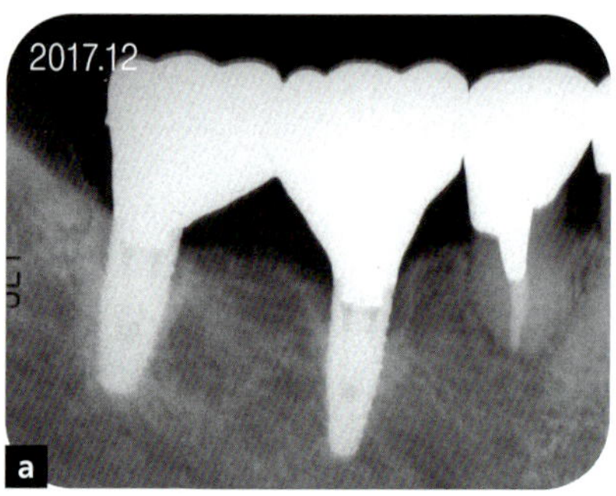

CASE 4a. 치료 전의 구강 내 표준 방사선사진. #46 임플란트 경부에 골흡수가 있다.

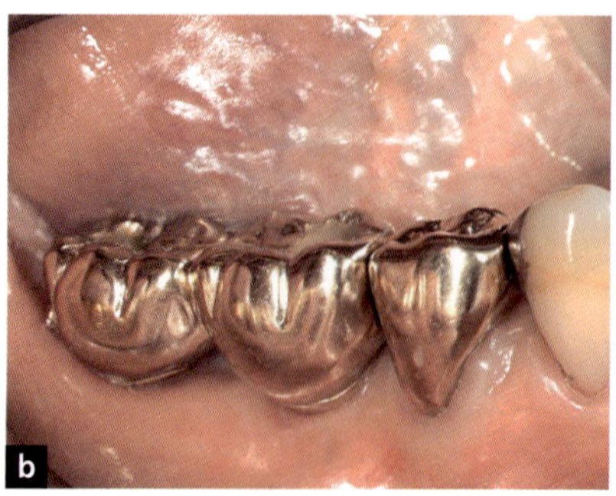

CASE 4b. 치료 전의 구강 내 사진.

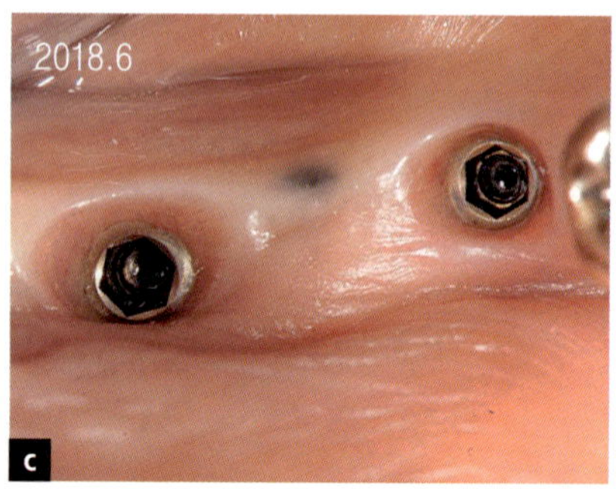

CASE 4c. 상부 구조를 철거했을 때 치은에 염증 소견이 있었다.

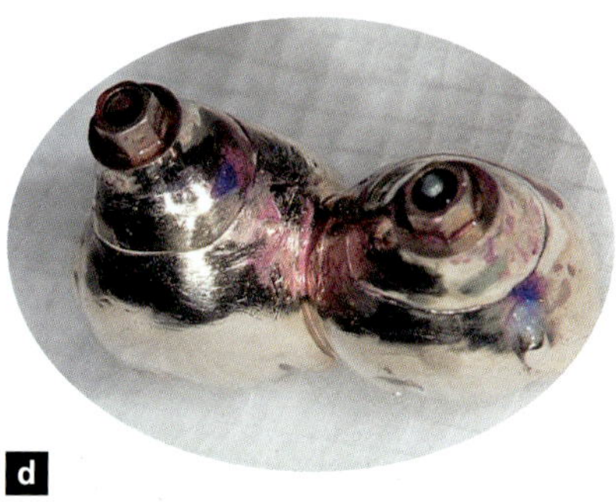

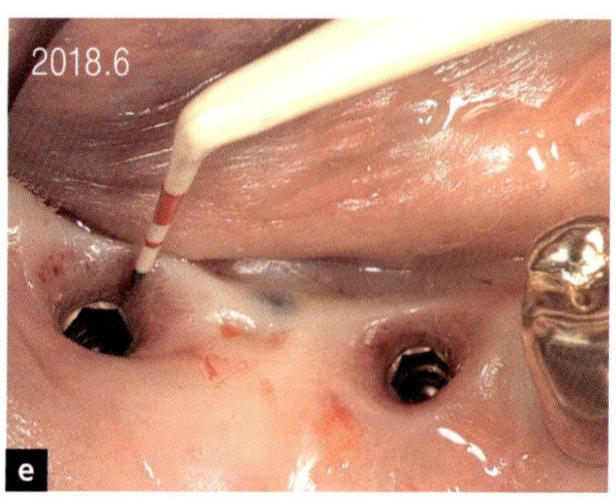

CASE 4d. 상부 구조 내면을 염색한 상태. 특히 embrasure에서 치태의 부착이 관찰되었다.
CASE 4e. 상부 구조를 철거한 후 치주낭 측정기로 임플란트 주위 열구의 깊이를 확인.

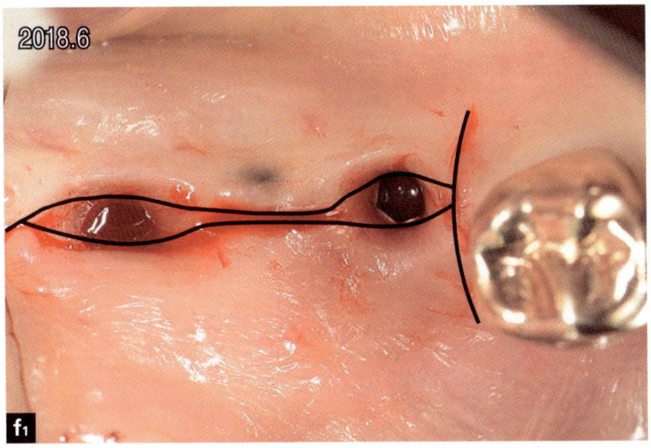

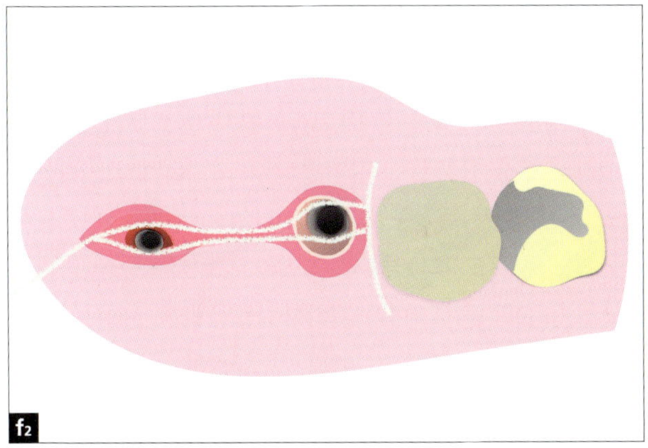

CASE 4f1, 2. **절개.** 협·설측 플랩을 되도록 직선으로 절개한다. 원심 끝에 비스듬한 절개를 넣어 엇갈림을 수정한다.

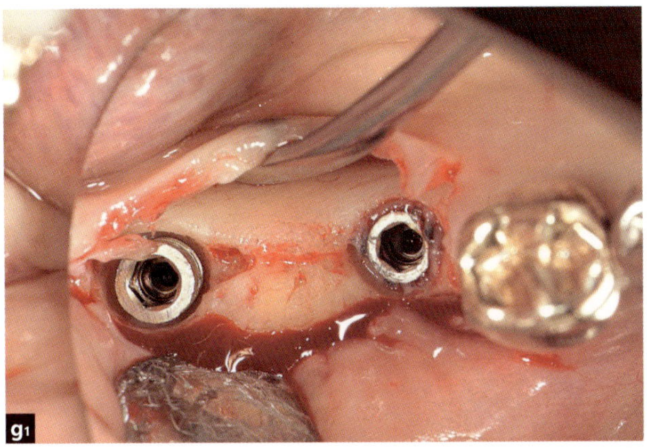

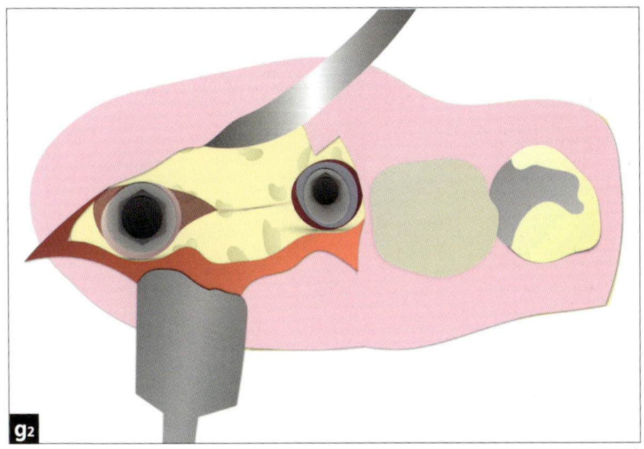

CASE 4g1, 2. 임플란트 주위의 염증 제거, 골면을 청소하고 연조직을 제거했다.

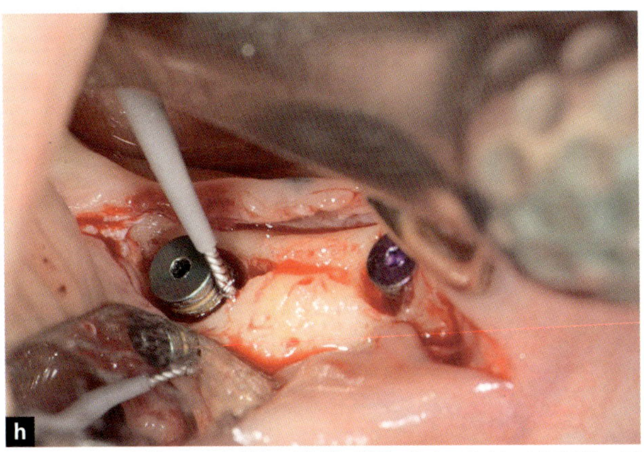

CASE 4h. **티타늄 브러시를 이용한 염증 제거.** 티타늄 브러시는 골벽과 임플란트 표면 양쪽 모두에 댄다. 큰 오염물과 골벽의 육아조직을 제거한다.

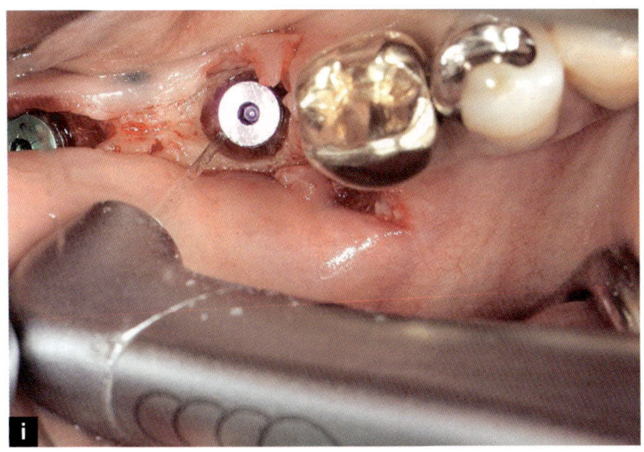

CASE 4i. **Er, Cr:YSGG 레이저를 이용한 염증 제거.** 레이저로 스레드 사이를 포함하여 염증을 제거한다.

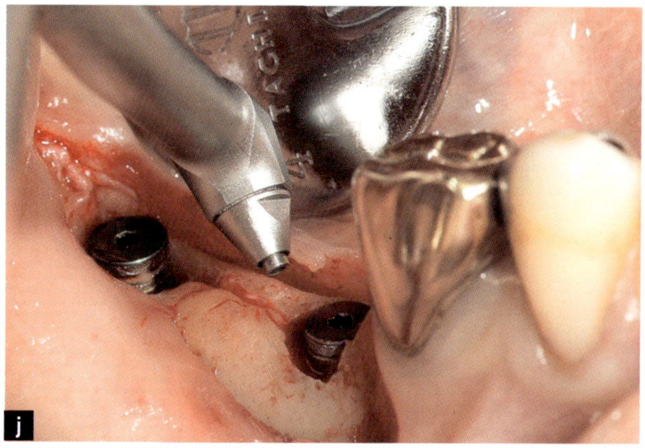

CASE 4j. **β-TCP 파우더를 이용한 염증 제거.** 마지막으로 β-TCP 파우더를 분사. 분사 후 임플란트 표면의 색이 변한다.

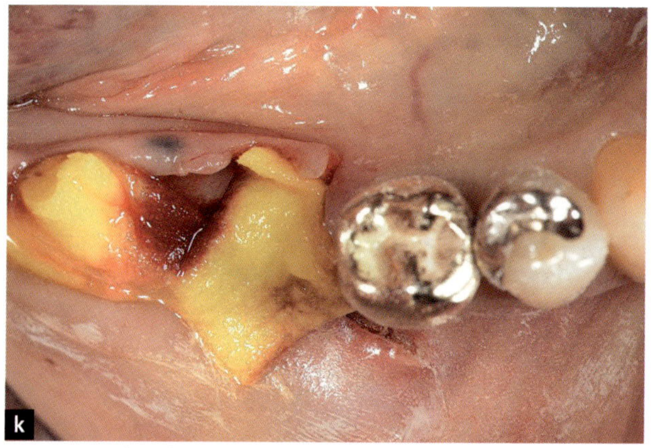

CASE 4k. **테트라사이클린.** 생리식염수에 테트라사이클린을 녹인 용액을 부직포 거즈에 적셔 2분 동안 도포. 그 후 생리식염수로 세정.

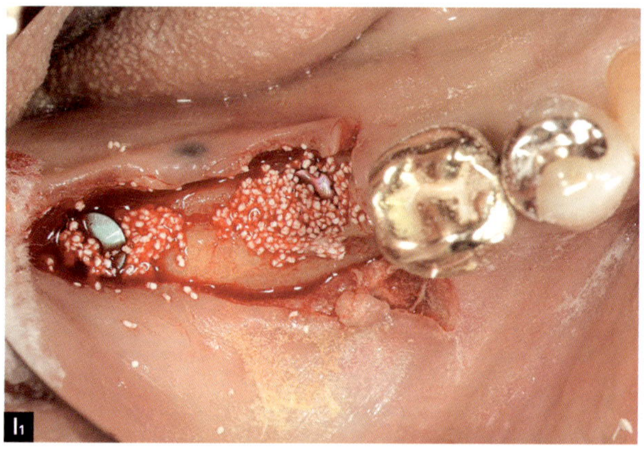

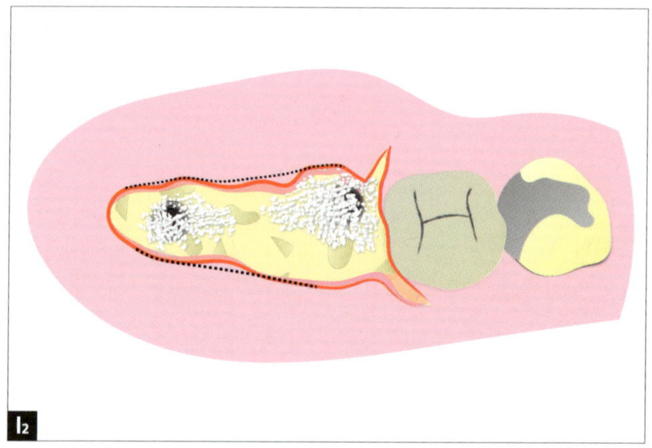

CASE 4l1, 2. **골이식.** 임플란트 주위의 염증을 제거하고 골 내 결손의 연조직을 제거한 후 재생 재료와 골이식재를 충전했다.

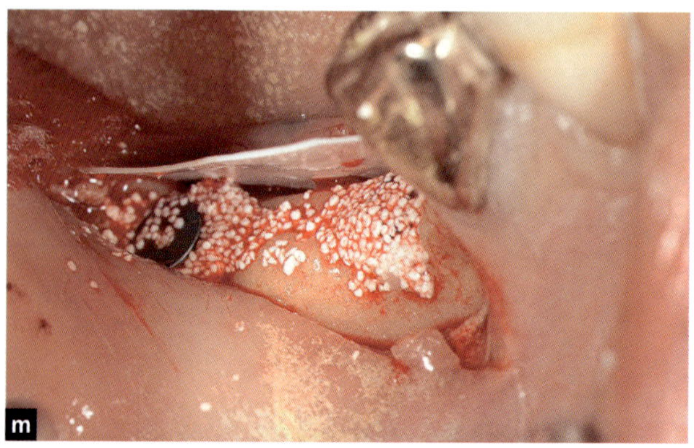

CASE 4m. 골이식재 충전 후 차폐막을 설치.

CASE 4n1, 2. **봉합.** 골막 감장 절개를 넣지 않고 상처를 폐쇄할 수 있었다.

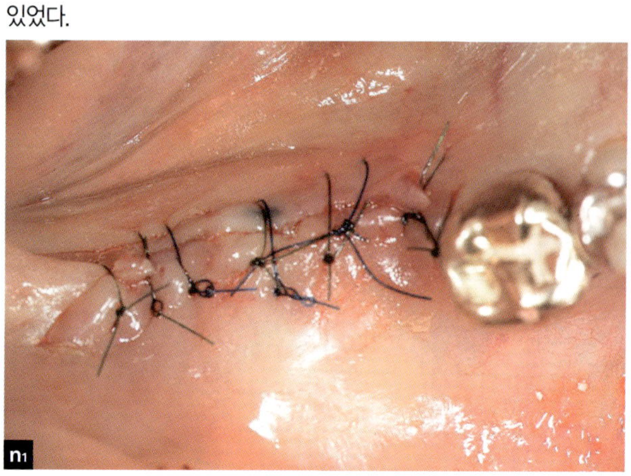

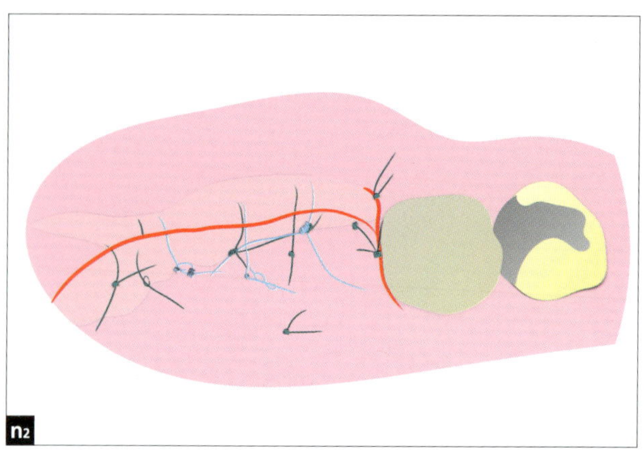

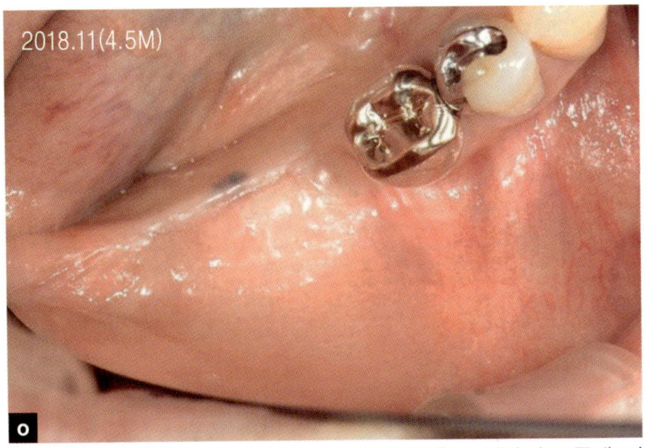

CASE 4o. 2차 수술 전의 상태. 차폐막의 노출도 없이 순조롭게 경과했다.

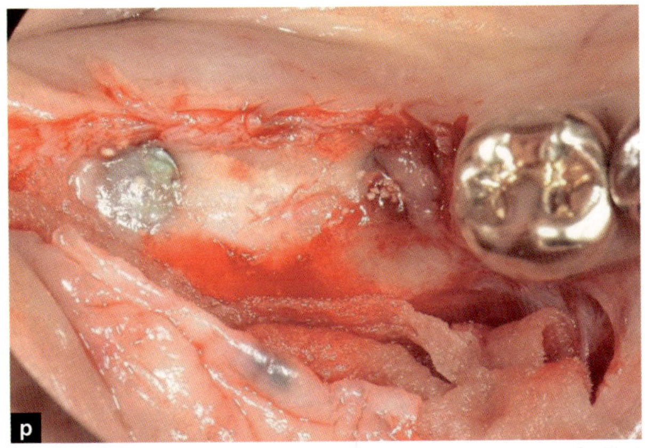

CASE 4p. 절개, 박리 후 차폐막을 제거했다. 양호한 골재생을 확인할 수 있었다.

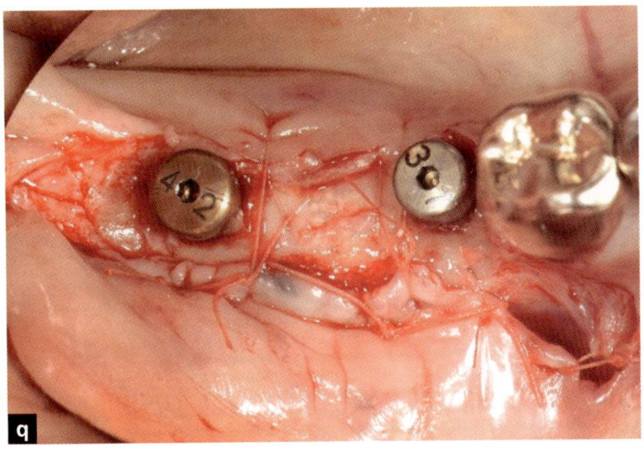

CASE 4q. **치은 플랩 근첨측 이동술.** 치은 플랩 근첨측 이동술로 각화 점막을 확보하고 구강 전정의 확장을 도모했다. 골막 봉합으로 플랩을 근첨측에 고정.

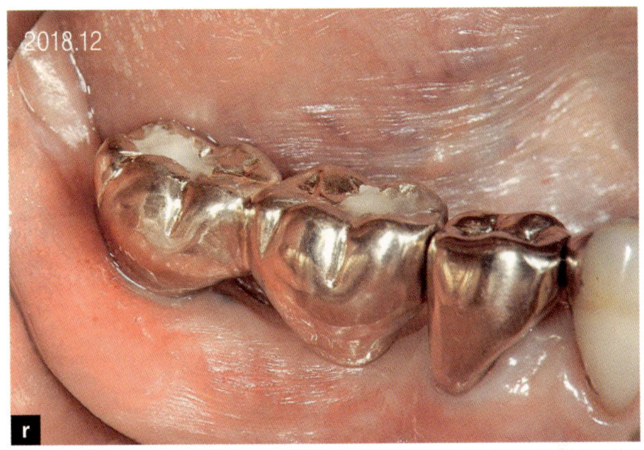

CASE 4r. 상부 구조의 형태를 수정하고 고정 방식을 변경해 재장착했다.

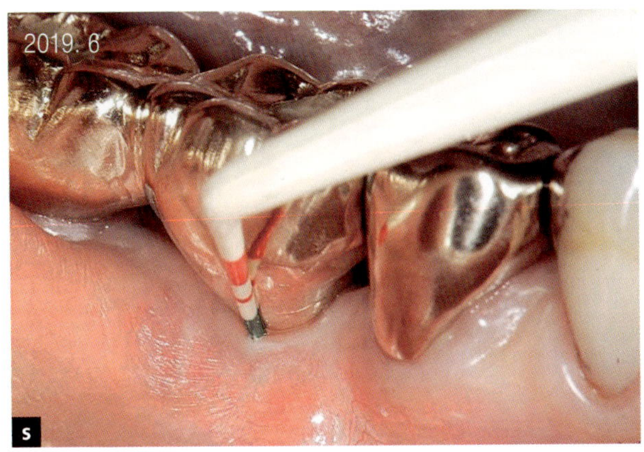

CASE 4s. 약 1년 후. 치주낭 깊이는 2mm 정도. 양호한 상태를 유지하고 있다.

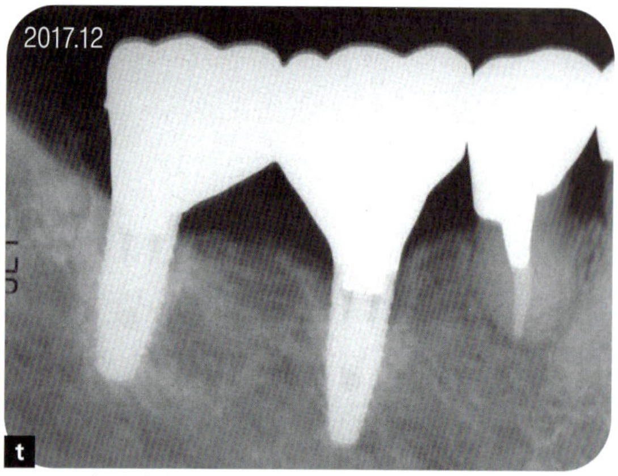

CASE 4t. 치료 전의 구강 내 표준 방사선사진. #46, 47 주위에 수직성 골결손이 있다.

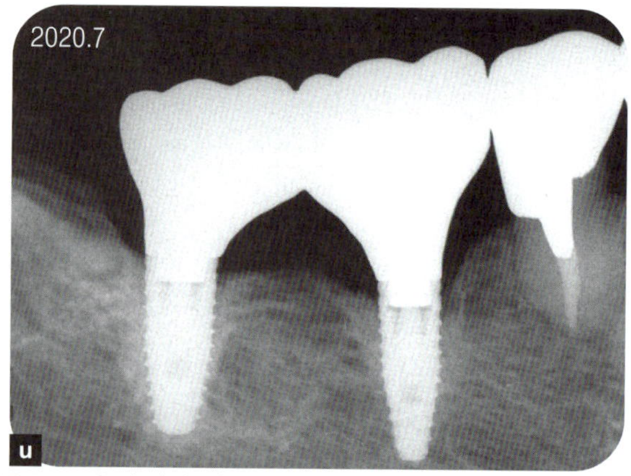

CASE 4u. 유지 관리. 임플란트 주위 골결손에 골이 채워져 골 불투과성이 증가했다.

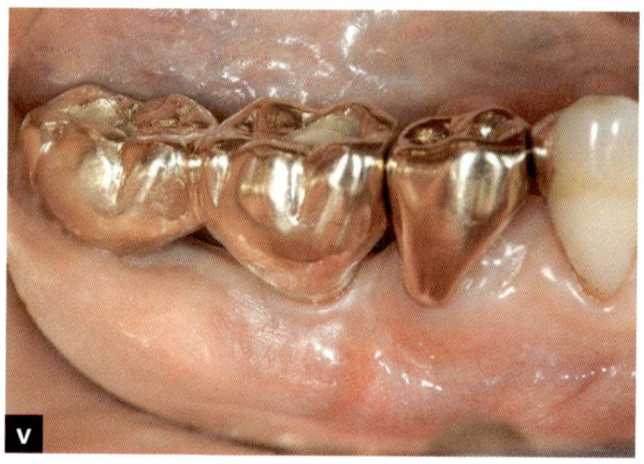

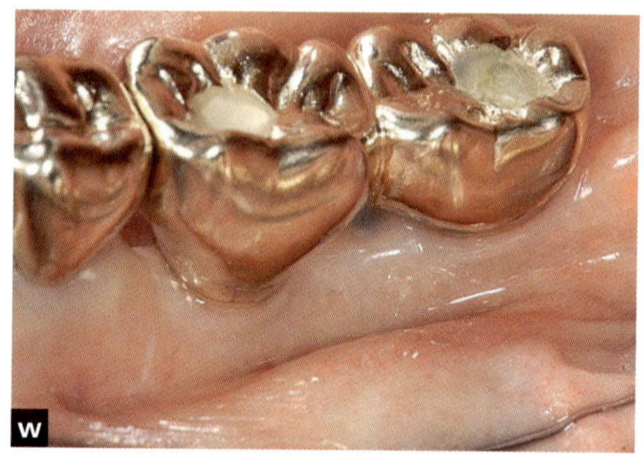

CASE 4v, w. 약 1년 후 유지 관리를 위해 내원했을 때. 임플란트 주위 점막의 상태는 양호하다.

2017.12 #46

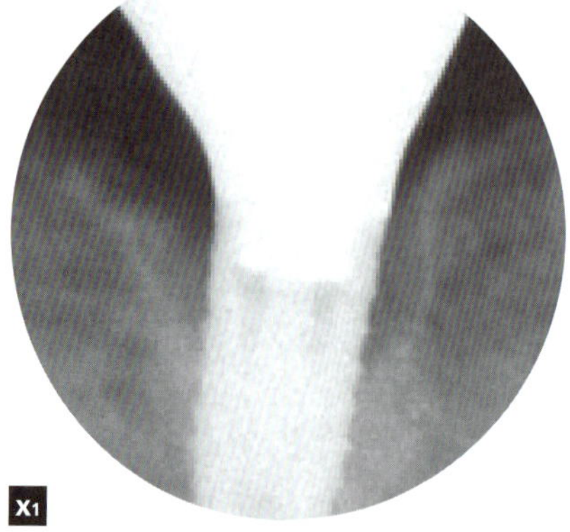

2020.7 #46

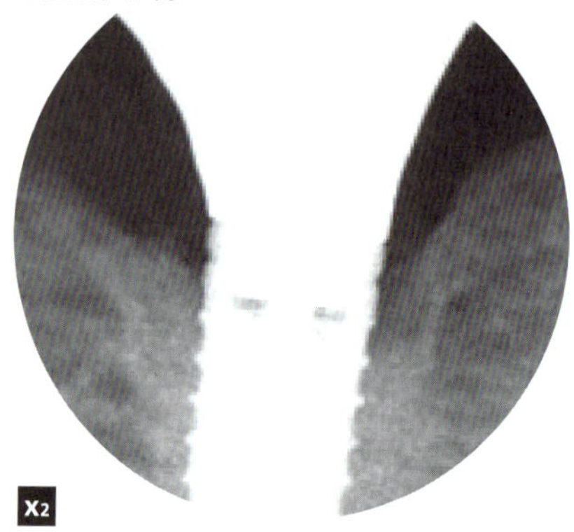

2017.12 #47

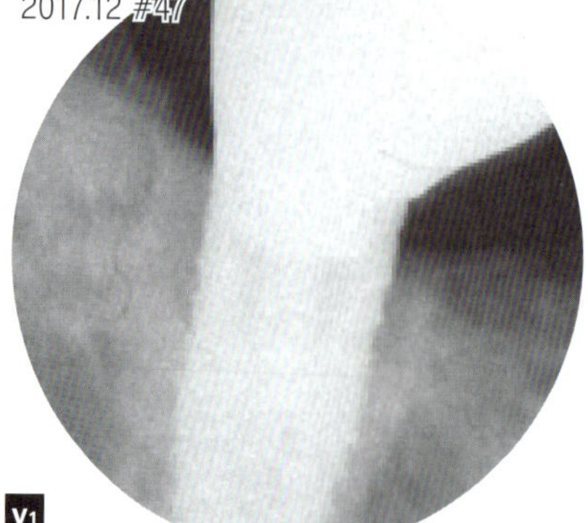

2020.7 #47

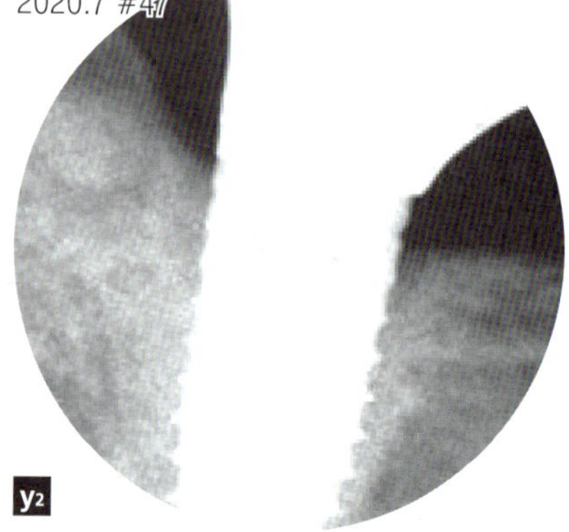

CASE 4x, y. #46, 47 임플란트 경부의 확대 방사선사진 비교.

【Submerged type 패턴 1을 적용 ②】 비흡수성 차폐막+EMD+cytrans granules+일차 폐쇄

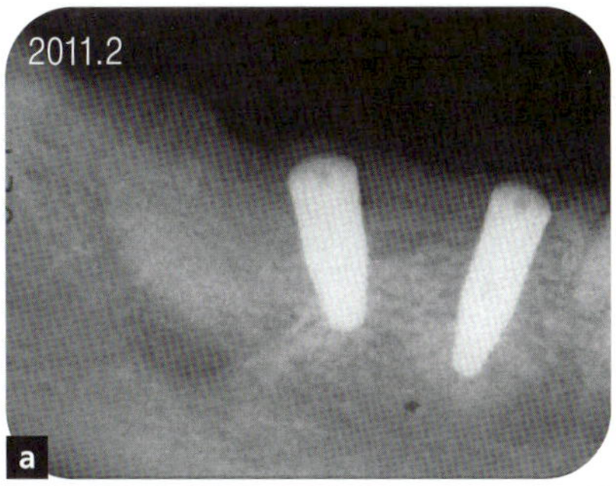

CASE 5a. 임플란트 식립과 동시에 GBR을 했다.

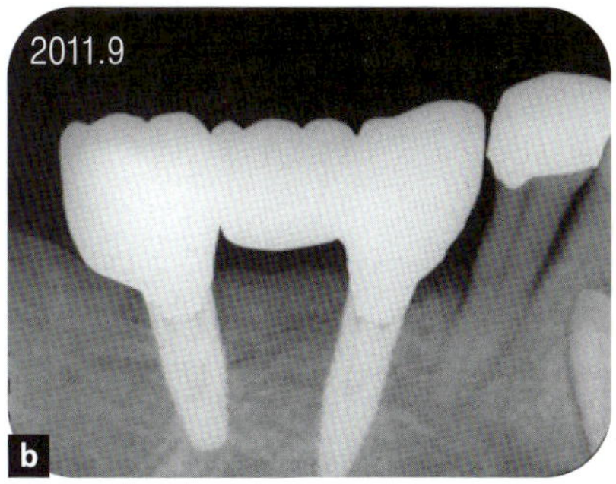

CASE 5b. 최종 상부 구조 장착 후. 양호하게 골조성이 되었다.

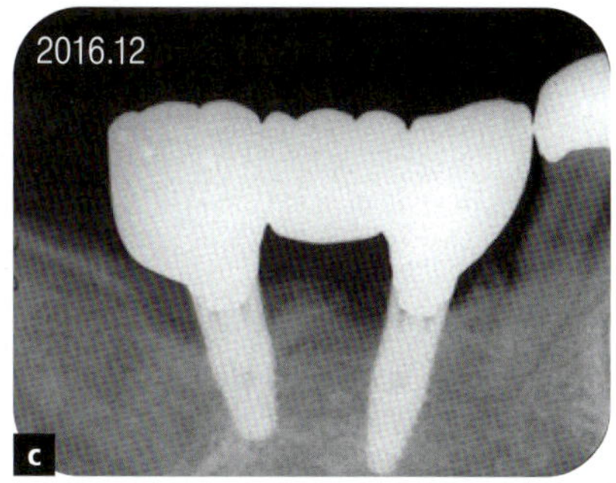

CASE 5c. 유지 관리. #45, 47 임플란트 주위에 수직성 골흡수가 있다.

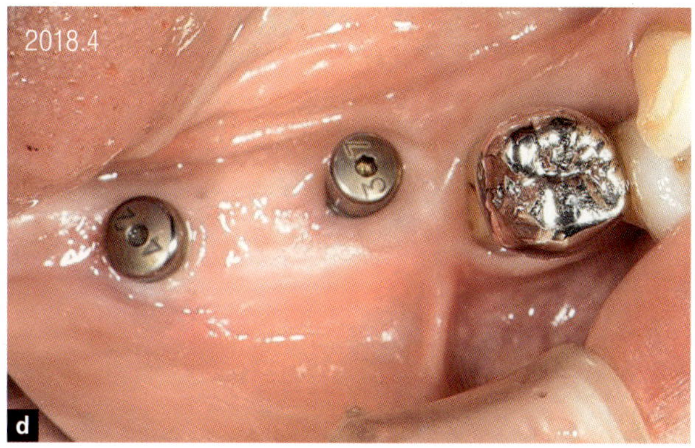

CASE 5d. 치과 위생사의 구강 위생 지도(OHI)와 스케일링으로 염증은 개선되었지만, 임플란트 주위의 깊은 치주낭과 골흡수는 개선되지 않았기 때문에 재생요법을 하기로 했다.

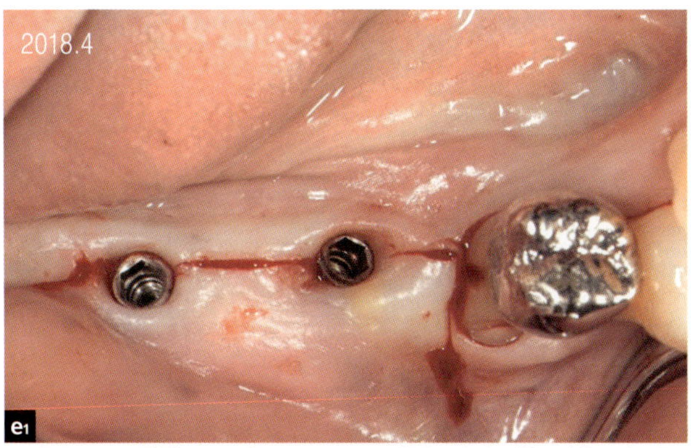

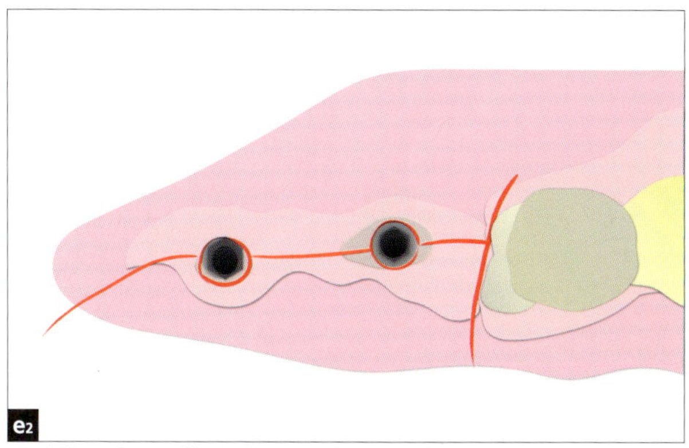

CASE 5e1, 2. **절개.** Submerged type 패턴 1의 술식을 적용. 되도록 직선으로 절개를 넣고 봉합해 폐쇄할 때 플랩을 트리밍할 예정.

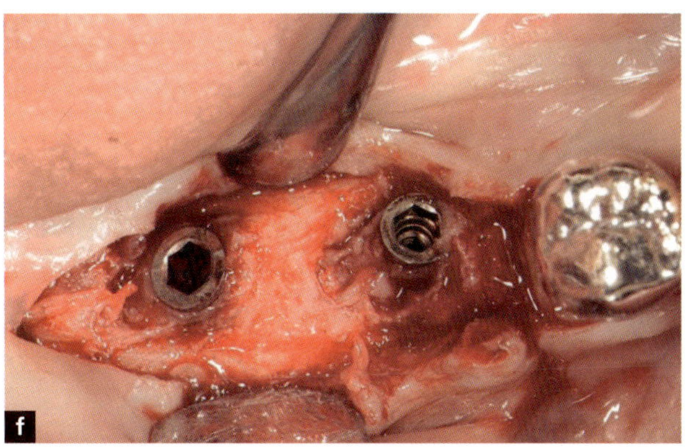

CASE 5f. **박리.** 전층 플랩으로 박리했다. 임플란트 주위에 육아조직이 있다.

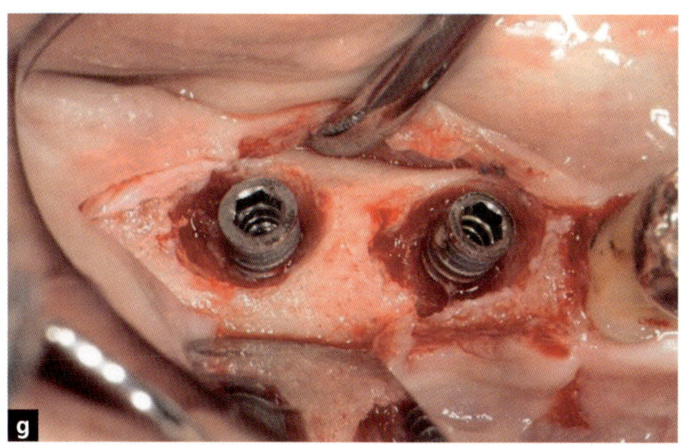

CASE 5g. **육아조직 제거.** 임플란트 주위의 육아조직을 제거하고 골면을 노출했을 때.

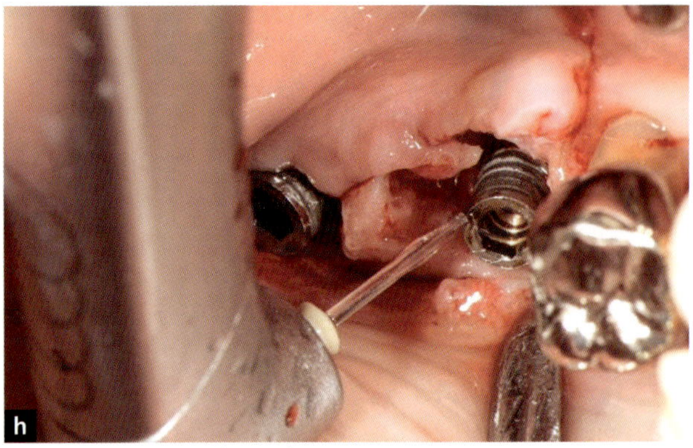

CASE 5h. **염증 제거(기계적) ① Er, Cr:YSGG 레이저.** Er, Cr:YSGG 레이저를 이용해 임플란트 표면의 염증을 제거했다.

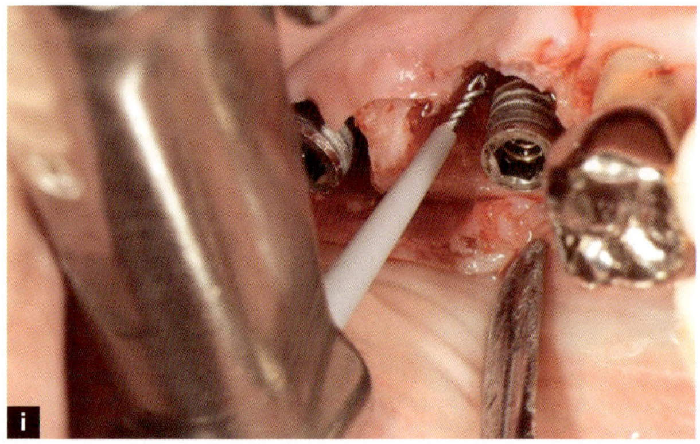

CASE 5i. **염증 제거(기계적) ② β-TCP 파우더.** β-TCP 파우더를 분사해 염증을 제거했다.

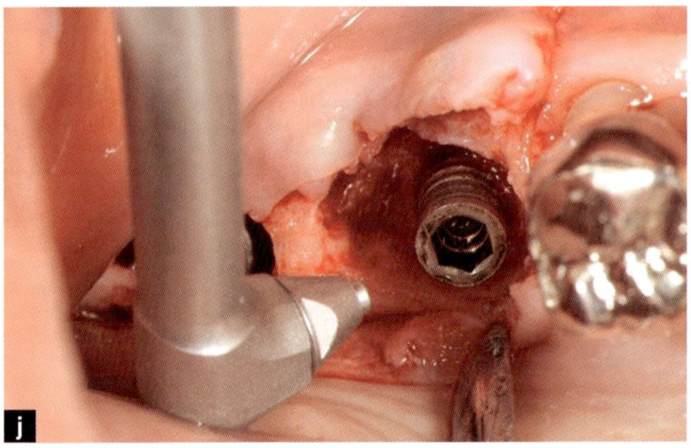

CASE 5j. 임플란트 주위 골결손 내의 육아조직을 철저하게 제거했다.

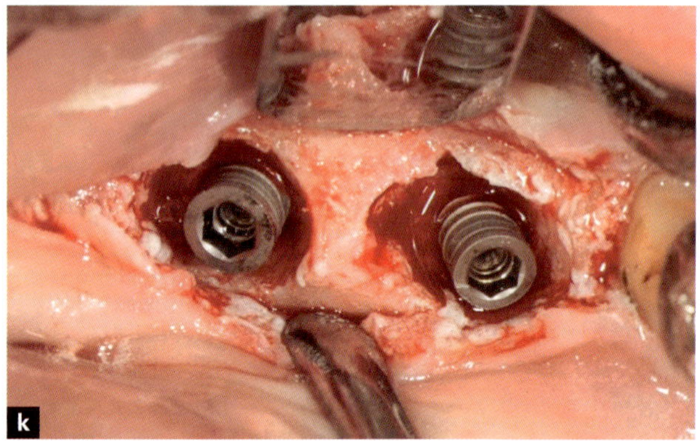

CASE 5k. 골결손 내의 육아조직과 임플란트 표면의 염증을 제거했다.

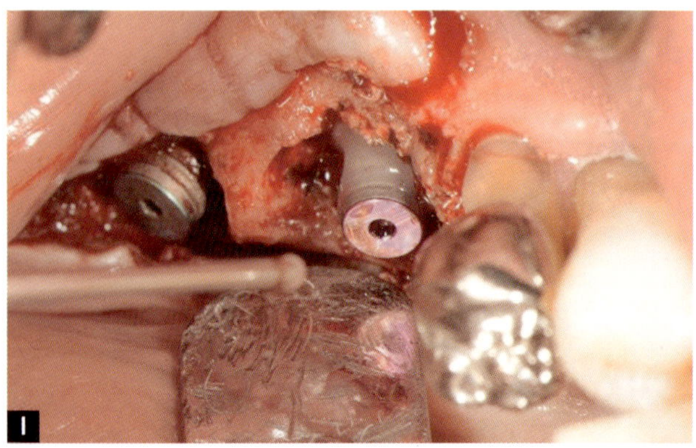

CASE 5l. EMD 도포.

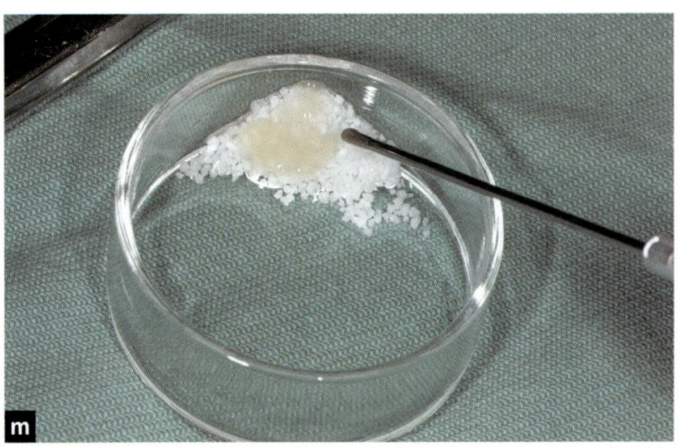

CASE 5m. EMD 젤(Yoshida)과 골이식재 cytrans granules(GC)를 혼합.

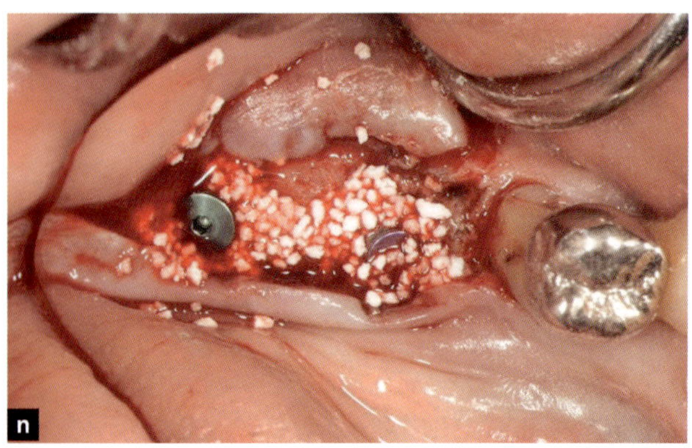

CASE 5n. 골결손 부위에 충전.

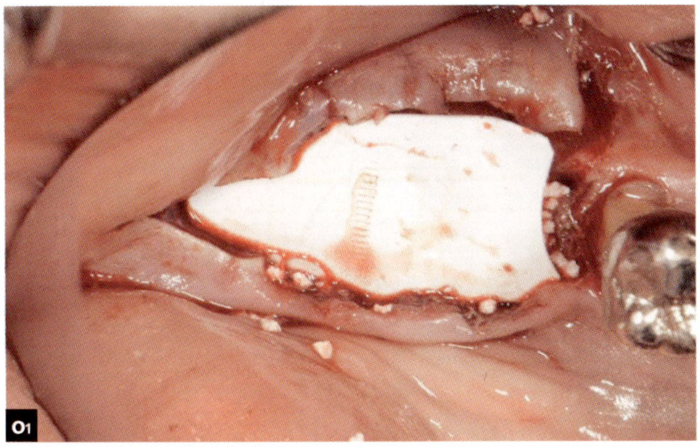

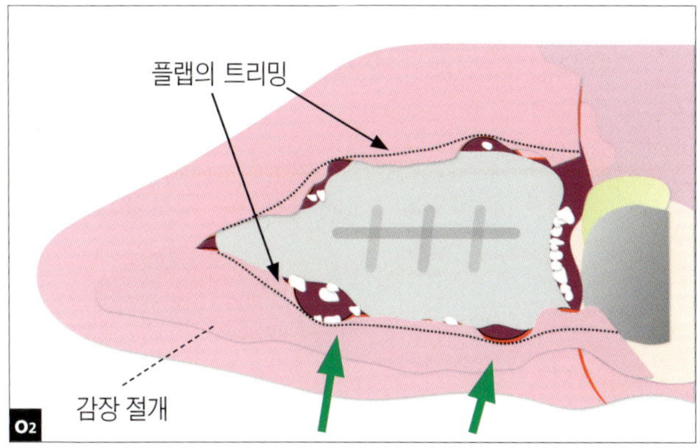

CASE 5o1, 2. 골이식재 충전 후 d-PTFE 차폐막을 설치. 봉합해 폐쇄할 때 플랩을 트리밍한다.

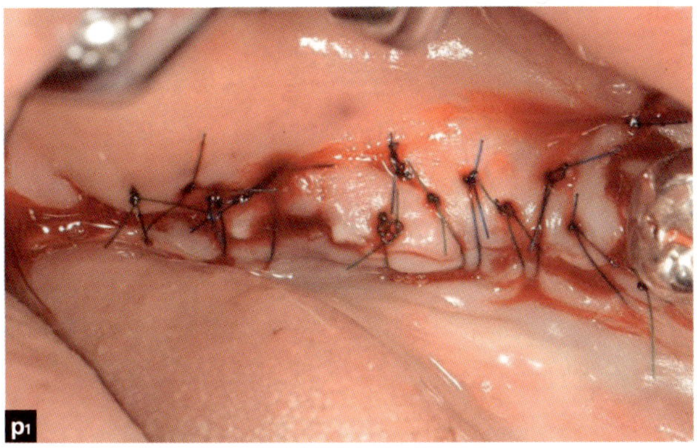

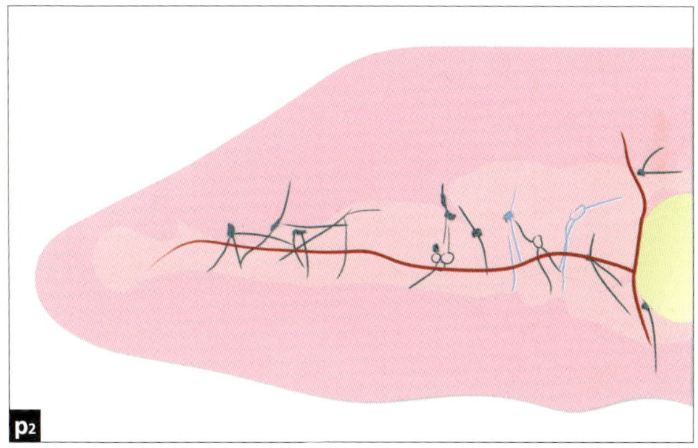

CASE 5p1, 2. **봉합.** 차폐막이 노출하는 일 없이 봉합해 폐쇄할 수 있었다.

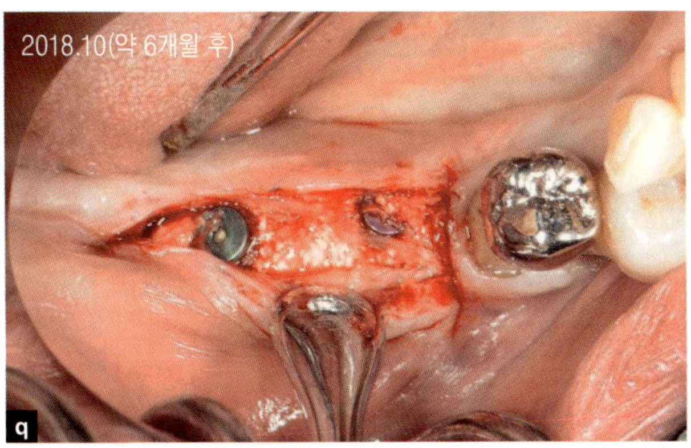

CASE 5q. 2차 외과 수술. 골 모양 신생 조직을 확인할 수 있었다.

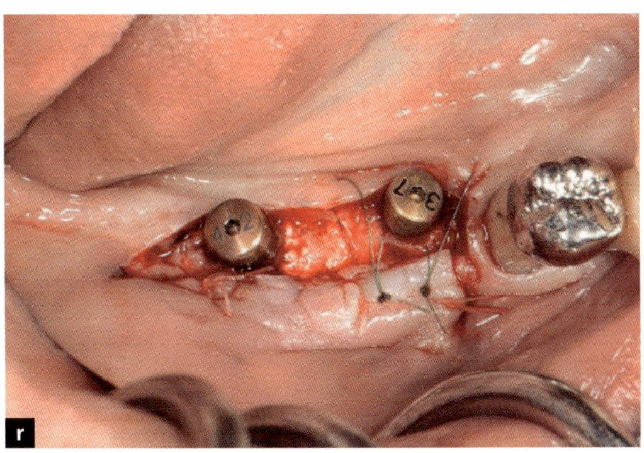

CASE 5r. 치은 플랩 근첨측 이동술로 플랩을 근첨측에 설치하고 봉합해 고정.

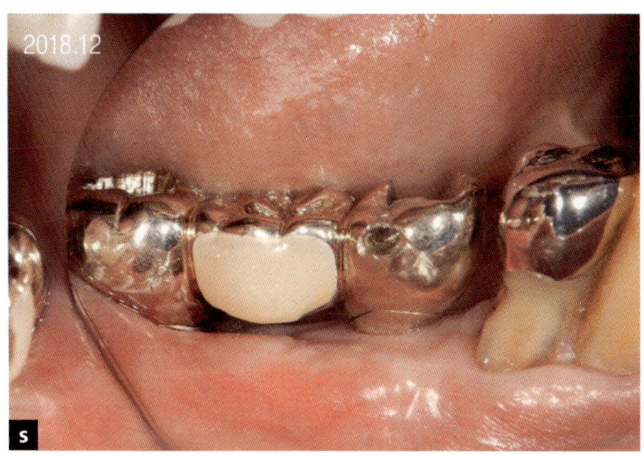

CASE 5s. 상부 구조의 형태와 고정 방식을 변경해 재장착했다.

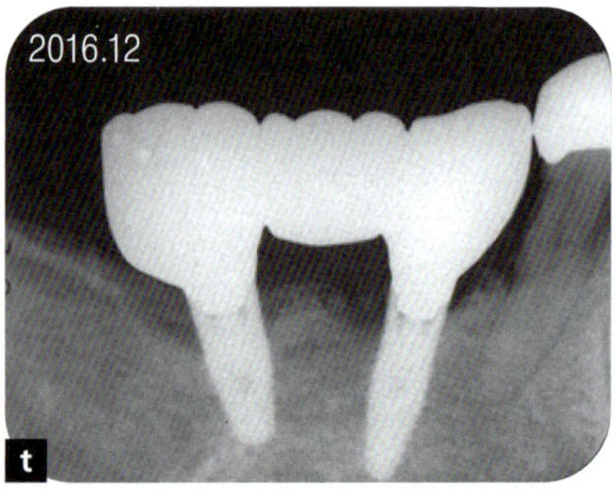

CASE 5t. #45, 47 임플란트 주위에 수직성 골 흡수가 보인다.

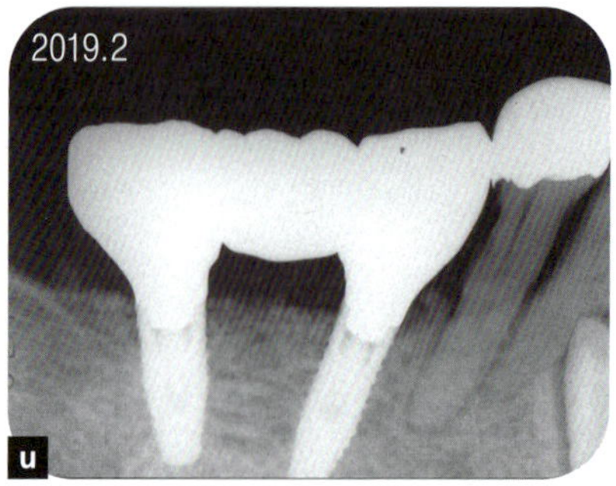

CASE 5u. 재생요법 후 10개월.

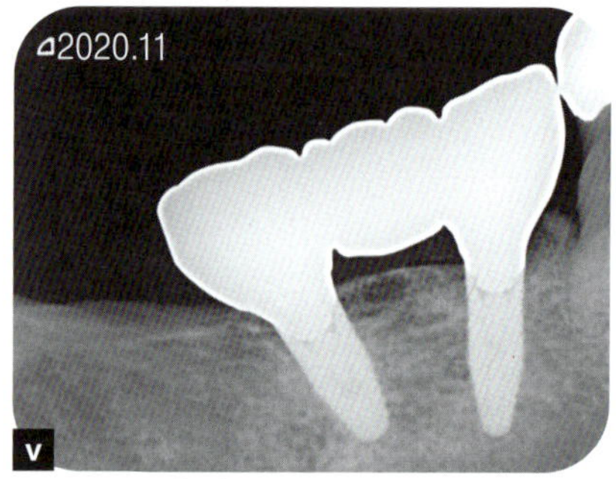

CASE 5v. 유지 관리. 임플란트 주위의 치조정이 뚜렷해졌다.

골 내 결손인지, 수평성 결손을 포함한 혼합 결손인지

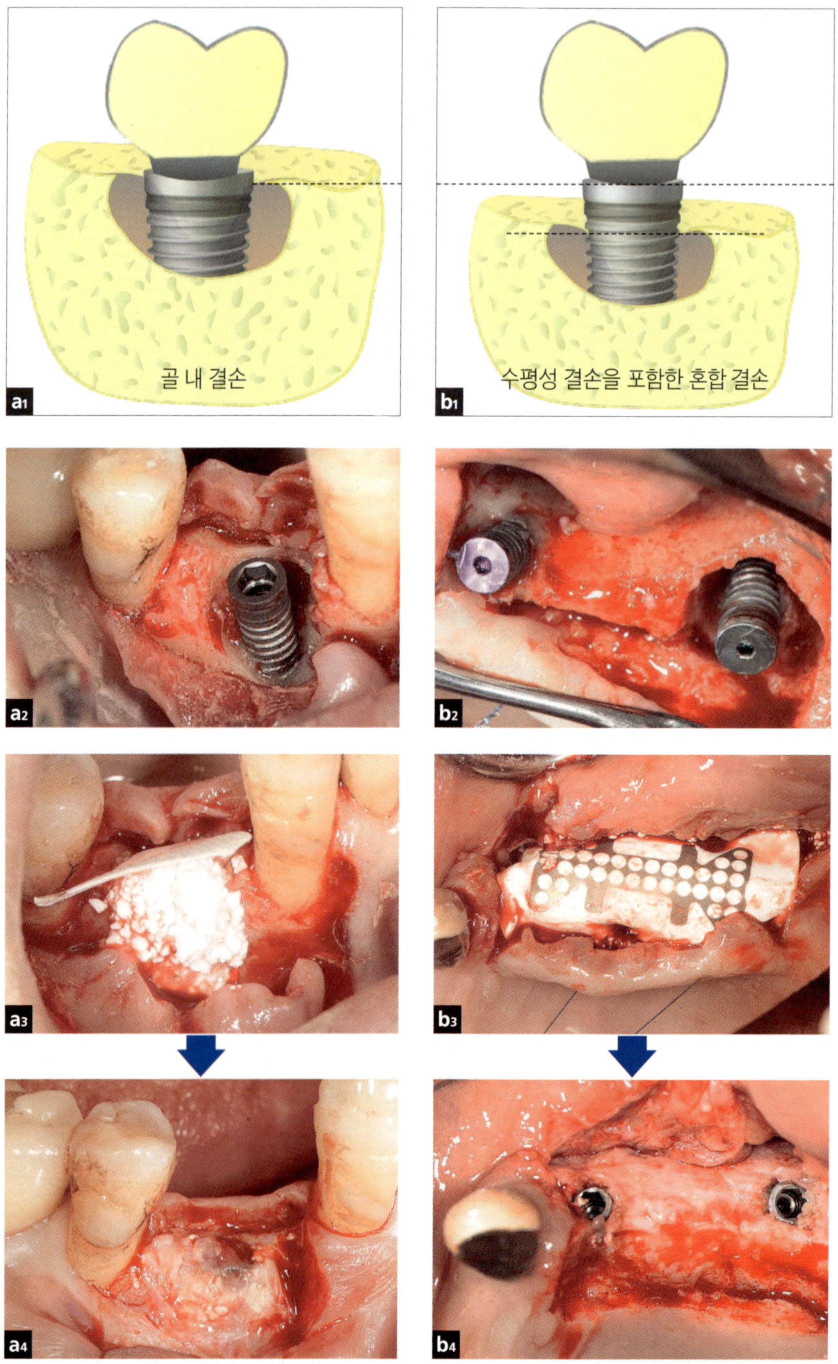

FIG 16a, b. 골 내 결손(a)과 혼합 결손(b)에서 재생요법의 차이.

술전에 시행한 적절한 처치로 submerged type 플랩 디자인이 가능해지는 경우(FIG 17)

재생요법에 앞서 임플란트 상부 구조를 철거하면 며칠 후에 점막의 폐쇄를 얻을 수 있어 submerged type 술식이 가능하게 되는 것을 종종 경험한다. 이상적으로는 이렇게 점막 폐쇄가 쉬운 상태로 조건을 정돈하고 나서 재생요법의 외과 수술을 하는 것이 바람직하다. Submerged type의 재생요법은 기본적으로 GBR 술식과 같은 외과 처치이다. 하지만 GBR의 외과 수술과 크게 다른 점은 골결손이 있는 임플란트 주위에 두꺼운 염증성 육아조직이 있다는 점이다. 이러한 사실로부터 임플란트 주위염에 대한 재생요법(GBR)에서는, 플랩 형성과 동시에 두꺼운 염증성 육아조직을 분리해 적절하게 제거함으로써 골재생을 위한 공간을 형성할 필요가 있다. 이 때문에 치주조직 재생요법의 절개, 박리와 마찬가지로 먼저 협측을 점막 골막 플랩으로 절개해 박리하고 골결손의 골정 경계선을 넘은 곳에서 골의 경계를 확인한 후에 설측 방향으로 수평 방향의 분리 절개를 넣는다(FIG 17b). 이 분리 절개는 설측 골벽을 향해 넣는다. 이 분리 절개로 육아조직과 플랩측 조직으로 분리할 수 있다. 골결손 내의 육아조직은 상방의 분리 절개와 블레이드를 이용한 골벽에 따르는 절개를 통해 분리할 수 있다. 그렇게 한 후에 초음파 기구(piezo surgery 등)나 레이저 등을 이용해 골면에서 연조직을 적절히 벗긴다.

임플란트 표면의 염증을 제거한 후(FIG 17c), 임플란트 주위의 골결손에 대해 재생 처치를 한다(FIG 17e). 대부분은 임플란트 주위 골결손에 골이식을 한다. EMD의 병용은

Submerged type 술식의 예(점막의 폐쇄를 얻을 수 있는 경우)

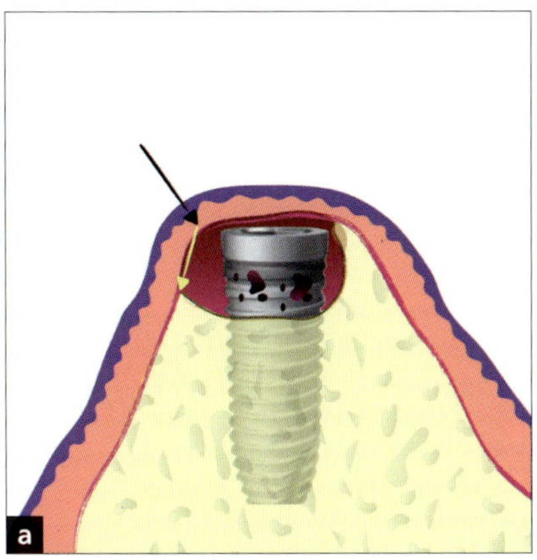

FIG 17a. 절개, 협측 플랩의 박리.

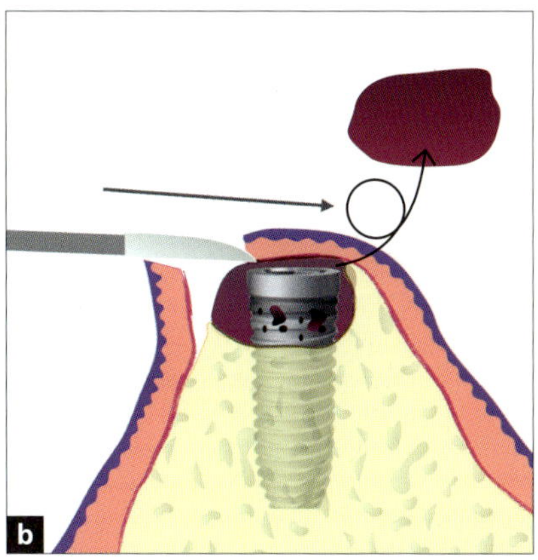

FIG 17b. 설측(구개측) 방향 절개와 박리.

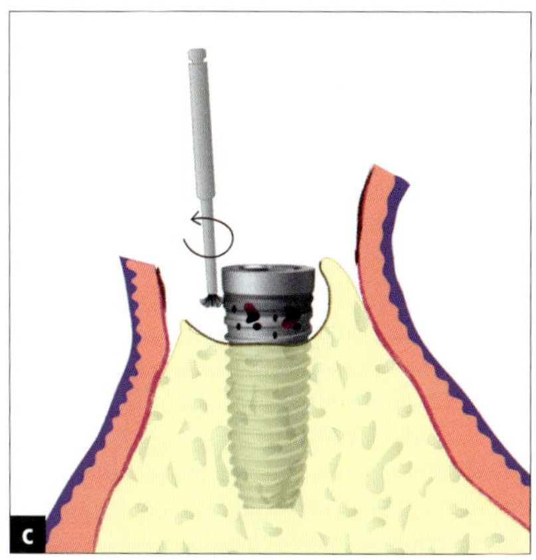

FIG 17c. 골 내 결손의 육아조직 제거와 임플란트 표면의 염증 제거.

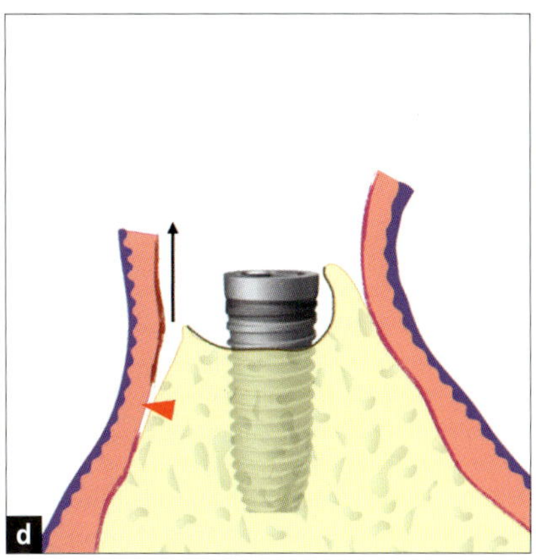

FIG 17d. 골막 감장 절개.

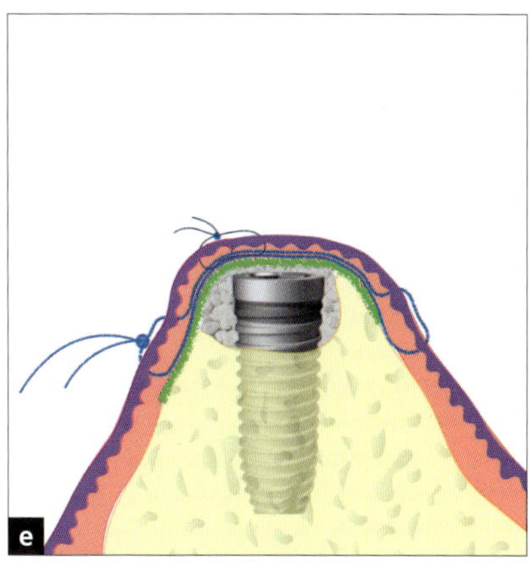

FIG 17e. 골이식, 차폐막, 봉합.

몇 개의 문헌에서 효과가 있는 것으로 보고되었다.[61~63] 한편, 차폐막 사용에 관해서는 유효성이 확인되지 않았다. 하지만 임플란트 주위 골결손에 대한 재생요법이 GBR과 같은 술식인 것을 생각하면 GBR과 같이 차폐막을 사용하는 것은 임상적으로는 효과가 있다고 느낀다. 적절히 골이식을 했을 때는 필요에 따라 골막 감장 절개 등을 넣어 플랩을 치관측으로 이동한 후, 적절한 봉합 방법을 선택해 플랩이 긴장이 없는 상태로 폐쇄한다. 내측 매트리스 봉합과 단순 단속 봉합의 조합은 GBR의 봉합과 폐쇄에서 가장 널리 이용되는 봉합 패턴의 하나이다. 구체적인 임상 예를 CASE 6, 7에 제시한다.

점막이 완벽히 폐쇄된 후에 수술한 증례

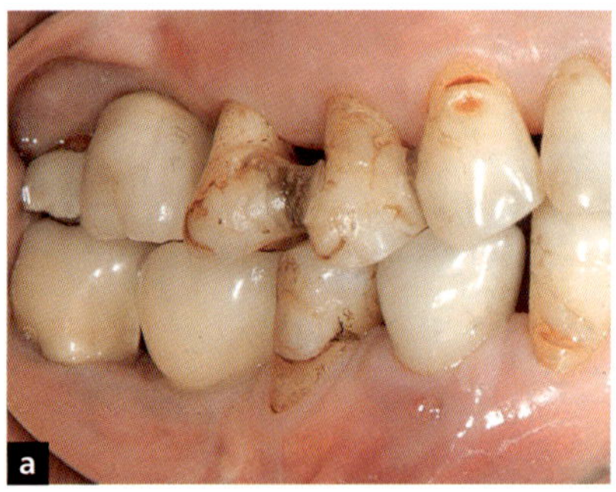

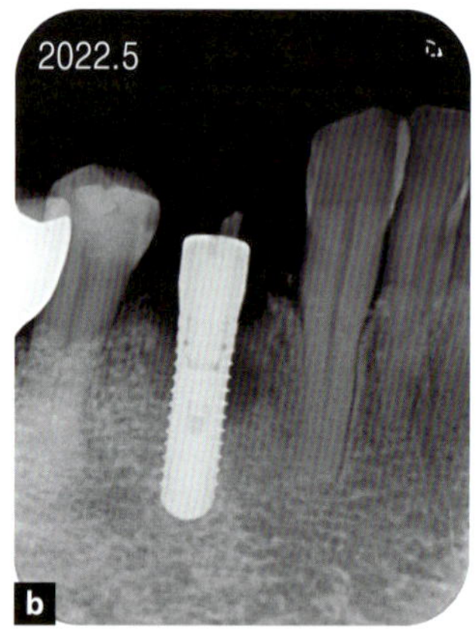

CASE 6a, b. 환자는 초진 때 65세의 여성. 초진: 2008년 4월. 특기 사항 없음. 정기 유지 관리 중. #44에 위화감이 있고 누공이 보인다.

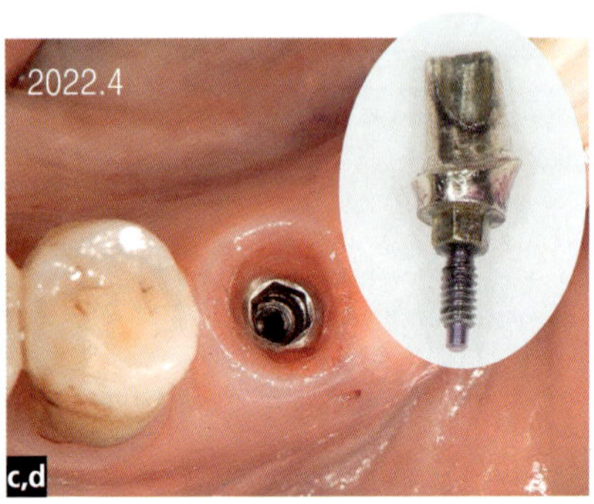

CASE 6c, d. 먼저 상부 구조를 철거하고 점막의 상태를 확인한다. 상부 구조에는 치태 부착이 있었다.

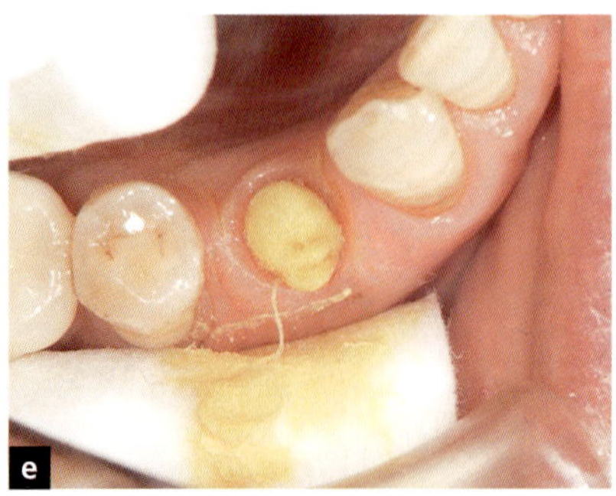

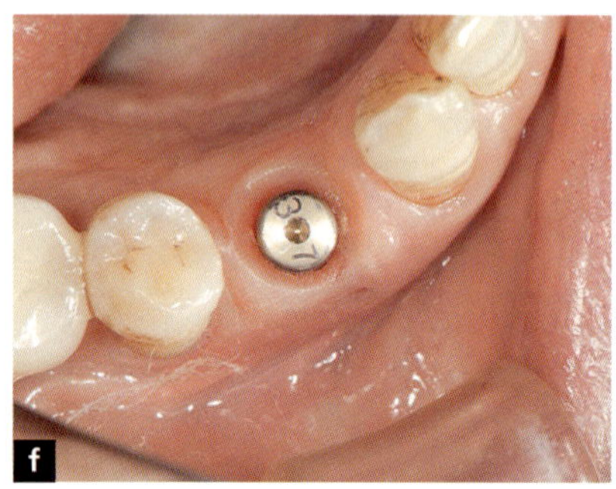

CASE 6e, f. 아크로마이신을 녹인 용액을 2분 동안 도포 후, 세정하고 치유 지대주로 교환했다.

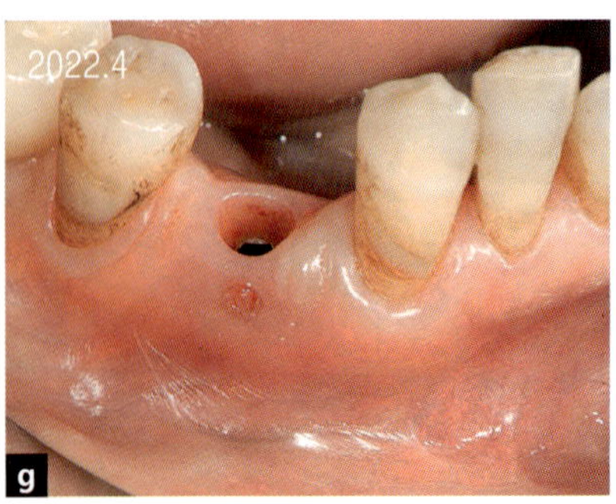

CASE 6g. 점막의 염증 상태는 많이 개선되었지만 누공은 여전히 있다.

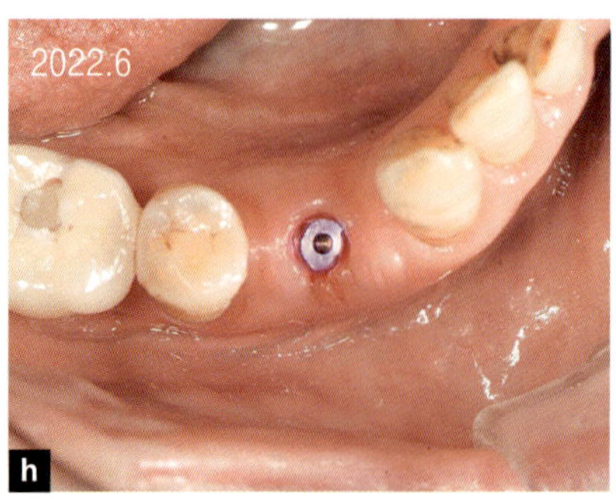

CASE 6h. 임플란트 주위에 재생요법을 하기로 결정했다. 높이가 더 낮은 치유 지대주로 교환하고 점막의 폐쇄를 도모한다.

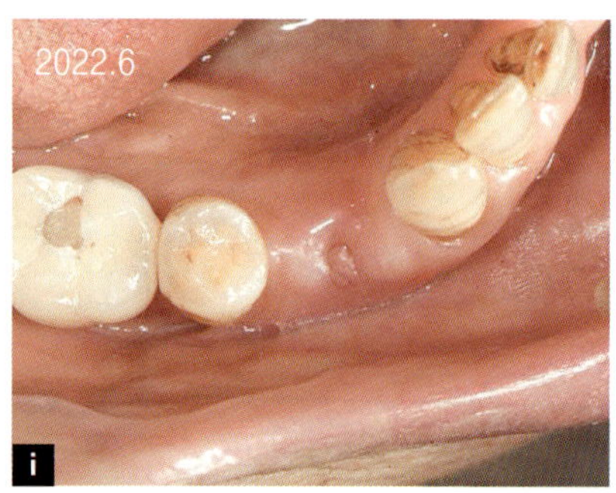

CASE 6i. 3일 후에 점막으로 폐쇄되었다.

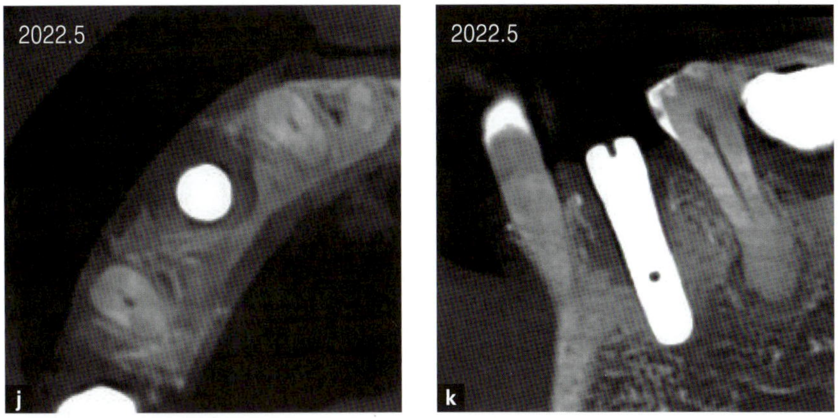

CASE 6j, k. CT 이미지.

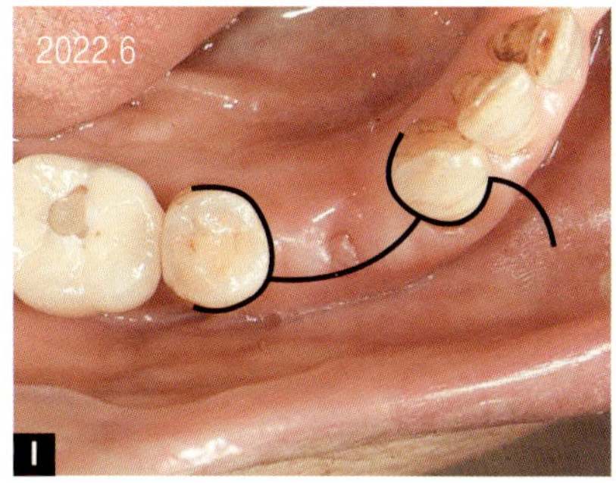

CASE 6l. 절개선.

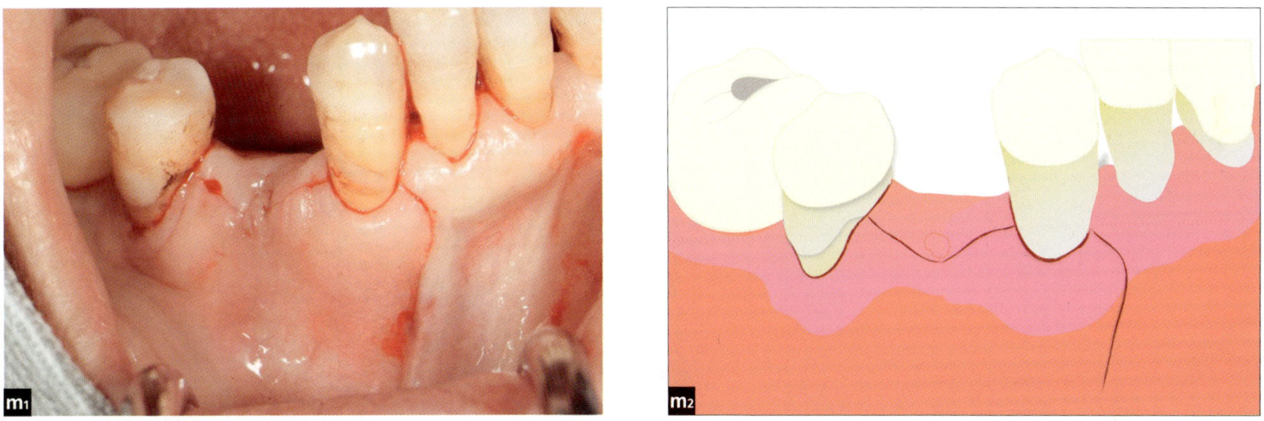

CASE 6m1, 2. ① 근심에 수직 절개. ② 임플란트를 피해 약간 협측에 가까운 수평 절개. ③ 인접치(#43과 #45)에 치은열구 내 절개.

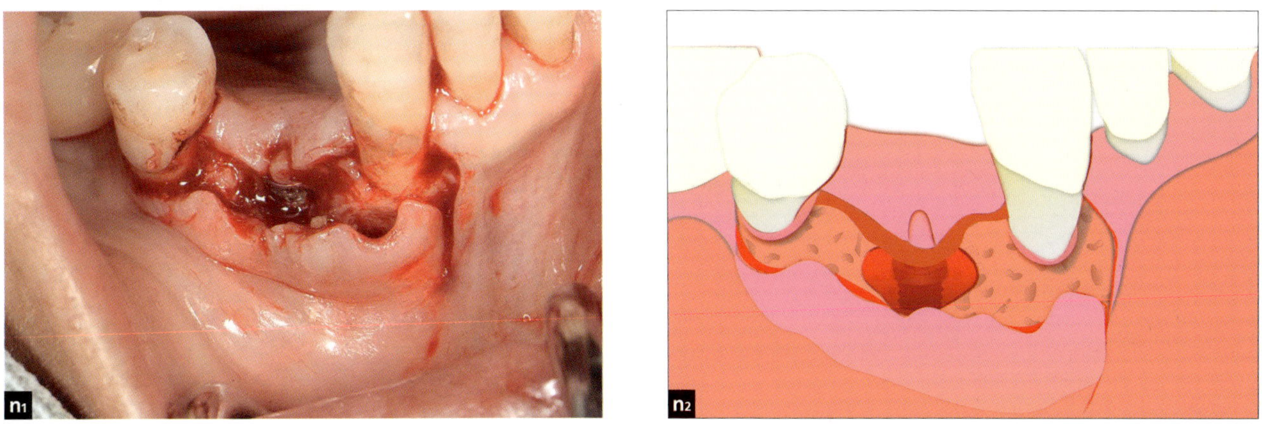

CASE 6n1, 2. ① 먼저 협측의 점막 골막 플랩을 형성. ② 임플란트 주위 골결손의 가장 근첨 끝을 넘는 곳까지 박리. ③ 형성된 triangular 플랩.

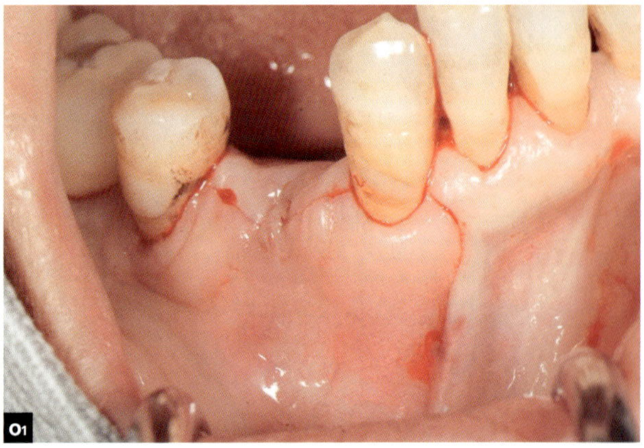

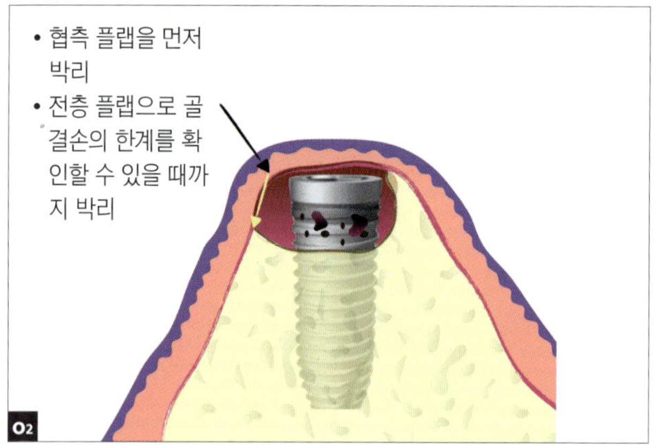

CASE 6o1, 2. 절개, 협측 플랩 박리.

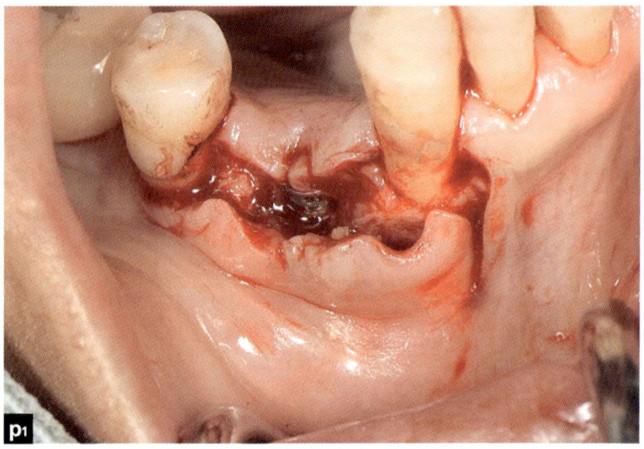

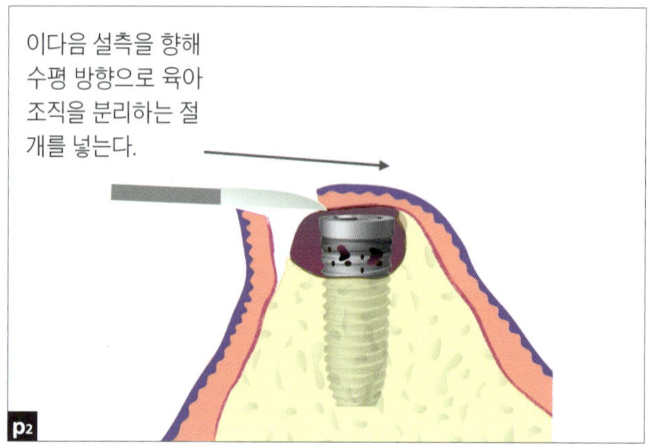

CASE 6p1, 2. 설측 방향의 절개와 박리.

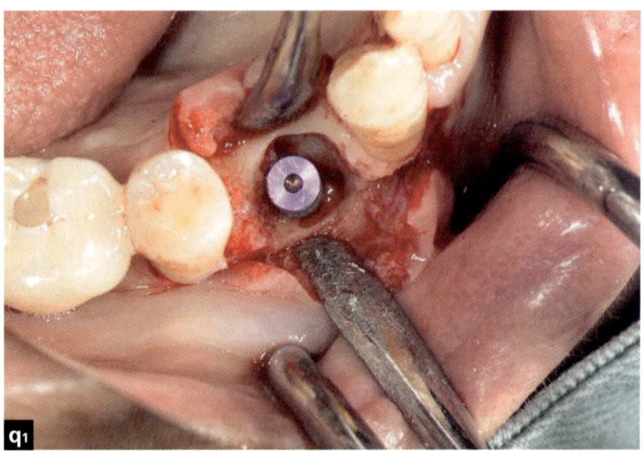

CASE 6q1. 골결손 내의 연조직을 소파.

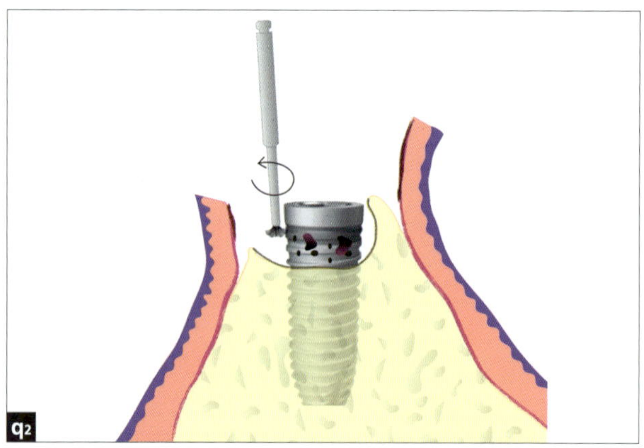

CASE 6q2. 골 내 결손의 육아조직을 제거하고 임플란트 표면의 염증을 제거.

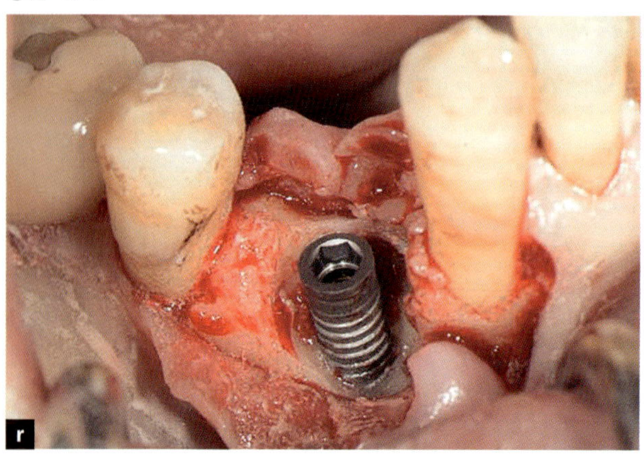

CASE 6r. β-TCP 파우더로 임플란트 표면의 염증을 제거하자 표면이 조금씩 변화를 보였다.

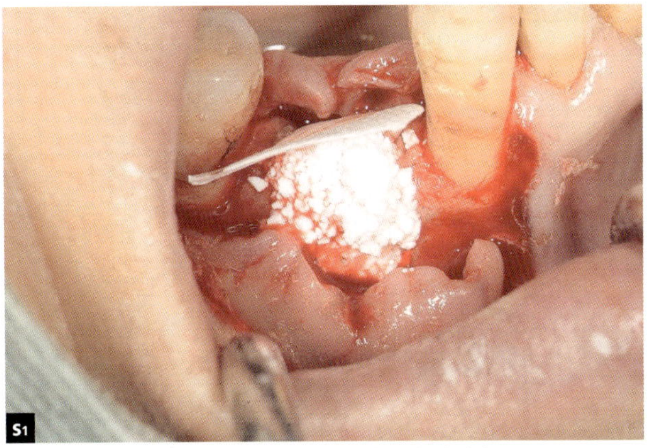

CASE 6s1. 차폐막을 설치하고 골이식재를 추가했다.

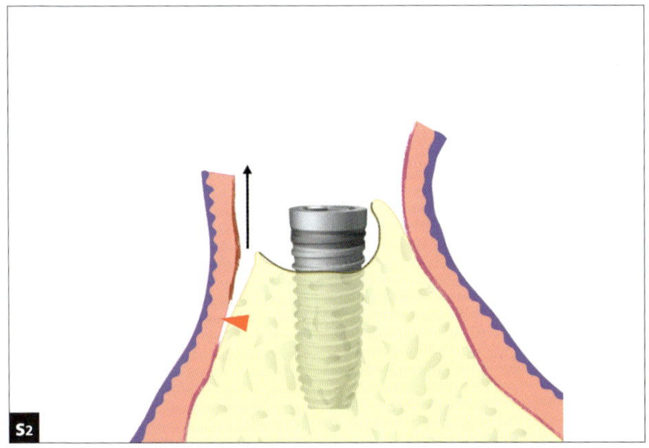

CASE 6s2. 골막 감장 절개.

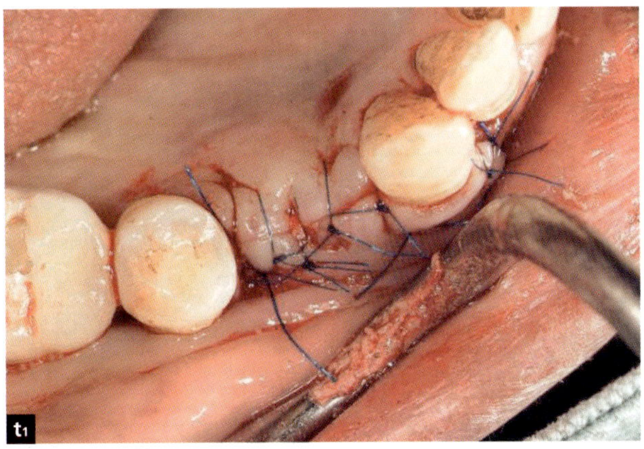

CASE 6t1. 봉합.

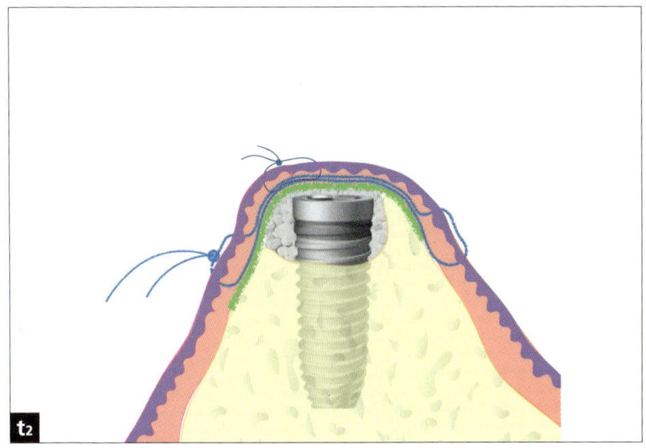

CASE 6t2. 골이식, 차폐막, 봉합.

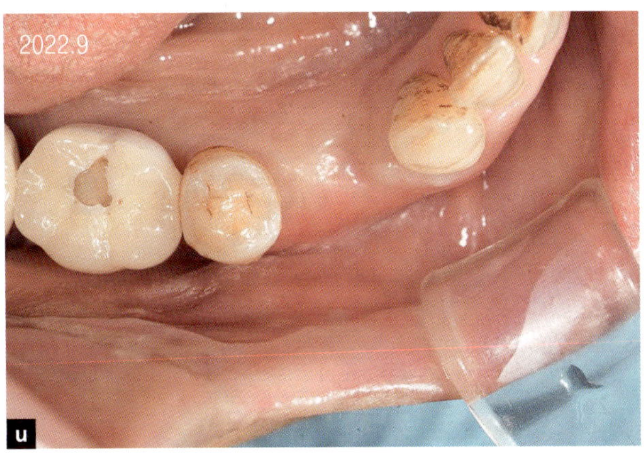

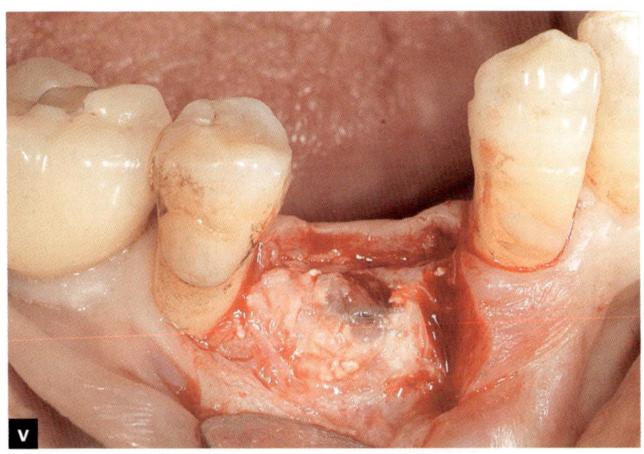

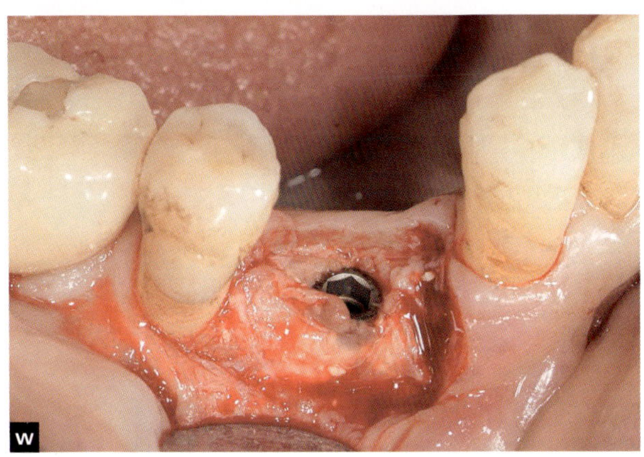

CASE 6u~w. 2차 외과 수술.

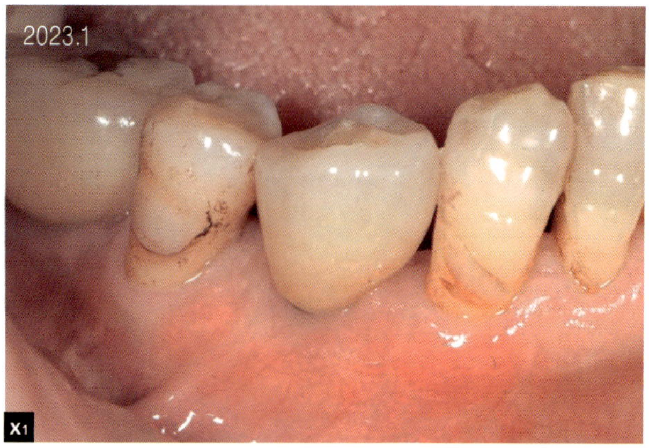

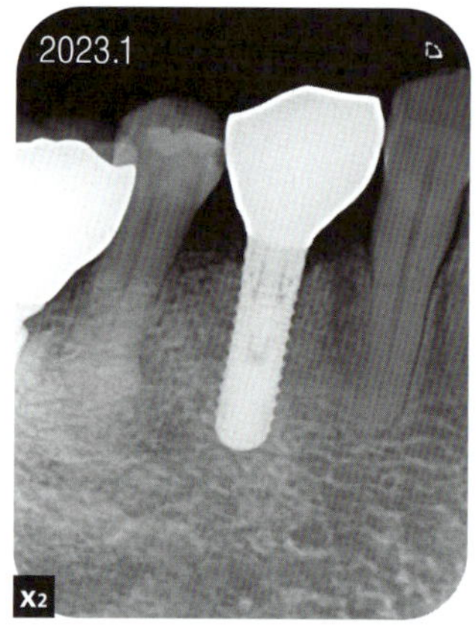

CASE 6x1, 2. 최종 상부 구조를 나사 고정 방식 지르코니아 크라운으로 변경해 재장착.

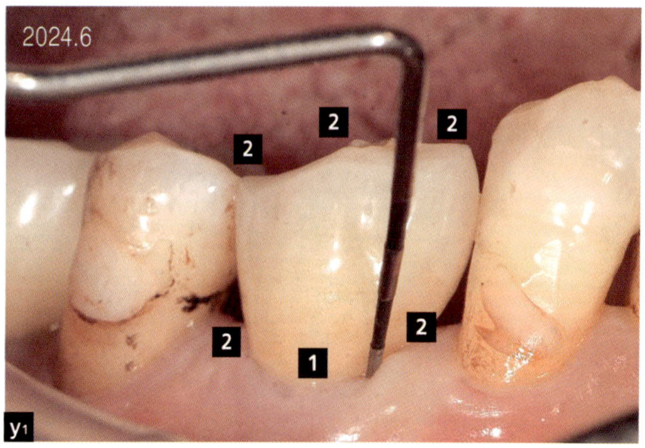

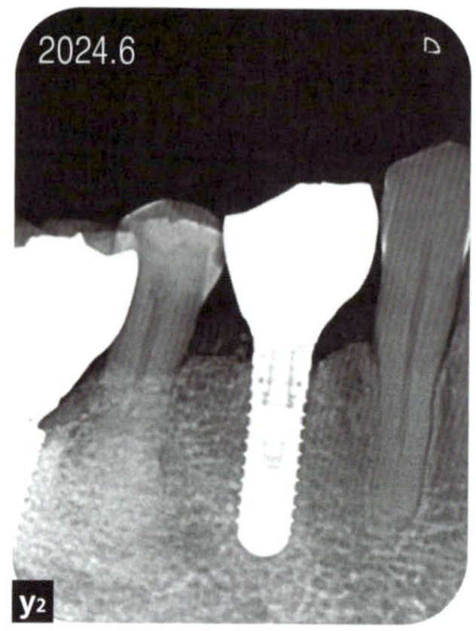

CASE 6y1, 2. 술후 1년 9개월.

점막이 완벽히 폐쇄되지 않은 증례

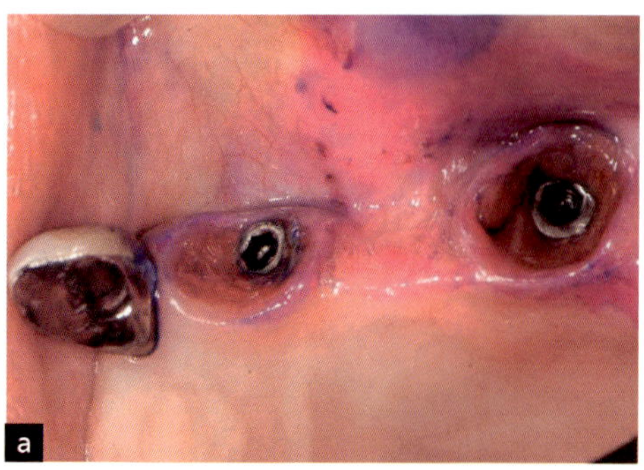

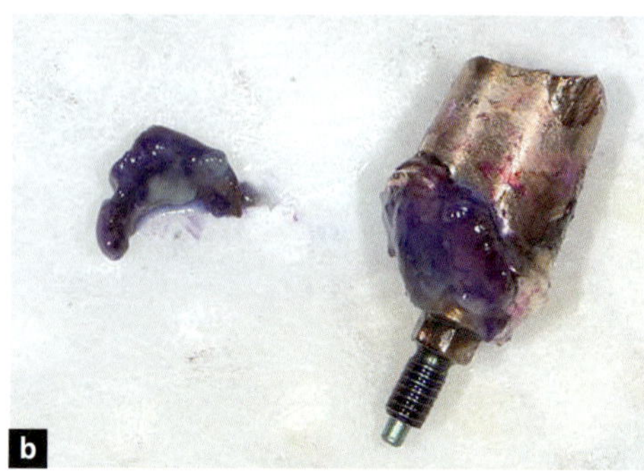

CASE 7a, b. 상부 구조를 철거하자 점막에 발적이 있었다. 지대주를 염색하자 점막 관통부에서 치태의 부착을 볼 수 있었다.

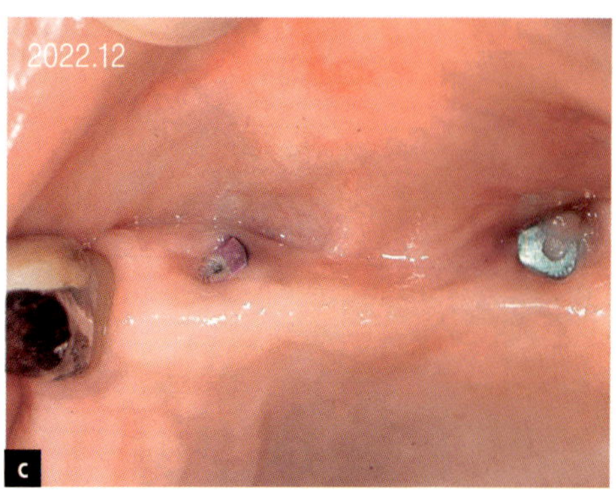

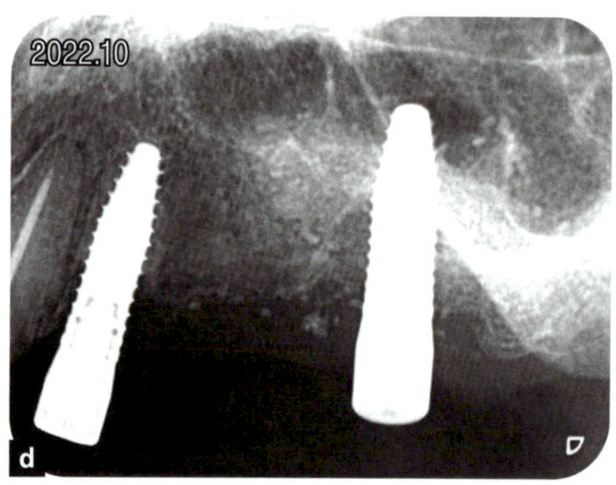

CASE 7c. 상부 구조를 철거해 두었지만 관통부가 완벽히 폐쇄되지는 않았다.
CASE 7d. 같은 부위의 구강 내 표준 방사선사진. 수평성 골흡수와 골결손이 함께 있었다.

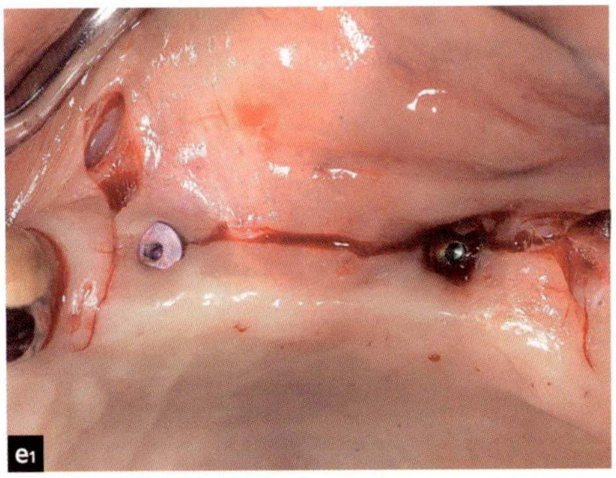
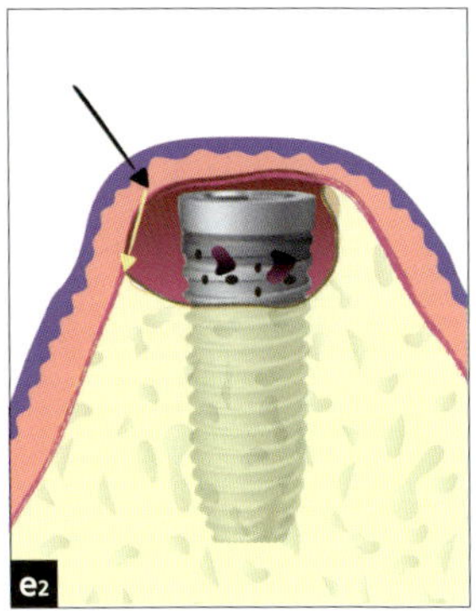

CASE 7e1, 2. 절개선. 치조정은 협측에 가까운 절개인 것에 주목하기 바란다.

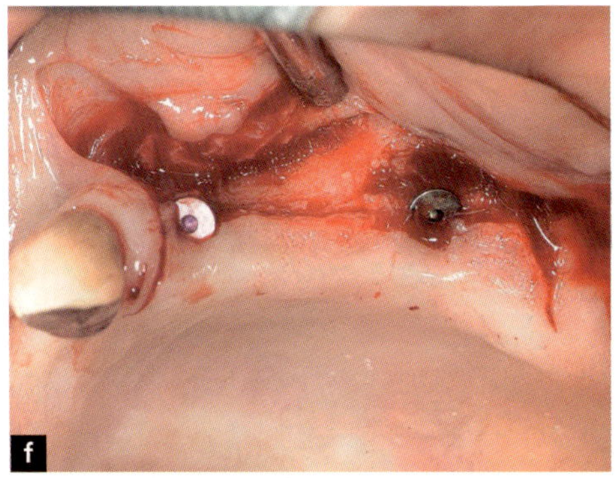

CASE 7f. 먼저 협측 점막 골막 플랩을 박리. 골결손의 경계를 확인.

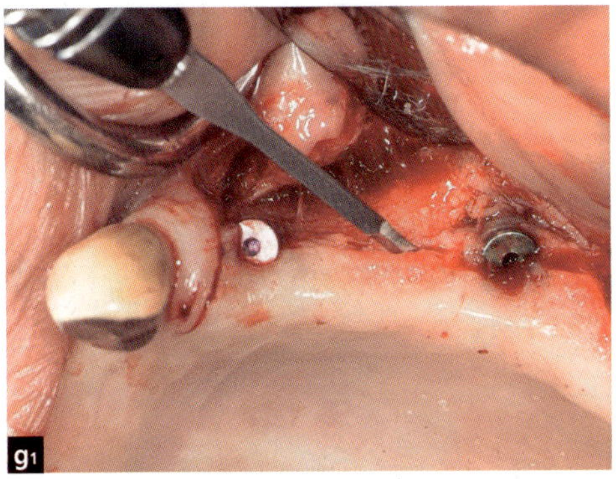
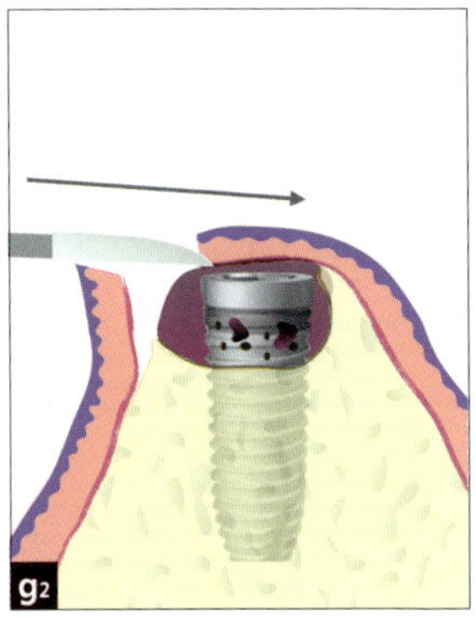

CASE 7g1, 2. 구개측에 비스듬하게 하방을 향해 '분리' 절개를 넣는다.

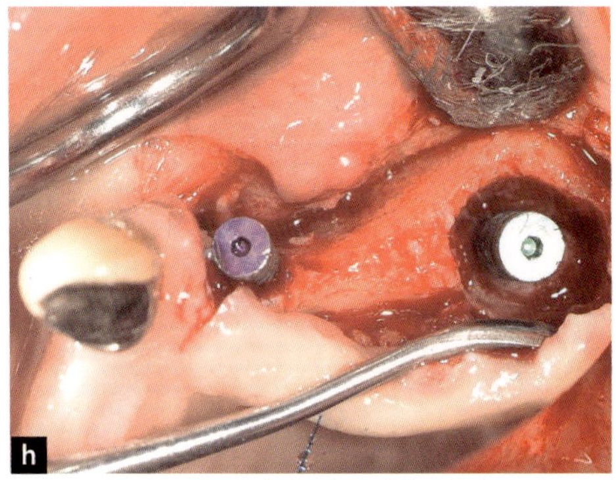

CASE 7h. '분리' 절개 후에 구개측 점막 골막 플랩을 박리.

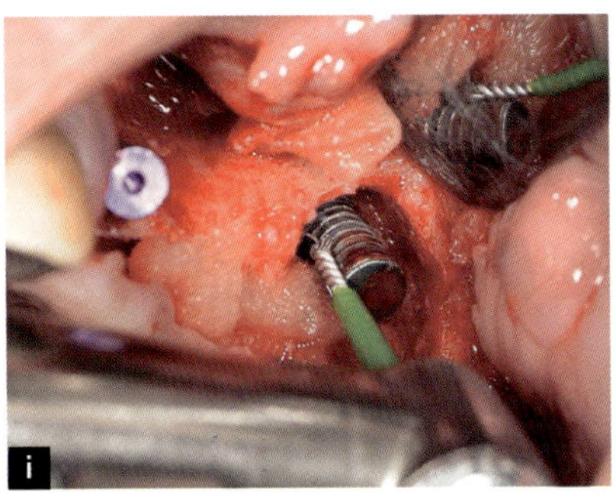

CASE 7i. 티타늄 브러시를 이용한 염증 제거.

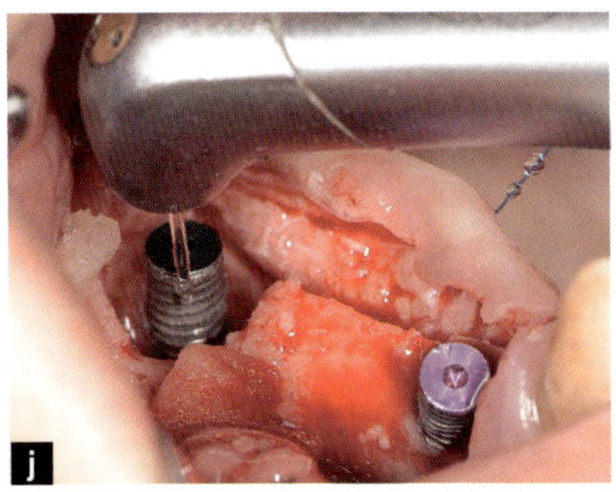

CASE 7j. Er, Cr:YSGG 레이저를 이용한 염증 제거.

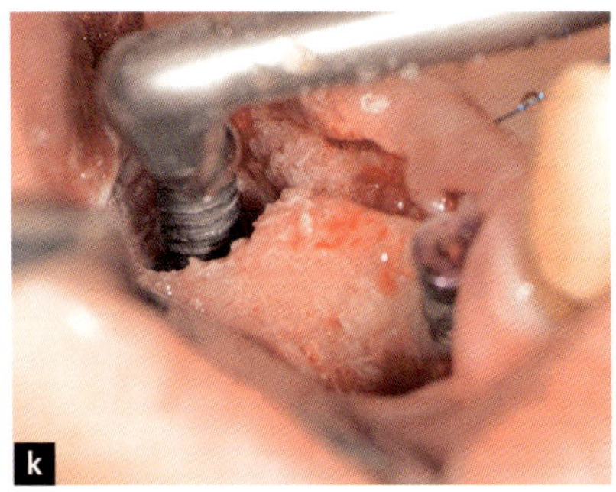

CASE 7k. β-TCP 파우더를 이용한 염증 제거.

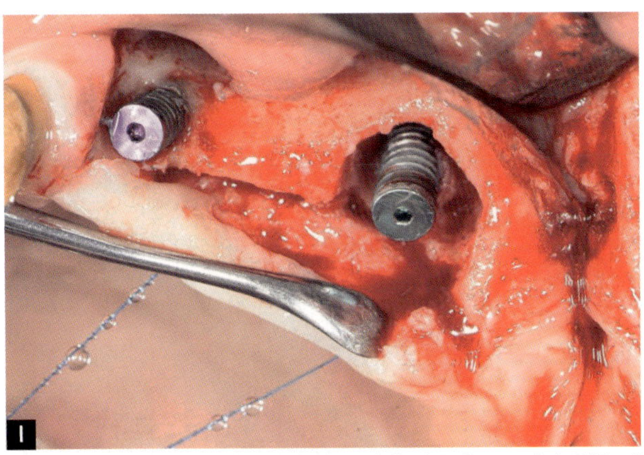

CASE 7l. 임플란트 주위 골결손의 소파와 임플란트 표면의 염증 제거가 끝났다.

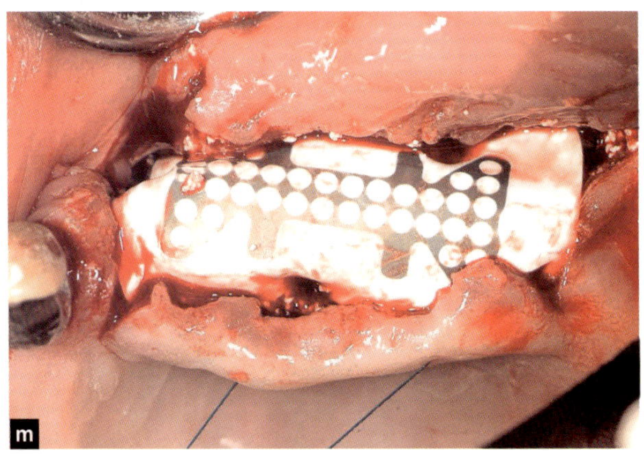

CASE 7m. 티타늄 프레임을 넣은 비흡수성 차폐막(Neogen)을 이용해 GBR했다.

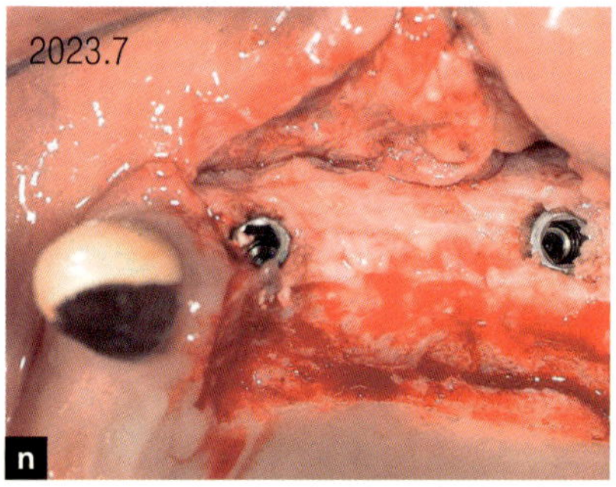

CASE 7n. 2차 수술. 양호한 골재생을 얻었다.

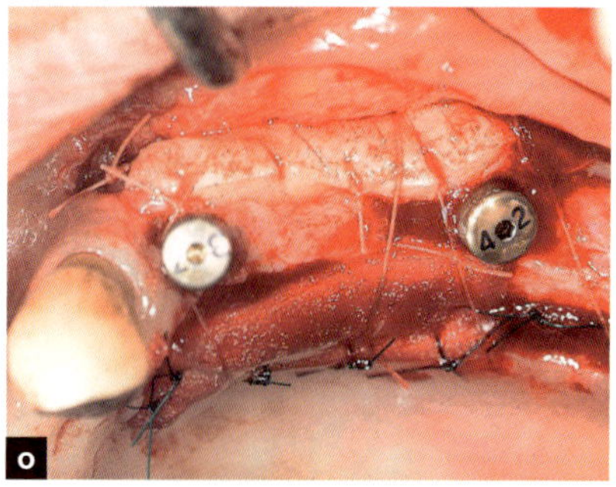

CASE 7o. 결합조직을 이식했다.

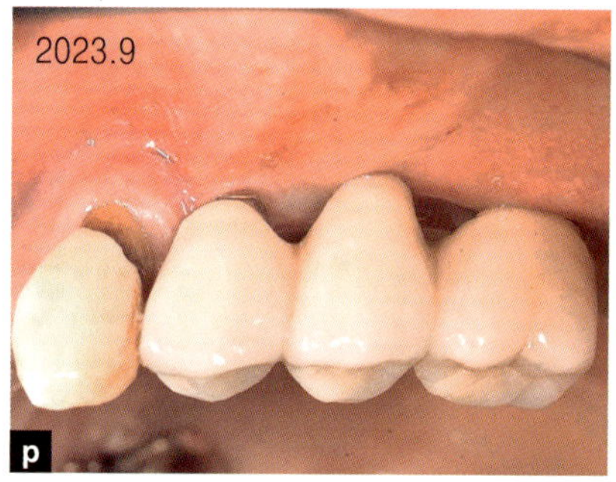

CASE 7p. 상부 구조의 형태를 수정해 재장착했다.

CASE 7q1, 2. 술전의 구강 내 표준 방사선사진과 CBCT 이미지. Monje의 분류 3b 상태를 보이고 있었다.

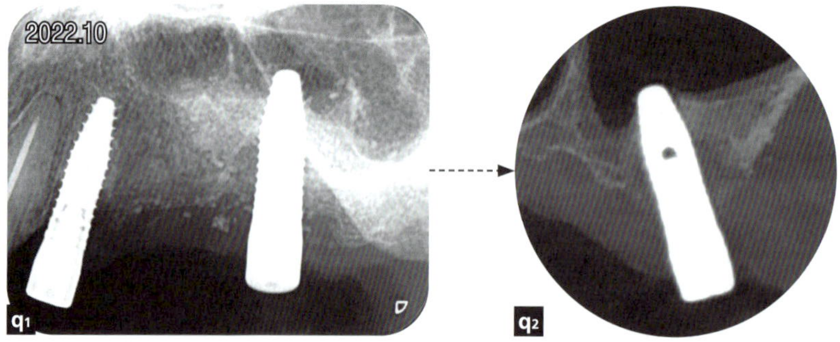

CASE 7r1, 2. 술후의 구강 내 표준 방사선사진과 CBCT 이미지. 매우 분명한 골재생을 확인할 수 있었다.

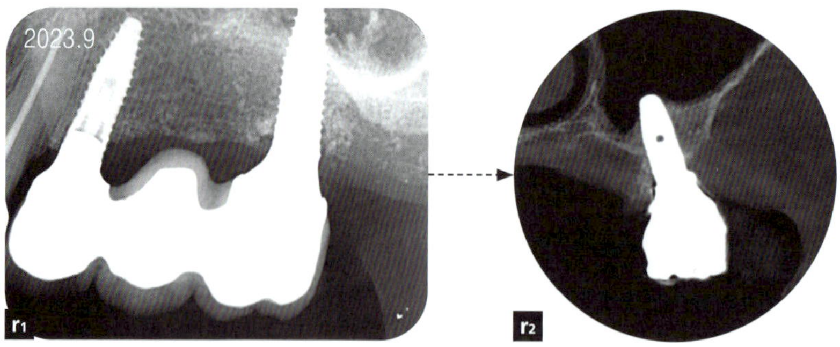

플랩을 트리밍해 submerged type 술식을 적용할 수 있게 된 경우

점막 골막 플랩을 절개하고 박리할 때 적절히 트리밍해 플랩끼리의 양호한 접합을 얻기 위한 방법으로서 다음의 3가지 패턴을 들 수 있다(앞에서 서술한 FIG 15a~c).

① 패턴 1

근·원심 방향으로 수평 절개를 넣을 때 임플란트 또는 치유 지대주의 외형에 따르면서도 가능하면 직선이 되도록 절개선을 그려 플랩끼리 접합되도록 하는 방법이다. 협·설 플랩은 가능하면 직선으로 넣고 원심 끝을 비스듬한 곡선으로 절개해 근소한 엇갈림을 수정한다. 특히 하악 구치부에서 이 패턴으로 절개하면 엇갈림이 조금 남은 매끈한 곡선은 원심 경사 절개가 적당히 어긋나는 것으로 조정되어, 플랩끼리의 접합을 적절히 얻을 수 있을 때가 있다(앞에서 서술한 CASE 4, 5).

② 패턴 2

임플란트 지름이 큰 경우 등에서 직선 절개가 거의 불가능할 때 한 번 임플란트 주위 열구에 따른 외형의 절개를 넣고 플랩을 박리한 후, 봉합하는 시점에서 트리밍해 직선화하면 플랩끼리의 접합을 얻을 수 있다. 이와 같은 플랩의 트리밍을 통해 플랩끼리의 접합은 양호해질 수 있지만 각화점막 폭의 감소를 피할 수는 없다(CASE 8)

플랩을 트리밍해 직선화를 도모한 증례

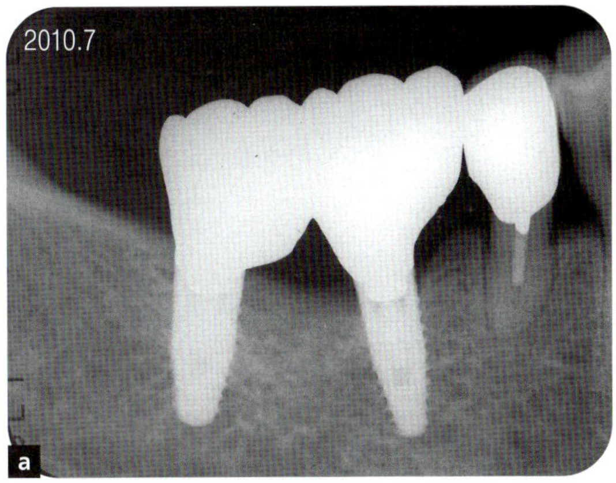

CASE 8a. 유지 관리를 위해 내원했을 때. #46, 47 임플란트 주위에 골흡수가 있다.

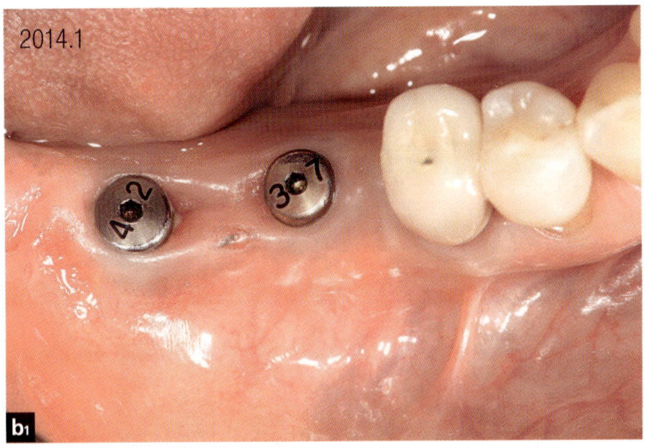

CASE 8b1. 수술 직전의 상태. 점막의 염증은 사라지고 있다.

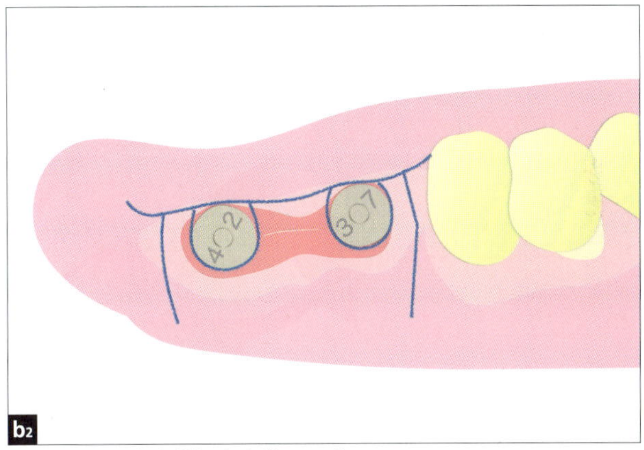

CASE 8b2. 절개선을 나타내는 도해.

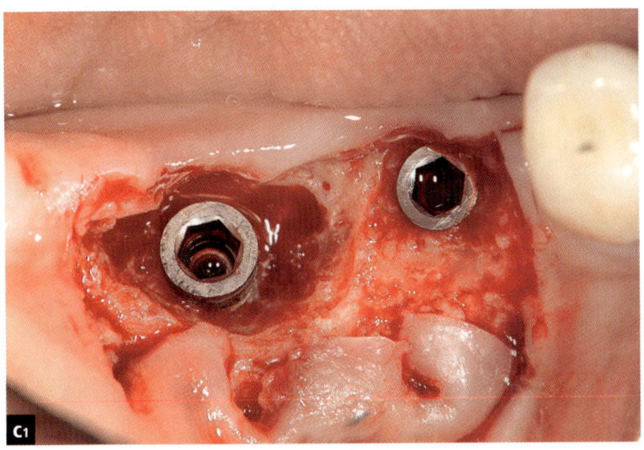

CASE 8c1. 점막 골막 플랩을 박리했을 때.

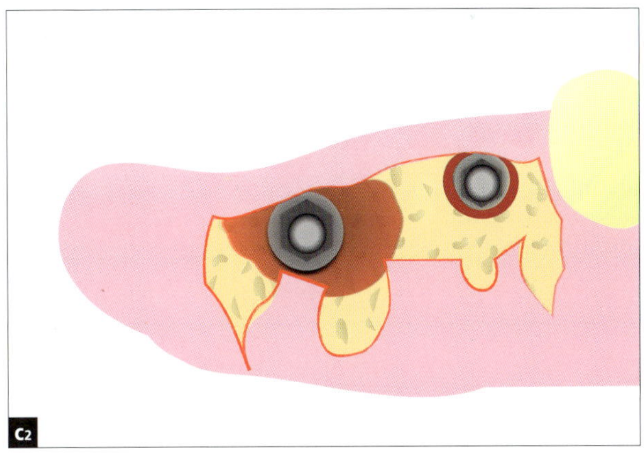

CASE 8c2. 점막 골막 플랩이 박리된 상태. 이대로는 submerged 상황을 만들 수 없다.

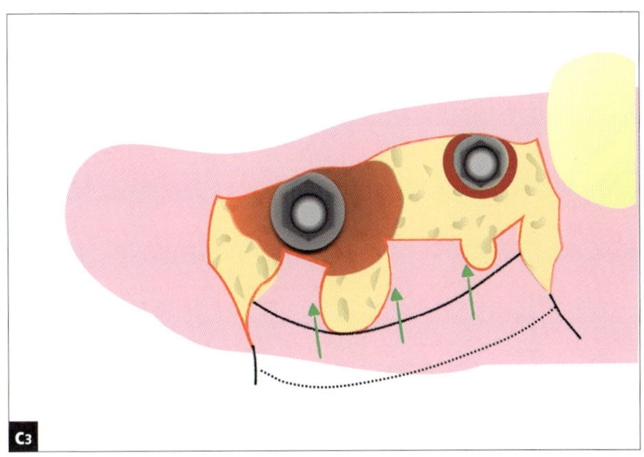

CASE 8c3. 협측 플랩을 트리밍하여 submerged 상황을 만들기 시작한다.

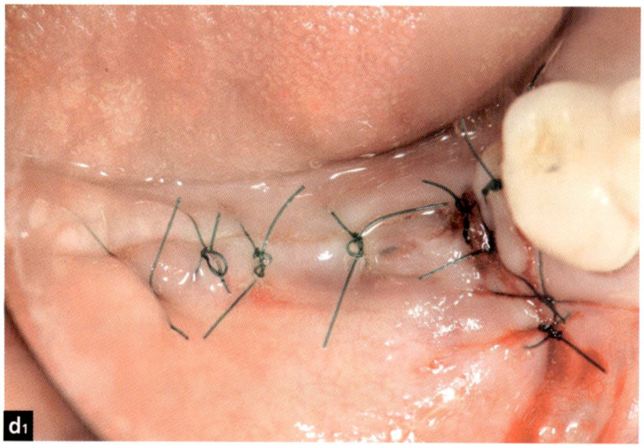
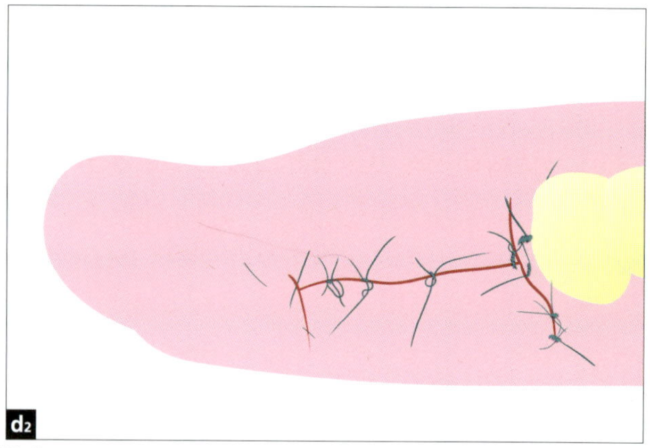

CASE 8d1, 2. 봉합이 끝났을 때. 플랩 트리밍으로 양호한 폐쇄를 얻을 수 있었다.

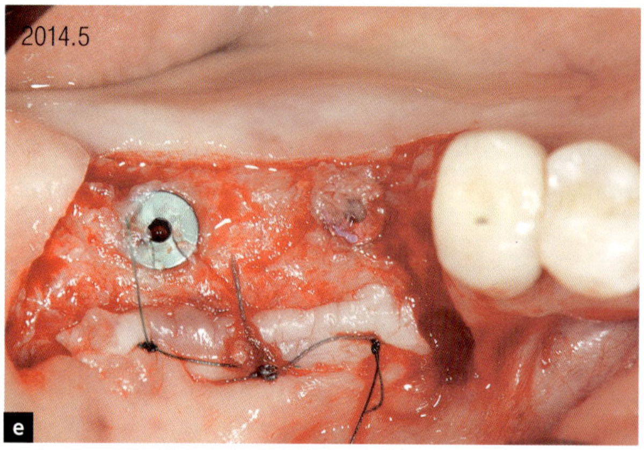

CASE 8e. 2차 외과 수술. 양호한 골재생을 얻을 수 있었다. 각화 점막 폭의 확대를 위해 치은 플랩 근첨측 이동술을 했다.

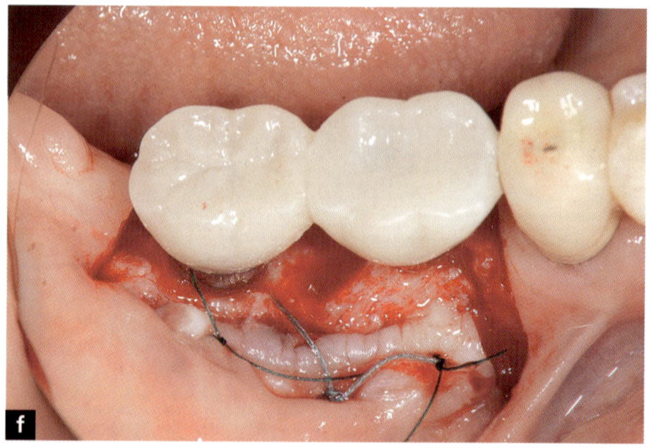

CASE 8f. 임시 보철물을 원래 위치로 되돌린다. 이후에 치주 팩으로 상처를 보호했다.

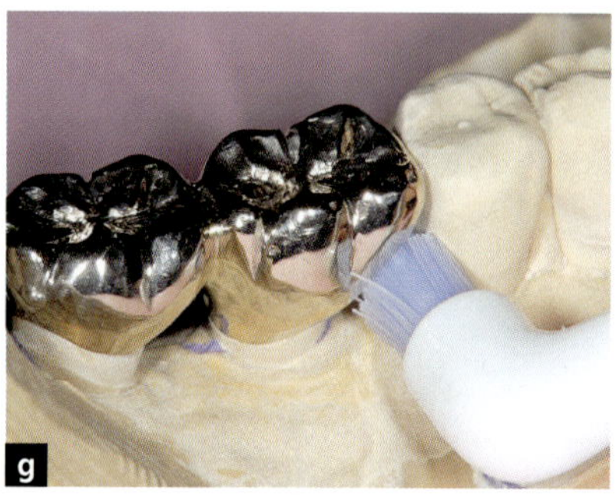

CASE 8g. End tuft 칫솔로 청소성을 확인.

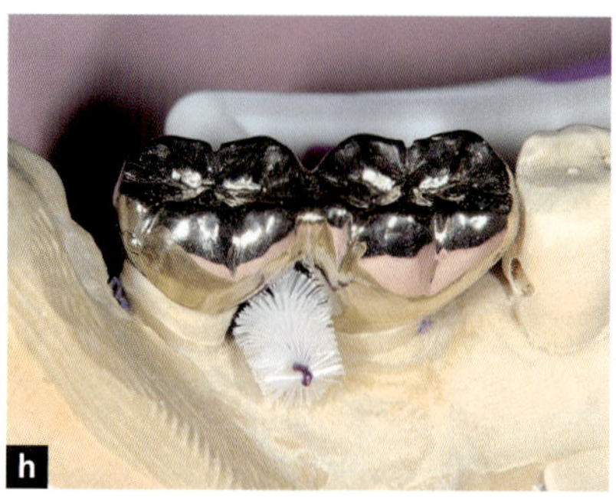

CASE 8h. 치간 칫솔을 넣어 청소성을 확인.

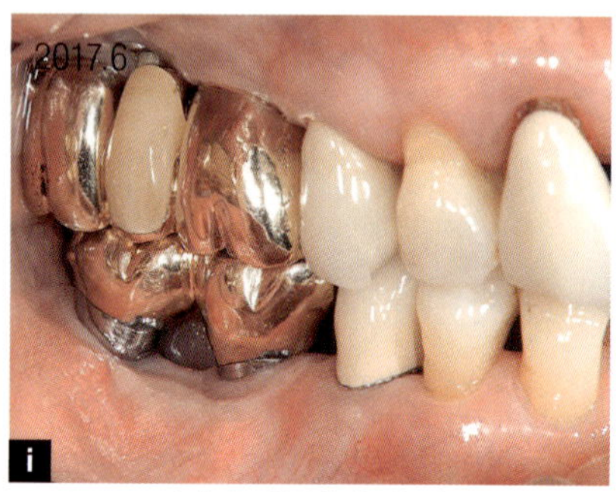

CASE 8i. 점막이 치유한 후에 상부 구조의 형태를 수정해 재장착했다.

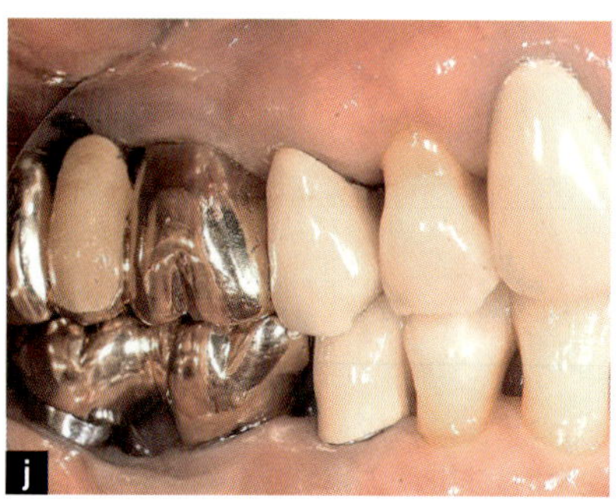

CASE 8j. 유지 관리를 위해 내원했을 때. 청소는 양호하다.

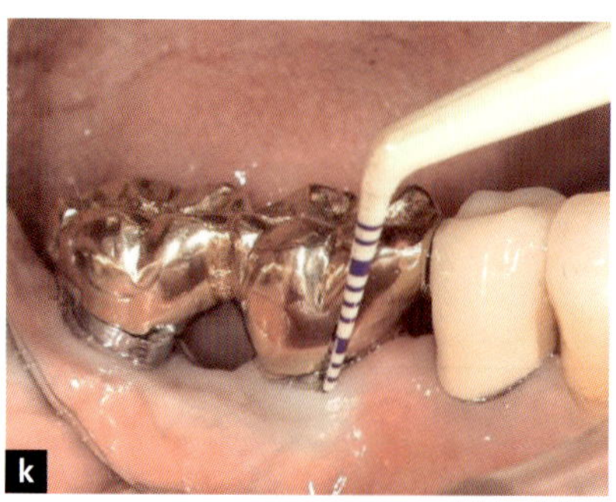

CASE 8k. 임플란트 주위에는 치주낭 측정기가 1mm 정도밖에 들어가지 않아, 치주낭이 제거된 것을 확인할 수 있었다.

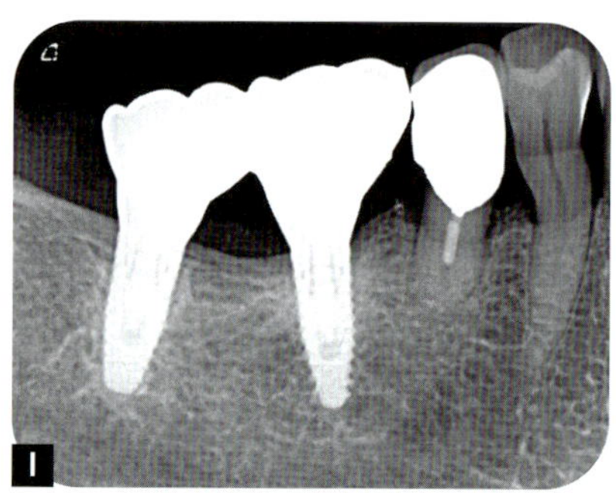

CASE 8l. 유지 관리를 위해 내원했을 때의 구강 내 표준 방사선사진. 골결손은 골로 채워져 골정 부위의 선이 뚜렷하다.

③ 패턴 3

임플란트 협·설 경계를 따라 근·원심으로 2개의 수평 방향 절개를 넣고, 사다리꼴 플랩을 형성하는 방법. 이 방법에서는 임플란트 설측 끝과 협측 끝에 맞추어 수평 방향으로 2개의 절개를 넣은 후 근·원심에 수직 절개를 추가해 사다리꼴 플랩을 형성한다. 이와 같이 절개하면 플랩 형성 시점에서 근·원심 방향에 끝이 직선인 플랩이 형성되어 협·설 플랩끼리는 바로 접합할 수 있다. 다만 이 절개에서는 패턴 2와 마찬가지로 골막 감장 절개를 이용한 치관측 이동이 꼭 필요하다.

Non-submerged type의 플랩 디자인[64]

Non-submerged type 술식은 상부 구조를 철거할 수 없는 경우, 티슈 레벨 타입 임플란트가 식립된 경우, 협측 플랩 혹은 설측 플랩의 치관측 이동이 어려운 경우, 임플란트가 근접한 경우, 임플란트 주위 점막이 수평으로 퇴축한 경우 등에 적용된다. 부위로서는 상악 구치부 등에 많다.

장점으로는 2차 외과 수술이 필요 없다는 점, 임플란트 사이 연조직의 절제가 필요 없다는 점 등을 들 수 있다. 단점으로는 플랩을 완벽히 폐쇄할 수 없는 점, 골재생이 불충분해진다는 점 등을 들 수 있다.

Non-submerged type 술식은 기본적으로 치주조직 재생요법의 술식이 선택된다. 치주질환에 이환한 치아를 완전히 점막 아래에 두고 일차 폐쇄할 수 없으므로 치아가 점막에서 관통한 상태로 재생 처치를 해야 한다. 다시 말해서 기본적으로 non-submerged type 술식은 치주조직 재생요법과 같은 술식을 선택하게 된다.

저자는 임플란트 주위의 non-submerged type 플랩 디자인을 이용한 골재생에는 Cortellini 등이 고안한 MPPT 술식(FIG 18)이 가장 적합하다고 생각한다. 임플란트 주위 골결손의 대부분은 2~3벽성 골 내 결손이며, 또한 임플란트 주위에 염증성 육아조직이 있어서 MPPT는 효과적이다(CASE 9).

MPPT의 기준을 따르는 재생술식의 흐름은 다음과 같다.

① 골정을 향한 협측 절개 및 임플란트 사이 내사 절개를 넣는다.
② 필요에 따라 수직 절개와 골막 감장 절개를 넣는다.
③ 협측의 전층 플랩을 박리한다.
④ 임플란트 사이 골정 바로 위에 수평 절개를 넣어 결합조직을 분리한 후, 임플란트 사이에서 구개측을 향해 청소하고 박리한다.

MPPT의 기준을 따른 non-submerged type 술식
Non-submerged type+Class 1(Monje의 분류) 골 내 결손(infraosseous defect)

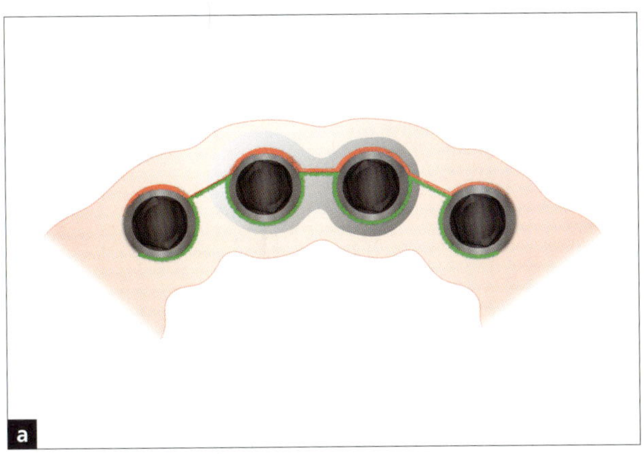

FIG 18a. 절개선과 술식의 개요.
- 골정을 향한 협측 절개 및 임플란트 사이 내사 절개
- 필요에 따라서 수직 절개와 골막 감장 절개
- 협측의 전층 플랩 박리
- 임플란트 사이 골정 바로 위에 수평 절개를 넣고 결합조직을 분리
- 임플란트 사이에서 구개측을 향한 전층 플랩 박리

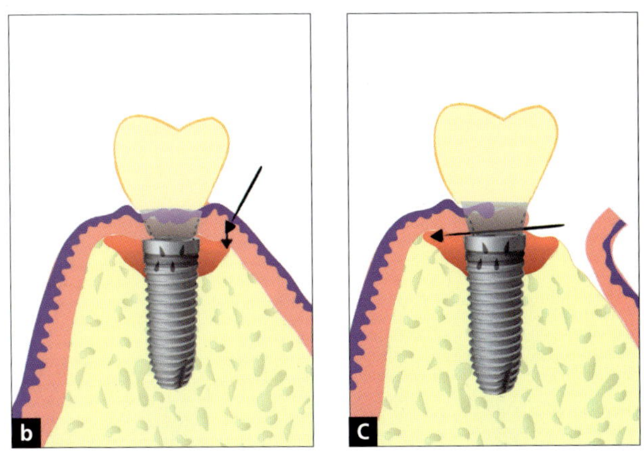

FIG 18b, c. 임플란트 사이의 수평 방향 절개. 상피측과 골결손측으로 분리하는 절개. * Trombelli L. Flap design and suturing techniques to optimize reconstructive outcomes. In: A Sculean A(ed). Periodontal Regenerative Therapy. New Malden, Surrey: Quintessence Publishing, 2010, 241-258.에서 변경 인용

Non-submerged type 술식을 이용해 임플란트 주위염을 치료한 증례

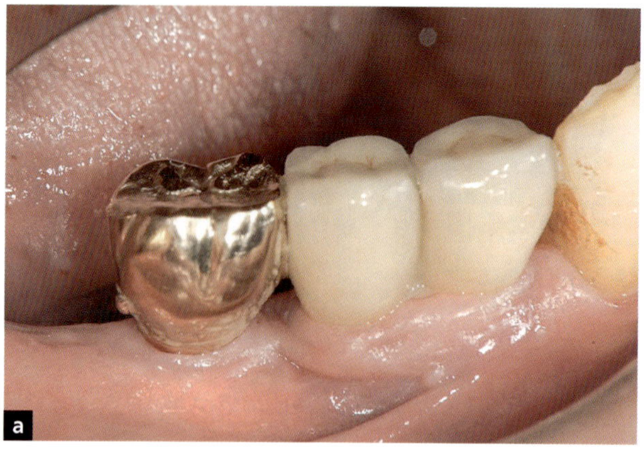

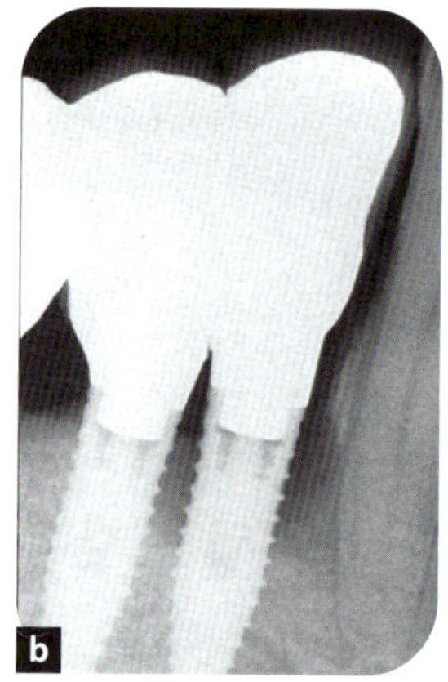

CASE 9a, b. 임플란트 식립 10년 후 유지관리를 위해 내원했을 때. 구강 내 사진에서는 그다지 심한 염증 소견이 보이지 않지만 구강 내 표준 방사선사진에서는 #44에 골흡수가 있었다.

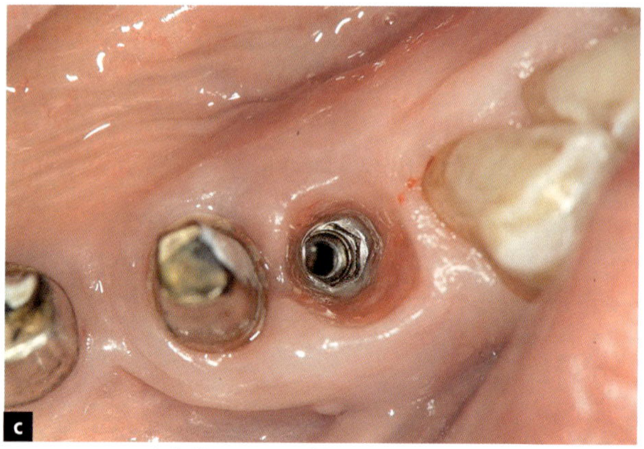

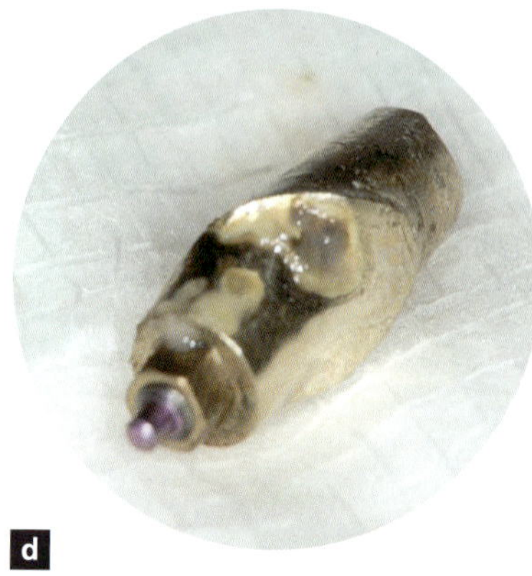

CASE 9c, d. 먼저 상부 구조를 철거하고 세정한다. d는 철거한 상부 구조의 점막 관통부. 다량의 치태 부착을 볼 수 있다.

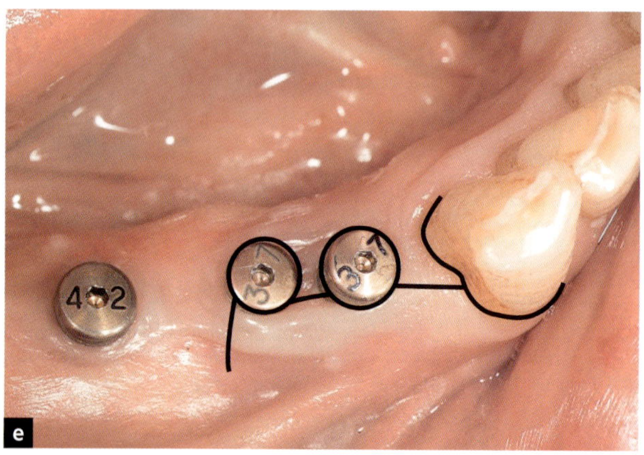

CASE 9e. #44, 45 임플란트 주위 골결손에 대한 재생요법의 플랩 디자인. MPPT의 기준을 따른다.

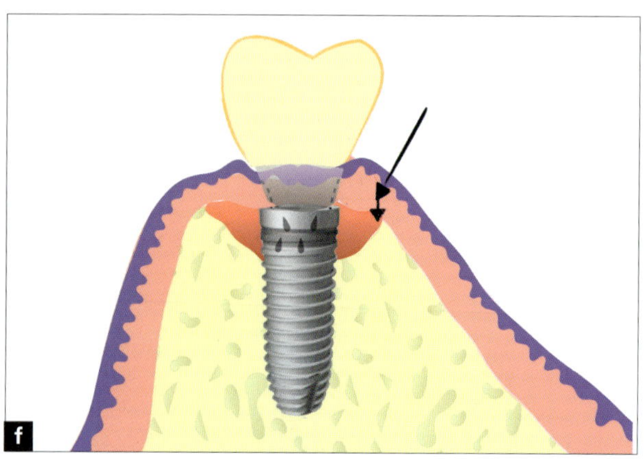

CASE 9f. 절개, 협측 플랩의 박리.

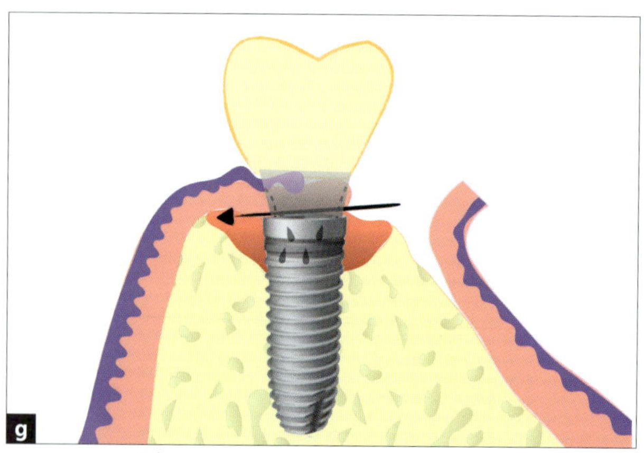

CASE 9g. 설측(구개측) 방향의 절개와 박리.

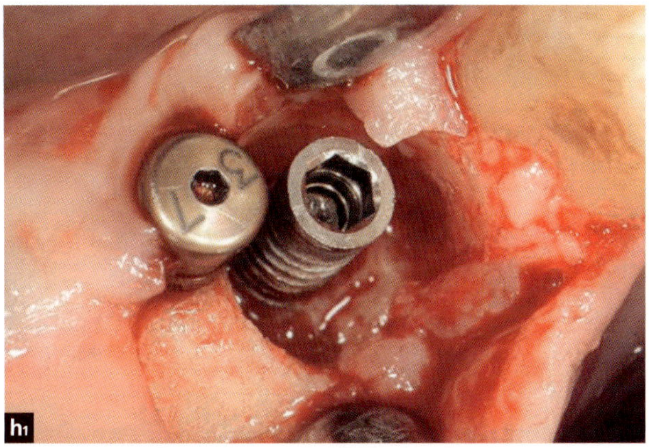

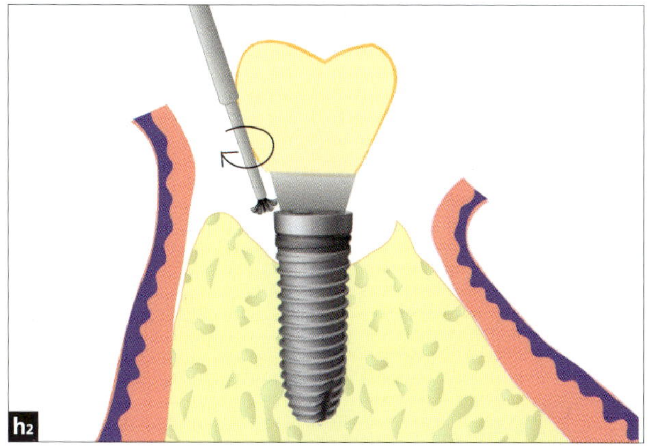

CASE 9h1, 2. 협측에 전층 플랩을 이용한 필요 최소한의 절개와 박리 후, 임플란트 사이 연조직에 수평 방향의 절개를 추가해 설측 방향으로 전층 플랩을 박리했다. 골결손 부위의 연조직을 제거하고 임플란트 표면의 염증을 제거했다.

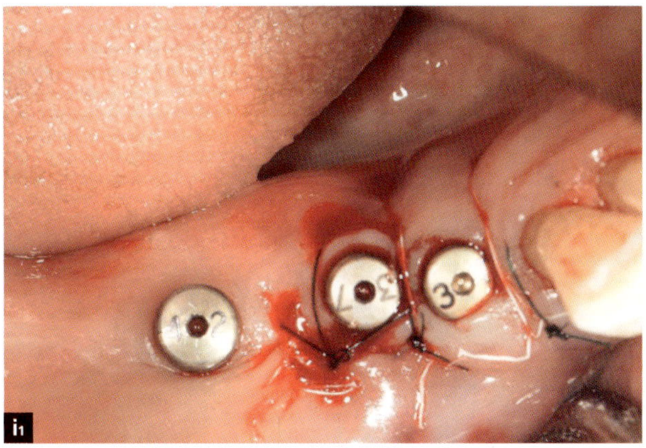

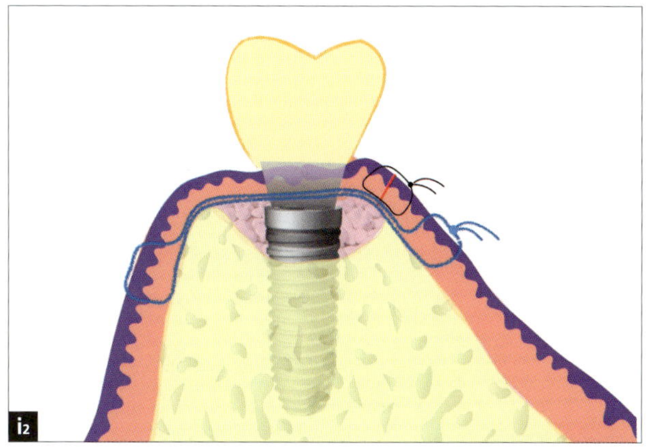

CASE 9i1, 2. 골이식(생리 활성 물질의 병용)을 하고, 플랩을 원래의 위치에 되돌려 봉합. 적절히 플랩을 폐쇄했다.

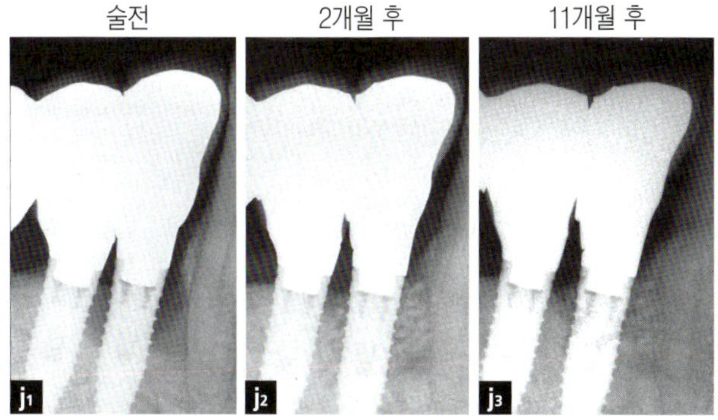

CASE 9j1. 술후 경과의 구강 내 표준 방사선사진 비교. 술전.
CASE 9j2. 골결손 부위의 경과는 양호하지만 골이식재의 입자가 뚜렷하게 보인다.
CASE 9j3. 골이식재 입자의 형태가 사라지고 있어 골로 흡수되는 것처럼 보인다.

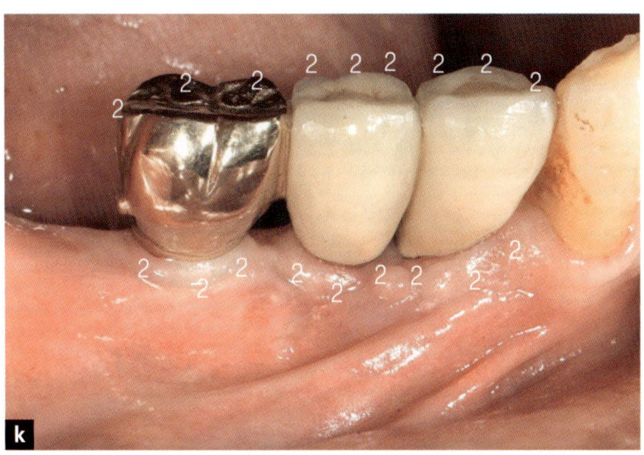

CASE 9k. 재생요법으로부터 약 1년 후. 임플란트 주위 점막의 상태는 양호하다. 숫자는 치주낭 깊이.

2021.8

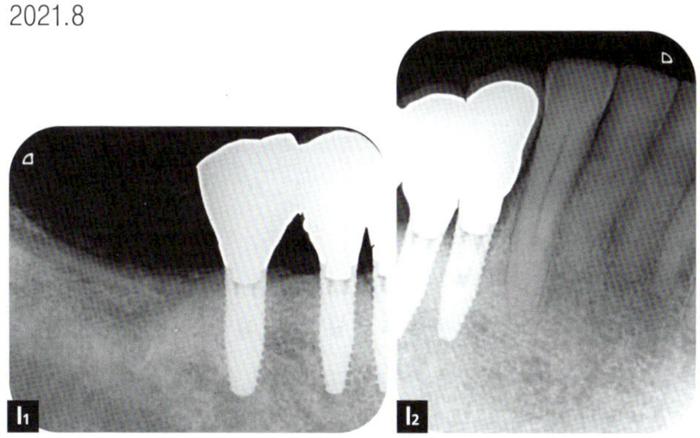

CASE 9l1, 2. 2년 후. 임플란트 주위 골의 상태는 양호하다.

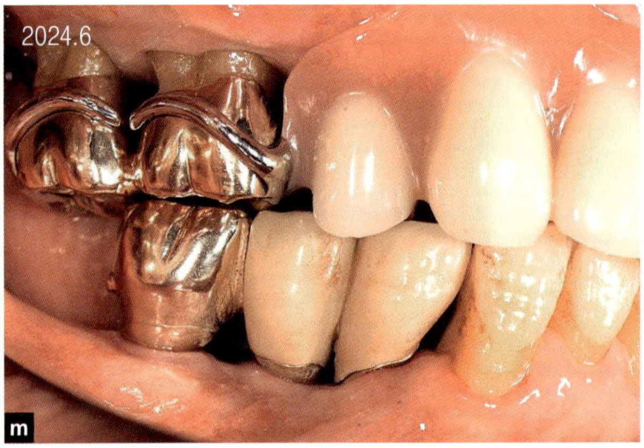

CASE 9m. 유지 관리를 위해 내원했을 때의 측면 모습. 청소는 양호하게 유지되어 점막에서 염증 소견은 보이지 않는다.

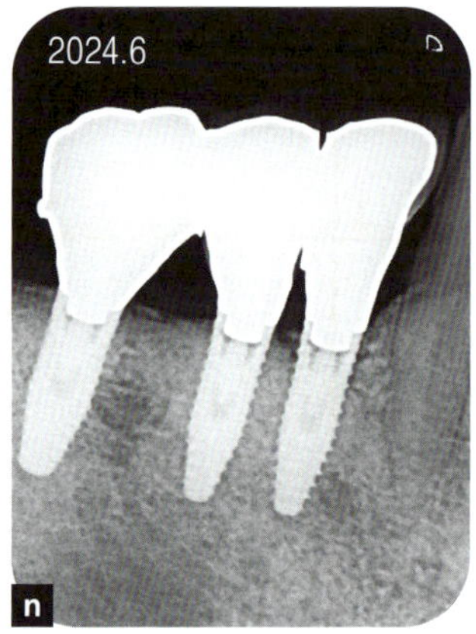

CASE 9n. 임플란트 주위염 재생요법 후 약 5년. 골이식 부위의 흡수가 진행되고 있는 것을 확인할 수 있다.

수평 방향의 분리 절개로 염증성 육아조직과 플랩이 적절히 분리된다. 임플란트 표면의 두꺼운 염증성 육아조직을 없애면서 적절한 변연절제술을 하고 임플란트 표면의 염증을 제거해 간다. 골이식을 한 후 골막 감장 절개를 이용한 플랩의 치관측 이동을 얻고, 임플란트 사이에서 플랩을 적절하게 일차 폐쇄한다. 긴장이 없는 플랩의 적절한 접합으로 임플란트 사이의 플랩이 적절히 폐쇄되면 양호한 골재생을 얻을 수 있다. 하지만 submerged type 술식과 비교하면 골재생은 한정적이다(CASE 10).

저침습형 플랩 EMD+차폐막

CASE 10a. 환자는 68세 여성. 유지 관리를 위해 내원했을 때 임플란트 주위 점막에 염증 소견이 있었기 때문에 구강 내 표준 방사선사진을 촬영했는데, #37 주위에 골결손이 있었다.
CASE 10b. 상부 구조를 철거하고 치유 지대주로 교환한 후 반복해서 세정했다.

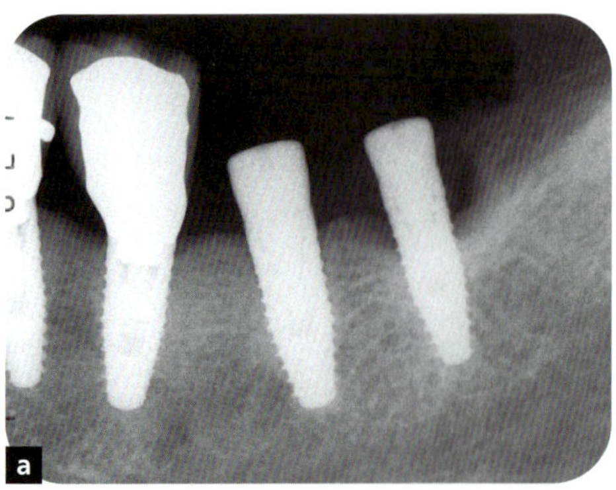

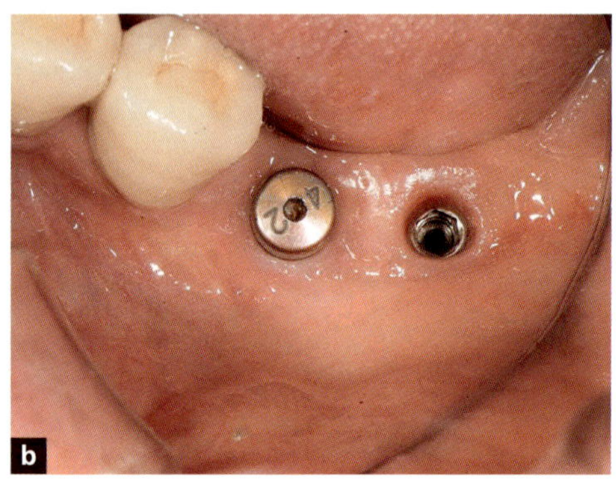

CASE 10c. #37 주위에 깊은 치주낭이 있었기 때문에 SRP했다.
CASE 10d. #37 주위를 SRP했을 때 제거한 임플란트 주위의 침착물(치은연하 치석).

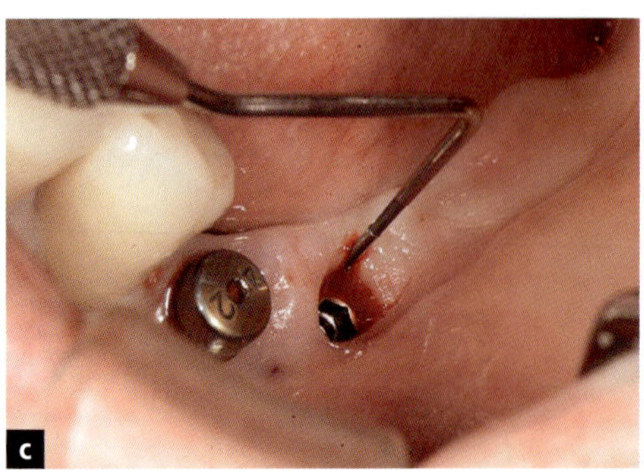

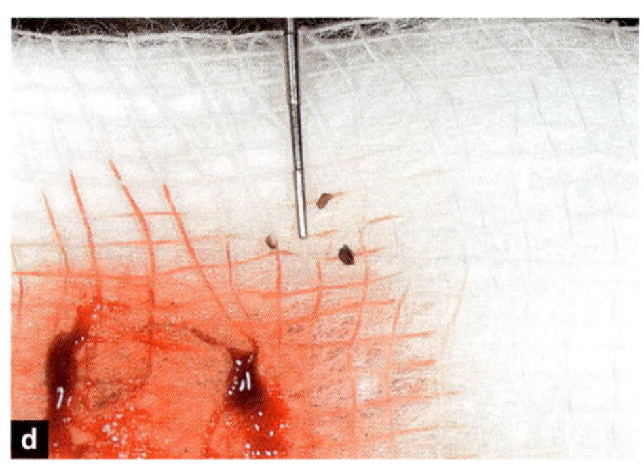

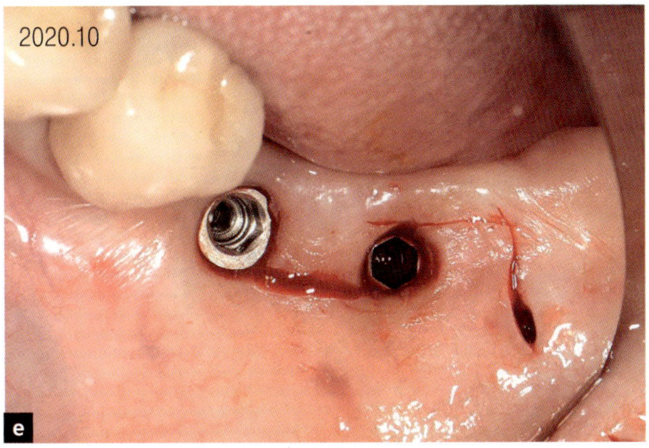

CASE 10e. 필요 최소한의 플랩을 형성하는 플랩 디자인.

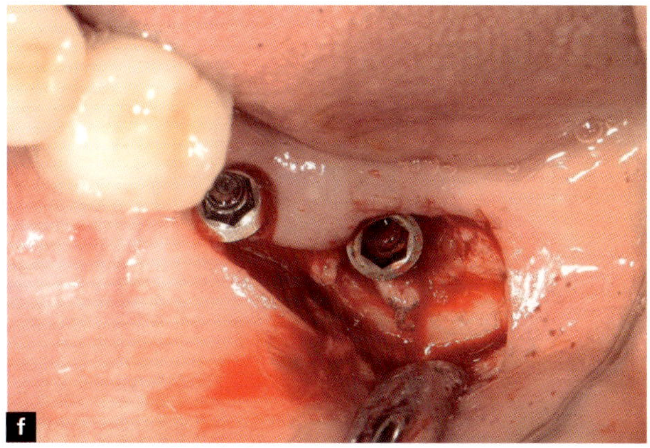

CASE 10f. 플랩을 형성 후.

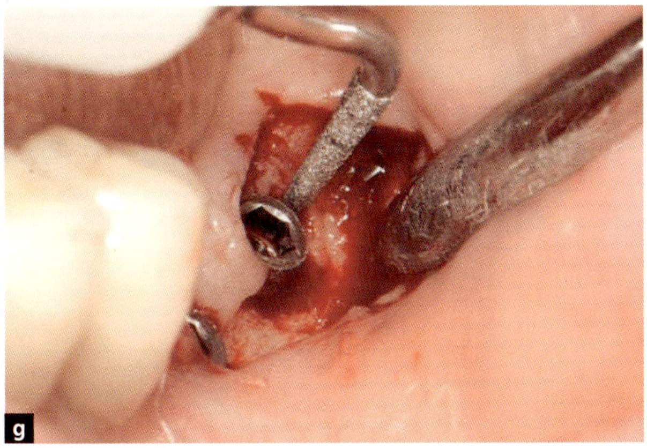

CASE 10g. Variosurg 3(Kyocera)를 이용해(파워를 최소로 내리고 사용함) 골결손 위의 육아조직을 가능하면 한 덩어리로 제거한다.

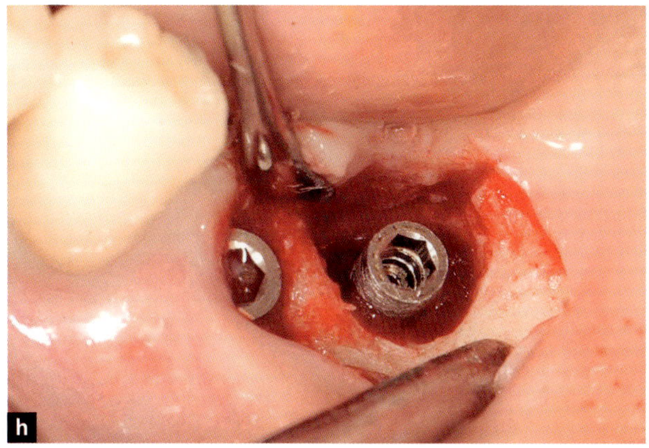

CASE 10h. 골결손 위 육아조직의 제거가 끝났을 때.

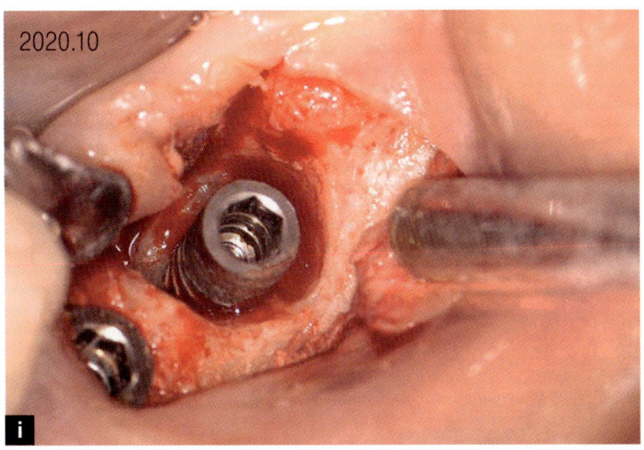

CASE 10i. 골결손 내를 소파. 임플란트 표면의 염증 제거가 끝났을 때.

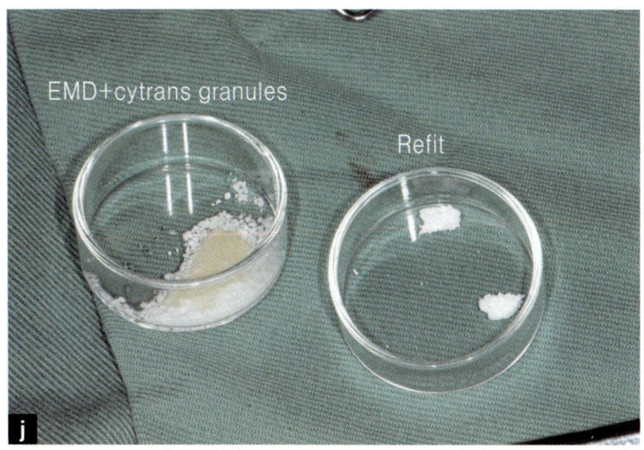

CASE 10j. EMD(젤 타입)+cytrans granules(GC)와 Refit(Kyocera).

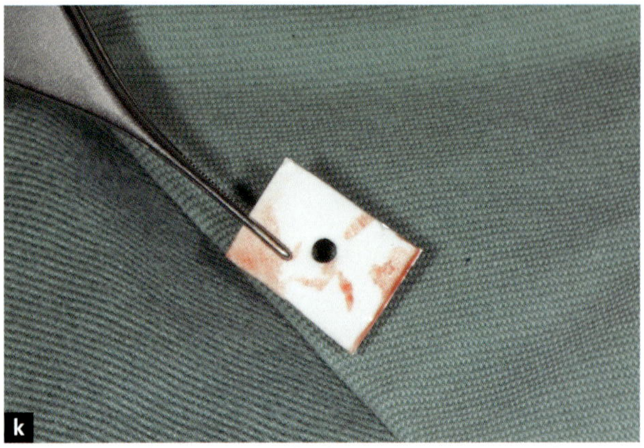

CASE 10k. Cytrans elashield(GC)에 러버 댐 펀치로 구멍을 뚫는다.

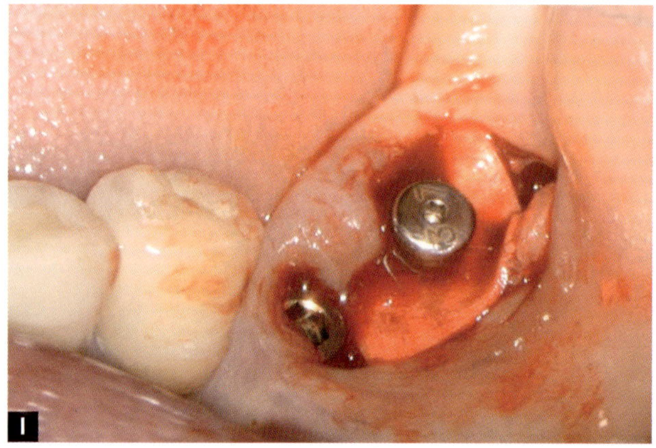

CASE 10l. 골이식재 충전 후에 차폐막(cytrans elashield)을 설치.

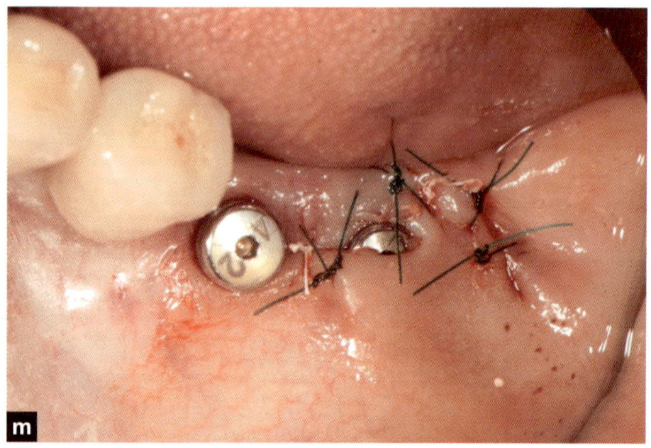

CASE 10m. 봉합.

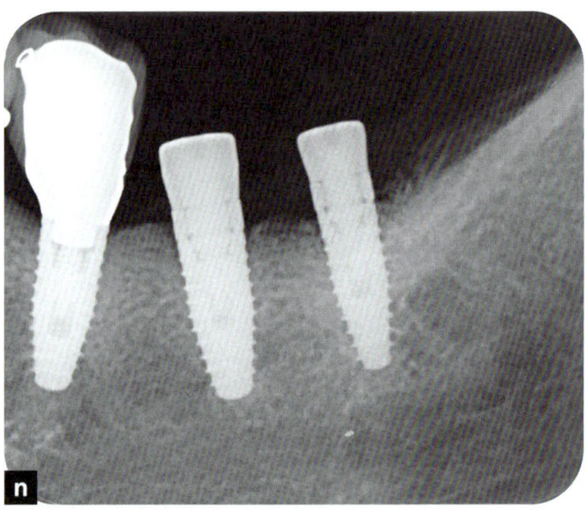

CASE 10n. 2차 외과 수술 직전의 구강 내 표준 방사선사진.

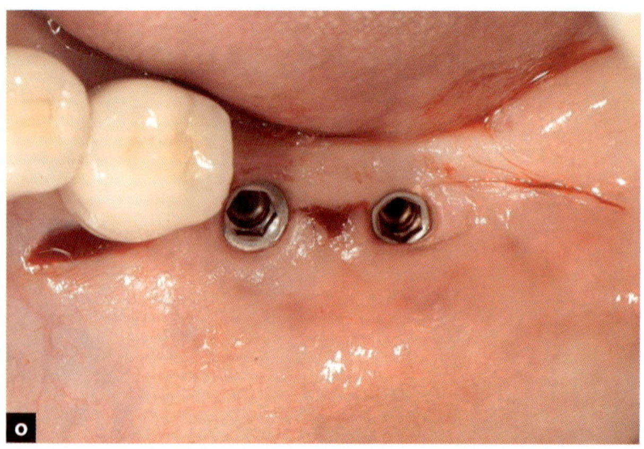

CASE 10o. 2차 외과 수술. 구강 전정 확장과 치은 플랩 근첨측 이동술을 의도한 술식.

생리 활성 물질의 사용과 골이식

임플란트 주위염에 대한 재생요법에는 차폐막을 사용한 GBR과 EMD 등의 생리 활성 물질을 응용하거나 병용하는 방법이 있다. 임플란트 주위 골결손에 대해 차폐막을 이용해 골재생을 도모하는 치료로, 기본적으로 GBR과 같은 치료를 의미한다. 또한 임플란트 주위염에 대해 EMD가 효과적이라는 보고도 있다.

결손이 크면 기본적으로 골이식을 병용하는 것이 바람직하다. 백악질의 재생을 전망할 수 없는 임플란트 주위 골결손의 골재생에서는 장소 마련을 위한 재료로서 골이식이 자주 필요하게 된다.

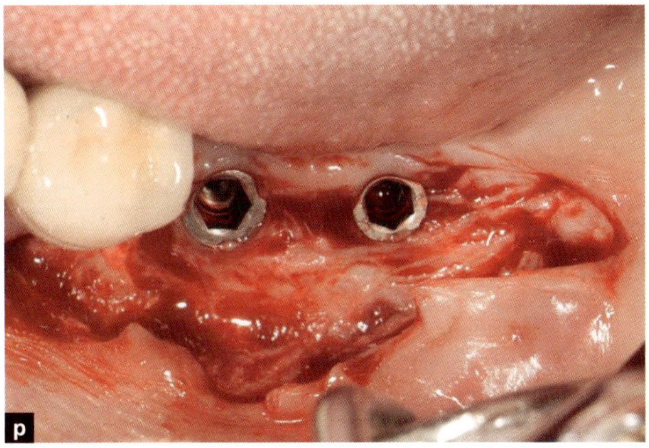

CASE 10p. #37 주위의 골결손은 신생 조직으로 채워졌다.

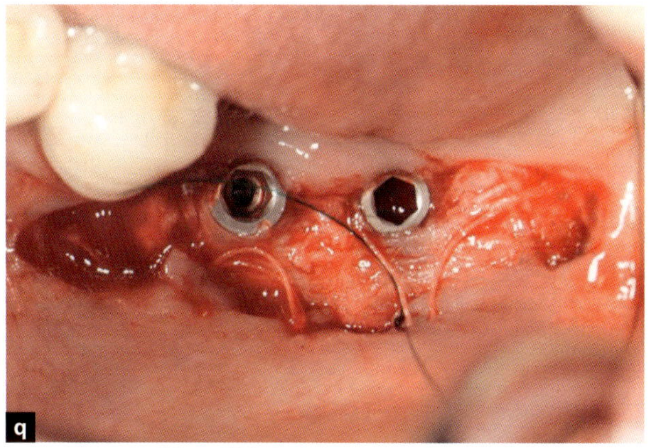

CASE 10q. 플랩을 근첨측에 설치하고 골막을 고정원으로 봉합.

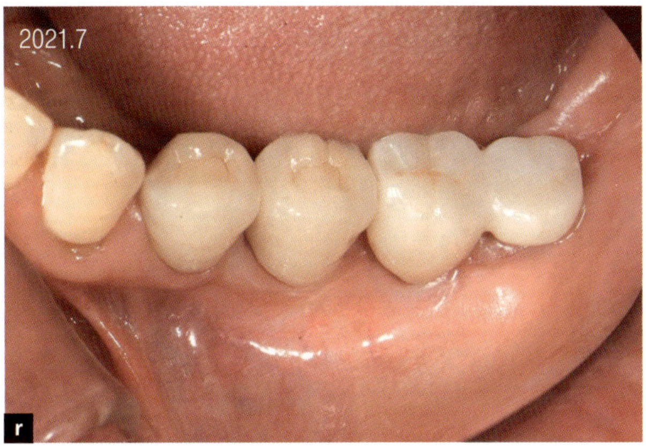

CASE 10r. 상부 구조를 재제작해 장착한 후.

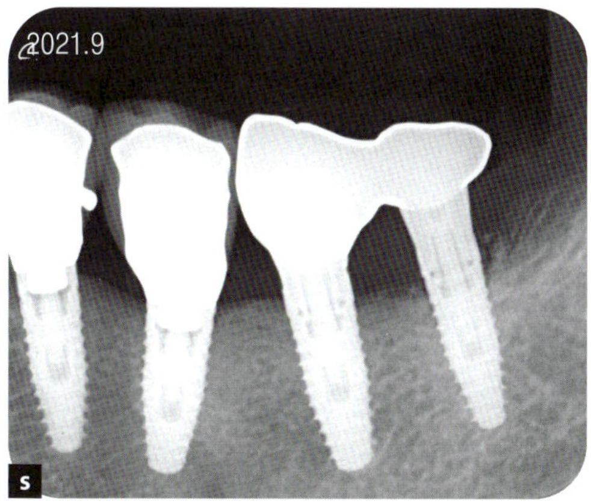

CASE 10s. 유지 관리로 이행. #37 주위의 골재생은 양호하다.

적절한 위치로의 플랩 설치와 봉합(TABLE 4)

Non-submerged type 플랩에서는 플랩의 끝을 정확하게 맞추고 일차 폐쇄한다.

Submerged type 플랩에서는 골이식과 차폐막을 사용하므로 필요에 따라서 골막 감장 절개를 넣어 플랩의 일차 폐쇄를 도모한다.

두 패턴 모두 재생요법에서 양호한 일차 폐쇄가 양호한 예후를 위한 중요한 열쇠인 것은 말할 필요도 없다.

TABLE 4. Submerged type 플랩과 non-submerged type 플랩의 비교

플랩	플랩의 특징
Submerged type	• 임플란트를 식립할 때의 GBR 술식이 적용됨 • 플랩 디자인도 GBR의 기준을 따름. 플랩의 일차 폐쇄와 재생의 장소 확보를 위해서 종종 두꺼운 육아조직의 절제가 필요함 • 적절한 플랩 형성과 골막 감장 절개로 확실한 일차 폐쇄를 얻을 수 있어 양호한 골재생을 얻을 수 있음 • 2차 외과 수술이 필요하지만, 이것은 단점이기도 하고 장점이기도 함
Non-submerged type	• 임플란트가 점막에서 관통한 상황의 플랩 폐쇄이기 때문에 submerged type보다 난도가 높은 술식 • 기본적으로 GTR이나 EMD를 사용한 치주조직 재생요법 술식의 기준을 따르는 플랩 디자인이 적용됨 • 임플란트 사이의 플랩 폐쇄가 중요하기 때문에 임플란트 사이의 수평 방향 절개, 플랩의 적절한 박리, 플랩의 정확한 접합이 중요함

필요에 따른 상부 구조 양식과 형태의 수정

상부 구조를 철거하고 치료할 수 있으면 임플란트 주위염 개선 후에 상부 구조를 원래대로 되돌린다. 이때 상부 구조의 양식이나 형태가 임플란트 주위염의 악화에 관여하고 있었다고 생각되면, 고정 방식을 변경하거나 상부 구조의 형태를 수정해 재장착한다.

Summary

임플란트 주위염 치료는 먼저 악화 요인을 분석해 그것을 개선해야 한다. 그러한 이유로 치주질환 치료와 마찬가지로 원인 제거를 위한 비외과적 치료 기간을 설정하는 것이 중요하다. 비외과적 원인 제거의 치료 국면을 거쳐 재평가해 외과적 개입의 옳고 그름을 검토한다.

절제요법은 치주 외과의 절제 외과 술식 기준에 따른 플랩을 적용한다.

한편, 재생요법을 적용할 때는 submerged type 혹은 non-submerged type의 어느 한쪽 플랩 디자인을 선택한다. Submerged type은 기본적으로 GBR의 플랩 디자인 기준을 따른 술식이 된다. 한편, non-submerged type에서는 치주조직 재생요법의 플랩 디자인 기준을 따른다. 임플란트 상부 구조를 철거할 수 있을 때 술전에 임플란트 상부 구조를 철거해 두면 점막이 적절히 폐쇄되어 submerged type 술식이 가능해진다. 이렇게 하면 임플란트 주위 골결손의 개선을 얻을 수 있다.

Point 2 임플란트 주위염에서 재생요법 플랩 디자인의 포인트

① 임플란트 주위염의 위험 인자로는 세균학적 요인, 역학적 요인, 구조적 요인 등을 들 수 있다. 먼저 각 증례의 악화 인자를 파악해 가급적인 개선을 도모한 후에 필요에 따라서 외과적으로 개입한다.

② 외과적 개입은 절제요법, 재생요법으로 크게 나뉘는데, 지지골 양 개선 등의 이유로 재생요법이 즐겨 이용된다.

③ 재생요법 술식은 GBR의 기준에 따르는 submerged type 플랩 디자인과, 치주조직 재생요법 기준에 따르는 non-submerged type 플랩 디자인으로 나뉜다. 어느 술식이나 오염된 임플란트 표면의 확실한 오염 제거와 골결손 내 육아 조직의 제거, 플랩의 일차 폐쇄가 열쇠이다.

④ 재발을 막기 위해서 더욱 신중한 유지 관리가 중요한 것은 말할 필요도 없다.

참고문헌

1. Knöfler W, Barth T, Graul R, Krampe D. Retrospective analysis of 10,000 implants from insertion up to 20 years-analysis of implantations using augmentative procedures. Int J Implant Dent. 2016 Dec;2(1):25.
2. Fischer KR, Lindner I, Fickl S. Implant treatment in periodontally compromised subjects--quality of life and patient satisfaction. Clin Oral Investig. 2016 May;20(4):697-702.
3. Reissmann DR, Dard M, Lamprecht R, Struppek J, Heydecke G. Oral health-related quality of life in subjects with implant-supported prostheses: A systematic review. J Dent. 2017 Oct;65:22-40.
4. Daftary F, Mahallati R, Bahat O, Sullivan RM. Lifelong craniofacial growth and the implications for osseointegrated implants. Int J Oral Maxillofac Implants. 2013 Jan-Feb;28(1):163-9.
5. Heij DG, Opdebeeck H, van Steenberghe D, Kokich VG, Belser U, Quirynen M. Facial development, continuous tooth eruption, and mesial drift as compromising factors for implant placement. Int J Oral Maxillofac Implants. 2006 Nov-Dec;21(6):867-78.
6. Jemt T. Measurements of tooth movements in relation to single-implant restorations during 16 years: a case report. Clin Implant Dent Relat Res. 2005;7(4):200-8.
7. Jemt T, Lekholm U. Single implants and buccal bone grafts in the anterior maxilla: measurements of buccal crestal contours in a 6-year prospective clinical study. Clin Implant Dent Relat Res. 2005;7(3):127-35.
8. Fransson C, Lekholm U, Jemt T, Berglundh T. Prevalence of subjects with progressive bone loss at implants. Clin Oral Implants Res. 2005 Aug;16(4):440-6.
9. Jemt T, Ahlberg G, Henriksson K, Bondevik O. Tooth movements adjacent to single-implant restorations after more than 15 years of follow-up. Int J Prosthodont. 2007 Nov-Dec;20(6):626-32.
10. Berglundh T, Armitage G, Araujo MG, Avila-Ortiz G, Blanco J, Camargo PM, Chen S, Cochran D, Derks J, Figuero E, Hämmerle CHF, Heitz-Mayfield LJA, Huynh-Ba G, Iacono V, Koo KT, Lambert F, McCauley L, Quirynen M, Renvert S, Salvi GE, Schwarz F, Tarnow D, Tomasi C, Wang HL, Zitzmann N. Peri-implant diseases and conditions: Consensus report of workgroup 4 of the 2017 World Workshop on the Classification of Periodontal and Peri-Implant Diseases and Conditions. J Clin Periodontol. 2018 Jun;45 Suppl 20:S286-S291.
11. Renvert S, Persson GR, Pirih FQ, Camargo PM. Peri-implant health, peri-implant mucositis, and peri-implantitis: Case definitions and diagnostic considerations. J Clin Periodontol. 2018 Jun;45 Suppl 20:S278-S285.
12. Karoussis IK, Salvi GE, Heitz-Mayfield LJ, Brägger U, Hämmerle CH, Lang NP. Long-term implant prognosis in patients with and without a history of chronic periodontitis: a 10-year prospective cohort study of the ITI Dental Implant System. Clin Oral Implants Res. 2003 Jun;14(3):329-39.

13. Canullo L, Tallarico M, Radovanovic S, Delibasic B, Covani U, Rakic M. Distinguishing predictive profiles for patient-based risk assessment and diagnostics of plaque induced, surgically and prosthetically triggered peri-implantitis. Clin Oral Implants Res. 2016 Oct;27(10):1243-1250.

14. Monje A, Kan JY, Borgnakke W. Impact of local predisposing/precipitating factors and systemic drivers on peri-implant diseases. Clin Implant Dent Relat Res. 2023 Aug;25(4):640-660.

15. Scutellà F, Weinstein T, Lazzara R, Testori T. Buccolingual implant position and vertical abutment finish line geometry: two strictly related factors that may influence the implant esthetic outcome. Implant Dent. 2015 Jun;24(3):343-8.

16. Canullo L, Peñarrocha M, Monje A, Catena A, Wang HL, Peñarrocha D. Association Between Clinical and Microbiologic Cluster Profiles and Peri-implantitis. Quintessence DENTAL Implantology. 2018; 25(1):118-121. (日本語訳)

17. Maruyama N, Maruyama F, Takeuchi Y, Aikawa C, Izumi Y, Nakagawa I. Intraindividual variation in core microbiota in peri-implantitis and periodontitis. Sci Rep. 2014 Oct 13;4:6602.

18. 芝多佳彦, 竹内康雄, 小柳達郎, 丸山緑子, 和泉雄一. 健全状態およびインプラント周囲炎に罹患したインプラントにおける細菌学的, 臨床的知見. the Quintessence. 2017;36(4):756-768.

19. 和泉雄一, 小柳達郎, 竹内康雄. インプラント周囲炎の科学と臨床インプラント周囲炎の細菌学的考察. Quintessence DENTAL Implantol. 2014;21(2):54-61.

20. Wilson TG Jr. The positive relationship between excess cement and peri-implant disease: a prospective clinical endoscopic study. J Periodontol. 2009 Sep;80(9):1388-92.

21. Noelken R, Al-Nawas B. Bone regeneration as treatment of peri-implant disease: A narrative review. Clin Implant Dent Relat Res. 2023 Aug;25(4):696-709.

22. Tastepe CS, van Waas R, Liu Y, Wismeijer D. Air powder abrasive treatment as an implant surface cleaning method: a literature review. Int J Oral Maxillofac Implants. 2012 Nov-Dec;27(6):1461-73.

23. Lindhe J, Meyle J. Group D of European Workshop on Periodontology. Peri-implant diseases: Consensus Report of the Sixth European Workshop on Periodontology. J Clin Periodontol. 2008 Sep;35(8 Suppl):282-5.

24. Persson GR, Roos-Jansåker AM, Lindahl C, Renvert S. Microbiologic results after non-surgical erbium-doped:yttrium, aluminum, and garnet laser or air-abrasive treatment of peri-implantitis: a randomized clinical trial. J Periodontol. 2011 Sep;82(9):1267-78.

25. 西村正宏. 文献からみるインプラント撤去の基準. 日本歯科評論 2018; 78(2):117-122.

26. Misch CE, Perel ML, Wang HL, Sammartino G, Galindo-Moreno P, Trisi P, Steigmann M, Rebaudi A, Palti A, Pikos MA, Schwartz-Arad D, Choukroun J, Gutierrez-Perez JL, Marenzi G, Valavanis DK. Implant success, survival, and failure: the International Congress of Oral Implantologists (ICOI) Pisa Consensus Conference. Implant Dent. 2008 Mar;17(1):5-15.

27. Okayasu K, Wang HL. Decision tree for the management of periimplant diseases. Implant Dent. 2011 Aug;20(4):256-61.

28. Machtei EE, Horwitz J, Mahler D, Grossmann Y, Levin L. Third attempt to place implants in sites where previous surgeries have failed. J Clin Periodontol. 2011 Feb;38(2):195-8.

29. Grossmann Y, Levin L. Success and survival of single dental implants placed in sites of previously failed implants. J Periodontol. 2007 Sep;78(9):1670-4.

30. Papathanasiou E, Finkelman M, Hanley J, Parashis AO. Prevalence, Etiology and Treatment of Peri-Implant Mucositis and Peri-Implantitis: A Survey of Periodontists in the United States. J Periodontol. 2016 May;87(5):493-501.

31. Polak D, Maayan E, Chackartchi T. The Impact of Implant Design, Defect Size, and Type of Superstructure on the Accessibility of Nonsurgical and Surgical Approaches for the Treatment of Peri-implantitis. Int J Oral Maxillofac Implants. 2017 Mar/Apr;32(2):356-362.

32. Berglundh T, Wennström JL, Lindhe J. Long-term outcome of surgical treatment of peri-implantitis. A 2-11-year retrospective study. Clin Oral Implants Res. 2018 Apr;29(4):404-410.

33. Azzeh MM. Er,Cr:YSGG laser-assisted surgical treatment of peri-implantitis with 1-year reentry and 18-month follow-up. J Periodontol. 2008 Oct;79(10):2000-5.

34. Sahm N, Becker J, Santel T, Schwarz F. Non-surgical treatment of peri-implantitis using an air-abrasive device or mechanical debridement and local application of chlorhexidine: a prospective, randomized, controlled clinical study. J Clin Periodontol. 2011 Sep;38(9):872-8.

35. Burgueño-Barris G, Camps-Font O, Figueiredo R, Valmaseda-Castellón E. The Influence of Implantoplasty on Surface Roughness, Biofilm Formation, and Biocompatibility of Titanium Implants: A Systematic Review. Int J Oral Maxillofac Implants. 2021 September/October;36(5):e111–e119.

36. Khoshkam V, Suárez-López Del Amo F, Monje A, Lin GH, Chan HL, Wang HL. Long-term Radiographic and Clinical Outcomes of Regenerative Approach for Treating Peri-implantitis: A Systematic Review and Meta-analysis. Int J Oral Maxillofac Implants. 2016 Nov-Dec;31(6):1303-10.

37. Parma-Benfenati S, Tinti C, Romano F, Roncati M, Aimetti M. Long-Term Outcome of Surgical Regenerative Treatment of Peri-implantitis: A 2- to 21-Year Retrospective Evaluation. Int J Periodontics Restorative Dent. 2020 Jul/Aug;40(4):487-496. (日本語訳　別冊 the Quintessence PRD YEARBOOK 2021)

38. Froum SJ, Froum SH, Rosen PS. A Regenerative Approach to the Successful Treatment of Peri-implantitis: A Consecutive Series of 170 Implants in 100 Patients with 2- to 10-Year Follow-up. Int J Periodontics Restorative Dent. 2015 Nov-Dec;35(6):857-63.

39. 小野善弘, 窪木拓男 (監訳). インプラントセラピー. 東京：クインテッセンス出版, 2020.

40. Roos-Jansåker AM, Renvert H, Lindahl C, Renvert S. Surgical treatment of peri-implantitis using a bone substitute with or without a resorbable membrane: a prospective cohort study. J Clin Periodontol. 2007 Jul;34(7):625-32.

41. Regidor E, Ortiz-Vigón A, Romandini M, Dionigi C, Derks J, Sanz M. The adjunctive effect of a resorbable membrane to a xenogeneic bone replacement graft in the reconstructive surgical therapy of peri-implantitis: A randomized clinical trial. J Clin Periodontol. 2023 Jun;50(6):765-783.

42. Roos-Jansåker AM, Persson GR, Lindahl C, Renvert S. Surgical treatment of peri-implantitis using a bone substitute with or without a resorbable membrane: a 5-year follow-up. J Clin Periodontol. 2014 Nov;41(11):1108-14.

43. 吉江弘正. インプラント周囲疾患の病態・治療アウトライン. In：吉江弘正ら (世話人), 石川知弘ら (コメンテーター). 歯科医師・研究者チームによる歯周治療のコンセンサス　❹インプラント周囲疾患. 東京：インターアクション, 2021.

44. Roux S, Orcel P. Bone loss. Factors that regulate osteoclast differentiation: an update. Arthritis Res. 2000;2(6):451-456.

45. 下野正基. 治癒の病理:インフラント臨床の疑問に答える. 日本口腔インプラント学会誌. 2024；37 (3)：195-202.

46. Monje A, Galindo-Moreno P, Canullo L, Greenwell H, Wang HL. Editorial: From Early Physiological Marginal Bone Loss to Peri-Implant Disease: On the Unknown Local Contributing Factors. Int J Periodontics Restorative Dent. 2015 Nov-Dec;35(6):764-5.

47. Schwarz F, Becker J. Peri-implant Infection: Etiology, Diagnosis and Treatment. Chicago: Quintessence Publishing, 2007.

48. Schwarz F, Herten M, Sager M, Bieling K, Sculean A, Becker J. Comparison of naturally occurring and ligature-induced peri-implantitis bone defects in humans and dogs. Clin Oral Implants Res. 2007 Apr;18(2):161-70.

49. Monje A, Pons R, Insua A, Nart J, Wang HL, Schwarz F. Morphology and severity of peri-implantitis bone defects. Clin Implant Dent Relat Res. 2019 Aug;21(4):635-643.

50. Stefanini M, Marzadori M, Sangiorgi M, Rendon A, Testori T, Zucchelli G. Complications and treatment errors in peri-implant soft tissue management. Periodontol 2000. 2023 Jun;92(1):263-277.

51. Galarraga-Vinueza ME, Tavelli L. Soft tissue features of peri-implant diseases and related treatment. Clin Implant Dent Relat Res. 2023 Aug;25(4):661-681.

52. Linkevicius T, Apse P, Grybauskas S, Puisys A. The influence of soft tissue thickness on crestal bone changes around implants: a 1-year prospective controlled clinical trial. Int J Oral Maxillofac Implants. 2009 Jul-Aug;24(4):712-9.

53. Tavelli L, Barootchi S, Avila-Ortiz G, Urban IA, Giannobile WV, Wang HL. Peri-implant soft tissue phenotype modification and its impact on peri-implant health: A systematic review and network meta-analysis. J Periodontol. 2021 Jan;92(1):21-44.

54. Tinti C, Parma-Benfenati S. Treatment of peri-implant defects with the vertical ridge augmentation procedure: a patient report. Int J Oral Maxillofac Implants. 2001 Jul-Aug;16(4):572-7.

55. Shaya F, Butler B, Hsu YT. Role of Keratinized Tissue on the Management of Peri-implantitis: A Case Report. Int J Periodontics Restorative Dent. 2023 Jul-Aug;43(4):517-523.

56. Zukauskas S, Puisys A, Andrijauskas P, Zaleckas L, Vindasiute-Narbute E, Linkevičius T. Influence of Implant Placement Depth and Soft Tissue Thickness on Crestal Bone Stability Around Implants With and Without Platform Switching: A Comparative Clinical Trial. Int J Periodontics Restorative Dent. 2021 May-Jun;41(3):347-355.

57. Froum SJ, Froum SH, Rosen PS. A Regenerative Approach to the Successful Treatment of Peri-implantitis: A Consecutive Series of 170 Implants in 100 Patients with 2- to 10-Year Follow-up. Int J Periodontics Restorative Dent. 2015 Nov-Dec;35(6):857-63.

58. Mercado F, Hamlet S, Ivanovski S. Regenerative surgical therapy for peri-implantitis using deproteinized bovine bone mineral with 10% collagen, enamel matrix derivative and Doxycycline-A prospective 3-year cohort study. Clin Oral Implants Res. 2018 Jun;29(6):583-591.

59. 宮田隆, 辰巳順一（編）. 歯周病と骨の科学―骨代謝からインプラントまで, 医歯薬出版, 2002.

60. Roos-Jansåker AM, Renvert H, Lindahl C, Renvert S. Submerged healing following surgical treatment of peri-implantitis: a case series. J Clin Periodontol. 2007 Aug;34(8):723-7.

61. Isehed C, Svenson B, Lundberg P, Holmlund A. Surgical treatment of peri-implantitis using enamel matrix derivative, an RCT: 3- and 5-year follow-up. J Clin Periodontol. 2018 Jun;45(6):744-753.

62. Berglundh T, Abrahamsson I, Lang NP, Lindhe J. De novo alveolar bone formation adjacent to endosseous implants. Clin Oral Implants Res. 2003 Jun;14(3):251-62.

63. Isehed C, Holmlund A, Renvert S, Svenson B, Johansson I, Lundberg P. Effectiveness of enamel matrix derivative on the clinical and microbiological outcomes following surgical regenerative treatment of peri-implantitis. A randomized controlled trial. J Clin Periodontol. 2016 Oct;43(10):863-73.

64. Wen SC, Barootchi S, Wang HL, Huang WX. Non-submerged reconstructive approach for peri-implantitis osseous defect with removal of implant crowns: One-year outcomes of a prospective case series study. J Periodontol. 2022 Aug;93(8):1250-1261.

65. 浦野智, 武田朋子, 高井康博(編集·執筆), 特定非営利活動法人日本臨床歯周病学会(監修). 歯周病患者へのインプラント治療の実際. 東京：デンタルダイヤモンド社, 2019. より引用·改変

CHAPTER 4

최신 플랩 디자인

상처의 안정을 추구한, M-MIST와 SFA의 혼합형 플랩

최근 치주조직 재생요법의 흐름에는 몇 가지 경향이 있다. 첫 번째는 M-MIST(CHAPTER 1 FIG 10 참조)로 대표되는 침습이 더 적고 플랩 박리가 적으며 작은 영역에 국한한 플랩 디자인을 적용하는 것이다.

두 번째는 치아 사이에서 치간 유두를 자르는 절개를 넣지 않고 치간 유두 바로 아래의 골결손에 터널을 형성해 접근하는 방법이다. EPPT나 non-incised papillae surgical approach(이하 NIPSA로 줄임), modified-vestibular incision subperiosteal tunnel access(이하 M-VISTA로 줄임) 등을 들 수 있다(모두 뒤에 자세히 서술함).

세 번째는 결합조직 이식편을 상처의 안정, 혈병의 안정, 골이식재의 유지 안정, 표현형의 개선, 재생된 골의 더 나은 유지 안정을 위해서 연조직의 벽으로 이용한다는 생각이다(166페이지 참조).

M-MIST로 대표되는 작은 플랩 디자인은 매우 국한된 작은 결손에만 적용되기 때문에 실제 임상에서 적용할 기회가 많다고 할 수는 없다. 그러나 SFA는 술식이 쉬워서 치은 퇴축의 억제와 상처 안정의 관점에서 널리 적용되고 있다. 술식의 차이는 명확하지 않지만 M-MIST는 일부에 국한한 골결손만을 대상으로 하고 또한 설측(구개측)으로 확대한 골결손에는 적용할 수 없어 결과적으로 MIST로 바꾸는 등, 진행한 치주질환 환자에서는 현실적이지 않은 술식이라고 할 수 있다. 그에 비해 SFA는 다수 치아에 이르는 골결손에 적용할 수 있고 협측뿐만 아니라 설측의 편측 플랩에도 적용할 수 있는 등, 적용 범위가 넓은 것이 차이점이라고 생각한다. 실제 임상에서는 이들을 합한 것 같은 혼합형 플랩이 자주 적용된다.

수직 절개의 추가

수직 절개를 1개 넣은 triangular 플랩(삼각 플랩)을 이용하면 골결손에 대한 접근이 쉬워진다. 수직 절개를 넣은 M-MIST와 SFA의 혼합형 플랩은, 설측으로 돌아 확산한 결손에 접근할 수 있다. 이때 천장이 되는 치아 사이 연조직은 최대한 박리하지 않도록 노력해야 한다. 하지만 치아 사이 연조직을 자르는 절개를 계획하지 않았다 하더라도, 예기치 못한 상황에서 골결손에 접근하기 위해서는 어쩔 수 없이 절개를 넣는 증례도 있다. 임상 현장은 임기응변의 대응이 필요해 현실적인 판단에서 플랩 디자인을 수정할 필요가 있다고 생각한다.

근첨을 넘은 중증 골흡수의 치주질환 이환 치아에 삼각 플랩으로 접근한 증례

(CASE 1a~q)

환자는 초진 때 41세의 남성으로, 치주 치료와 임플란트 치료를 희망해 내원했다. #34은 근첨을 넘은 골흡수와 2도의 동요를 보여 이전 치과의사에게서 발치해야 한다는 설명을 들었다고 했다.

진행한 치주질환 환자였지만 나이가 젊어 적극적인 개입을 통한 보존적인 치료가 바람직하다고 생각해 재생요법을 선택했다. 근첨을 넘어서까지 변연절제술이 필요할 것으로 예상되었기 때문에 재생요법에 앞서 발수 처치를 했다. 구강 내 표준 방사선사진과 CBCT 진단에서 근첨을 넘은 골흡수와 협측에서 원심, 설측에 이르는 골흡수가 확인되었다. 삼각 플랩을 응용한 최소한 범위의 플랩으로 접근하기로 계획했다. 근심 우각에 약간 커브가 있는 절개와 치은열구 내 절개를 넣어 원심을 향해 플랩을 박리했다. #34, 35 사이의 연조직에는 SPPT의 경사 절개를 넣었다. 이것으로 골결손에 접근할 수 있었다. 점막 골막 플랩은 수직 절개 부위 우각에서 골결손 방향을 향해 수평 방향으로 원활하게 전개되었다. 점막 골막 플랩을 박리하자 깊은 골결손을 볼 수 있었다. 확실히 변연절제술을 하고 치근을 SRP한 후에, 생리 활성 물질인 FGF-2와 골이식재로서 탄산 인회석(CO_3Ap)을 충전하고 플랩을 원래의 위치로 되돌려 봉합해 폐쇄했다.

술후 치유는 아주 양호했다. 환자는 통증 등의 불쾌 증상을 전혀 호소하지 않고 순조롭게 경과했다. 수직 절개 부위는 신속하게 일차 폐쇄해, 4일 후에는 절개한 흔적도 보이지 않았다. 치아 사이 연조직에 넣은 절개도 순조롭게 폐쇄해, 치은 퇴축은 적었다. 치아 사이 연조직을 절개했지만 설측 치은이 안정되고 천장을 유지하고 있었던 것도 양호한 결과로 이어진 이유 중 하나로 들 수 있다. 1년 후 2차 외과 수술을 겸해 다시 플랩을 박리했다. 근첨에 이르는 중증 골흡수는 신생골로 채워졌다. 치근 표면을 가볍게 청소하고 EMD를 도포한 후에 플랩을 폐쇄했다.

술후에는 순조롭게 회복되어 동요는 줄었고, 구강 내 표준 방사선사진에서 골이식 부위의 경계가 서서히 사라져 가

근첨을 넘은 중증 골흡수의 치주질환 이환 치아에 삼각 플랩으로 접근한 증례

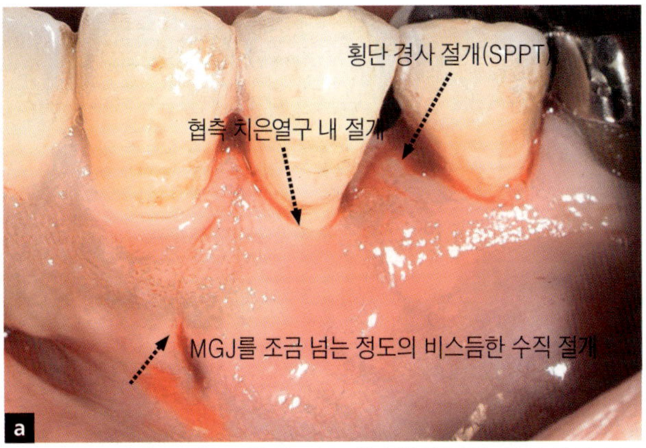

CASE 1a. 삼각 플랩을 이용한 필요 최소한의 플랩+치아 사이 연조직 절개.

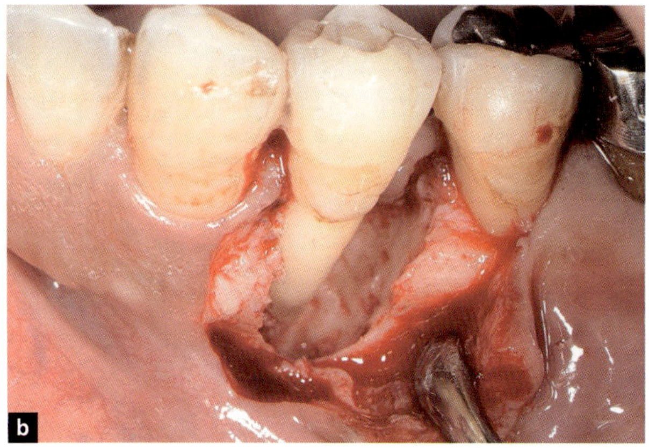

CASE 1b. 수직 절개 부위에서 플랩을 박리해 골결손 부위로 넓혔다.

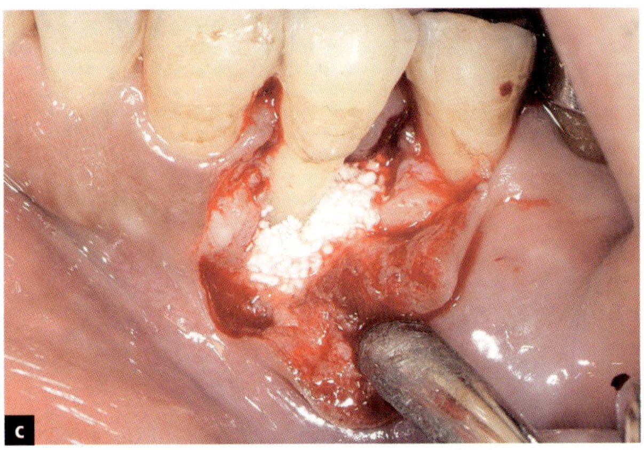

CASE 1c. Regroth®를 적신 cytrans granules(GC)를 골결손에 충전했다.

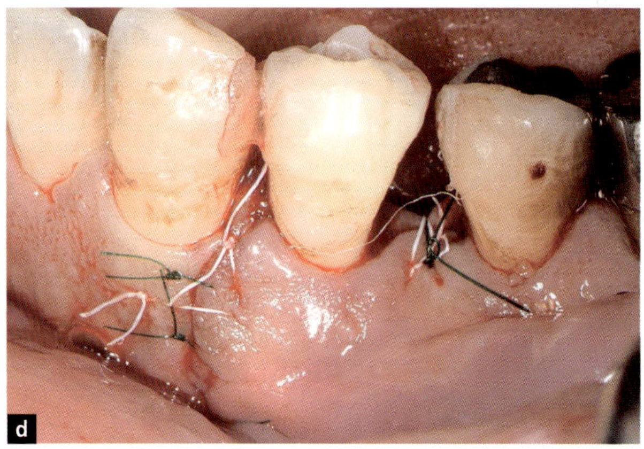

CASE 1d. 봉합이 끝났을 때. 플랩을 원래의 위치로 쉽게 되돌려 폐쇄할 수 있었다.

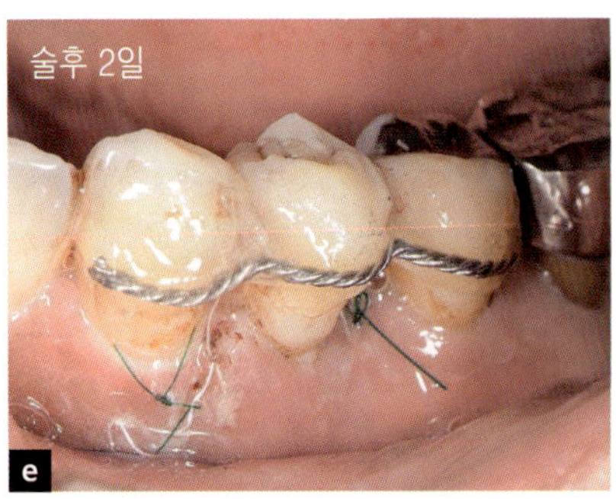

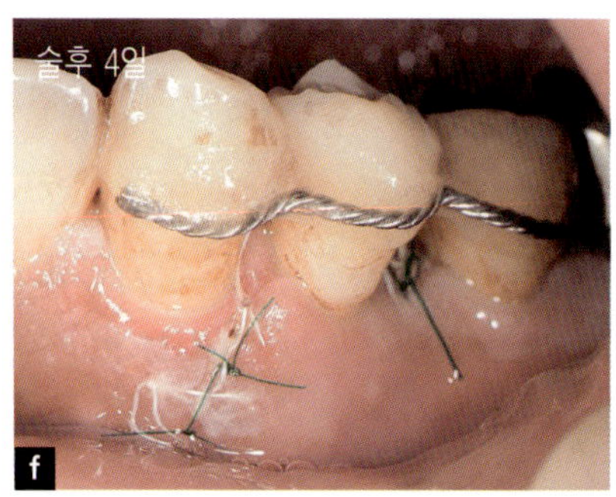

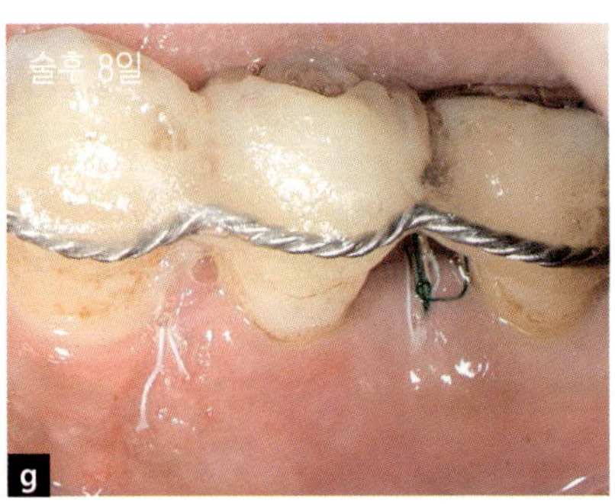

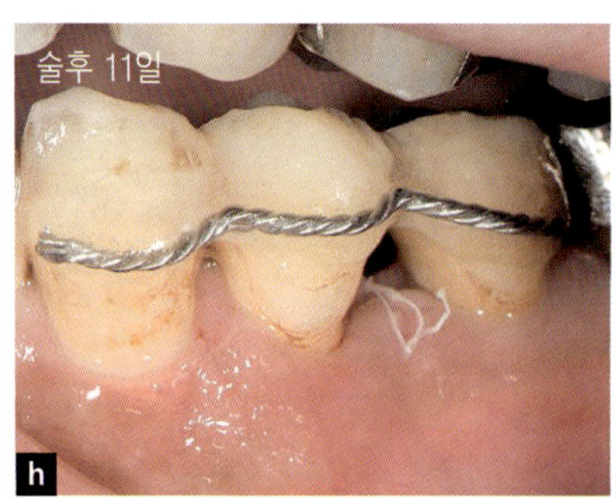

CASE 1e~h. 발적과 부기 등의 소견도 보이지 않고 통증도 없이 상처는 빠르게 치유했다. 4일 후에는 수직 절개의 상처가 폐쇄되었고, 8일 후에는 절개선의 상처도 희미해졌으며, 11일 후에는 절개한 흔적도 보이지 않게 되었다.

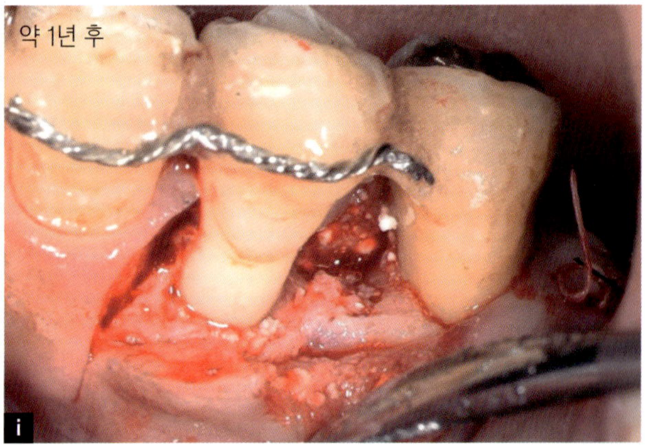

CASE 1i. 약 1년 후, 분명한 골의 재생이 확인되었다.

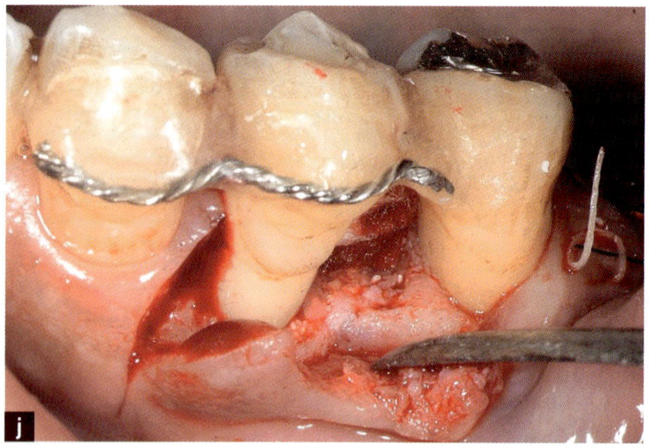

CASE 1j. 치근 표면을 가볍게 SRP했다.

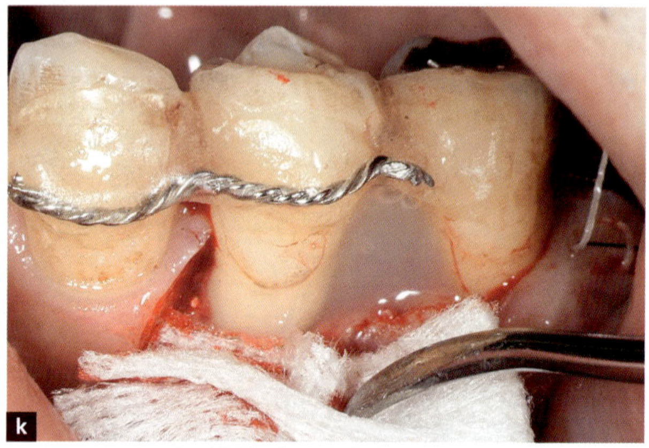

CASE 1k. EDTA를 이용한 치근 처리 후 부직포 거즈로 치근표면을 건조하고 EMD를 도포했다.

2019.10
재생요법

2020.11
재생요법(2회째)

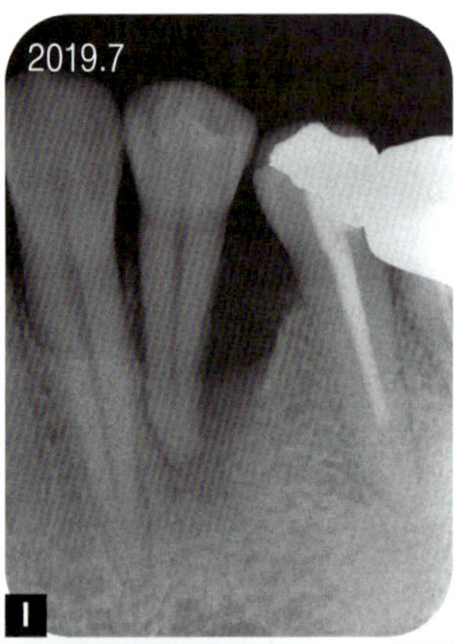

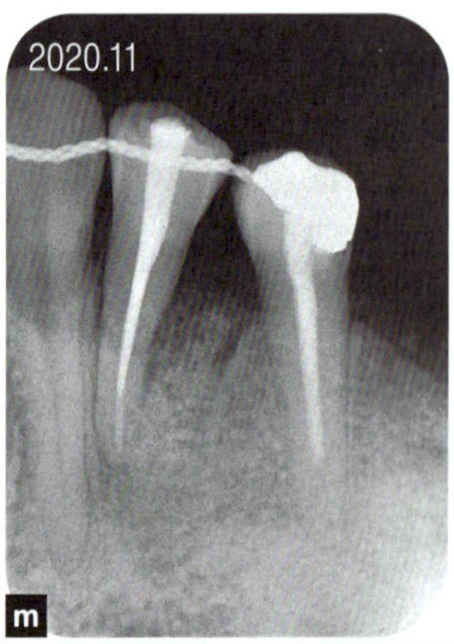

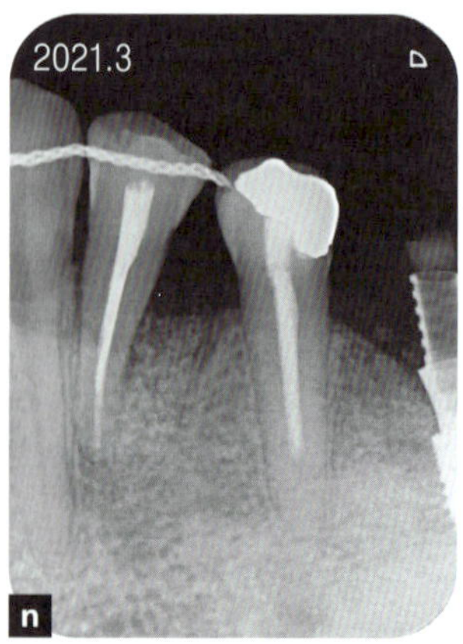

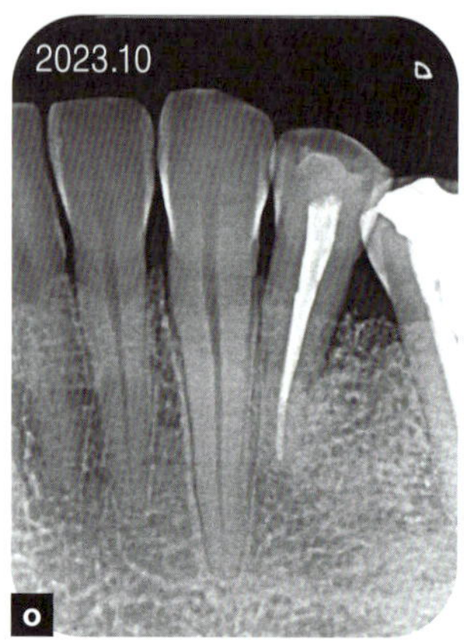

CASE 1l. 생활치였지만, 근첨을 넘은 골흡수였기 때문에 외과 처치 전에 발수했다.
CASE 1m. 재생요법 1년 후. 골결손은 서서히 회복되고 있다.
CASE 1n. 1년 5개월 후. 골이식 부위는 서서히 주위 골과의 경계가 사라져 간다.
CASE 1o. 초진으로부터 4년 3개월 후.

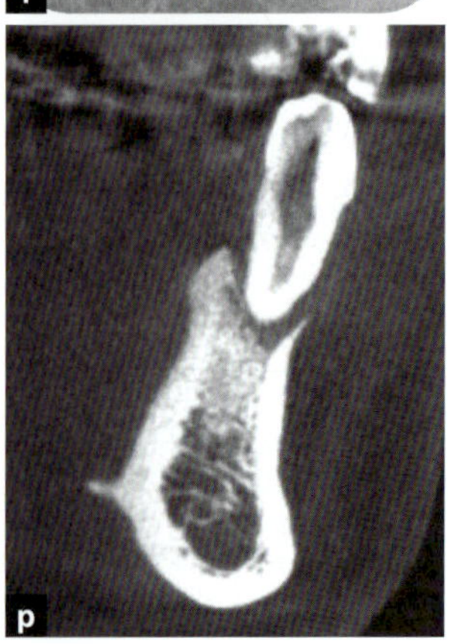

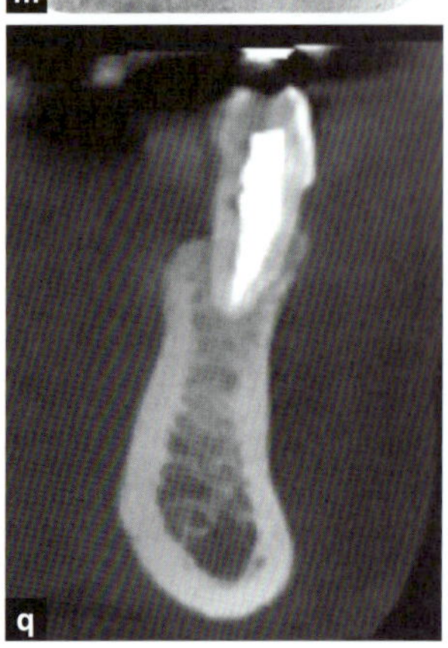

CASE 1p. 재생요법 전의 CBCT 이미지.
CASE 1q. 재생요법 1년 후의 CBCT 이미지. 협측에서 극적인 골의 재생을 볼 수 있다.

는 것을 관찰할 수 있었다. 이식한 골은 서서히 흡수해 주위 골과 구별할 수 없었다. 노출했던 협측 치근에 골이 재생한 것을 CBCT 이미지에서도 확인할 수 있었다.

삼각 플랩을 이용한 M-MIST와 SFA, EPPT의 중간형이라고도 생각할 수 있는 이 증례의 플랩은, 삼각 플랩의 박리는 MIST와 동일한 정도이지만 측방에서 절개했으므로 결손 부위에 쉽게 접근할 수 있었고, 수직 절개로 플랩의 봉합과 폐쇄가 쉬워진 것을 장점으로 들 수 있다.

치근 흡수에 접근하기 위해 삼각 플랩을 사용한 증례(재생요법이 아님)(CASE 2a~p)

환자는 60세 여성. 20년 가까이 통원하는 환자로, 재생요법을 포함한 치주 치료와 임플란트 주위의 골조성 및 결합조직 이식을 했고 치주조직의 상태는 양호하게 유지되어 왔다. 유지 관리를 위해 내원했을 때 #11 치경부 치은에 pink spot[1~3](치근 흡수 등으로 상아질의 두께가 얇아져 치수 조직이 핑크색으로 비쳐 보이는 부분)이 있었기 때문에 치근 흡수를 의심했다. 구강 내 표준 방사선사진과 CBCT에서 치근 흡수를 확인했다. 보존 치료와 발치 후 임플란트 치료의 양자 선택에서 환자는 보존 치료를 희망하셨다. #11 근심 우각의 수직 절개에 이은 치은열구 내 절개로 삼각 플랩이 형성되었다. 원심 부위에는 육아조직이 가득했고 그 바로 아래에 치근이 흡수된 와동이 있었다. 치아 사이 연조직을 분리하지 않는 플랩을 계획했었지만 흡수 와동의 범위가 넓어 부득이 치아 사이 연조직에 절개를 넣어 시술 부위를 넓혔다. 결과적으로 흡수 와동에 접근할 수 있었고, 육아조직을 제거하고 흡수 와동 바닥 표층의 염증 제거에 이어, 진

치근 흡수에 접근하기 위해 삼각 플랩을 사용한 증례

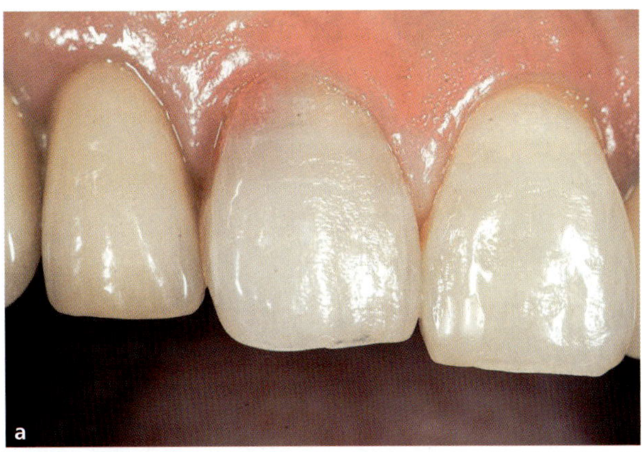

CASE 2a. #11 치경부 치은에 치근 흡수 특유의 핑크색 변화가 보였다.

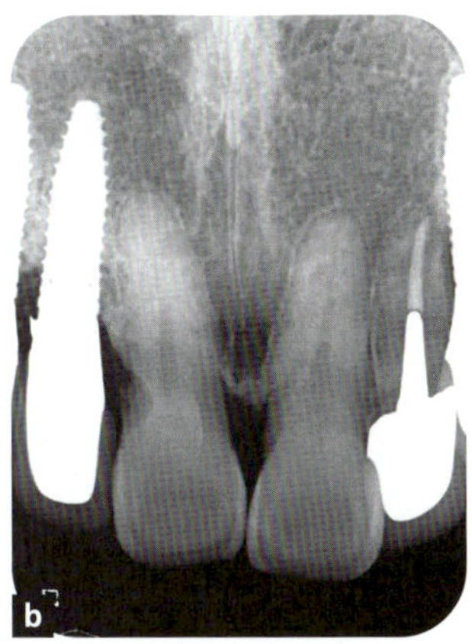

CASE 2b. #11 치경부에서 투과상을 확인할 수 있었다.

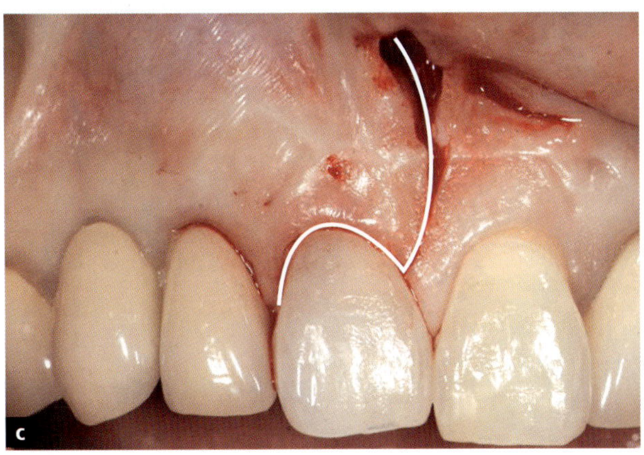

CASE 2c. 절개선.

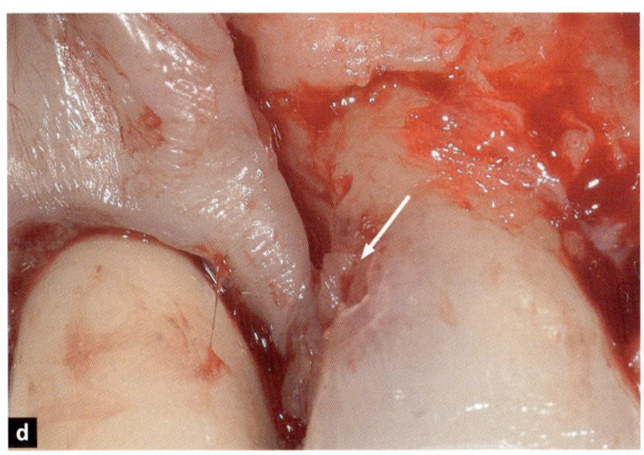

CASE 2d. 치근 흡수에 접근하기 위해 부득이 횡단 경사 절개(SPPT)를 넣었다.

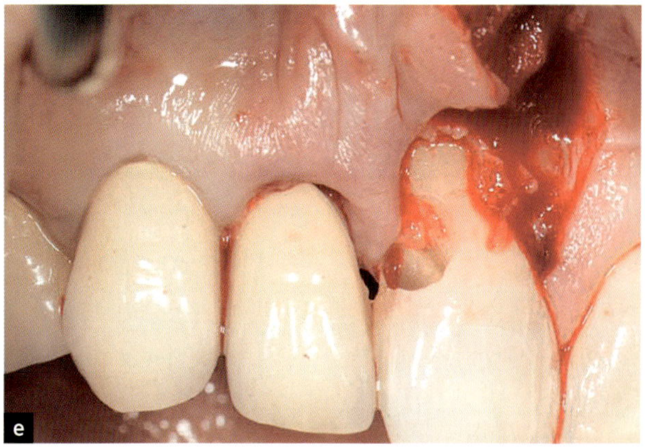

CASE 2e. 치근 흡수 주위의 청소가 끝났을 때.

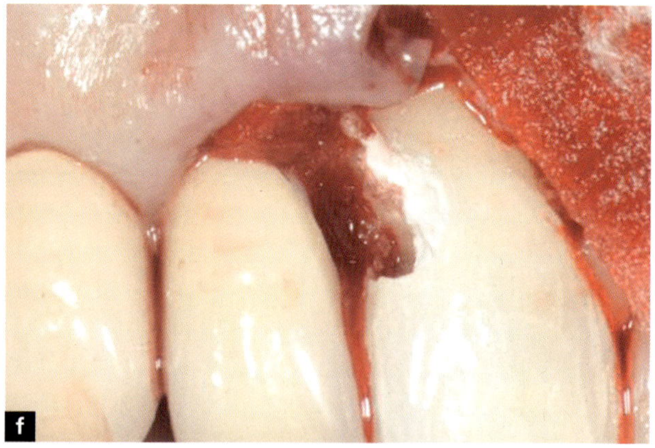

CASE 2f. MTA로 치근 흡수의 표층을 덮었다.

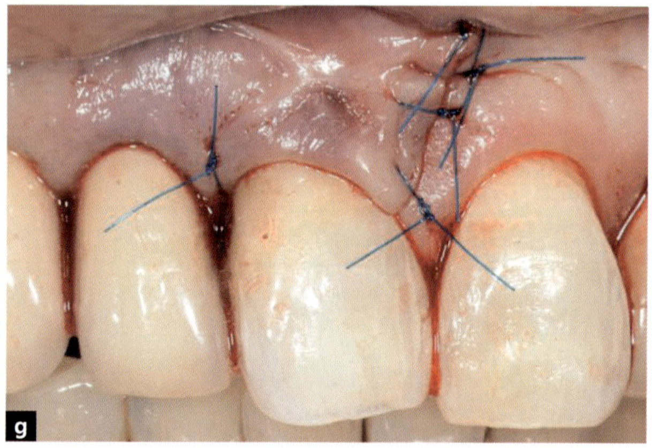

CASE 2g. 복합레진으로 수복한 후에 봉합.

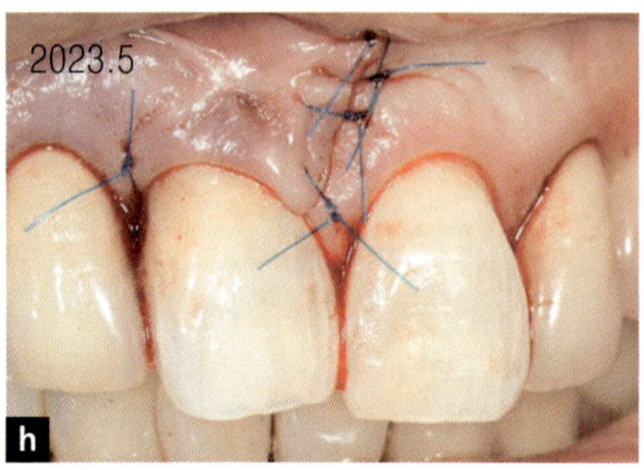

CASE 2h. 봉합 직후.

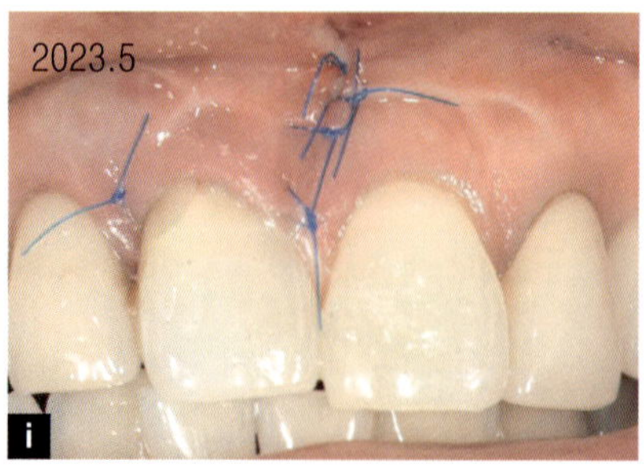

CASE 2i. 2일 후.

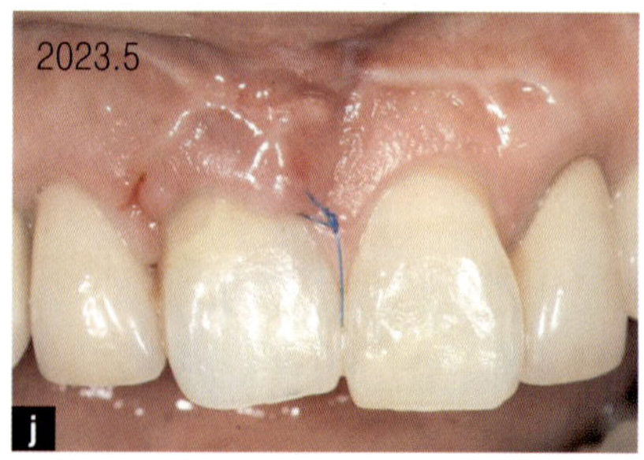

CASE 2j. 1주 후.

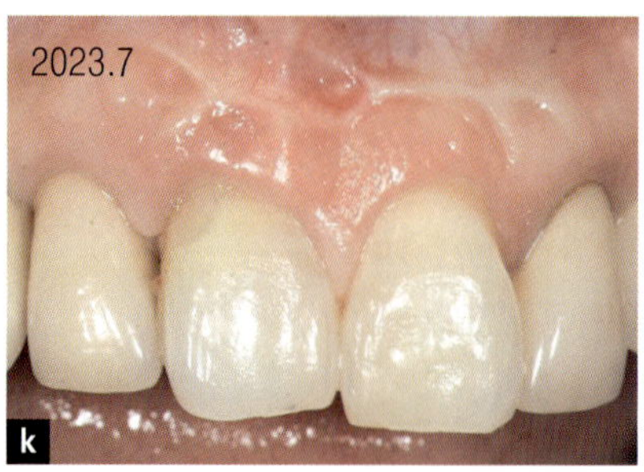

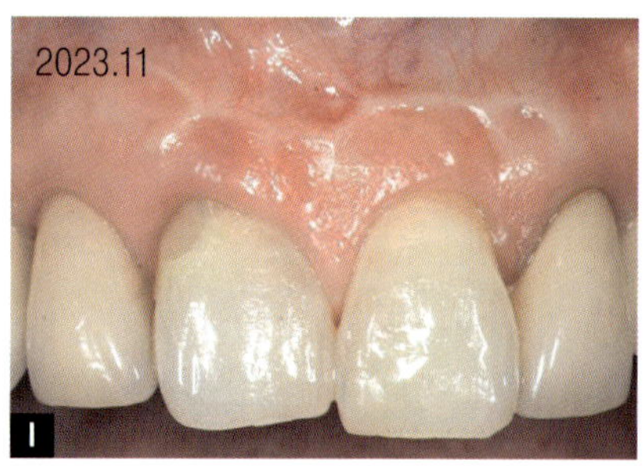

CASE 2k. 술후 50일.
CASE 2l. 약 6개월 후.

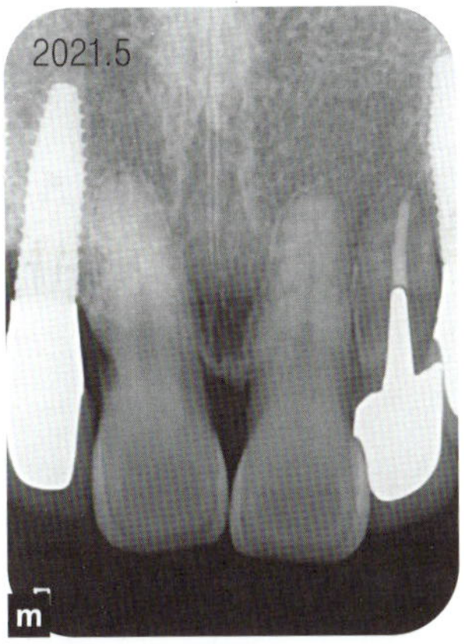

CASE 2m. 2021년에 유지 관리를 위해 내원했을 때는 치근 흡수가 보이지 않았다.

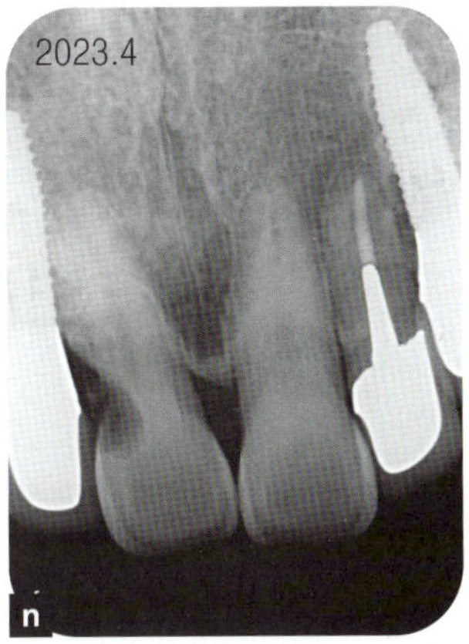

CASE 2n. 2023년에 유지 관리를 위해 내원했을 때 분명한 치근 흡수를 보였다.

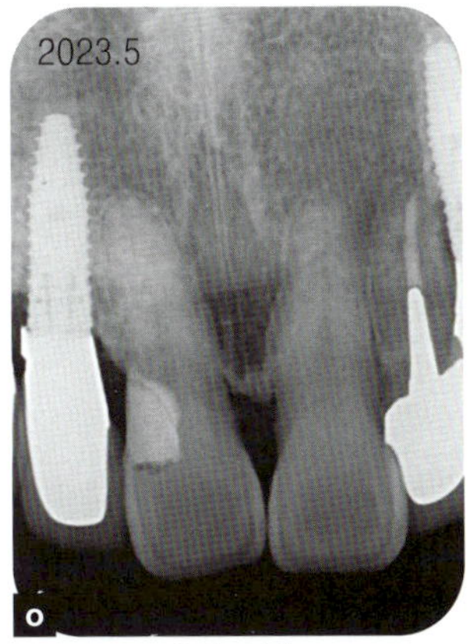

CASE 2o. 수술 직후.

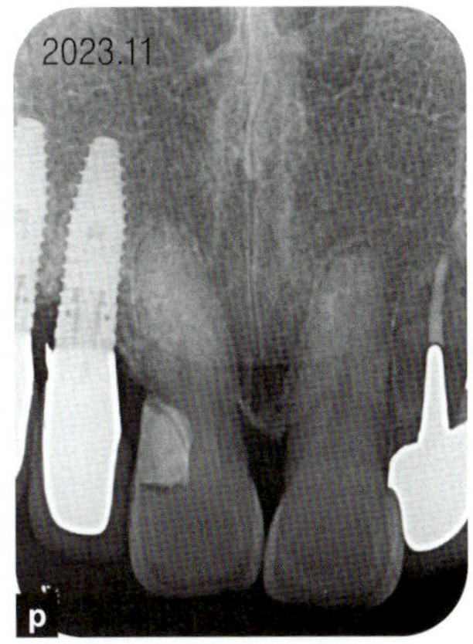

CASE 2p. 술후 1년 6개월, 문제없이 경과하고 있다.

행을 막기 위해서 흡수 와동을 봉쇄하고 플랩을 폐쇄했다.

치은 퇴축은 거의 일어나지 않았고 현재로서는 봉쇄 부위도 안정되어 있다. 환자에게는 다시 흡수가 진행하면 발치하자는 취지를 전했다.

미세 순환과 플랩 디자인

점막 골막 플랩을 박리하면 상처에는 중대한 혈류 장애가 생긴다. 최근의 치주조직 재생요법에서 노력하는 목표의 하나가 치아 사이의 일차 폐쇄이며, 이 목적을 위해서 적절한 플랩 디자인의 선택, 으깨진 상처가 없는 깔끔한 절개와 박리에 의한 연조직의 보존, 플랩 끝의 접합 정도, 지나친 장력이 없는 봉합 등이 필요하다.

플랩의 벌어짐

치간 절개는 협측에 가까운 절개, 구개측에 가까운 절개, 횡단 경사 절개(치아 사이를 비스듬히 횡단하는 형태의 절개) 중 하나를 선택한다. 특히 치아 사이 폭이 좁은 증례에서는 횡단 경사 절개 방법 중 하나인 SPPT를 즐겨 사용한다. 조건이 나쁜 상황에서는 보존형 플랩 디자인 중에서 SPPT를 선택하지만, 일반적인 증례에서도 선택할 수 있으며 양호한 일차 폐쇄를 기대할 수 있다. 하지만 절개나 봉합에 아무리 주의를 기울였다고 해도 술후 경과를 관찰하는 가운데 협측과 설측 플랩이 시간이 지남에 따라 벌어져 버

치간 유두의 함몰

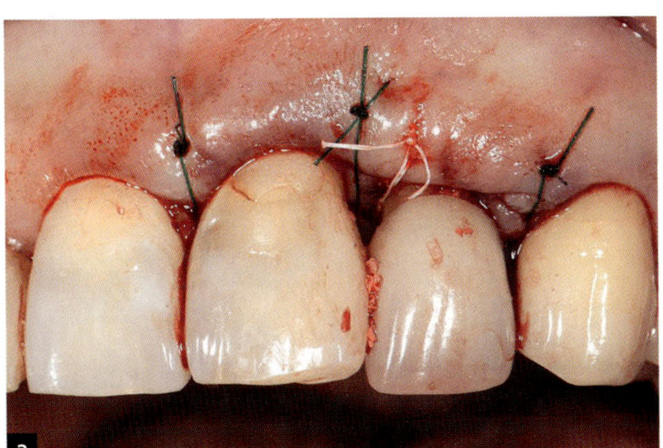

FIG 1a. M-MIST를 이용한 재생요법의 봉합 직후. 플랩의 끝은 어느 정도 접합한 것처럼 보였다.

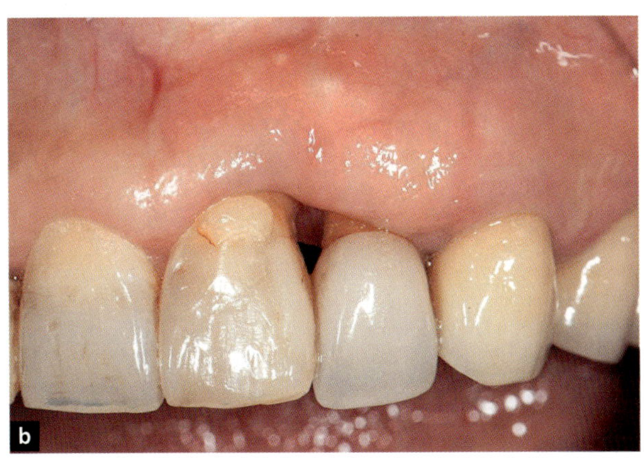

FIG 1b. 술후 며칠은 문제없이 지났지만 서서히 치은이 함몰해 갔다.

혈류와 관류

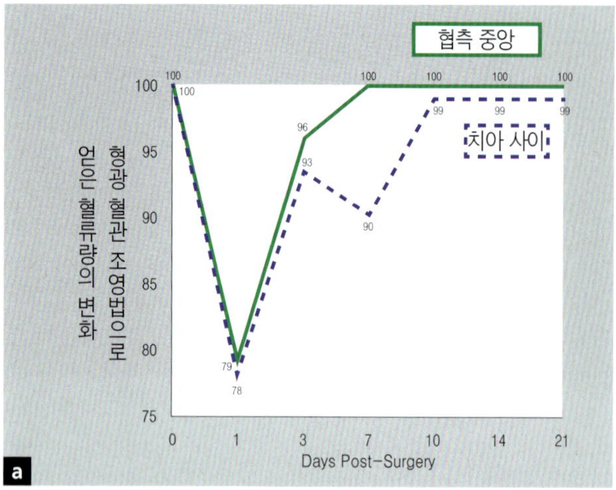

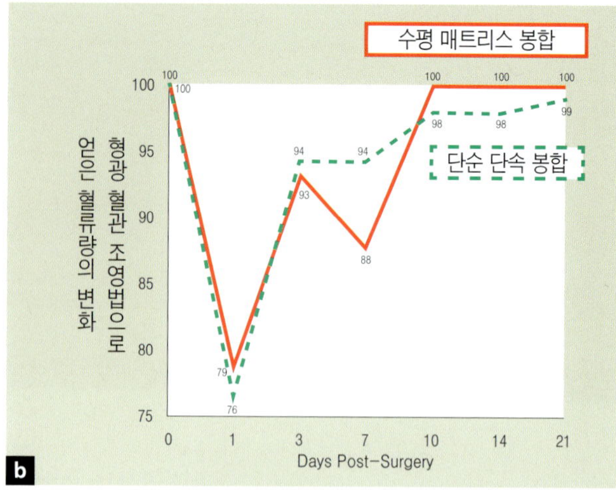

FIG 2a, b. 수평 매트리스 봉합과 단순 단속 봉합, 협측 중앙과 치아 사이에서 플랩 후의 혈류 변화를 비교했다.
① **점막 골막 플랩을 박리**하는 단순한 행위로 인해 **중대한 혈류 장애**가 일어난다.
② 플랩 가장 치관측의 순환 부전은 길어도 3일 동안 계속되지만, **치아 사이**에서는 **7일 동안** 계속된다.
③ 플랩 바깥쪽의 혈관 확산은 플랩 안쪽의 모세혈관 내 순환보다 빨리 회복되어, 치유 초기에는 플랩 바깥쪽의 혈관 확산이 플랩의 치관측 끝을 향해 꽤 먼 곳까지 퍼진다.
④ 수평 매트리스 봉합과 단순 단속 봉합 사이에 **분명한 차이는 없지만,** 모두 치유 **초기 단계에서 국소적인 혈류 부전을 일으킬** 가능성이 있다.
*참고문헌 4에서 변경 인용

리는 경우와 종종 만난다(FIG 1a, b).

플랩이 벌어지면 치유 지연, 감염 위험의 증가, 골이식재의 누출, 치간 유두의 함몰, 심한 심미 장애가 되는 치은 퇴축 등을 일으킨다. 이렇게 플랩이 벌어지는 요인에는 플랩 접합의 문제와 상처의 안정을 얻을 수 없었던 경우 등의 술자측 문제에 더해, 점막의 두께, 남녀 차이, 개체 차이에 따른 체질적인 문제, 전신질환의 영향 등의 환자측 요인을 들 수 있다. 그리고 또 하나의 중대한 요소로 혈류(blood flow)와 관류(perfusion)의 문제가 있다.

혈류와 관류

아무리 주의를 기울였다고 해도 치아 사이에서 혈류가 차단되는 일은 부득이하게 일어난다. McLean 등[4]은 개를 사용한 연구에서 플랩 수술 후의 혈류 회복을 치아 사이와 협측 중앙, 단순 단속 봉합과 수평 매트리스 봉합을 서로 비교했다. 그 결과 플랩 가장 치관측의 순환 부전은 길어도 3일 동안 계속되지만, 치아 사이에서는 7일 동안 계속되어 치아 사이에서 더 오래 술후 순환 장애가 일어난다고 보고했다. 또한 수평 매트리스 봉합과 단순 단속 봉합 사이에 분명한 차이는 없지만, 모두 치유 초기 단계에서 국소적인 혈류 장애를 일으킬 가능성이 있다고 보고했다(FIG 2).

앞에서 서술한 바와 같이 치간 유두를 분리하지 않는 플랩 디자인이 현재 주목받고 있다. 특히 심미 영역에서는 최종적으로 치주낭이 감소하고 골이 재생되었다고 해도, 치은 퇴축이나 치간 공극의 증가는 구강 관련 QOL의 저하를 가져온다.

미세 순환과 플랩 디자인

Rodriguez 등은 구강 내 미세 순환에 관련한 혈관 구조의 리뷰 논문에서, 플랩 절개 디자인이 미치는 영향에 대해서 보고했다.[5]

① 연구 방법

치주조직에 관련한 미세 순환으로는 골막 상 세동맥(SPA), 골 내 세동맥(ITOA), 인대 내 세동맥(ITLA)을 조사했고, 치간 유두 또는 치조 중격에서 협측 세동맥과 구개 세동맥을 접속하는 수평 세동맥(TA)을 조사했다. 이들 세동맥은 각각 독자적인 주요한 영역을 가지면서 광범위하게 서로 접속한다(FIG 3, TABLE 1).

Rodriguez 등은 주요 플랩 디자인을 ① 터널 플랩, ②

미세 순환과 플랩 디자인

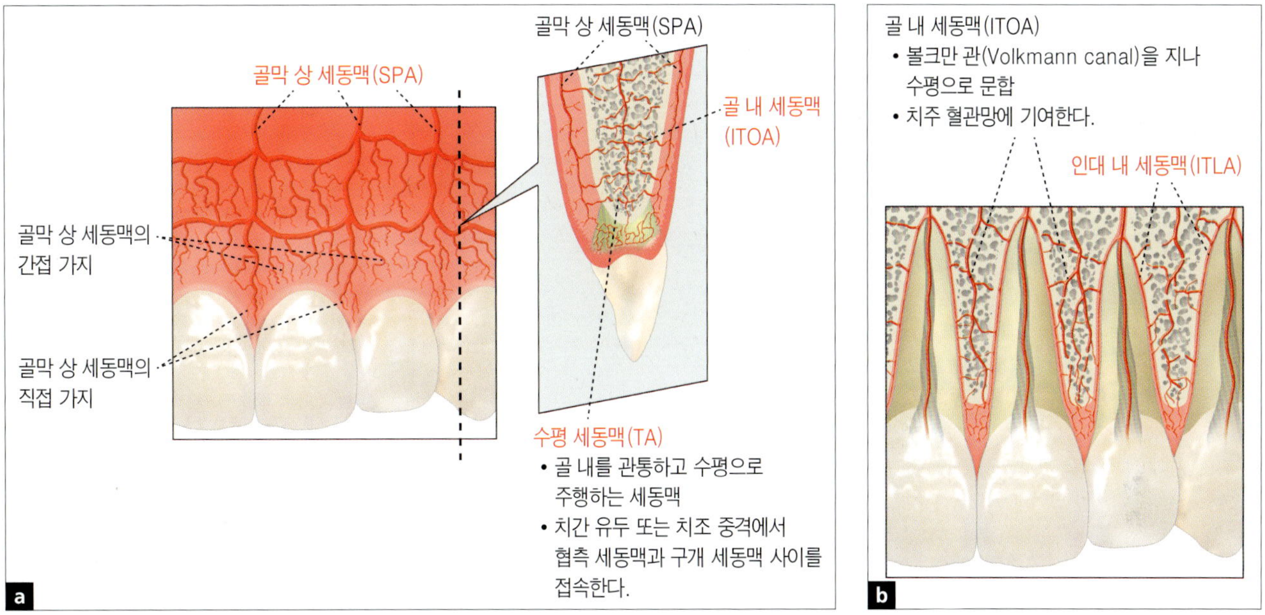

FIG 3. 미세 순환(microcirculation).
① 주요 혈관으로부터 근첨부에서 분지한 후 치관측을 향하는데, 치주조직과 구강 점막을 지지한다.
② 독자적인 주요한 영역을 가지고 **광범위하게 상호 접속**
③ PDL(치주인대)의 혈액 공급이 차단되어도 치은의 혈액 공급에 영향을 주지 않는다.
④ 이러한 세동맥은 치간 유두 또는 변연 치은에서 문합한다.
■ SPA(골막 상 세동맥)는 **지름**과 **분포**에 차이가 있다.
• 치간 유두는 주요 동맥에서 직접 수직으로 공급되는 큰 지름의 가지가 혈액 공급
• 협측 변연 치은은 주요 동맥의 수평 문합으로 생기는 작은 지름의 가지가 혈액 공급
■ ITLA(인대 내 세동맥)
• 치간 유두는 근심 ITLA와 원심 ITLA의 양쪽이 혈액 공급
• 협측 변연 치은은 협측 ITLA 세동맥만 혈액 공급
*참고문헌 5에서 변경 인용

TABLE 1. 상악 협측 치은의 미세 순환

협측 치은	치간 유두	변연 치은
골막 상 세동맥(SPA) 직접(미세 순환으로부터)	**있음**	없음
골막 상 세동맥(SPA) 간접(수평 문합의 미세 순환으로부터)	있음	있음
골 내 세동맥(ITOA)	있음	있음
인대 내 세동맥(ITLA)	**있음**(근심·원심 양쪽의 치주인대로부터)	있음(협측 치주인대로부터)
수평 세동맥(TA)	**있음**	없음

SPA=supraperiostal arteriole
ITOA=intraosseous arteriole
ITLA=intraligamental arteriole
PDL=periodontal ligament
TA=transverse intraosseous arteriole

치간 유두 기저부 절개(M-MIST와 같은 절개로 치근단 절제술에 이용함), ③ SPPT 절개, ④ 관습형의 치간 유두 절개로 나누어 혈류를 평가했다.

② 결과(TABLE 2)

① 터널 플랩[선각(lineangle)을 넘지 않음]에서는 구개로부터의 수평 세동맥(TA)을 보존할 수 있고 치간 유두를

TABLE 2. 치간 유두의 외과적 처치(SPPT, 유두 절개, 터널 형성, 유두 기저부 절개)와 치간 유두에 공급되는 미세 혈관 차단의 가능성. *참고 문헌 5에서 변경 인용

① 플랩 거상으로 SPA(골막 상 세동맥)와 ITOA(골 내 세동맥) 사이의 문합이 손상된다.
② 터널 형성은 구개 가지로부터의 TA(수평 세동맥)와 치간 유두에 공급되는 SPA가 보존된다.
③ 유두 기저부 절개는 치간 유두를 거상하지 않으므로 치조정에서 공급되는 ITOA와 TA가 보존된다.

테크닉		치관-치근 방향			협·설 방향	
		골막 상 세동맥 (SPA)	골 내 세동맥 (ITOA)	인대 내 세동맥 (ITLA)	골막 상 세동맥 (SPA)과 골 내 세동맥(ITOA)의 문합	관통 수평 골 내 세동맥 (TA; 수평 세동맥)
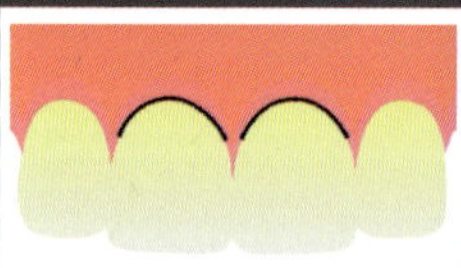	터널 형성 (tunneling)	차단되지 않음	유두를 박리하면 차단	유두를 박리하면 차단	차단	차단되지 않음
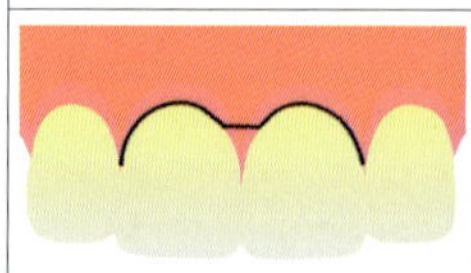	유두 기저부 절개 (papilla base incision)	차단	차단되지 않음	차단	차단	차단되지 않음
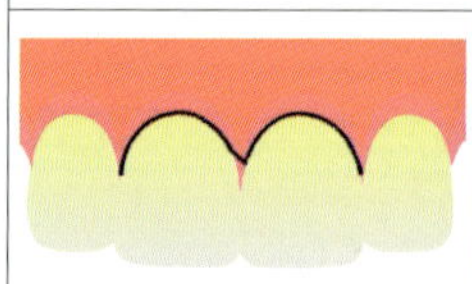	SPPT(simplified papilla preservation incision)	차단	차단	차단	차단	차단
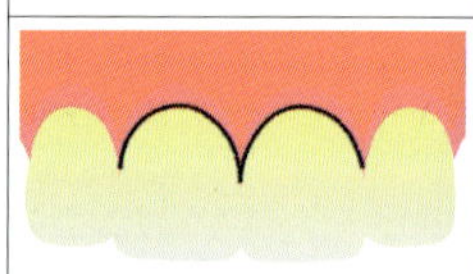	유두 절개 (papilla incision)	차단	차단	차단	차단	차단

절개하지 않으므로, 치간 유두에 공급되는 골막 상 세동맥(SPA)이 보존된다. 다만 치간 유두를 박리해 거상하면 골막 상 세동맥(SPA)과 골 내 세동맥(ITOA) 사이의 문합이 손상될 가능성이 있어, 거상의 정도에 따라서는 골 내 세동맥(ITOA)과 인대 내 세동맥(ITLA)이 영향을 받을 가능성이 있다.

② M-MIST와 유사한 치간 유두 기저부 절개에서는 치간 유두를 거상하지 않으므로, 치조정에서 공급되는 골 내 세동맥(ITOA)과 수평 세동맥(TA)을 보존할 수 있다.

③ SPPT 절개에서는 치간 유두의 절개와 박리로 앞에서 서술한 모든 세동맥과 문합이 영향을 받는다.

④ 관습형의 치간 유두 절개에서는 미세 순환 전체가 손상될 가능성이 있다.

따라서 예전부터 시행해 온 치간 유두를 자르는 절개는 미세 순환의 관점에서는 바람직하지 않고, 결과적으로 치은 퇴축이나 치간 유두의 함몰 등을 부르기 쉬운 것을 시사한다. 또한 보존형 플랩으로서 치아 사이가 좁은 등의 조건이 나쁜 부위에 곧잘 이용되는 SPPT조차도 미세 순환의 관점에서는 불리하다는 것은 주목해야 할 점이다.

M-MIST와 터널 플랩은 부분적으로 미세 순환을 보존할 수 있지만 거상 방법에 따라서는 문합 등에 영향을 준다. 치관측 이동 증례 등에서는 더욱 플랩 친화적인 조작을 하도록 조심해야 한다.

③ 결론

치간 유두에 절개를 넣어 협·설로 자르는 플랩이 비록 SPPT와 같이 플랩 끝의 접합이 쉬운 절개 디자인이라 해도, 반드시 미세 순환의 차단이 일어난다는 점에는 주목해야 한다.[6] 이러한 술식을 적용할 때는 더더욱 긴장이 없는 봉합이 되도록 하고 플랩 끝의 정확한 접합을 얻는 시술이 필요하다.

한편, 치간 유두를 거상하지 않는 M-MIST나 터널 플랩은 미세 순환의 점에서는 유리하므로, 심미 영역에서 술후 치은 퇴축이나 치간 embrasure가 커지는 것을 피하고 싶

을 때 추천된다. 그러나 터널 플랩을 이용해 치간 유두를 치관측으로 거상하는 조작은 미세 순환의 관점에서는 혈류가 저하하기 때문에 더 플랩 친화적인 수술 조작이 필요하다.

치간 유두를 분리하지 않는 플랩의 탄생

아무리 주의를 기울였다고 해도 치간 유두를 잘라 플랩을 형성하면 뜻밖에도 치아 사이 플랩의 벌어짐이나 함몰, 치아 사이 치은의 퇴축이 생겨 버릴 때가 있다. 앞에서 서술한 바와 같이 미세 순환의 관점에서 어느 정도는 일어날 수밖에 없는 어쩔 수 없는 현상이다. 이러한 배경을 바탕으로 최근에는 치간 유두를 분리하는 일 없이 골결손에 접근하는 방법이 고안되어 활발히 임상에 응용되고 있다.

Whale's tail technique[7]

Bianchi 등(2009년)은 치아 사이 연조직을 보존하면서 GTR을 하기 위해서 독특한 형태의 플랩 디자인을 고안했다.[7] 이 플랩은 마치 고래의 꼬리와 같은 형태를 하고 있었기 때문에 whale's tail technique이라 불렸다. 이 플랩 디자인은 폭이 넓은 치아 사이 연조직을 가지는 상악 전치부의 큰 골결손에 적합하다고 기록되어 있다(FIG 4).

① 연구 방법과 결과

끝으로 갈수록 넓어지는 2개의 수직 절개를 순측에 설정하고 나서 근첨 부분에서 두 절개를 수평으로 잇고, 치은열구 내 절개를 순측 인접면과 구개측에 넣어 고래 꼬리 모양의 전층 플랩을 박리해 골이식재 Bio-Oss®를 충전하고 차폐막 Bio-Gide®를 설치한 후 봉합해 폐쇄했다.

② 평가

12개월 후 5.14±0.95mm의 치주낭 깊이가 감소했고, 4.57±0.65mm의 CAL이 증가했다고 보고했다.

이 술식으로 치아 사이 연조직은 보존할 수 있지만 순측 구강 전정에 수평의 큰 반흔이 생기기 쉬운 것이 최대의 단점이었다. 또한 실제 증례에서는 상악 중절치 사이에 공간이 있는 증례는 그다지 많지 않아 적응증이 한정된다는 점, 만일 치아 사이 연조직을 손상 혹은 절단해 버리면 심미적으로 치명적인 결과가 되어 버릴 우려가 있다는 점 등으로부터, 임상에 널리 응용되지는 않았다.

Pouch-and-tunnel technique

한편, 수직 절개를 넣지 않고 치은열구 내 절개만으로 치은 안에 파우치를 형성해 골결손에 접근하는 방법을 2009

Whale's tail technique

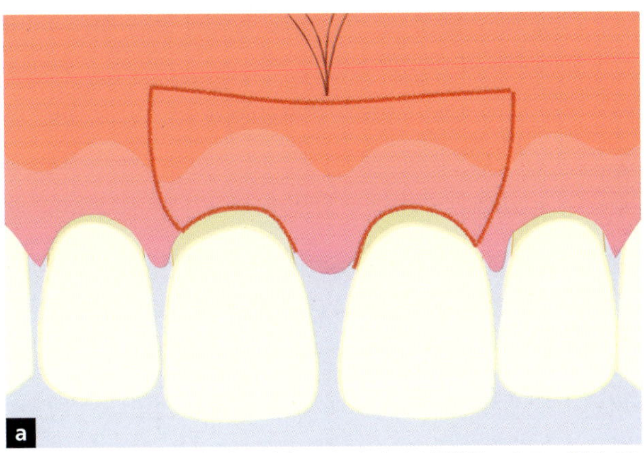

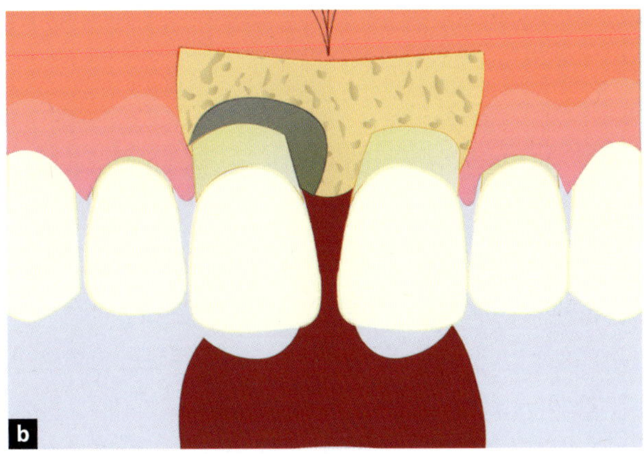

FIG 4a, b. 치아 사이 연조직을 보존하면서 시행하는 GTR. 치간 이개가 있는 상악 전치부 넓은 골결손의 재생에 적합하다. 단점은 순측 구강 전정에 큰 반흔이 생기기 쉽다는 것이다. Bianchi 등(2009년)은 12개월 후 CAL의 증가(4.57±0.65), PPD의 감소(5.14±0.95)를 얻을 수 있었다고 보고했다.[7]

【방법】 ① 2개의 수직 절개, ② 근첨부에서 두 수직 절개를 잇는 수평 절개, ③ 인접면과 구개에 치은열구 내 절개, ④ 전층 플랩을 형성해 구개측으로 박리, ⑤ 소파, EDTA를 이용한 치근 처리, 골이식(Bio-Oss®), 차폐막(Bio-Gide®) 설치 후 봉합한다.

년에 Azzi 등이 소개했다.[8]

① 연구 방법과 결과

이 방법은 pouch-and-tunnel technique이라 불리며, 최소 침습의 치주 성형외과를 응용한 재생술식이다. 골결손에 대해서는 육아조직을 제거하지 않고 치근활택술 후에 EMD를 도포하고 자가골을 이식해 혈병의 안정과 상피의 하방 증식 억제, 신부착의 획득 그리고 치은의 두께 증가로 술후 치은 퇴축을 예방하기 위해서 결합조직을 이식했다. 결합조직 이식편은 상악 결절부의 치은이 즐겨 이용되었다.

또한 자가골 이식재 충전 후에 넣은 결합조직 이식편은 협측 치은 플랩에 단순 봉합으로 고정하고, 치아 사이에 부착한 복합레진을 고정원으로 해서 협측 치은 플랩을 치관측으로 끌어올렸다. 결과적으로 1벽성 골결손이 개선되는 것과 동시에 협측의 치근 피개를 얻을 수 있고 치주낭 깊이도 감소했다.

② 평가

이 술식은 치은열구에서 접근했으므로 플랩의 늘어남에 한계가 있는 것이 최대의 단점이라고 생각한다. 하지만 적응증을 올바르게 판별하면 상응하는 결과를 얻을 수 있다. 앞으로 레이저와 현미경을 사용한 수술이 많이 이루어지고 치은열구에서 쉽게 접근할 수 있는 증례 등의 일정한 조건에서는 이러한 술식이 널리 응용될 것이다.

이상과 같이 특히 심미 영역에서는 골의 재생과 증가라기보다는 오히려 술후 심미 장애를 최대한 막기 위한 방법으로서, 치아 사이 연조직을 자르지 않는 술식이 차례차례 태어났다.

치간 유두를 분리하지 않는 플랩의 대두

협측과 설측의 양쪽으로 플랩을 열고 박리하는 행위는 필연적으로 치아 사이에서 혈류를 일시적으로 차단하는 것으로 알려져 있다. 개를 이용한 연구에서는 플랩을 박리한 후에 혈류가 회복하기 위해서 대략 1주 정도의 기간이 필요한 것으로 보고되었다(앞에서 서술한 **FIG 2**). 또한 최근에 저침습 플랩 술식의 우위성이 알려졌지만, 미세 순환의 관점에서는 SPPT 술식을 이용했다고 해도 양쪽으로 플랩을 박리하면 일시적으로 혈류가 차단된다는 치명적인 사실이 보고되었다. 그리고 앞에서 서술한 바와 같이 혈류에는 개인차가 있어, 특히 여성은 혈류의 회복에서 남성보다 불리한 것으로 알려져 있다. 또한 점막 두께 등의 표현형 차이는 술후 골흡수나 치은 퇴축에 많은 영향을 준다. 한편, 치간 유두 부위 골결손의 골정에서 플랩을 절단하는 것은 골의 재생을 필요로 하는 결손부가 어쩔 수 없이 플랩이 벌어질 위험성이 많은 부위라는 것을 의미한다. 술후 짧은 기간에 플랩이 벌어지는 것은 골결손부 감염의 위험과 술후 치은 퇴축의 위험으로 이어지는 것이므로 주의해야 한다. 이러한 문제점에 입각하여 치간 유두를 분리하지 않고 골결손에 접근하는 플랩 술식이 최근 주목을 받고 있다.

EPPT[9,10]

2017년 Aslan 등은 1개의 베벨이 있는 수직 절개와 치은열구 내 절개로 삼각형의 전층 플랩을 전개해, 터널 형성으로 치간 유두 바로 아래의 골결손에 접근하는 술식을 고안했다. 이 EPPT는 매우 뛰어난 술식이었으므로 플랩이 거의 벌어지지 않고 술후 통증이나 부기 등의 불쾌 증상도 적으며 치은 퇴축도 거의 일어나지 않아서, 국한한 골결손에 대한 플랩 술식으로는 매우 효과적인 방법이다(**FIG 5**).

Aslan 등은 국한한(isolated) 깊은 골결손에 대해 EPPT 술식을 이용해 재생요법을 하고 1년 후에 7±2.8mm의 치주낭 깊이 감소와 6.83±2.5mm의 CAL 증가를 보였다고 보고했다. 그리고 그 결과는 최소한의 치은 퇴축을 의미하는 것이었다.

이 술식의 장점으로는 앞에서 서술한 바와 같이 블레이드로 치간 유두를 협·설 방향으로 자르지 않는 것을 들 수 있는데, 다른 저침습형 플랩 디자인과 마찬가지로 플랩을 크게 박리하지 않아 상처의 안정과 혈병의 유지를 쉽게 얻을 수 있는 것도 장점으로 들 수 있다. 또한 1개의 수직 절개는 근첨 방향으로부터의 혈류를 차단하는 일이 없어 혈류의 관점에서도 유리하다고 생각한다.

EPPT는 매우 간단하면서 쉽고 뛰어난 술식이다. 다만 복수의 골결손이 존재하는 상황에는 적용할 수 없다는 점, 설측(반대쪽)으로 넓어진 골결손에는 접근이 어렵다는 점, 수직 절개를 넣는 방법에 따라서는 치은열이나 반흔이 남는다는 점, 골결손에 접근하기 어려워지는 점, 치간 유두 바로 아래에 접근하거나 변연절제술을 하기 위해서는 기술이 필요하다는 점 등을 단점으로 들 수 있는데, 그것들을 고려해

EPPT 술식

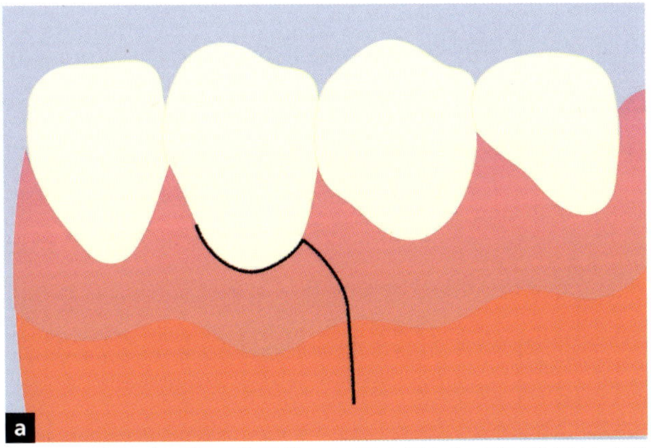

FIG 5a. 협측 치은열구 내 절개. MGJ를 조금 넘는 정도의 경사 수직 절개(치아 위치 이상으로 치아 사이 공간이 좁은 증례에서는 1개 치아 더 떨어져서 수직 절개).

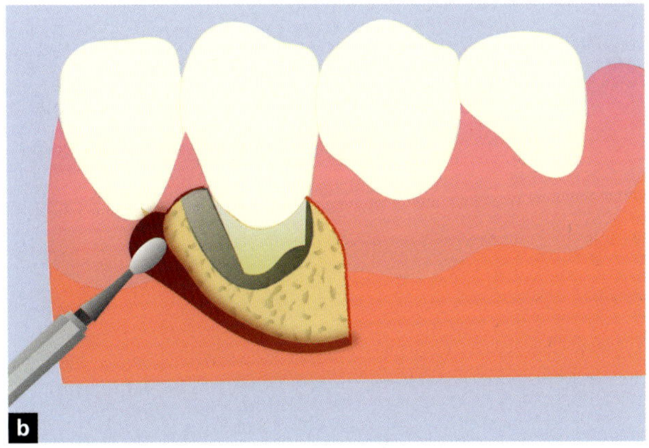

FIG 5b. 수직 절개 부위에서 협측 전층 플랩을 박리하고 골결손이 있는 치간 유두에 접근.

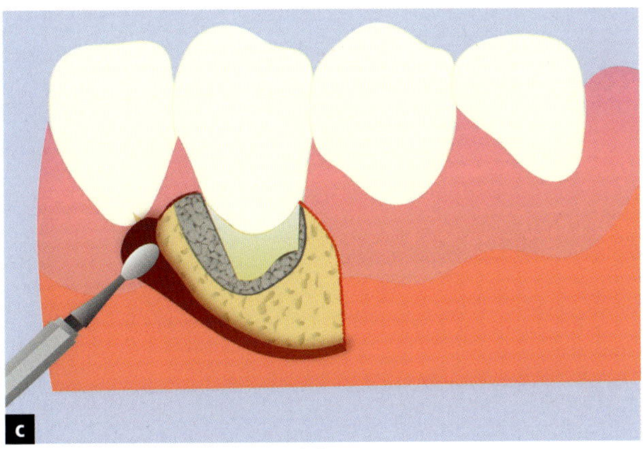

FIG 5c. EDTA 처리, EMD, 골이식.

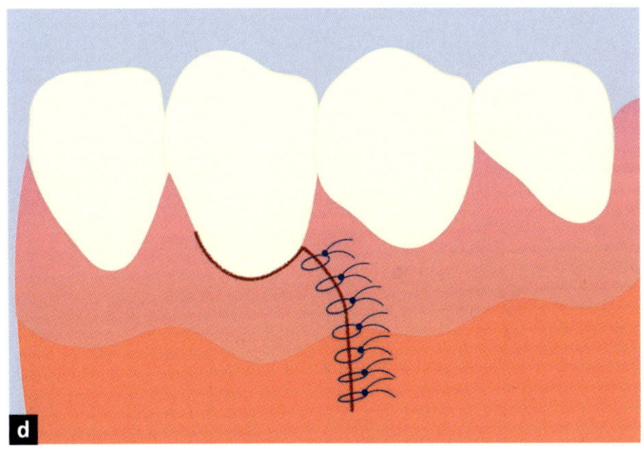

FIG 5d. 봉합. *모두 참고문헌 9, 10을 참고해 그린 그림

도 단점을 웃도는 장점을 가지고 있다고 생각한다.

Aslan 등이 제창한 EPPT 술식의 개요를 FIG 5에 제시한다. EPPT를 성공으로 이끌기 위한 핵심은 치간 유두 바로 아래에 접근하기 위한 수직 절개를 넣는 방법, 플랩 형성의 위치, 치간 유두 바로 아래의 골결손에 터널을 형성하고 변연절제술을 하는 것 등을 들 수 있다. Aslan 등은 특수한 기구로 터널 플랩을 형성하고 가위로 육아조직을 제거했다. 그리고 치아 사이 연조직의 두께가 너무 얇아지지 않도록 주의를 환기했다. 터널 모양의 안정된 플랩 형성으로 상처의 안정을 얻을 수 있고 재생 장소의 확보도 쉽다. 이 때문에 국한한 부위의 근첨에 이르는 깊은 골결손에 대해서도, 놀라울 정도로 매우 효과적인 결과를 얻을 수 있다.

하지만 국한한 깊은 골결손은 백악질 열리 등 원래는 치주질환과 관련이 없는 현상이 악화 요인인 증례도 종종 있어, 술식을 적용할 때는 골결손의 깊이나 형태를 평가하는 한편 악화 요인을 평가하는 것도 잊어서는 안 된다.

EPPT에서 각각의 절개선과 절개선의 변형

EPPT의 수직 절개

EPPT에서 중요한 요소 중 하나가 치간 유두 바로 아래의 골결손에 어떻게 접근할 것인가이다. 1개의 수직 절개가 치간 유두에 접근하기 위해 설정된 결과 삼각형 플랩이 전개된다. 이 박리 방식을 이용하면 어려웠던 결손 부위로의 접근이 쉬워질 것으로 상상할 수 있다. 수직 절개는 골결손이 없는 쪽의 우각 부위에 설정한다. 이 책 기초 편의 'CHAPTER 5 절개 ④ 수직 절개'에서 서술한 것처럼, 수직 절개는 플랩 끝이 예각이나 급한 형태가 되는 것을 피해 치경선에 대해 가능하면 직각이 되도록 넣어야 한다. 또한 수직 절개의 근·원심 위치가 치간 유두에 너무 가까우면 박리하지 않은 치은의 폭이 너무 좁아지므로 적당한 폭을 남기도록 조심해야 한다. 플랩의 자유도를 위한 수직 절개는 MGJ를 조금 넘은 위치까지 연장할 필요가 있다. 수직 절개가 불충분하면 골결손으로 접근하는 데 지장을 준다. 한편, MGJ를 넘어 너무 깊은 위치까지 수직 절개를 연장하면, 플랩의 자유도는 늘어나지만 술후 통증이나 부기 등의 불쾌 증상이 많아지므로 주의해야 한다.

① 수직 절개의 고안

골결손에 더 확실하게 접근하려는 이유로 수직 절개를 넣을 때는 도중에 결손부를 향해 각도를 바꾸는 등의 고안이 필요하다. 접근을 쉽게 하려고 수직 절개를 고안한 예를 FIG 6에 제시한다. 수직 절개에 적당한 커브를 주면서 결손 측을 향해 넣으면 플랩의 전개가 쉬워진다. 그다지 강조하지 않는 약한 커브의 수직 절개가, 심미 영역에서는 심미적인 관점 또는 혈류의 관점에서 유리하다고 생각한다. 한편, 대구치부에서 이 정도의 커브로는 플랩의 전개가 불충분해지는 경우가 종종 있으므로 골결손에 가깝게 직선으로 충분한 길이의 추가적인 절개를 넣으면 효과가 있다. 대구치부에 국한한 깊은 치근이개부 병소에 대한 재생요법 등에서 이 타입의 절개 디자인을 이용하면 편리하다.

② 베벨

Aslan 등에 따르면 수직 절개는 베벨이 있는 절개라고 기록되어 있다. 베벨이 있는 절개의 비스듬한 단면은 플랩 끝의 접촉 면적을 늘려 일차 폐쇄를 유리하게 한다. 베벨이 있는 수직 절개를 쉽게 넣기 위해서는 근첨에서 치관을 향해 절개하는 것이 기술적으로 유리하다. 하지만 치은

EPPT에서 수직 절개의 고안

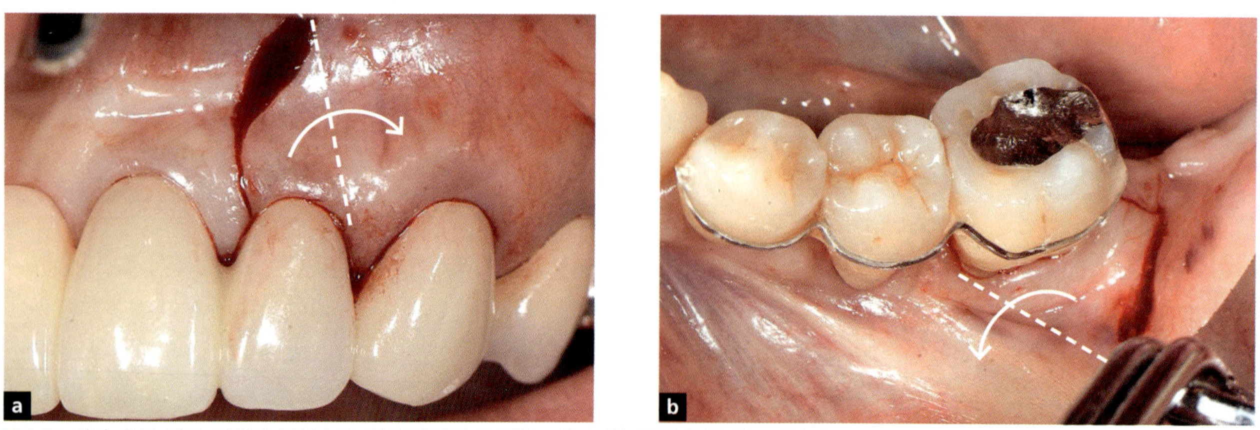

FIG 6. 치간 유두 바로 아래의 골결손에 쉽게 접근하기 위한 고안. 전층 플랩의 박리는 기본적으로 수직 절개의 종점과 치은열구 내 절개의 종점을 잇는 선을 회전축으로 한 박리가 된다.
FIG 6a. #22 순측 근심 우각에서 근첨을 향하는 도중에 커브를 그리며 원심 방향을 향하는 수직 절개.
FIG 6b. #36 협측 원심 우각에서 근첨을 향하는 도중에 근심 방향으로 방향을 바꾸는 수직 절개.

의 두께에 따라 수직 절개에도 예외가 있어 버트 조인트의 절개를 넣어도 아무런 문제가 없다고 생각한다. 또한 버트 조인트로 수직 절개를 넣을 때는 치관에서 근첨을 향해 절개하여 확실히 깔끔하게 박리하면 플랩의 일차 폐쇄를 얻을 수 있다.

EPPT의 치은열구 내 절개

치은열구 내 절개를 넣는 방법은 이 책 기초 편에서 서술한 것과 같다. EPPT를 적용하는 증례는 기본적으로 국한한 골결손 증례이므로, 치은열구 내 절개의 대부분은 골연하 결손이 없는 부분에 넣는다. 치은열구 내 절개는 우각을 조금 넘어가서 치아 사이 연조직을 쉽게 들어 올리게 한다. 골결손이나 치은 퇴축의 정도에 따라 치아 사이 연조직을 상방으로 들어 올릴 필요가 있을 때의 치은열구 내 절개는 인접하는 치근과 설측(구개측)에도 추가한다.

EPPT의 플랩 박리

플랩은 기본적으로 전층 플랩으로 박리한다. 플랩의 치관측 이동이 필요한 경우는 상황에 따라 골막 감장 절개를 추가하거나 부분층 플랩으로 박리한다.

중요한 것은 치은 열개를 만들지 않고 치아 사이 연조직을 박리하는 것이다. 이 때문에 끝이 긴 블레이드나 접근이 쉬운 골막 기자를 사용하는 등의 고안이 필요하다.

EPPT를 적용한 증례(CASE 3)

#45의 원심 골결손에 EPPT를 이용해 재생요법을 한 증례를 CASE 3a~u에 제시한다. 자세한 사항은 그림 설명에 적었다. 특징적인 점은 출혈이 적고, 짧은 시간에 수술을 끝낼 수 있었고, 술후 통증 등의 증상이 거의 없었고, 수직 절개의 상처 치유가 놀랄 만큼 빠르고, 술후 3일에는 수직 절개의 폐쇄를 얻을 수 있었던 것 등이다. 이 증례는 깊은 골결손이 #45 원심에 국한하고 설측으로 확산이 매우 적었으므로 이 술식을 적용했다.

EPPT를 적용한 증례

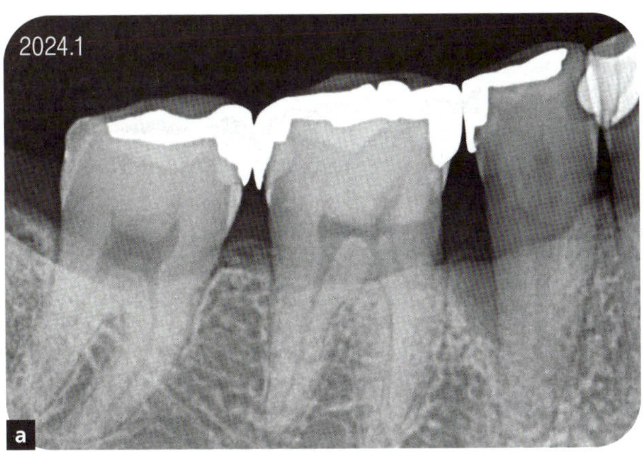

CASE 3a. #45 원심에 수직 골연하 결손이 있다.

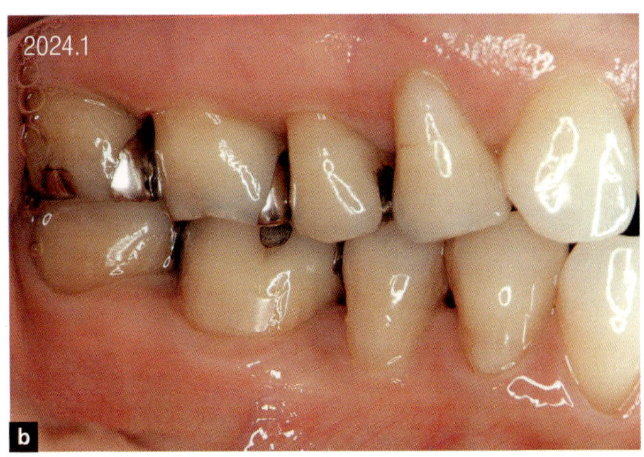

CASE 3b. 초진 때 45세의 여성. 치주 치료를 희망해 내원.

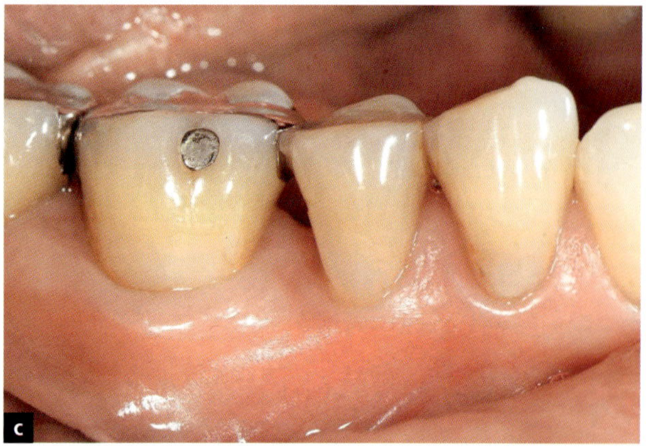
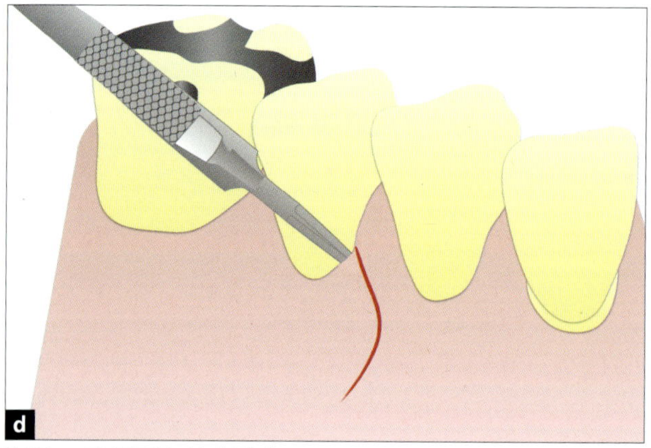

CASE 3c, d. MGJ를 조금 넘는 정도의 수직 절개. 골결손을 향해 완만한 커브를 그려 접근을 쉽게 한다.

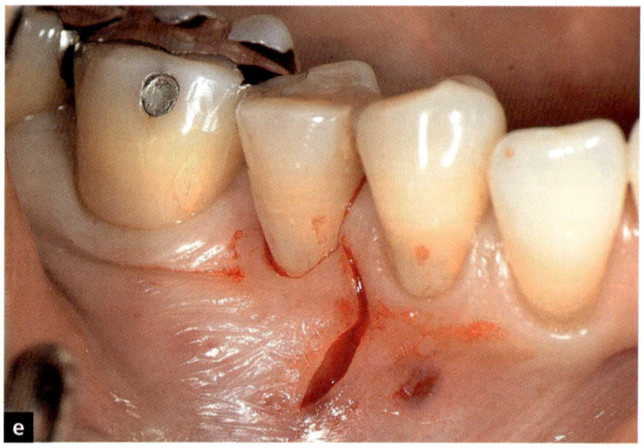
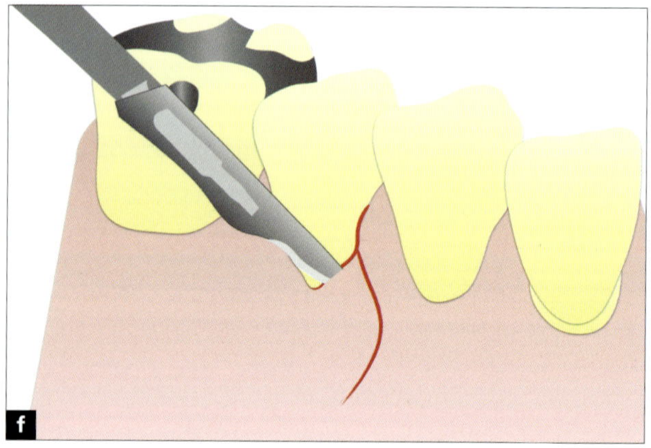

CASE 3e, f. 협측 치은열구 내 절개.

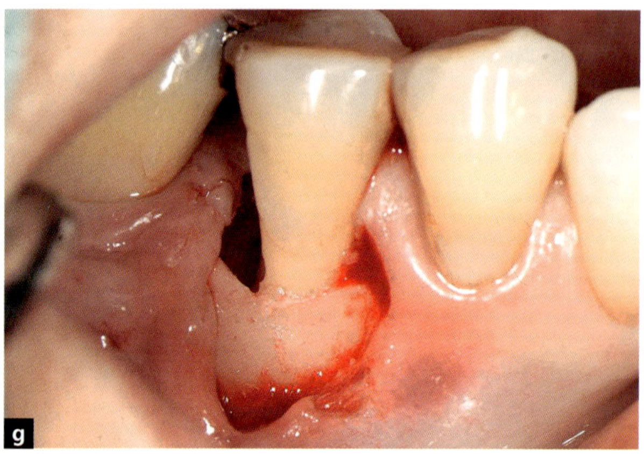
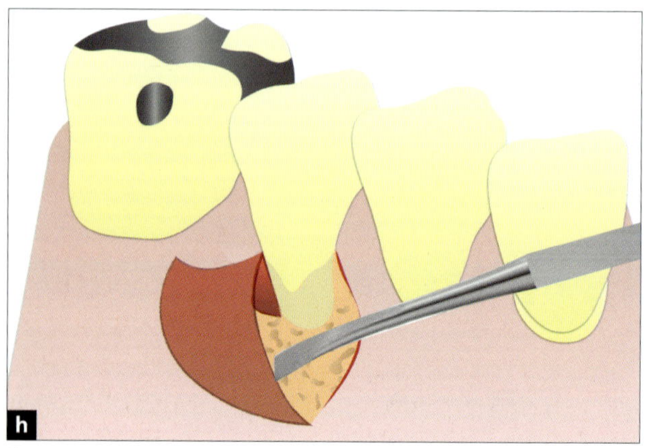

CASE 3g, h. 수직 절개 부위에서 삼각 플랩의 형태로 점막 골막 플랩을 박리.

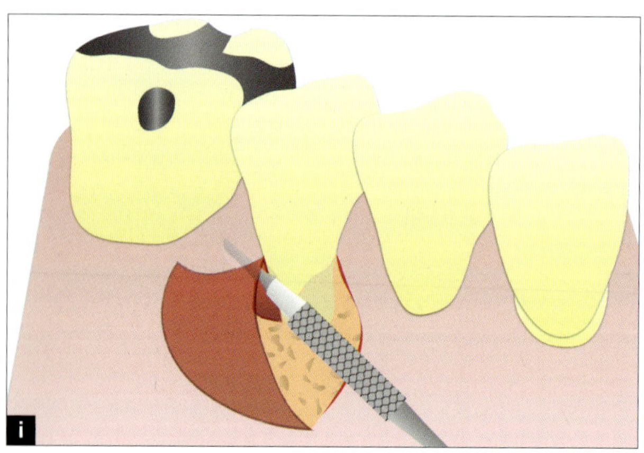

CASE 3i. 치간 유두 바로 아래의 골결손에 미세 수술용 블레이드를 넣어 육아조직을 분리한다.

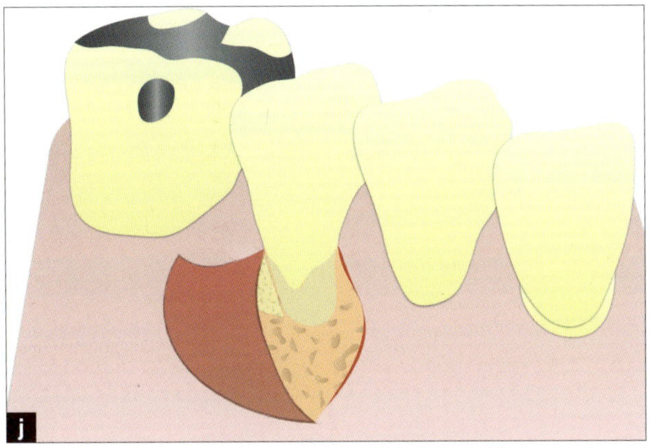

CASE 3j. 골결손의 육아조직 제거 후. 치근을 SRP한다.

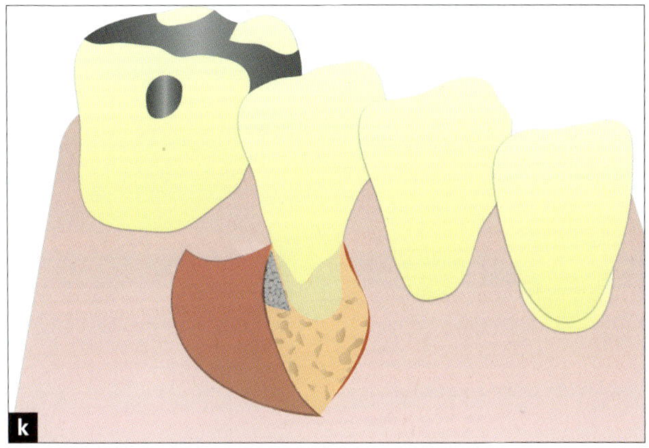

CASE 3k. 생리 활성 물질(EMD) 도포와 골이식재(cytrans granules) 충전.

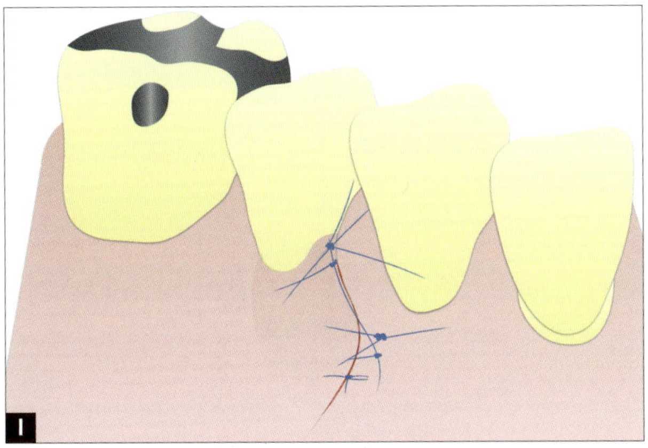

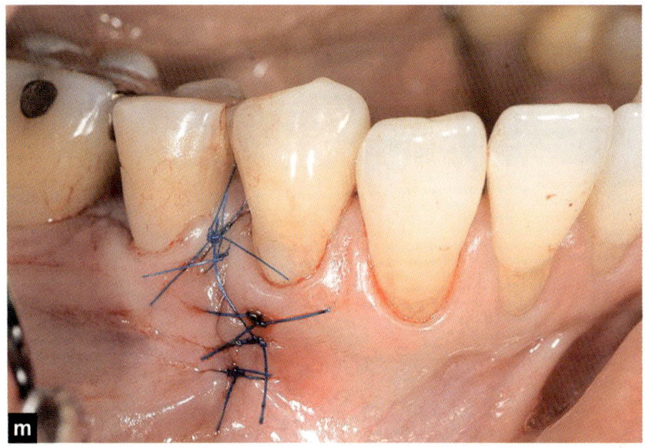

CASE 3l, m. 플랩을 원래의 위치로 되돌려 봉합.

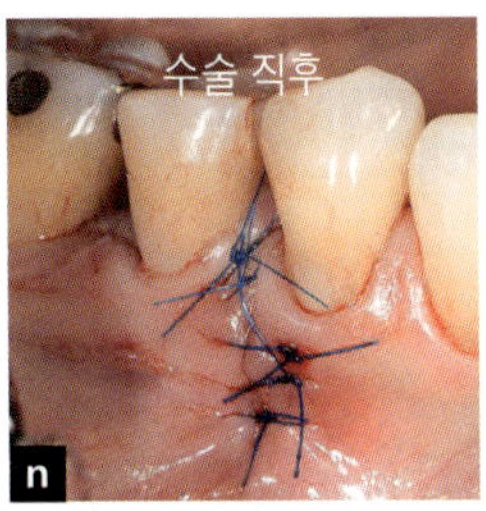

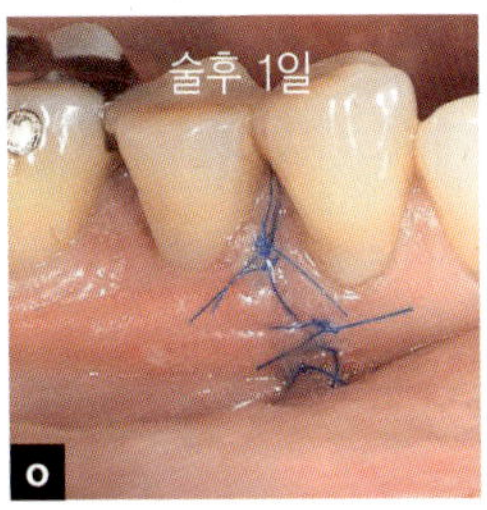

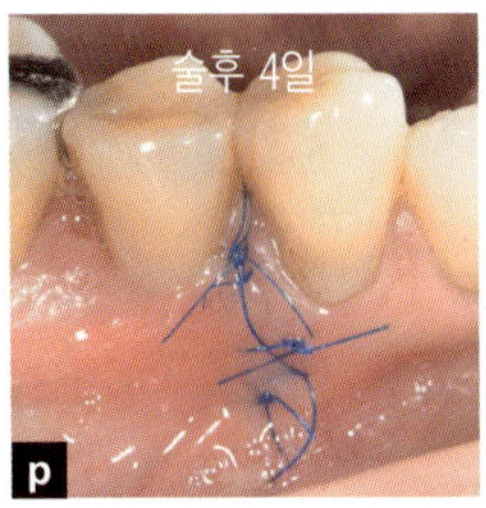

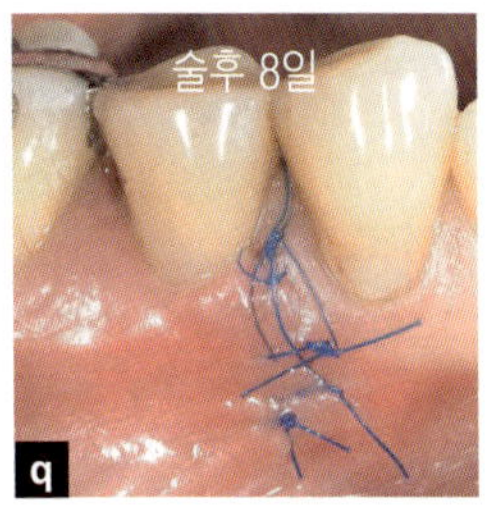

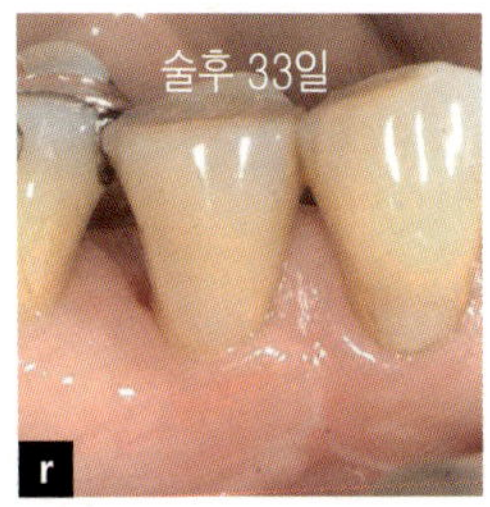

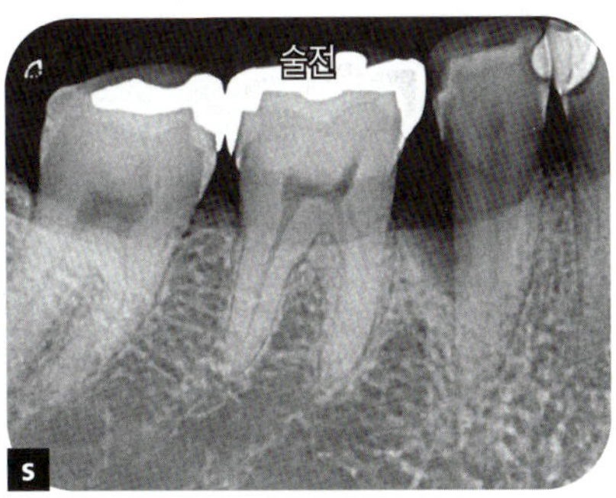

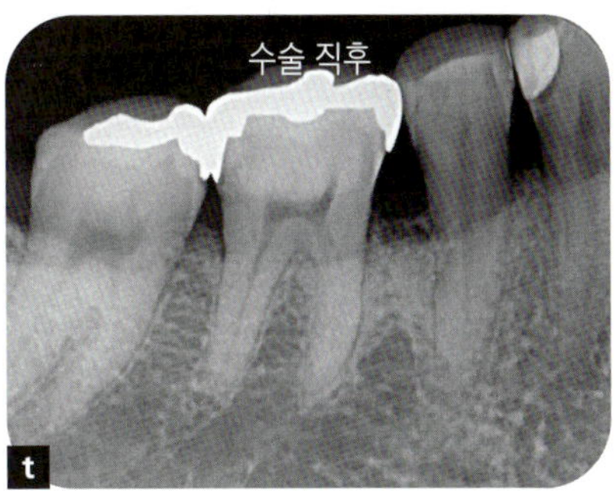

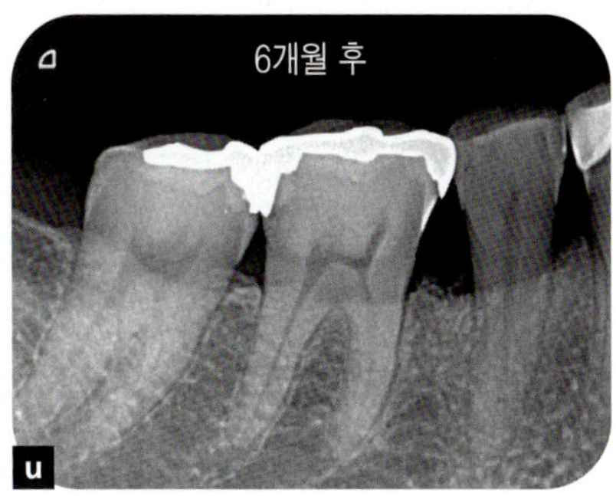

CASE 3n~u. 술후의 경과.

EPPT의 개량형 플랩 디자인 ①
Tunnel wall approach[11]

Tunnel wall approach(이하 TWA로 줄임)는 Aslan의 EPPT와 Zucchelli의 CTG wall technique(뒤에 서술, 169페이지)을 조합한 술식으로, 2023년에 Mourlaas 등이 보고했다. 1~2벽성 골결손을 가지는 Cairo의 분류 Ⅲ도 증례에서 치근 피개와 부착의 획득을 위한 술식이다.

TWA 술식 *참고문헌 11을 참고해 그린 그림

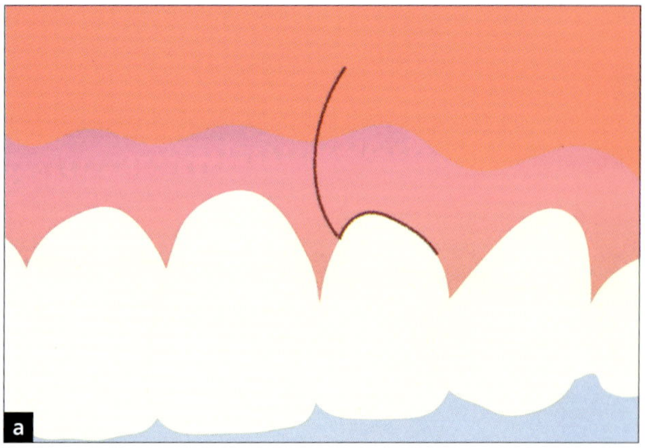

FIG 7a. EPPT의 수직 절개. 터널 플랩에 포함되는 치아의 360° 주위에 치은열구 내 절개.

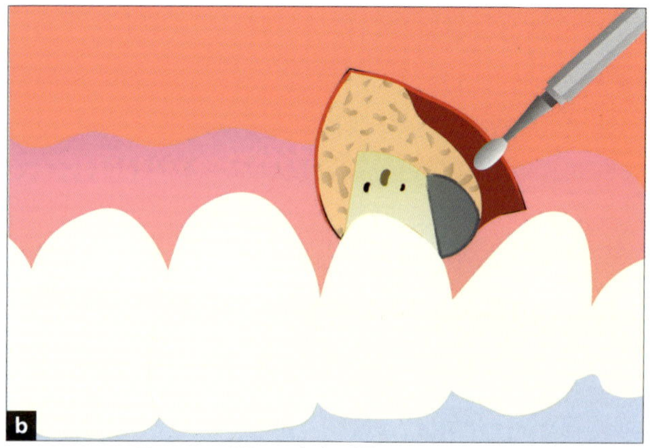

FIG 7b. MGJ를 2mm 넘은 곳까지 전층 플랩으로 박리. 골결손에 제한된 접근. 골 내 결손 육아조직을 제거하고 치근을 기계적으로 청소한다.

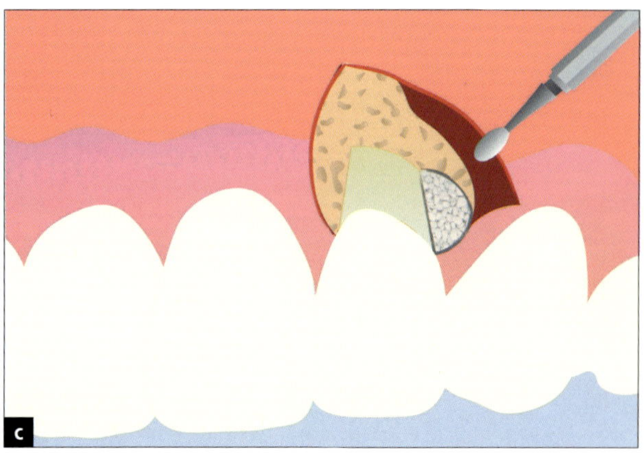

FIG 7c. 골결손의 골이식. 필요에 따라서 생리 활성 물질의 적용.

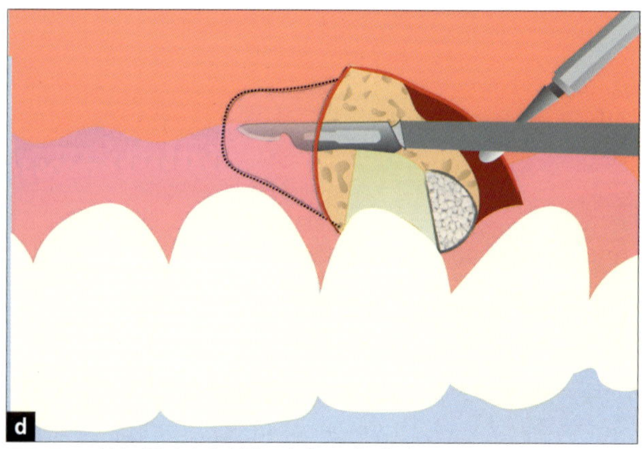

FIG 7d. 이식편을 넣기 위한 터널 플랩 형성.

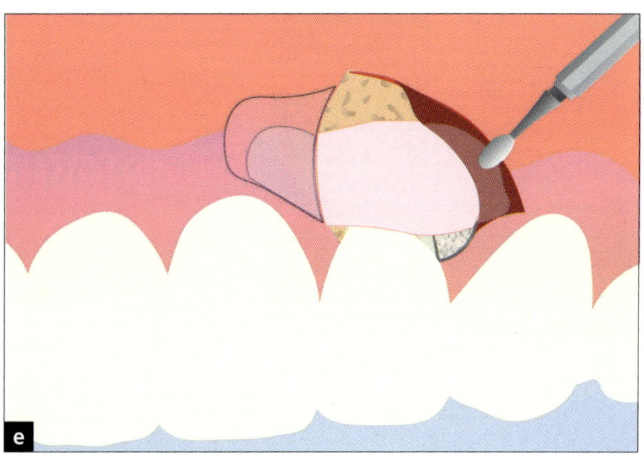

FIG 7e. 결합조직 이식편을 넣는다.

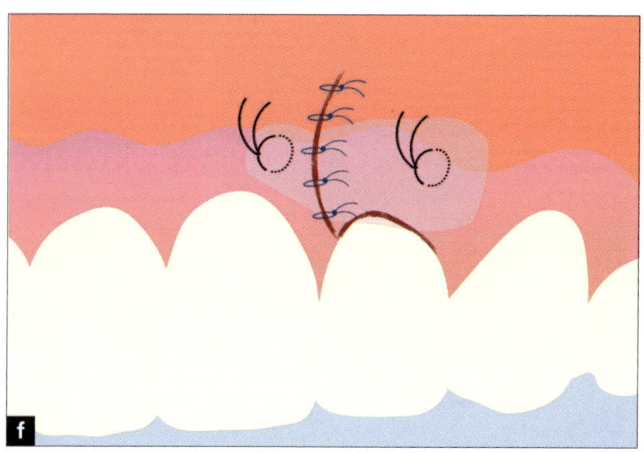

FIG 7f. 이식편 고정 후 수직 절개 부위를 봉합. 필요에 따라 치관측으로 끌어올리는 매트리스 봉합을 한다.

EPPT는 치아 사이 연조직을 절개해 자르는 일 없이 1개의 수직 절개와 거기서 이어지는 치은열구 내 절개로 삼각 플랩을 전개해 골결손 부위로의 터널을 형성함으로써 상처의 노출을 동반하지 않고 양호한 일차 폐쇄를 얻을 수 있는 것이 최대의 장점이다. 이러한 EPPT의 장점에 더해 결합조직 이식으로 연조직의 두께를 늘리면서 결합조직 이식편을 벽으로 이용해 혈병의 안정과 골이식 부위의 안정을 얻고, 양호한 골재생과 술후 치은 퇴축을 최소한으로 하려는 CTG wall technique(169페이지 참조)의 장점을 모두 얻으려는 것이 TWA 술식의 콘셉트이다.

TWA의 술식

TWA의 술식을 FIG 7에 제시한다. 맨 처음에 치은열구 내 절개를 넣는데, 골결손으로부터 2개 치아까지 연장해 각 치아 주위에 360°의 치은열구 내 절개를 넣는다. 이것으로 골결손을 덮는 치아 사이 연조직의 가동성이 확보된다.

MGJ를 최대 2mm 넘는 정도의 수직 절개로 삼각형의 점막 골막 플랩이 형성된다.

치아 사이 연조직의 벌어짐에 주의하면서 'tunneling knife'(Hu-Friedy) 등을 이용해 골결손 내의 연조직을 터널 모양으로 자르면서 들어 올린다. 플랩이 치관측으로 쉽게 늘어나도록 2층의 부분층 절개(감장 절개)를 넣는다.

골 내 결손을 소파하고 EDTA로 2분 동안 치근 처리를 한 후에, EMD를 도포하고 골이식재를 충전하고 나서 구개에서 채취한 상피를 절제한 결합조직 이식편을 터널 모양의 플랩 속에 넣고, 근심과 원심의 두 곳에 단순 봉합으로 이식편을 고정한다. 필요에 따라서 플랩을 치관측으로 들어 올려 고정(2중 크로스 매트리스 봉합, CASE 4에서는 하지 않음)하고 수직 절개를 단순 봉합으로 폐쇄하는 술식이다.

술후에는 수직 절개 부위의 일차 폐쇄를 얻을 수 있고, 치간 유두는 연속성을 유지해 CTG의 노출은 없고 100%의 상처 폐쇄를 얻는 술식이었다. TWA를 사용한 증례를 CASE 4a~n에 제시한다.

TWA에서는 최소한의 치은 퇴축으로 골결손의 골재생과 부착을 얻을 수 있다. 따라서 TWA는 유지 관리 기간 중에 일어난 심미 영역의 부착 상실이나 새로운 골결손에 대한 복구 술식에 매우 효과적이다.

TWA를 사용한 증례

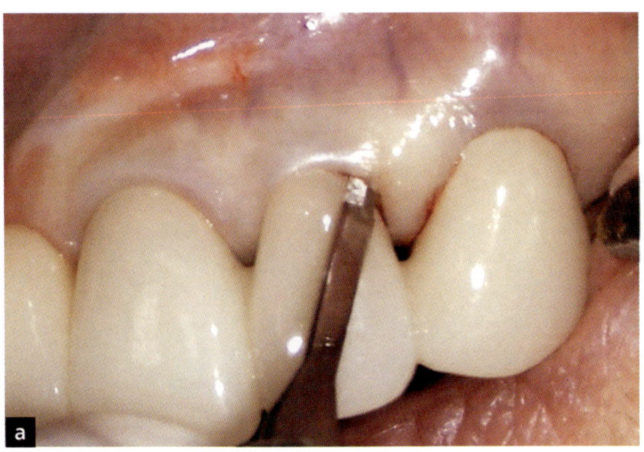

CASE 4a. 터널 플랩에 포함되는 치아의 360° 주위에 치은열구 내 절개.

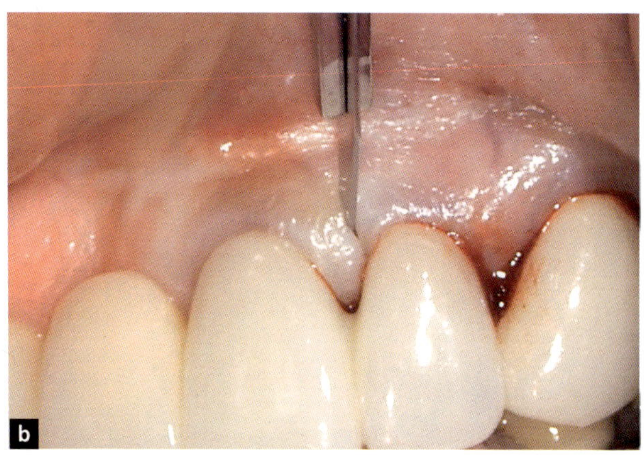

CASE 4b. 근심 우각에서 직각으로 시작하는 수직 절개.

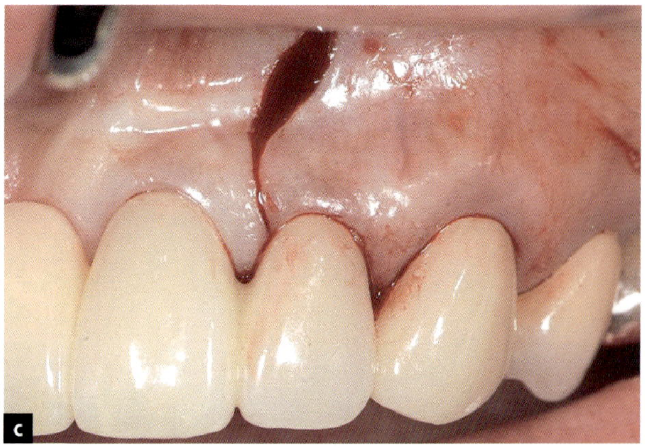

CASE 4c. 치은열구 내 절개와 원심을 향해 완만한 커브를 그리는 수직 절개.

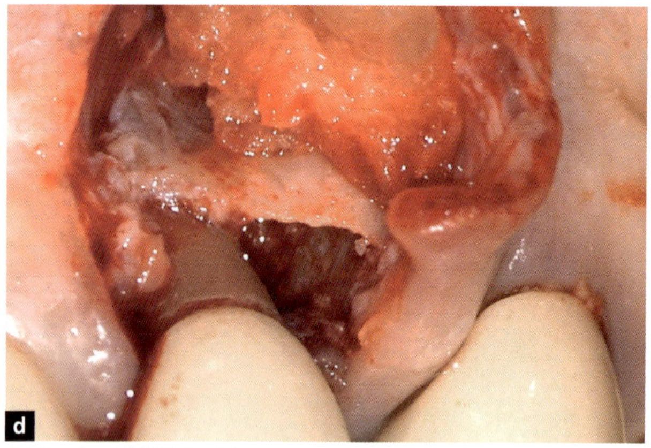

CASE 4d. 명시된 골결손.

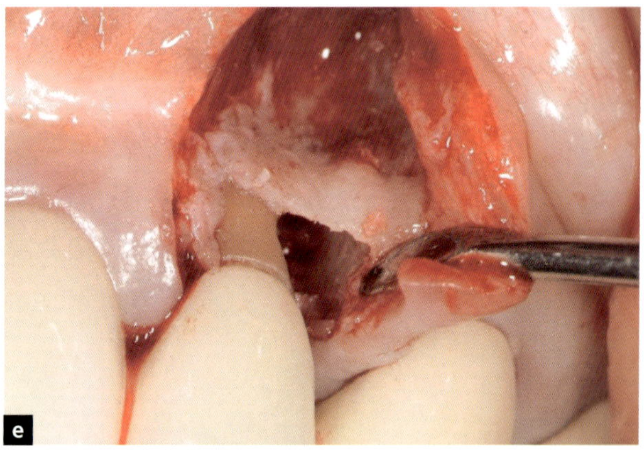

CASE 4e. 변연절제술과 SRP 후.

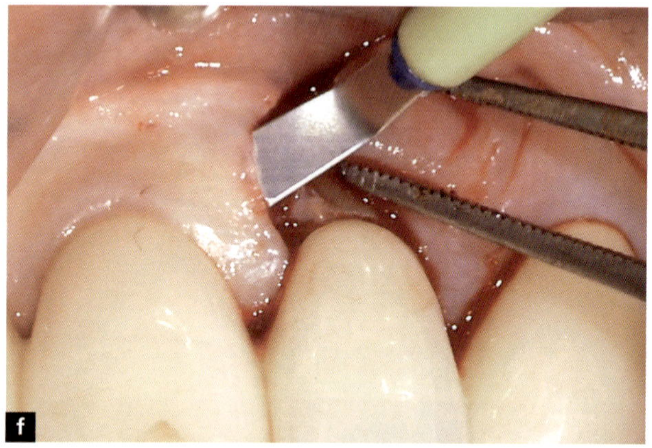

CASE 4f. 결합조직 이식편을 넣기 위한 파우치를 형성.

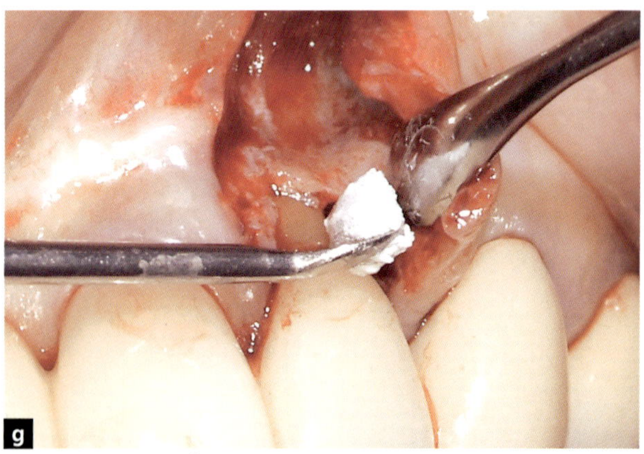

CASE 4g. Regroth®를 적신 cytrans granules를 충전.

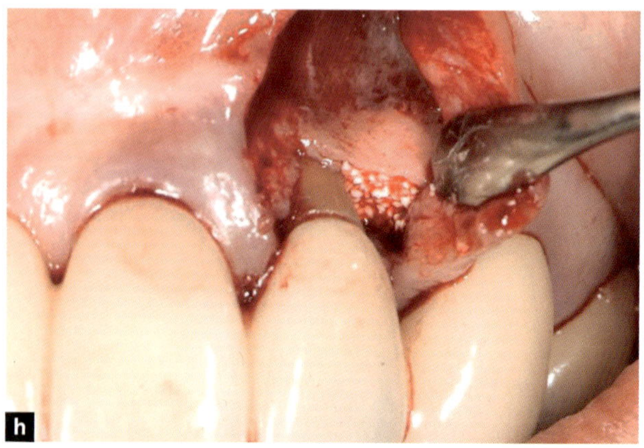

CASE 4h. 골결손에 골이식재를 충전했을 때.

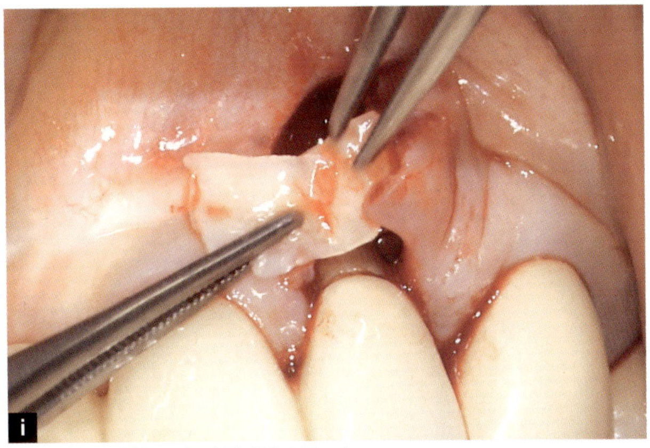

CASE 4i. 결합조직 이식편을 넣는다.

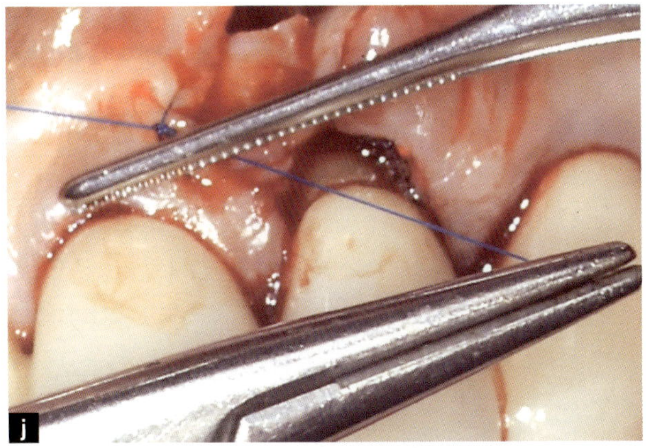

CASE 4j. 결합조직 이식편을 봉합사로 고정.

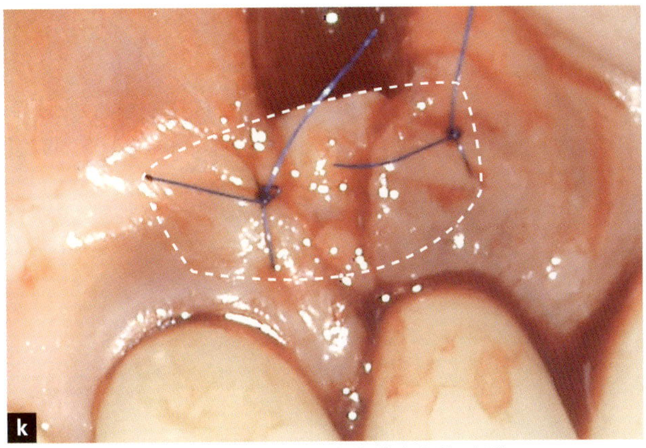

CASE 4k. 봉합 고정된 결합조직 이식편(하얀색 점선).

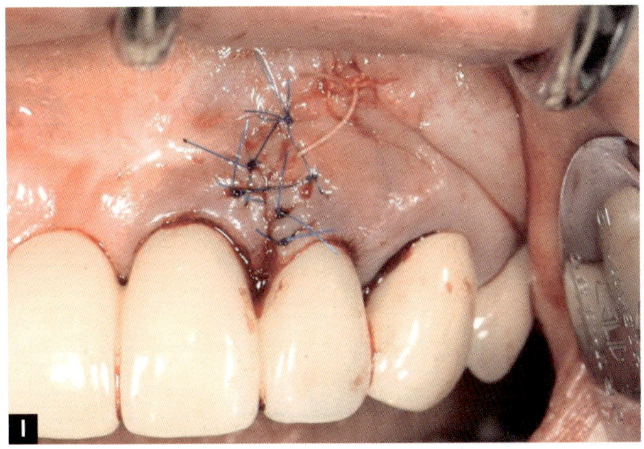

CASE 4l. 플랩을 원래의 위치로 되돌려 봉합.

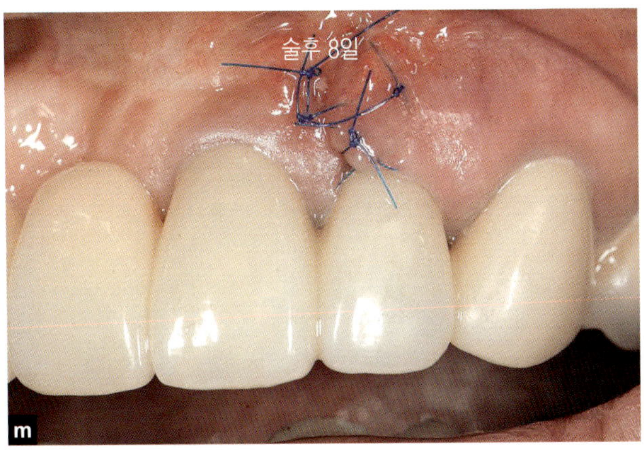

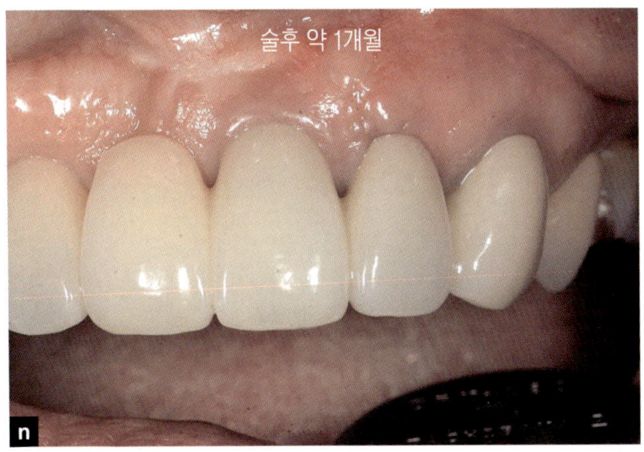

CASE 4m, n. 술후의 경과.

EPPT의 개량형 플랩 디자인 ②

Double-sided EPPT

협측과 설측에 각각 EPPT를 적용하는 술식

Aslan 등의 EPPT는 터널 형성의 저침습 방법으로 치간 유두 바로 아래의 골결손에 접근하는 술식이었지만, 단점으로서 반대쪽(구개측 혹은 설측)으로 확산한 골결손이 있는 증례에는 적용하기 어렵다고 여겨졌었다.

2023년 Ogawa 등은 협측과 설측에 각각 EPPT 플랩을 적용해 이 단점을 극복하는 술식을 고안했다.[12] Ogawa 등은 반대쪽까지 진행한 1~2벽성 골결손에는 EPPT를 적용할 수 없는 것을 해결하기 위해서, 협측과 구개측에 각각 수직 절개를 넣어 양쪽에서 터널 모양 플랩을 박리하고 골결손에 접근했다. 생리 활성 물질로서 rhFGF-2, 골이식재로서 탄산 인회석(CO_3Ap)을 사용해, 술후 반흔이나 치아 사이 연조직의 퇴축을 일으키지 않고 4mm의 치주낭 깊이 감소와 4mm의 CAL 증가를 얻었다고 보고했다. 이 방법은 한 번의 수술로 양쪽 골결손의 재생을 얻을 수 있는 뛰어난 술식으로, 현재는 많은 술자가 이 방법을 응용한다고 생각한다.

Double-sided(협측과 구개측) EPPT를 적용한 증례(CASE 5)

환자는 초진 때 45세의 남성. 타 병원에서 치주 치료를 받았지만 이 이상은 좋아질 수 없다는 이야기를 듣고 내원. 당원에서 전악 치주 치료를 했었다. 구강 내 표준 방사선사진에서 #13 근심의 수직성 골결손을 볼 수 있었다. CBCT의 axial 이미지로 진단했는데, #13 협측에서 근심과 구개측으로 확산한 골결손이 관찰되었다. 따라서 건전한 골의 뒷받침이 있는 원심 협측에 수직 절개를 넣어 근심 방향으로 EPPT의 터널 플랩을 형성했고, 구개측도 건전한 골의 뒷받침이 있는 원심 구개 우각에 수직 절개를 넣고 근심 방향으로 EPPT의 터널 플랩을 형성했다. #12, 13 사이 연조직을 자르지 않고 터널 플랩으로 골결손에 접근했다.

변연절제술 후 생리 활성 물질 도포와 골이식을 하고 수직 절개 부위를 단순 단속 봉합으로 폐쇄했다. 수술 후 환자는 통증 등의 불쾌 증상을 전혀 호소하지 않고 신속하게 상처가 치유해 수직 절개 부위의 일차 폐쇄를 얻을 수 있었다.

Double-sided EPPT의 술식

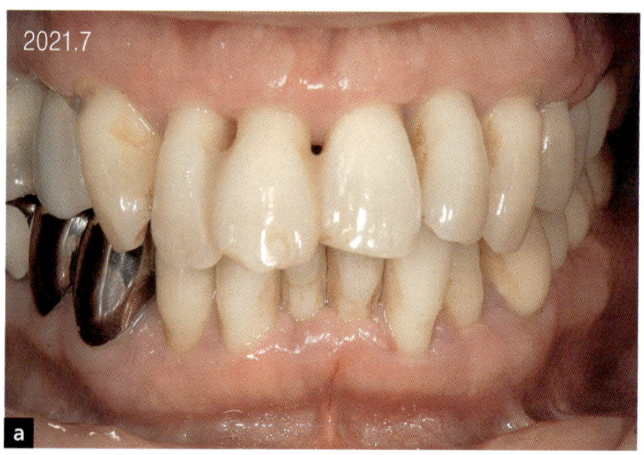

CASE 5a. 술전.

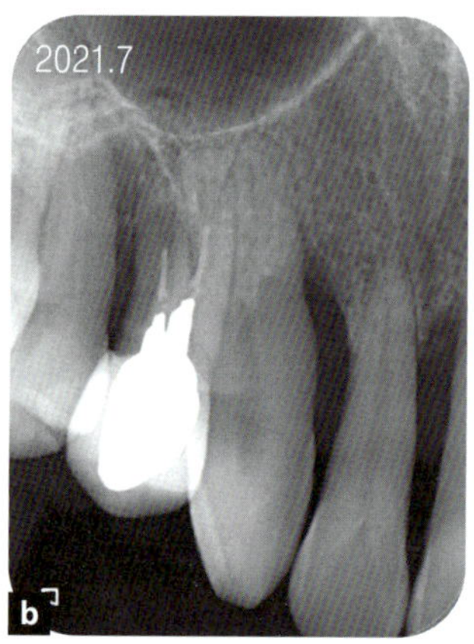

CASE 5b. 술전의 구강 내 표준 방사선사진.

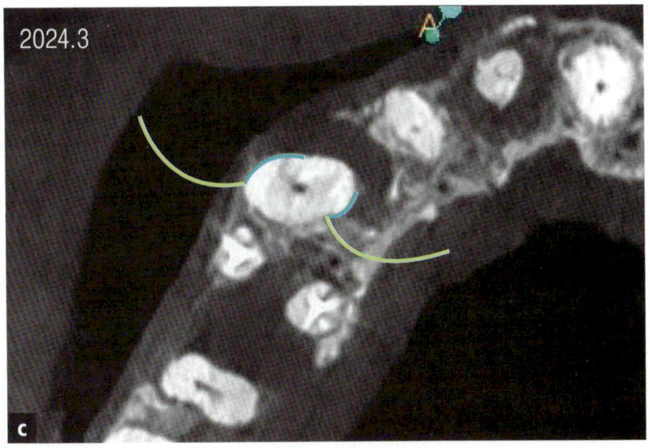

CASE 5c. CBCT 이미지로 확인된 #13 근심의 골결손과 거기에 접근하기 위해 협측과 구개측에 각각 넣을 예정인 EPPT 절개의 이미지.

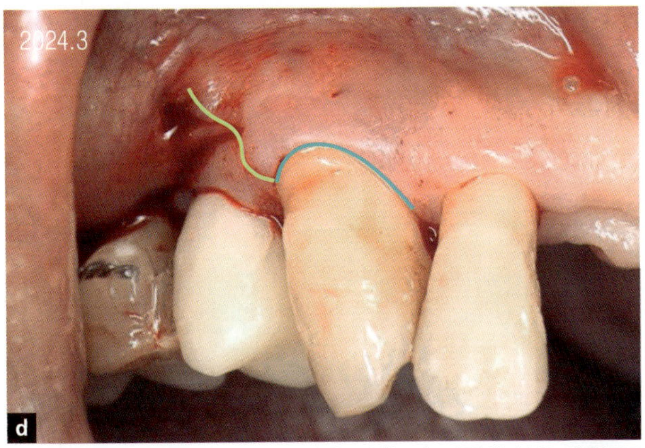

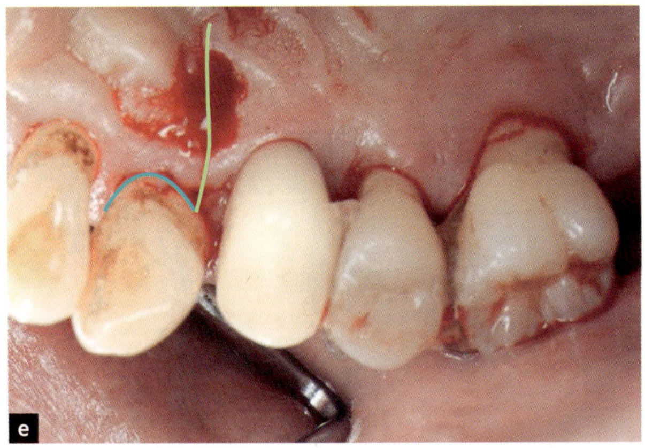

CASE 5d, e. 양쪽에서 EPPT 절개를 넣는다. 파란색 선은 치은열구 내 절개, 황록색 선은 수직 절개.

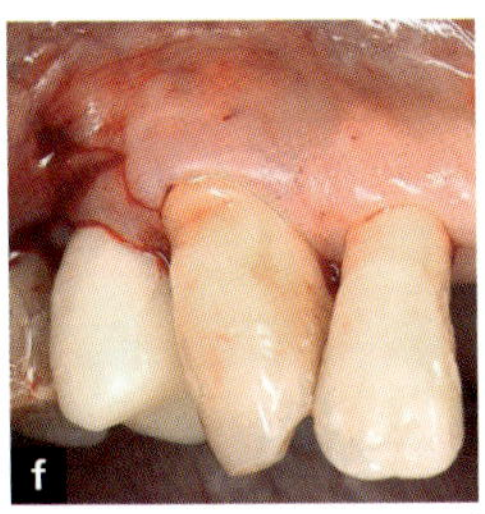

CASE 5f. #13 순측 원심에 넣은 수직 절개와 근심 방향을 향한 치은열구 내 절개.

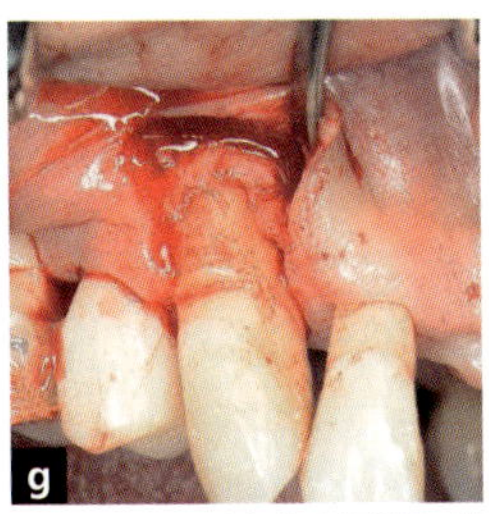

CASE 5g. 삼각 플랩을 형성하고 근심의 골결손으로 터널 형성.

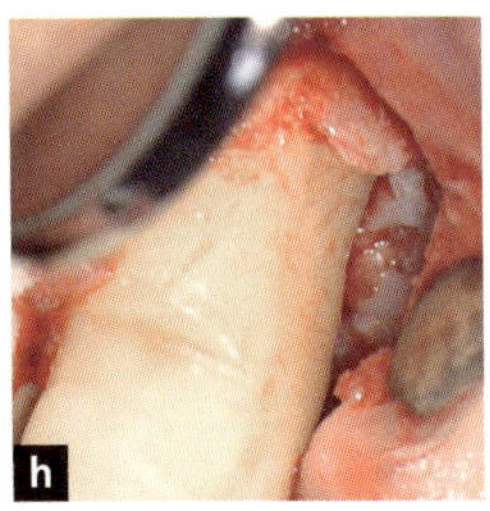

CASE 5h. 근심의 골결손이 소파된 상태.

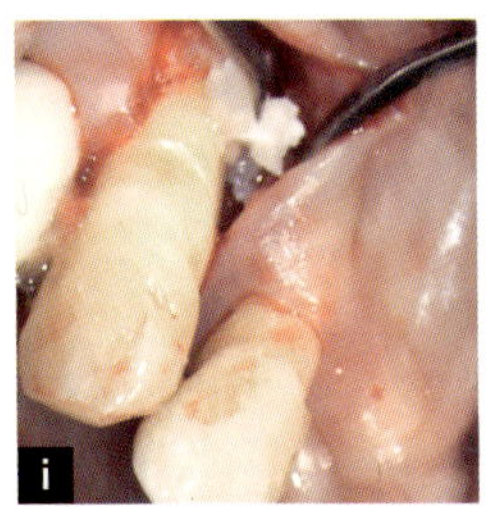

CASE 5i. 골결손에 골이식.

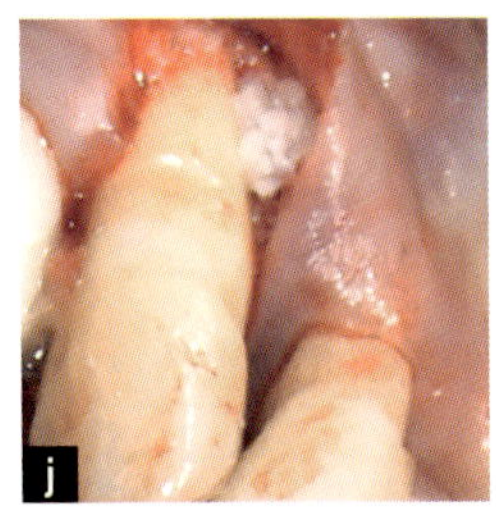

CASE 5j. 골이식재 충전 후.

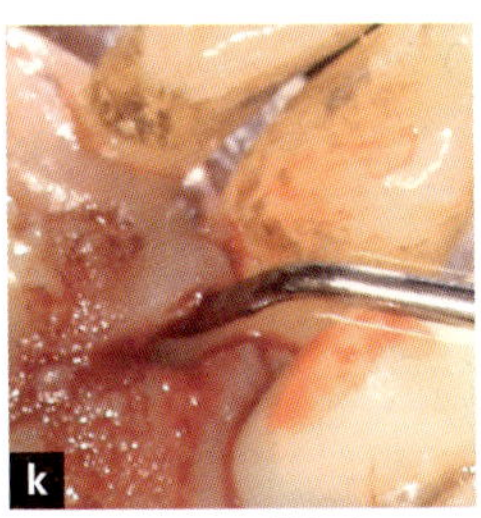

CASE 5k. 구개측의 EPPT 절개와 박리.

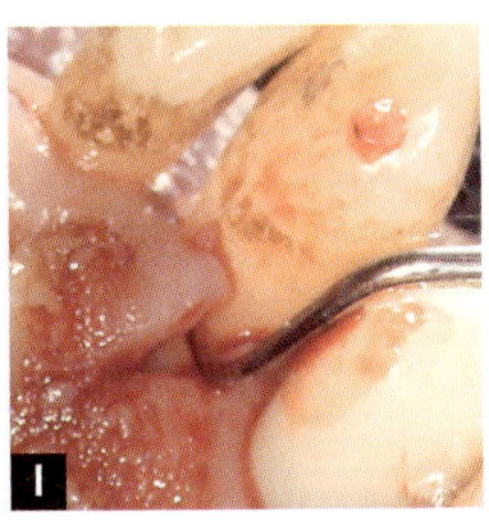

CASE 5l. 구개측의 SRP.

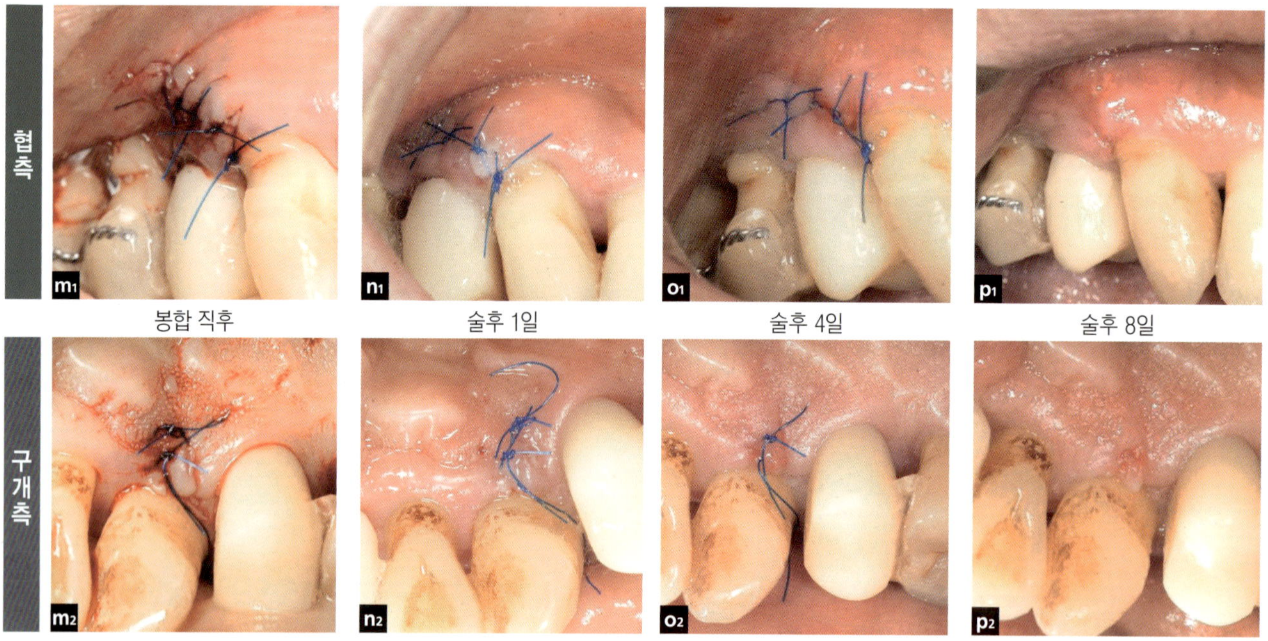

CASE 5m~p. 술후의 경과.

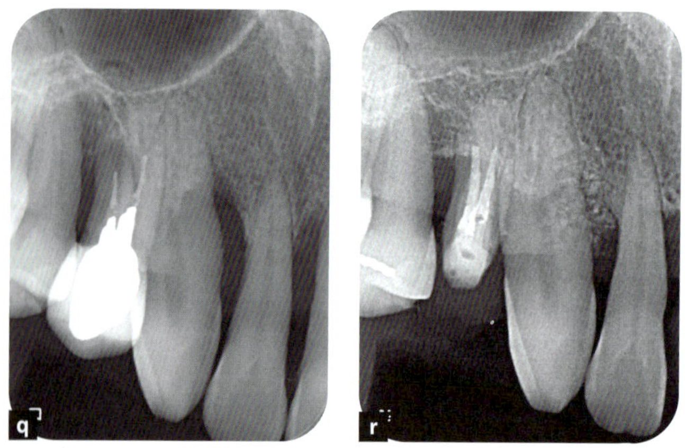

CASE 5q. 술전의 구강 내 표준 방사선사진.
CASE 5r. 술후 6개월의 구강 내 표준 방사선사진.

EPPT 적용의 정리

실제로 임상에 응용해 보면 EPPT는 치간 유두를 분리하지 않는 다른 술식에 비해 불쾌 증상이 가장 적은 술식이라는 인상을 받는다. 또한 EPPT의 이렇게 작은 플랩을 협측 혹은 구개측(설측)에 복수 사용하면 여러 치아에 이르는 골결손은 물론 때에 따라서는 협·설에 이르는 골결손에도 응용할 수 있다. 물론 설측만의 EPPT도 비교적 쉽게 적용할 수 있다. 대구치부에서는 key hole type의 치근이개부 병소에 대한 재생요법에 적용할 수 있다고 생각한다. 하지만 치은 퇴축이 있는 심미 영역의 증례에는 적합하지 않고, 수직 절개를 넣는 방법에 따라서는 심미성을 해칠 가능성이 있다는 점에 주의해야 한다.

Vestibular incision subperiosteal tunnel access technique

2011년에 Zadeh는 교정 치료에 따른 치은 퇴축이나 나이가 들면서 생기는 치은 퇴축을 개선하기 위해서 정중 상순 소대 부위에 수직 절개를 넣어 근·원심 방향으로 플랩을 박리해 접근하는 방법을 vestibular incision subperiosteal tunnel access(이하 VISTA로 줄임) technique이라는 이름으로 소개했다.[13]

정중에 수직 절개를 넣는 이 방법은 후방에서 전방으로 공급되는 혈류를 차단하지 않고, 수직 절개로 인한 반흔이 상순 소대의 세로의 섬유 안에 감추어져 심미 장애가 생기기 어렵다는 2가지가 큰 장점인 뛰어난 방법이다(FIG 8). VISTA technique을 이용해 단독 치아부터 복수 치아에 이르는 폭넓은 증례에서 치은 퇴축을 개선할 수 있었다.

이어서 최근 임상에 많이 사용되는 VISTA technique을 응용한 재생요법 술식을 소개한다.

VISTA technique의 응용 ①
1개의 수직 절개를 이용한 VISTA technique(FIG 9)

1개의 수직 절개를 이용한 VISTA technique은 원래의 장점을 살리면서 최소한의 개입으로 골결손에 재생요법을 하는 방법이다. 이 방법은 심미 영역에서 협측(순측)에 고립된 국한형 골결손이면서 구개측(설측)으로 결손이 확산하지 않은 증례에 적용된다.

Pohl 등은 전치 영역의 국한한 골결손에 대해 1개의 수직 절개로 접근하는 VISTA technique을 응용한 재생요법에 대해서 보고했다.[14]

수직 절개는 가능하면 골결손에 가까운 위치에, 치은열구에서 3mm 떨어진 곳에서 MGJ를 넘는 곳까지 골의 뒷받침이 있는 치은에 넣는다. 1개의 수직 절개로부터 근·원심 방향으로 터널 모양의 점막 골막 플랩을 박리한다. 한편, 골막 기자를 이용해 치은열구에서도 터널을 형성해 수직 절개로부터 박리된 터널 모양의 플랩과 연결하면 치간유두 부위 플랩의 가동성을 확보하고 골결손 부위를 명시화할 수 있다.

골결손의 변연절제술 후에 EDTA로 치근을 처리하고 EMD를 도포했다. 상악 결절에서 피질골과 해면골을 채취해 분쇄한 후에 블록 골+입자 상태의 골(상악 결절 부위 피질골 해면골: CCTB)로서 충전했다. 실제로는 입자 상태의 골을 이용할 때가 많다. 상피를 제거한 결합조직 이식편을 상악 결절에서 채취해 골결손 부위에 넣고 봉합해 고정했다. 그러고 나서 수직 절개를 봉합해 폐쇄했다.

최장 6년 동안의 추적 조사에서 치주낭 깊이는 8.2±0.83mm에서 2.7±0.52로 개선되었고 CAL은 8.5±0.83mm에서 2.7±0.52mm로 개선되어, 협측 중앙의 치은 퇴축이 1mm 개선되었다.

VISTA technique

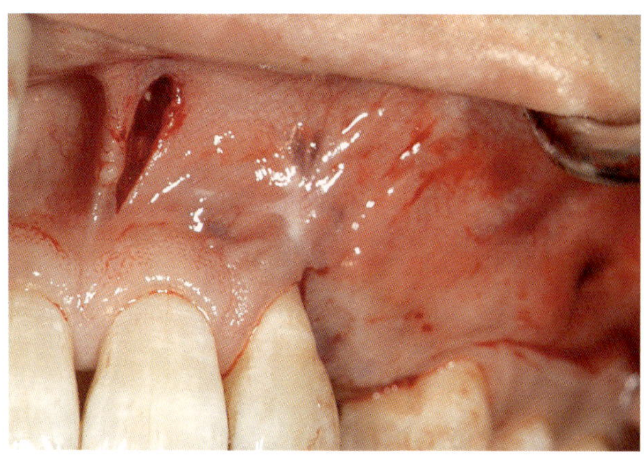

FIG 8. 정중에 수직 절개를 넣는 술식의 장점.
【혈액 공급의 관점에서】 후방에서 전방으로 공급되는 혈류를 차단하지 않는다.
【심미적 관점에서】 수직 절개로 인한 반흔이 소대의 세로의 섬유 안에 감추어진다.

1개의 수직 절개를 이용한 VISTA technique

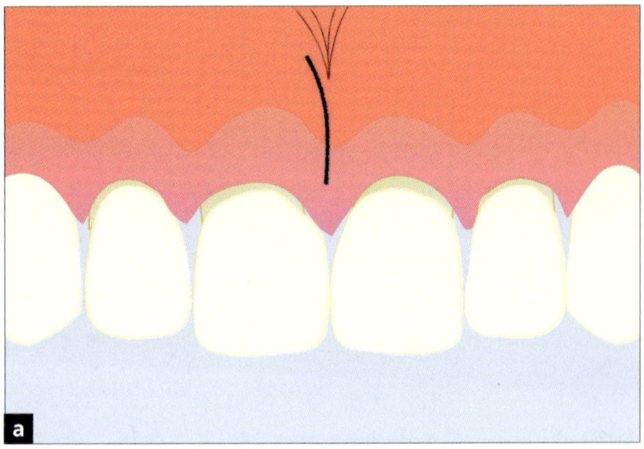

FIG 9a~e. VISTA technique을 응용한 Snjezana Pohl 등의 재생요법 술식.

FIG 9a. 골결손에 인접하는 치아에서, 가능하면 골결손과 가까운 위치에 VISTA 절개(vestibular vertical access incision)를 넣는다. 치은열구에서 3mm 떨어진 곳에서 MGJ를 넘는 위치까지 넣는다.

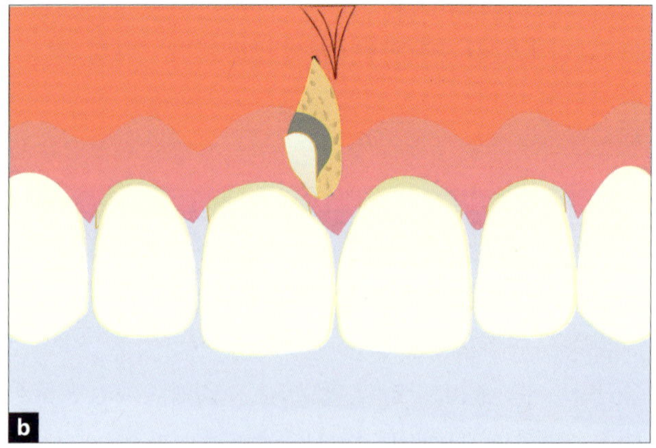

FIG 9b. 골결손의 근심 및 원심에 골막 기자를 이용해 골막 아래에 터널을 형성한다. 치은열구로부터 절개를 넣어 골막 기자로 치간 유두 아래에 터널을 형성한다. VISTA 절개로부터의 골막 아래 터널과 치은열구로부터의 치간 유두 아래 터널을 연결한다. 플랩이 충분히 치관측으로 끌려 올라온다. 소파와 SRP를 한다.

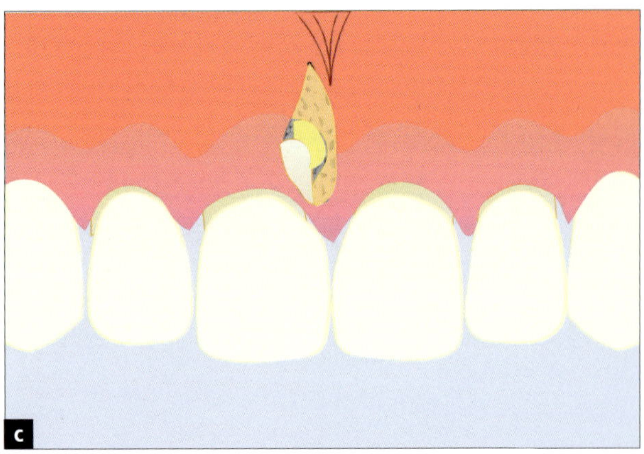

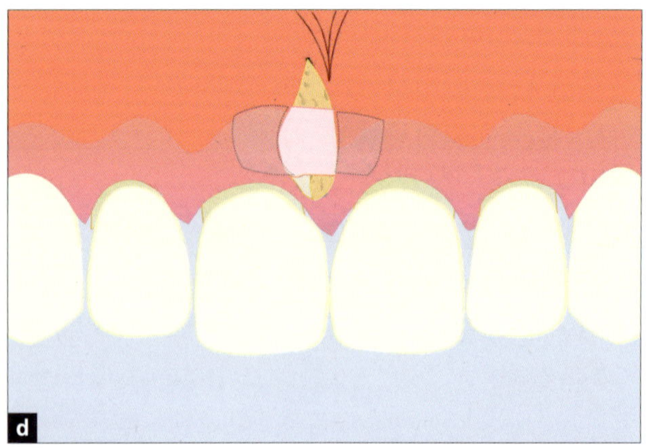

FIG 9c, d. 상악 결절에서 CT(결합조직 이식편)와 CCTB(상악 결절 부위 피질골 해면골)를 채취. 상악 결절에서 채취한 블록 골+입자 상태의 골을 충전. 실제로는 입자 상태의 골을 이용할 때가 많다.

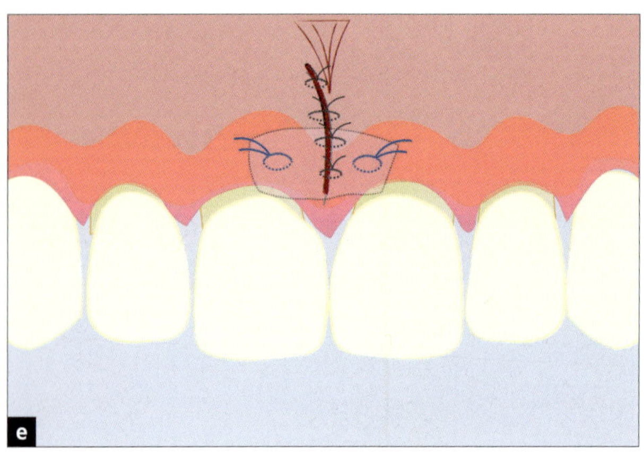

FIG 9e. 골이식+CTG 후, 플랩에 CT(결합조직 이식편)를 봉합해 고정한 후에 수직 절개 부위를 봉합.

VISTA technique의 응용 ②

Buccal bone plate preservation technique의 개량형 — VISTA의 콘셉트를 임플란트 치료에 응용

저침습이고 심미적인 합병증이 적은 VISTA technique은 심미 영역의 임플란트에 쉽게 적용할 수 있다. 상악 전치부의 발치 즉시 식립 술식에서는 잔존 골벽의 양과 두께가 술후 골흡수와 치은 퇴축에 영향을 주는 것으로 알려져 있다. 이 때문에 발치 즉시 식립과 동시에 임플란트와 순측 잔존 골벽 사이의 갭에 골이식을 한다. 증례에 따라서 순측 골벽의 바깥쪽에 결합조직을 이식하거나 골이식을 하는 방법을 선택할 수 있다. 하지만 Araujo 등은 발치와에 골이식재를 충전하는 것은 술후 발치와의 치유를 지연시킨다고 보고했다.[15]

Buccal bone plate preservation technique

Brugnami 등은 발치와 안쪽에 골이식을 하는 것보다 순측 골벽 외측에 골이식을 하는 쪽이 오히려 중요하다고 생각해, 협측 골벽과 치은 사이에 파우치를 형성해 골이식(Bio-Oss)을 하고 6개월 후에 임플란트를 식립하는 buccal bone plate preservation technique(BPP technique)을 고안했다.[16] 이 방법은 연조직 외관의 유지 혹은 증가에 공헌하는 것이었지만, 치관측에서 접근하는 파우치 형성은 발치 즉시 식립 술식에서 술후 치은 퇴축이 생길 위험이 있다. 발치 즉시 식립 술식에서 VISTA technique을 응용해 수직 절개로부터 터널 모양의 플랩을 형성하고 측방을 향해 골이식을 하여 임플란트 순측 골벽의 골증대술을 하는 것은 일차 폐쇄가 유리하다는 점, 술후 불쾌 증상이 적다는 점 등 다양한 장점이 있다고 생각한다. 또한 발치와 안에 흡수가 늦은 입자 상태의 골이식재를 충전하지 않는 것은, 임플란트 주위염에 이환해 임플란트 표면에 감염이 일어났을 때 골이식 부위가 감염의 지지체가 될 위험성을 줄인다.

발치 즉시 식립 술식에서 정중 수직 절개를 넣어 골이식을 한 증례 ①, ②(CASE 6, 7)

임플란트 식립 후에 임플란트와 골벽 사이에 Refit (Kyocera) 또는 teruplug(GC)를 충전하고, 임플란트를 조금 피한 위치에서 수직 절개를 넣어 터널 모양으로 형성된 플랩 안의 순측 골벽 표면에 골이식을 한다. 술후 수직 절개는 조속한 일차 폐쇄를 얻을 수 있다. 3개월 후에는 임플란트와 골벽 사이 갭의 불투과성이 증가해 임플란트 순측에 충분한 두께의 경조직을 얻을 수 있어서 시간이 지나면서 생기는 순측 치은 퇴축이 예방되는 것으로 생각한다.

발치 즉시 식립 술식에서 정중 수직 절개를 넣어 골이식을 한 증례 ①

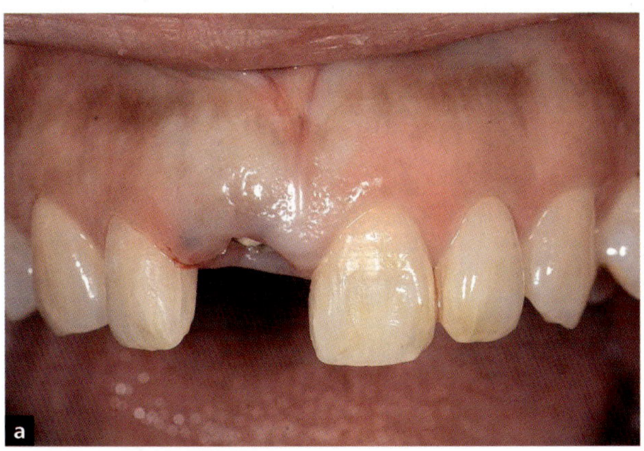

CASE 6a. 수술 직전의 상태.

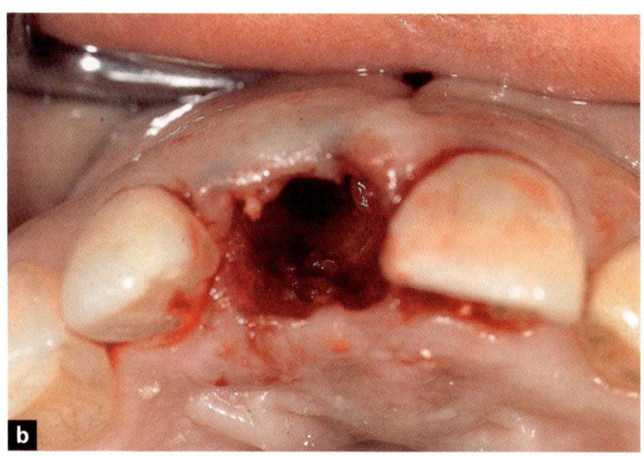

CASE 6b. 발치 직후의 상태.

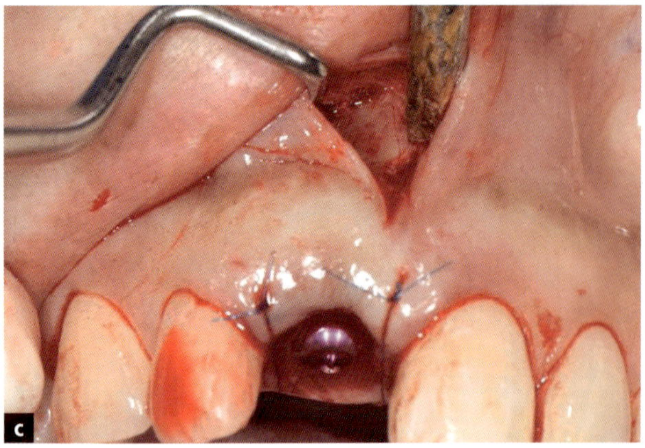

CASE 6c. 정중 상순 소대에 세로 절개를 넣어 점막 골막 플랩을 박리했을 때.

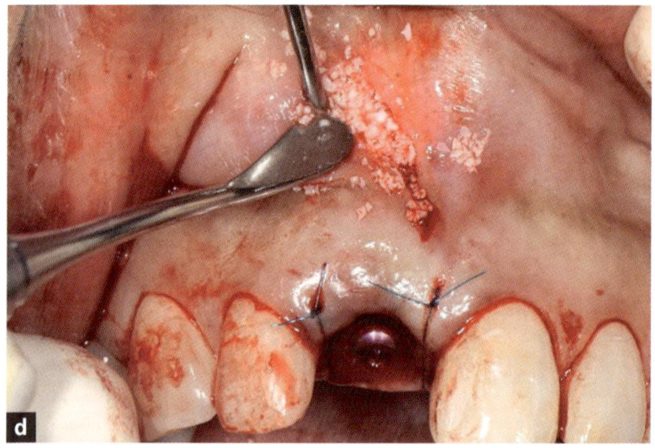

CASE 6d. 수직 절개를 넣어 플랩 안에 골이식재를 충전.

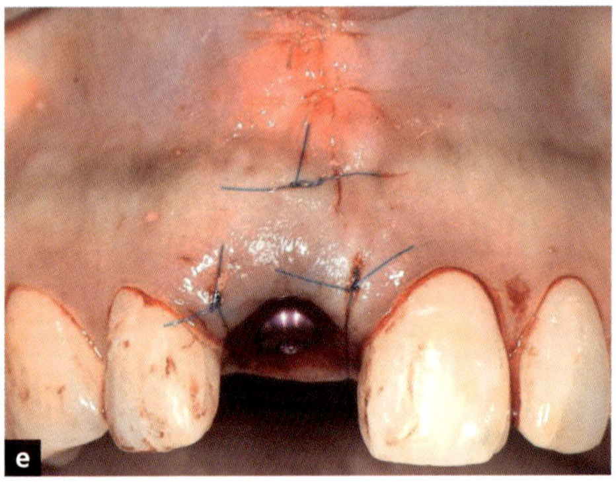

CASE 6e. 봉합 후.

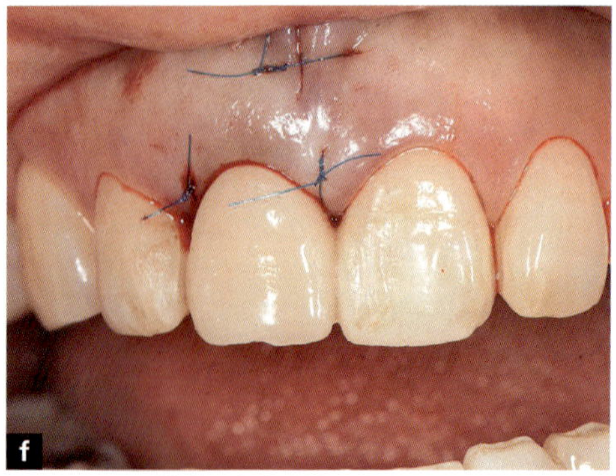

CASE 6f. 봉합 후 레진 쉘을 발치와에 맞춰 슈퍼 본드®(Sun Medical)로 고정.

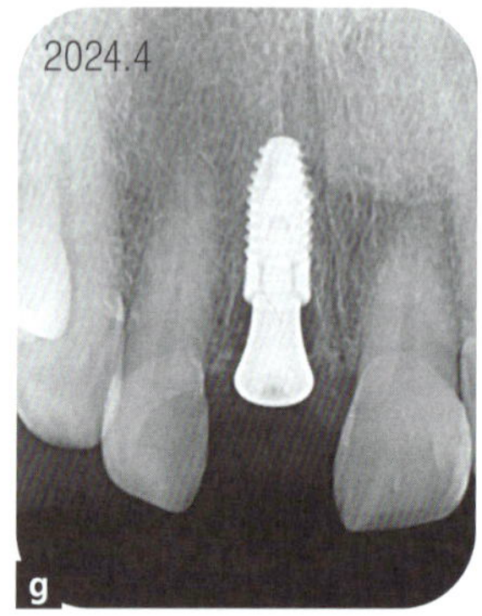

CASE 6g. 임플란트 식립 후의 구강 내 표준 방사선사진.

CASE 6h. 최종 상부 구조 장착 후의 구강 내 사진. 심미적으로 양호한 결과를 얻을 수 있다.
CASE 6i. 발치 전의 CBCT 이미지. 순측 골이 얇아 식립 후 순측에 갭이 발생할 것으로 예상된다.
CASE 6j. 임플란트 식립 직후. 수직 절개를 넣어 골이식을 한다. 순측 골벽과의 갭에는 Refit(Kyocera)이 충전되었다.
CASE 6k. 식립 후 3개월. 순측 바깥의 골이식 부위 형태가 안정된 것에 주목!

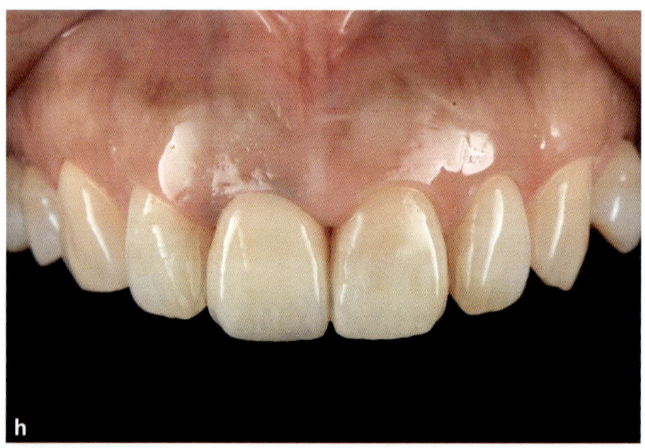

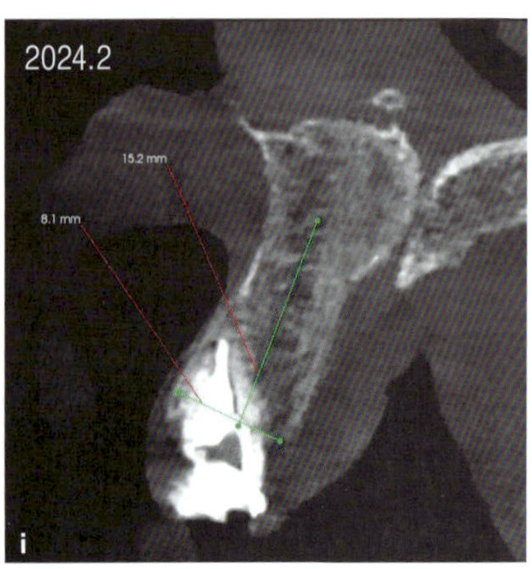

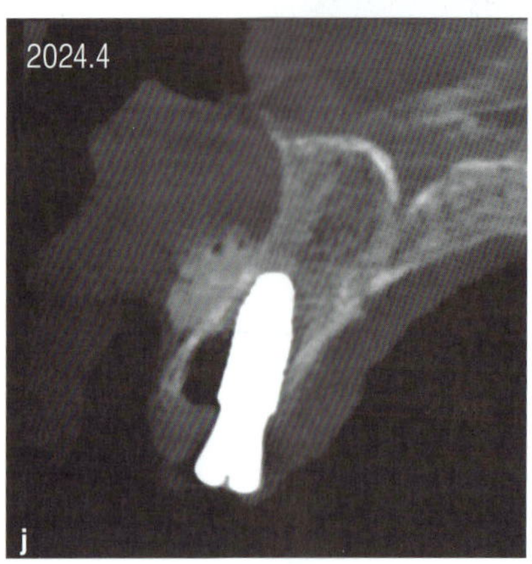

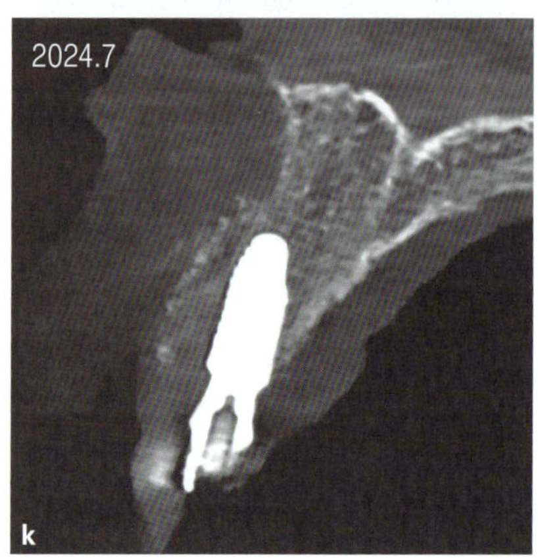

발치 즉시 식립 술식에서 수직 절개를 넣어 골이식을 한 증례 ②

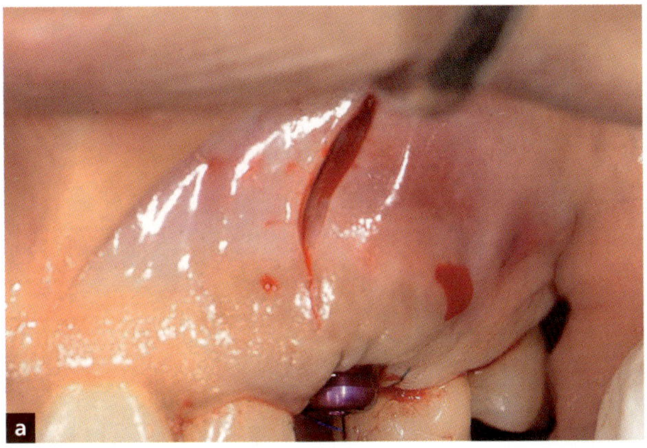

CASE 7a. #23 임플란트 식립 후. 순측 근심에 수직 절개를 넣었다.

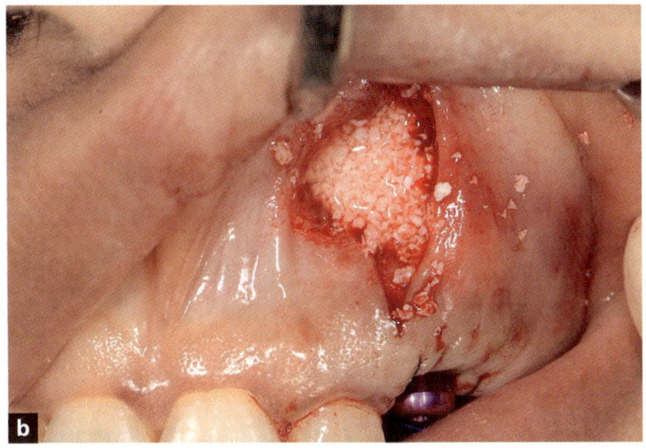

CASE 7b. 임플란트 식립 후에 수직 절개를 넣어 임플란트를 향해 형성된 envelope 플랩에 골이식재 Bio-Oss를 충전.

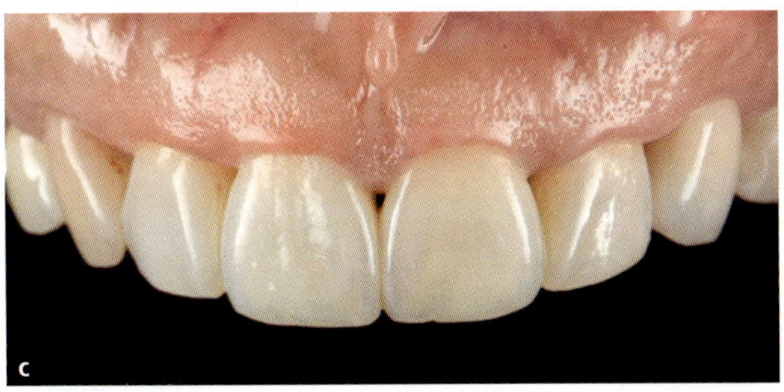

CASE 7c. #23에 최종 상부 구조를 장착한 상태. 심미적으로 양호한 결과를 얻었다.

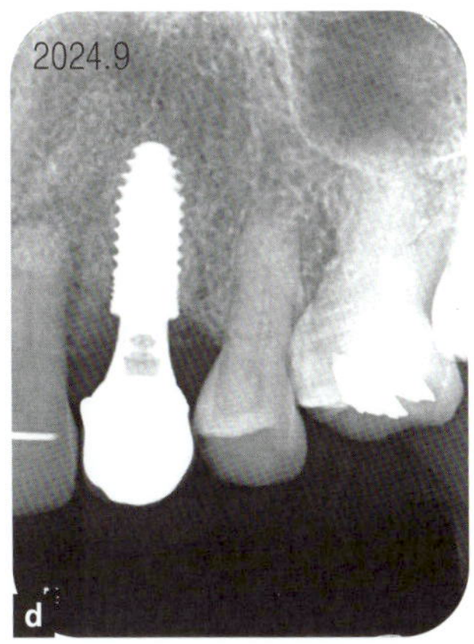

CASE 7d. 술후의 구강 내 표준 방사선사진. 골정 골 레벨의 높이가 유지되었다.

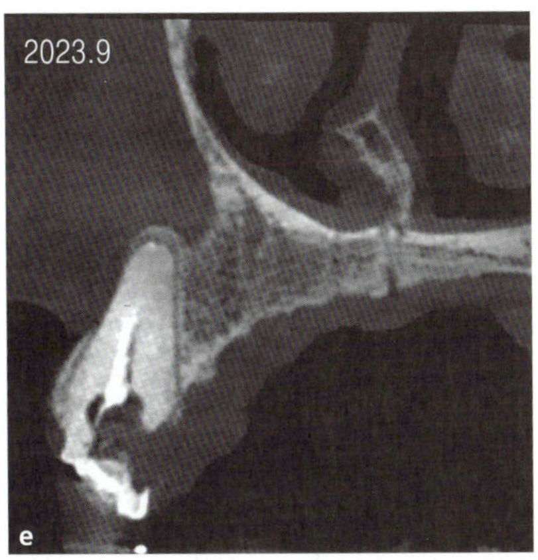

CASE 7e. 술전의 CBCT 이미지. #23 근첨이 순측 골을 뚫고 나온 것을 알 수 있다.

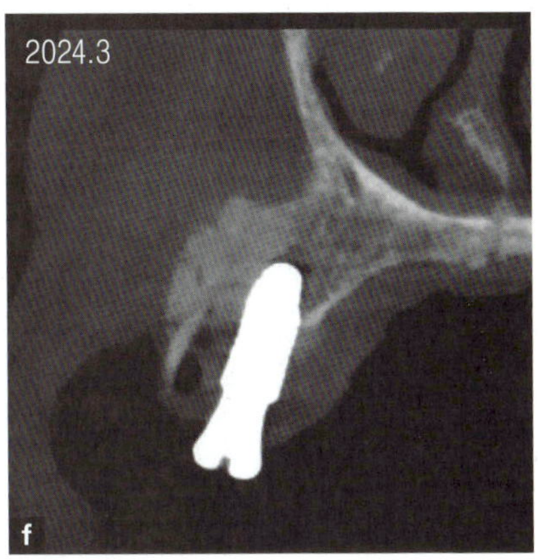

CASE 7f. 임플란트 식립 후. 순측에 수직 절개를 넣어 골이식을 했다.

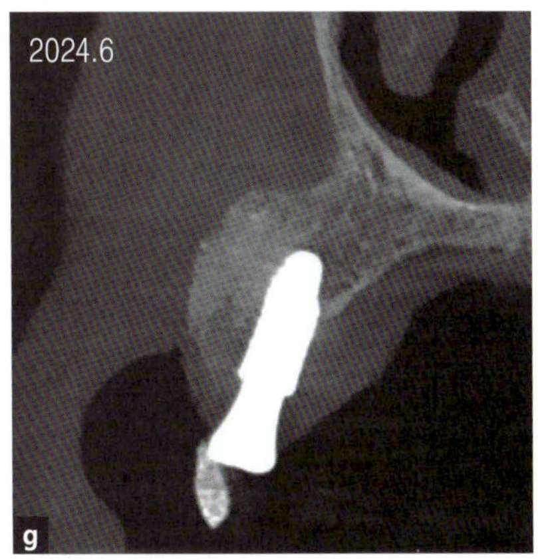

CASE 7g. 3개월 후. 순측 골이식 부위 형태가 수정된 것을 알 수 있다.

VISTA technique의 응용 ③

M–VISTA(FIG 10)

M–VISTA는 VISTA를 개량한 술식으로, 2018년에 Najafi 등이 제창했다.[17,18]

VISTA의 장점을 살리면서 플랩의 가동성을 높여 골결손을 더 확실히 보면서 변연절제술을 하기 위해서 인접치에 2개의 짧은 수직 절개를 넣었다. 생리 활성 물질로 EMD를 도포하고 골이식재로 DFDBA를 충전한 후, 플랩을 치관측으로 끌어올려 CEJ에서 2mm 이상 치관측에서 봉합했다. VISTA technique에서는 상순 소대 바로 아래에 수직 절개를 넣는 것이 심미적인 관점에서 유리하다고 생각했

Babak Najafi의 M–VISTA 술식

① 치아 주위에 현수 봉합을 하는 경우

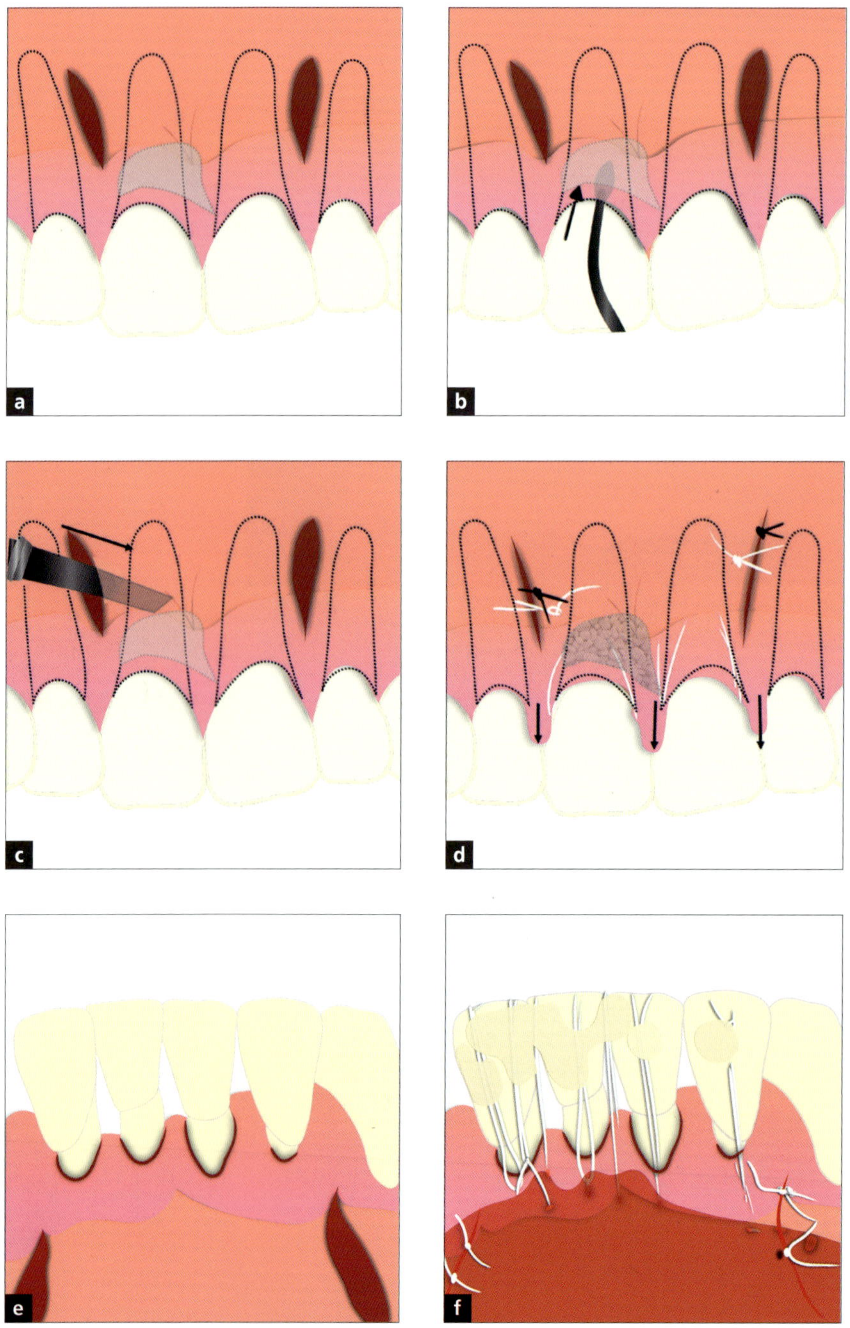

FIG 10. M–VISTA는 치간 유두를 온전히 보존하는 것으로 혈병을 보호하고, 텐트 효과에 의해 재생 재료를 보호한다. 개념은 다음과 같다.

- 상순 소대의 수직 절개는 술후 가동성 때문에 재생에는 불리
- 적절한 접근을 위해서 수직 절개의 위치가 중요
- 육아조직의 완전한 제거는 필요하지 않음

FIG 10a. MGJ에서 근첨 방향으로 구강 전정에 수직 절개를 넣는다.

FIG 10b. 치은열구로부터의 접근. 협측 치은열구 내 절개는 치간 유두를 피해 우각에서 우각까지 넣는다.

FIG 10c. 구강 전정으로부터의 접근. 골막 아래 터널을 거상.

FIG 10d. 소파, SRP, EDTA 처리 후에 EMD 도포, 골이식, 필요에 따라 무세포 진피 매트릭스(acellular dermal matrix) 이식 후에 원래의 위치로 되돌려 봉합.

② 접착성 레진을 응용해 치관측으로 플랩을 끌어올려 봉합해 고정하는 경우

FIG 10e.

- 2개의 수직 절개
- 치은열구 내 절개
- 양쪽에서 터널 형성 접근
- 소파, SRP, EDTA, EMD
- 필요에 따라서 무세포 진피 매트릭스를 이식

FIG 10f. Coronally anchored suturing technique(치관측 고정 봉합법). 플랩을 치관측으로 끌어올린 상태에서 치면에 접착한 접착성 레진을 이용해 봉합해 고정.

었지만, 상순 소대에 근육 섬유가 있다는 보고도 있어[19](뒤에 서술) 이 때문에 상처의 안정이 불리해지므로 상순 소대에 넣는 수직 절개는 재생요법에 적합하지 않다고 여겨졌다.

Lin 등은 상순 소대의 조성에 관한 리뷰 논문 중 2개의 논문에서 상순 소대의 35~37.5%에 근육 섬유가 있었다고 보고했다. 이 근육 섬유의 존재는 술후 상처의 안정을 해칠 가능성이 있으므로 상순 소대 부착이 강할 때는 재생요법을 하기 전에 소대 절제를 검토하는 것을 추천한다.

수직 절개는 결손에 따라 여러 개 이용하면 가동성과 가시성을 더 높여 적용을 확대할 수 있다.

M-VISTA를 응용한 증례(CASE 8)

환자는 치료 시점에서 61세의 여성. 유지 관리를 위해 내원했을 때 #21 근심의 치간 유두에 염증이 있었다. CBCT에서 #21 근심의 백악질 열리[20~23]를 볼 수 있었다. 백악질 열리 조각 제거와 골결손에 대한 재생요법을 계획했지만, 상악 중절치였으므로 술후 치은 퇴축이나 치아 사이 연조직의 상실에 의한 심미적 장애가 염려되어 M-VISTA를 응용한 치주조직 재생요법을 하기로 했다.

CBCT 이미지 판독 결과 골결손은 설측으로 크게 확산하지 않아 순측에서 접근해 백악질 열리 조각 제거와 골결손의 변연절제술이 가능하다고 판단했다. 골결손의 양측에 2개의 수직 절개를 넣었다. 수직 절개는 치은연에서 3mm 이상 떨어진 곳에서 MGJ를 조금 넘은 곳까지 넣었다. 상순 소대에 넣는 수직 절개는 근육 섬유의 관여가 불안 요소이지만 소대가 작아서 근육 섬유의 영향도 적을 것으로 예상된 점, 우측 중절치와 측절치 사이에 수직 절개를 넣으면

M-VISTA를 응용한 증례

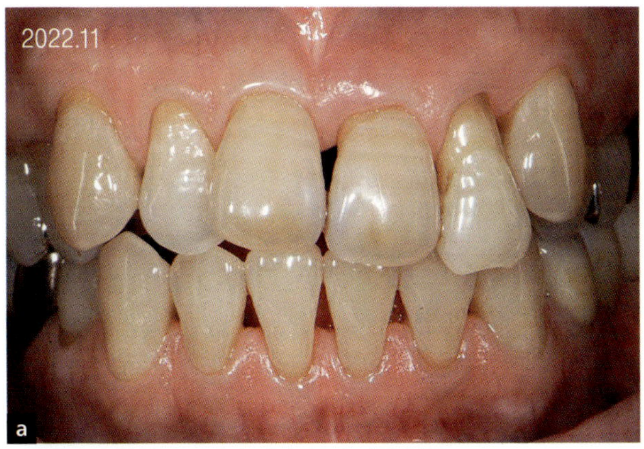

CASE 8a. 환자는 61세의 여성. 특기 사항 없음.

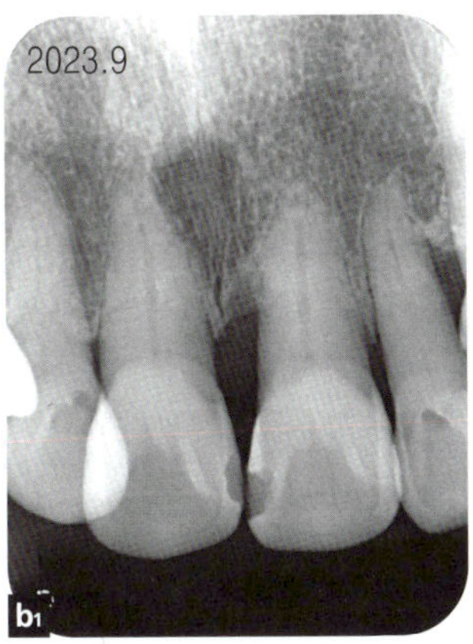

동요												
배농												
Bu	2	2	2	2	2	2	5	2	2	2	2	3
	#12			#11			#21			#22		
P	3	2	2	2	2	2	3	2	2	3	2	2
배농												

b2

CASE 8b1, 2. 유지 관리를 위해 내원했을 때의 구강 내 표준 방사선사진에서 #21 근심의 골흡수 소견을 볼 수 있었다.

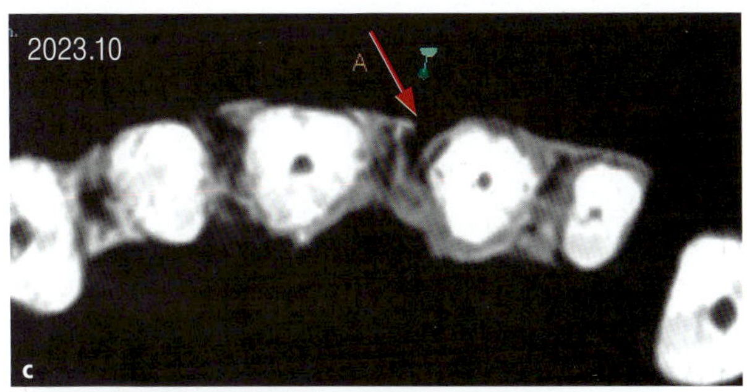

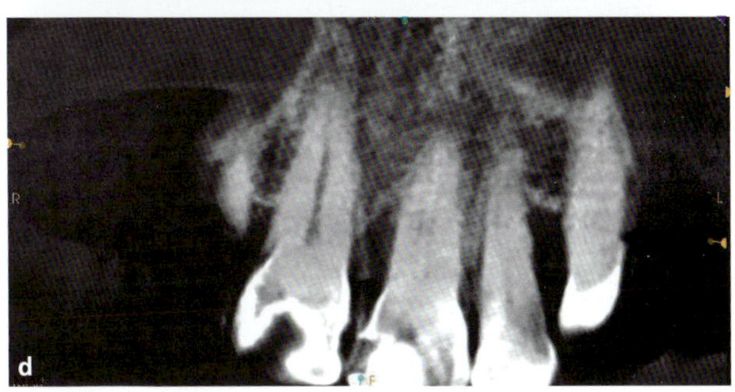

CASE 8c, d. CBCT 이미지 판독 결과 #21 근심에서 백악질 열리 조각을 확인할 수 있었다(빨간색 화살표).

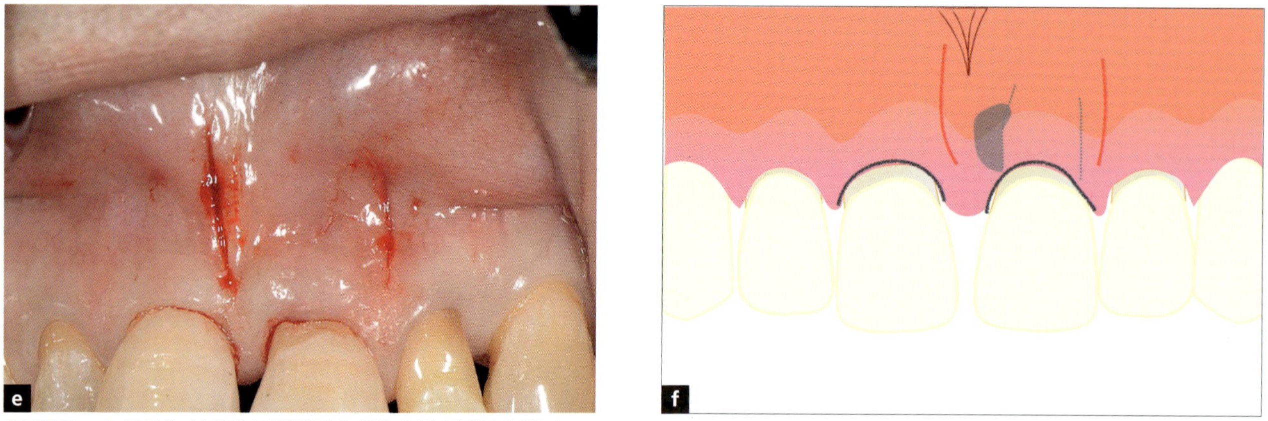

CASE 8e, f. 골결손 부위에 근접하여 2개의 수직 절개를 넣었다.

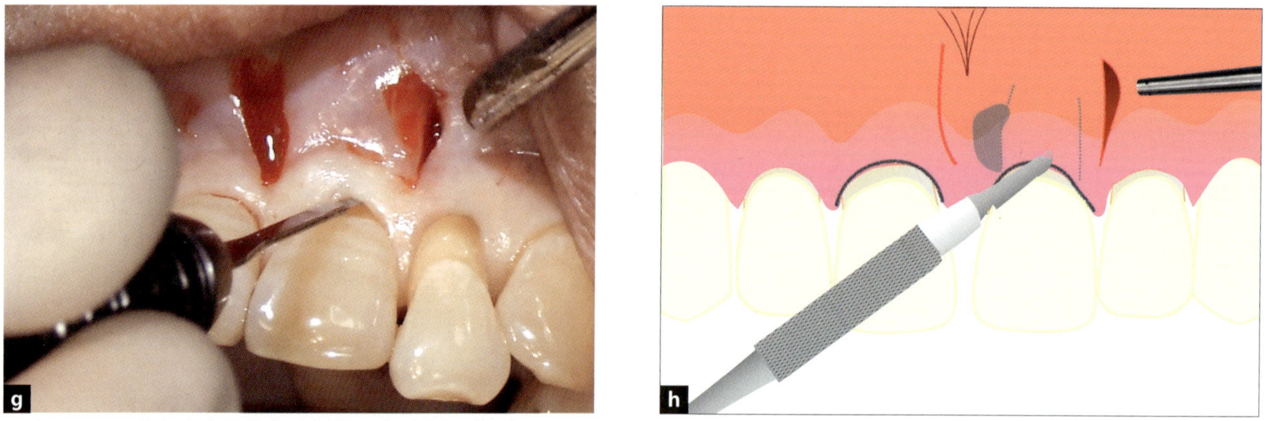

CASE 8g, h. 해당 치아 주위에 치은열구 내 절개를 넣는다.

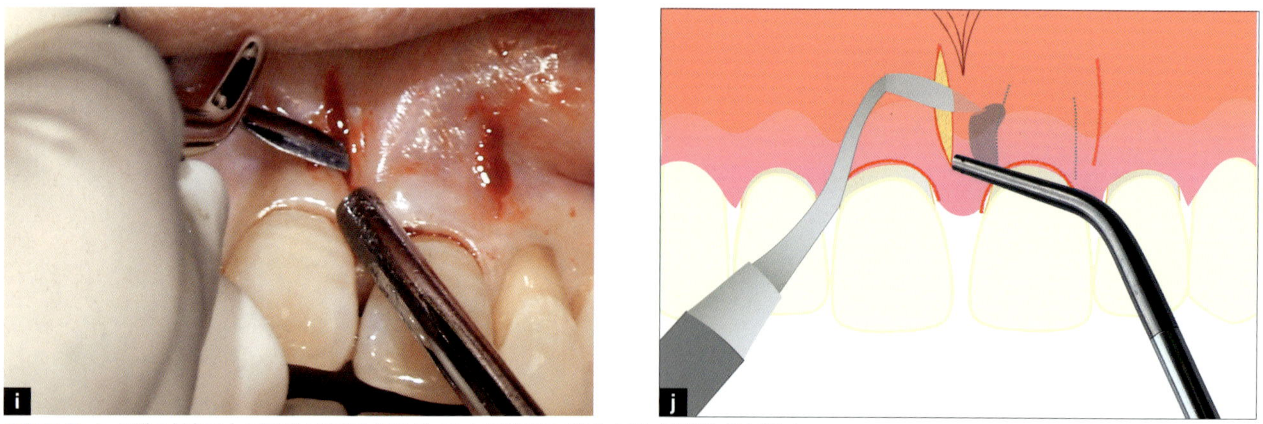

CASE 8i, j. 오반 나이프나 터널링 기구를 이용해 터널 모양으로 점막 골막 플랩을 형성한다.

가동성을 얻기 어려워지는 점 등을 고려해, 이 증례에서는 2개의 수직 절개 중 1개는 상순 소대에 넣는 형태로 설계했다. 플랩의 가동성을 높이고 터널 플랩의 제작을 쉽게 만들며 골결손을 보기 쉽게 하려고 치은열구 내 절개를 추가했다. 수직 절개로부터 형성한 점막 골막 플랩의 터널 플랩과 치은열구 내로부터 형성한 터널 플랩이 연결되어 플랩의 가동성이 높아져, 열리 조각 제거와 골결손의 변연절제술을 확실히 할 수 있었다.

골결손은 초음파 기구 Variosurg 3(Kyocera), Er, Cr:YSGG 레이저 Water laser(Shiromizu 무역, Dentalead), 핸드 큐렛을 이용해 변연절제술을 하고, 치근활택용 버를 이용해 톱니 모양의 백악질 열리 경계부의 백악질

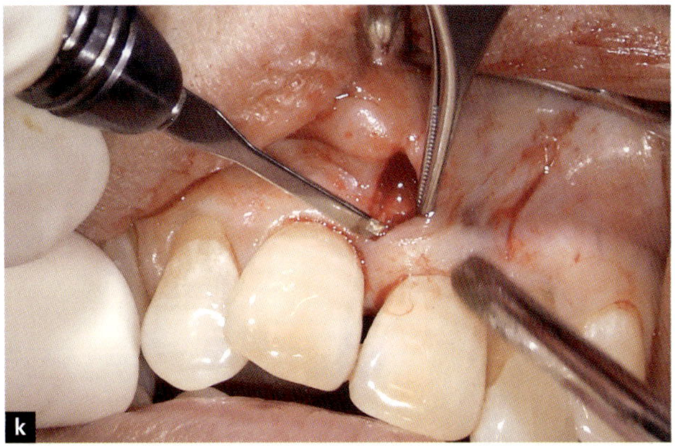

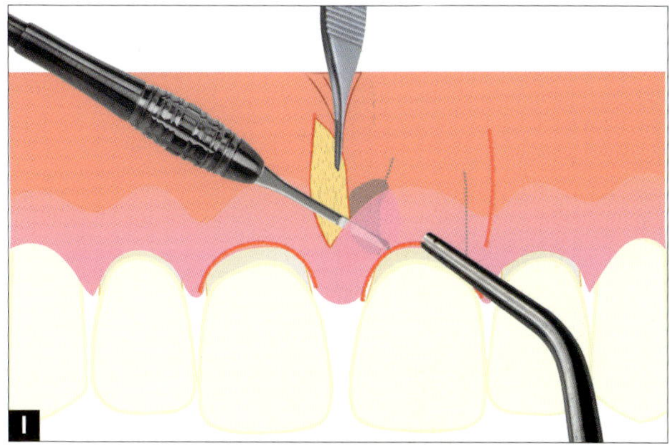

CASE 8k, l. 골결손 바로 아래의 육아조직을 분리한다.

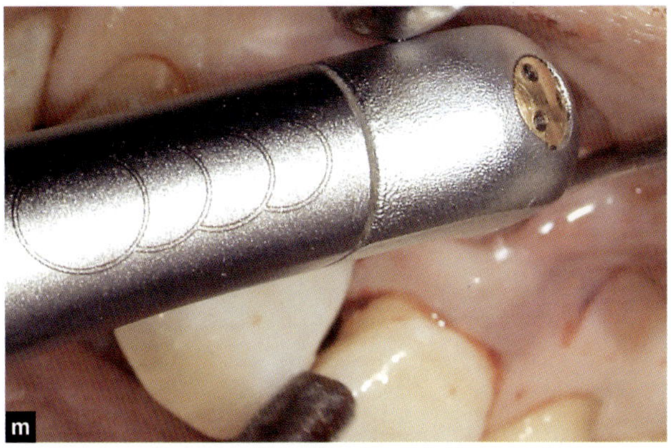

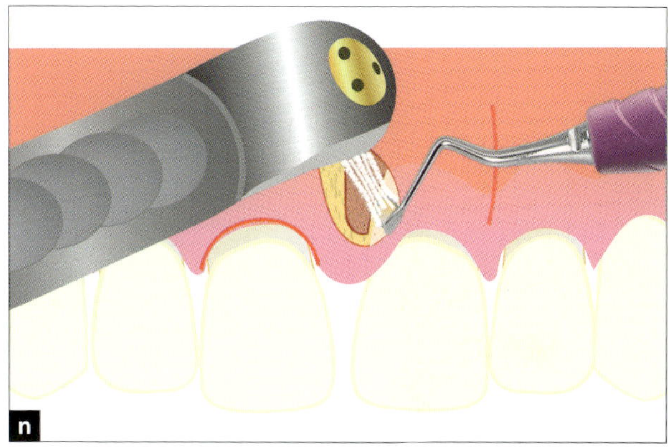

CASE 8m, n. 육아조직 제거. 레이저를 이용해 효율을 올린다.

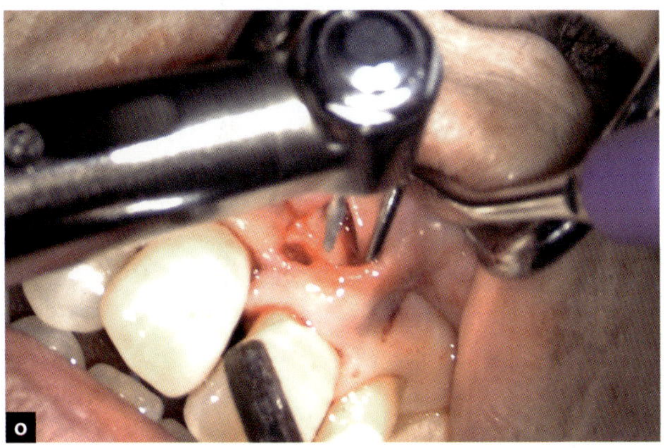

CASE 8o. 치근활택용 버로 백악질이 벗겨진 경계부를 포함하여 치근을 활택화한다.

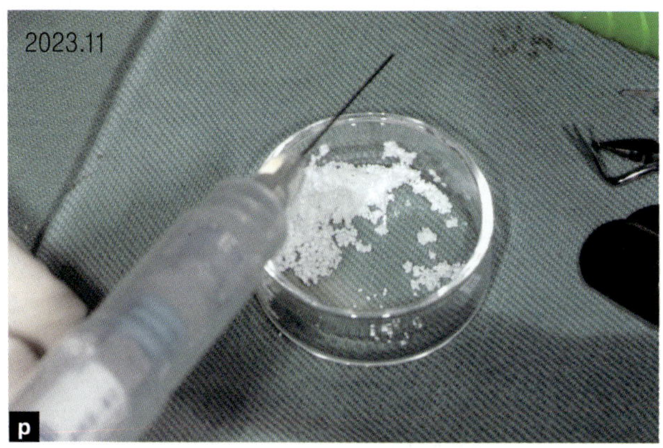

CASE 8p. 사용한 cytrans granules와 Regroth®.

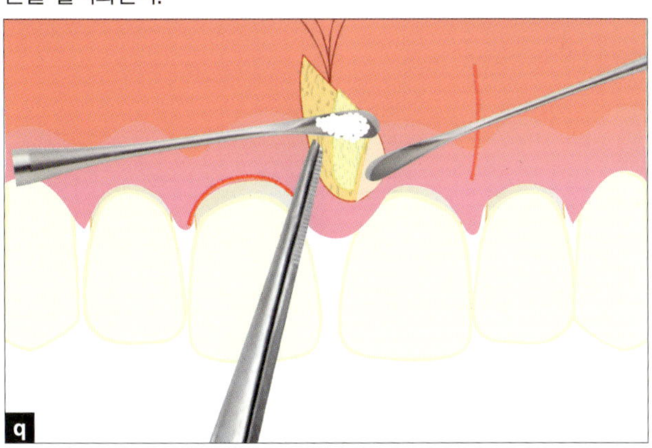

CASE 8q. Regroth®를 적신 cytrans granules를 골결손에 충전한다.

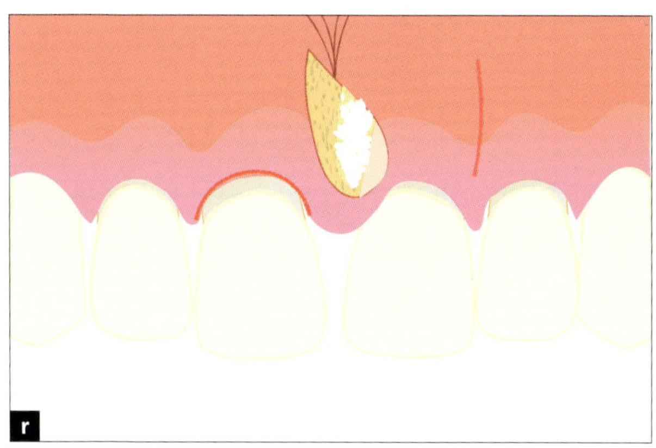

CASE 8r. 골이식재 충전 후.

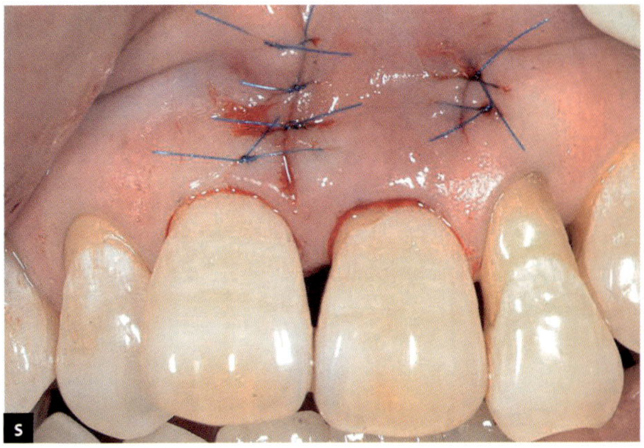

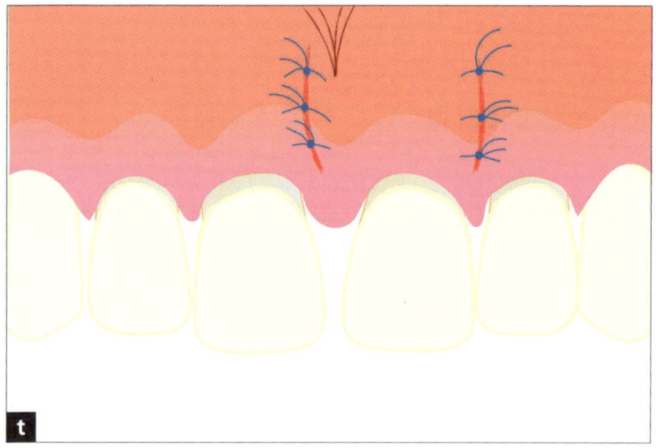

CASE 8s, t. 봉합.

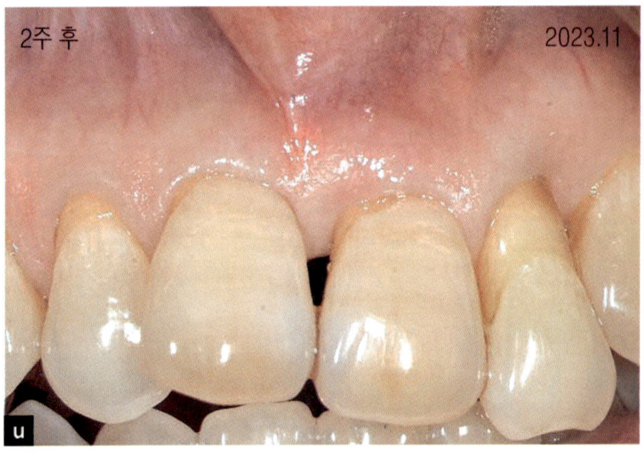

CASE 8u. 2주 후에는 수술 상처를 전혀 몰라보게 되었다.

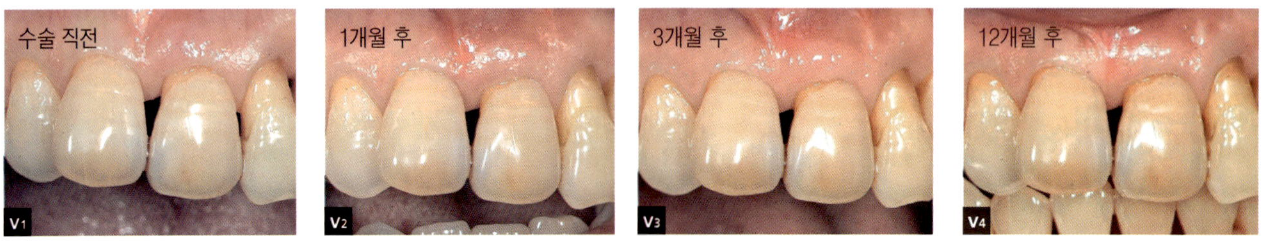

CASE 8v1~4. 술후 치은의 변화. 치은 퇴축은 보이지 않는다.

을 포함하여 백악질이 벗겨진 치근을 활택화했다. FGF-2를 적신 cytrans granules를 골결손에 충전하고 수직 절개 부위를 봉합해 폐쇄했다. 술후에 수직 절개 부위의 상처는 빠르게 폐쇄해 순조롭게 치유했다. 치은 퇴축은 보이지 않았고 #11, 21 사이의 치간 유두도 형태를 유지하고 있다.

이 증례에서는 인접치와 비교해 극단적으로 치은 퇴축이 진행하지 않았기 때문에 플랩의 치관측 이동을 적극적으로 하지 않았지만, 증례에 따라서는 복합레진을 이용해 플랩을 끌어올리는 형태의 치관측 이동도 고려할 필요가 있다.

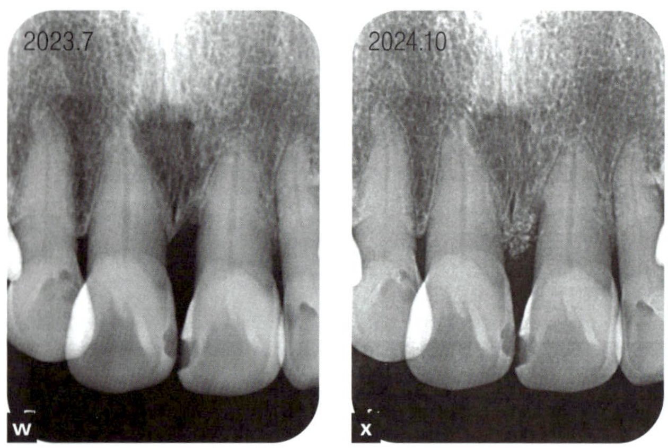

CASE 8w, x. 술후 1년 3개월. 골정 부위의 선은 뚜렷해졌다.

VISTA technique의 응용 ④

J-shape incision(J자 절개)
— VISTA와 NIPSA의 장점을 더한 절개

심미 영역에서 1개 치아에 국한한 골결손을 처치할 때, 혈류 저해를 최소한으로 억제하면서 골결손에 접근하기 쉬운 J-shape incision을 소개한다(FIG 11).

초고령 사회에서 최근 갑자기 주목받는 현상의 하나로 '백악질 열리'를 들 수 있다. 2000년 이전에는 백악질 열리가 미지의 질환이며 드문 질환으로 여겨 발치의 적응증이었다. 그리고 발병률은 1~2% 정도라고 보고하는 문헌이 많았다. 하지만 요즘에는 백악질 열리가 나이와 함께 증가하는 현상이며 이른 시기에 적절히 대응하면 치아 보존이 가능한 것으로 알려졌다. 상악 전치부를 세라믹으로 수복한 증례에서 시간의 경과와 함께 우발적으로 백악질 열리가 일어나 급격한 골흡수를 초래하는 일이 있다. 이처럼 급격하게 발생하는 심미 영역의 골결손은 앞으로 많아질 것으로 예상되는데, 될 수 있으면 심미 장애를 일으키지 않고 대응하는 방법의 하나로서 J-shape incision을 적용할 수 있다. J자 절개의 커브를 연장하면 NIPSA(뒤에 서술, 156페이지) 절개에 더 가까운 술식이다. J-shape incision을 넣은 증례를 FIG 12와 CASE 9a~i에 제시한다.

J-shape incision(J자 절개)

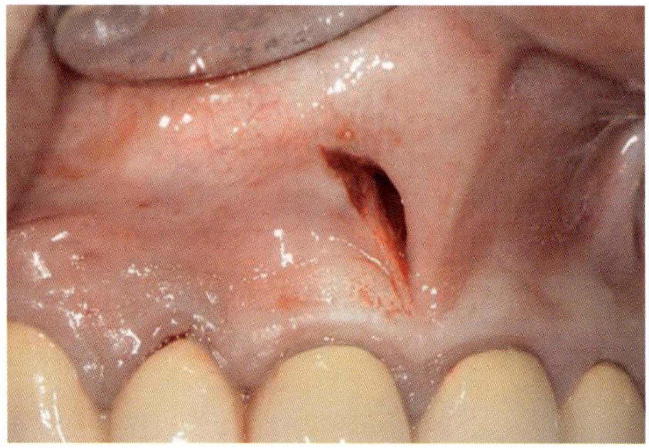

FIG 11. J-Shape incision. J자의 수직 절개를 넣었을 때. J-Shape incision은 VISTA와 NIPSA의 혼합형 절개로 훨씬 더 저침습적인 술식이다. VISTA보다 골결손에 접근하기 더 쉽고, 혈액 공급은 NIPSA보다 더 뛰어나다.

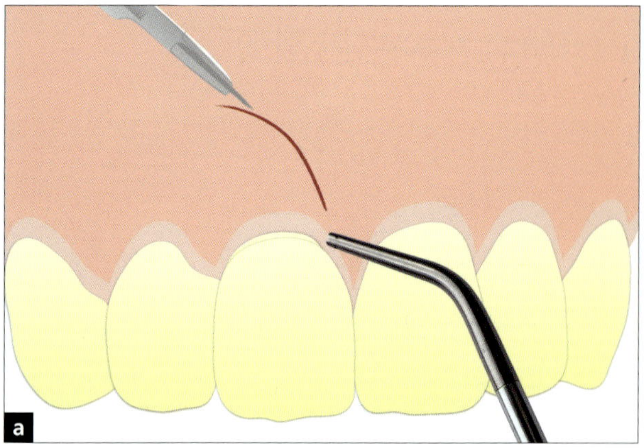

FIG 12a. J자의 수직 절개.

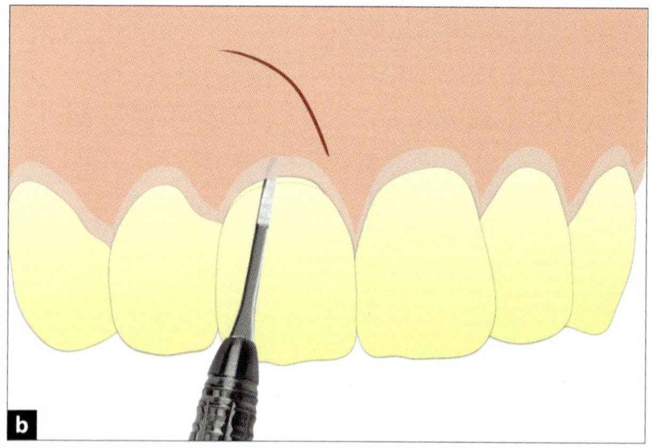

FIG 12b. 치은열구 내 절개.

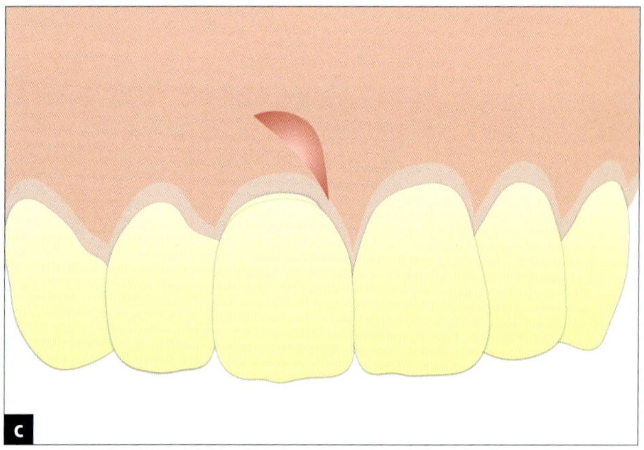

FIG 12c. 절개가 끝났을 때.

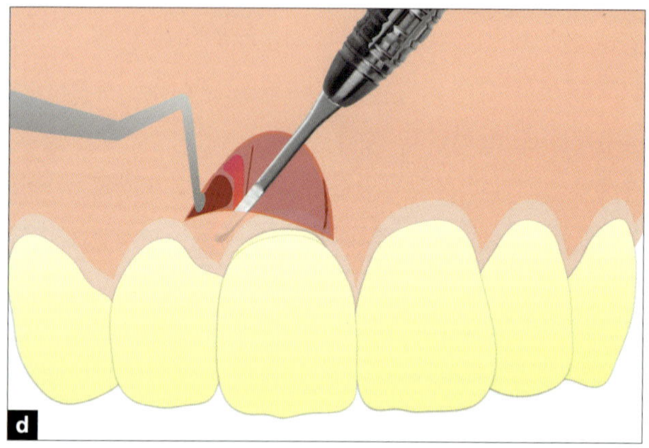

FIG 12d. #12 근심의 골결손을 향해 플랩을 박리한 후에 터널을 형성해 골결손에 접근.

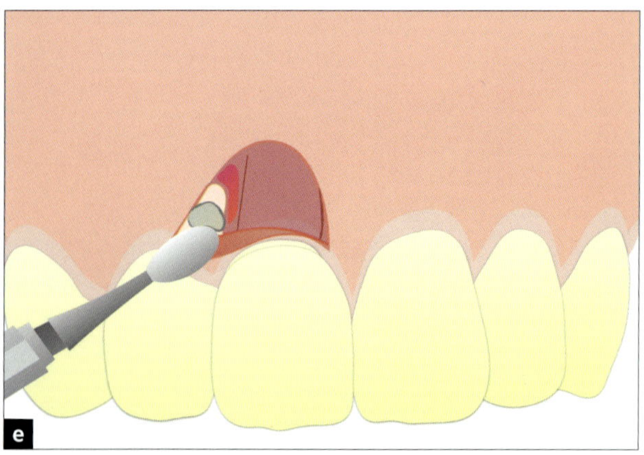

FIG 12e. 골결손을 명시했을 때.

M-VISTA의 정리

M-VISTA는 치관측 방향으로 자유도가 크지만 혈류에는 유리한 플랩 디자인이다. 골결손이 복잡하거나 국소적으로 깊은 경우 등은 결손 부위에 접근할 때 만족스럽지 못한 경험이 있는데, 골결손 해당 치아의 치은에 360°에 걸쳐 치은열구 내 절개를 넣거나 때에 따라서는 인접치에 치은열구 내 절개를 연장하면, 플랩의 자유도가 늘어나 조작성이 향상하는 것과 동시에 결손 부위로 접근하기 쉬워진다. 또한 결합조직 이식을 병용하면 표현형의 개선과 치근 피개 등을 기대할 수 있다.

J-shape incision(J자 절개)을 응용한 증례

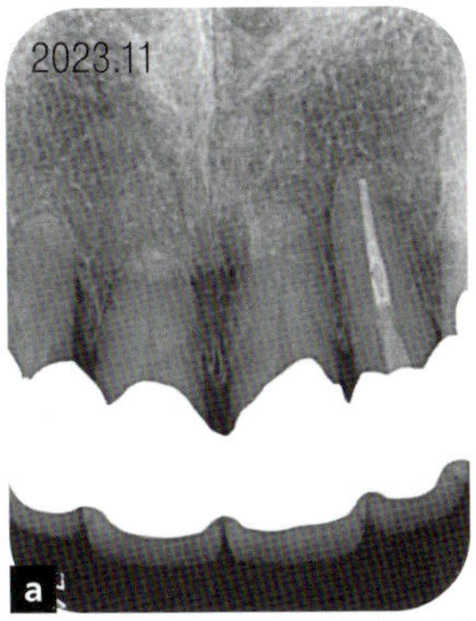

CASE 9a. #12 근심에서 골결손을 볼 수 있다.

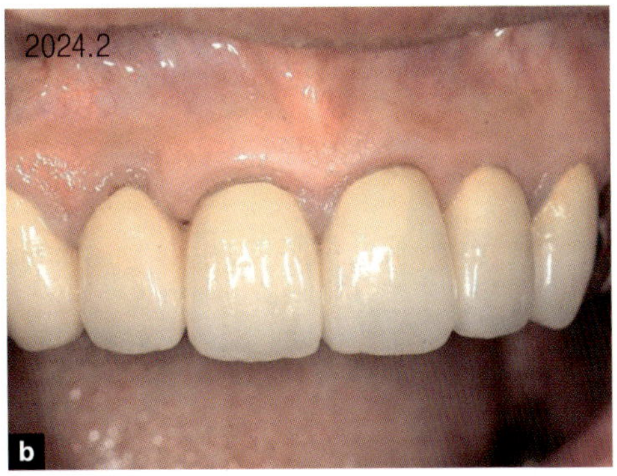

CASE 9b. 정기적 유지 관리를 했지만 외과적으로 개입하게 되었다. 수술 직전의 상태.

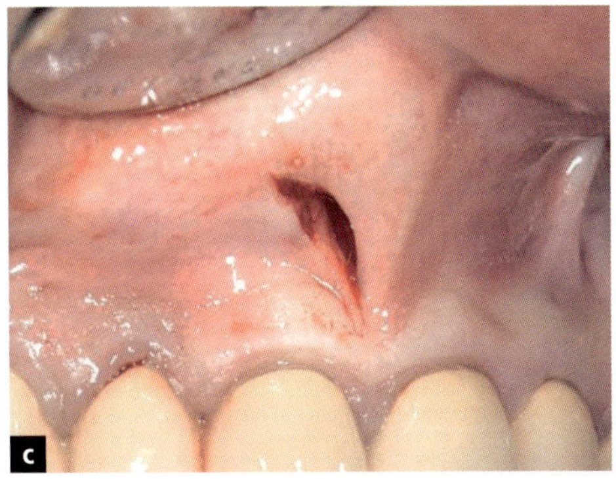

CASE 9c. J자의 수직 절개.

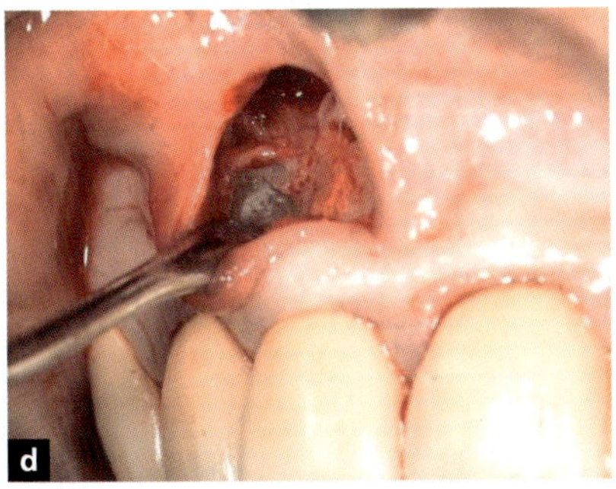

CASE 9d. 골결손을 소파하자 백악질이 벗겨진 흔적의 치근 표면이 관찰되었다.

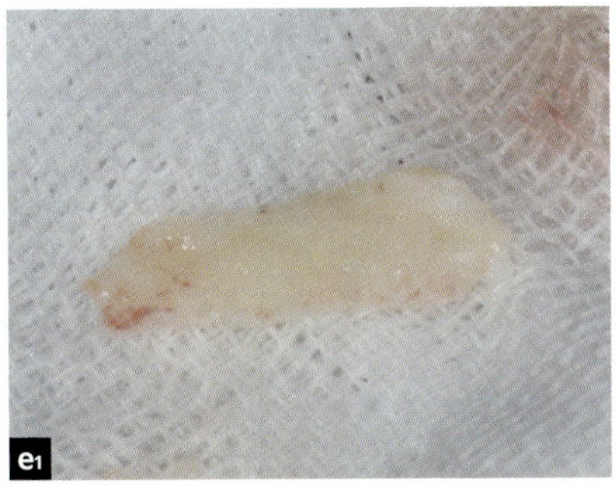

CASE 9e1. 결합조직 이식편.

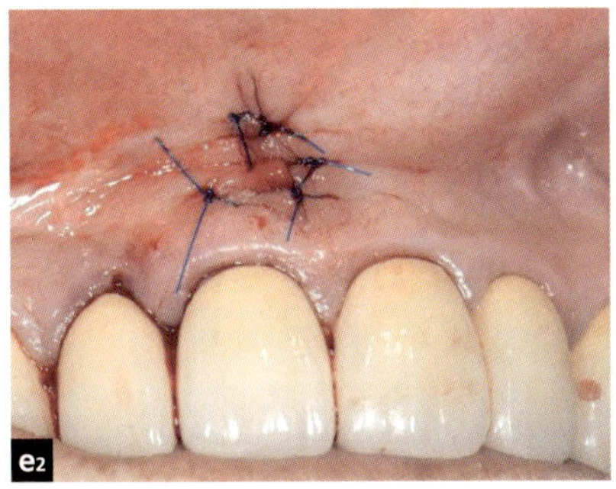

CASE 9e2. 변연절제술, CTG, 골이식재 충전 후 봉합해 폐쇄한다.

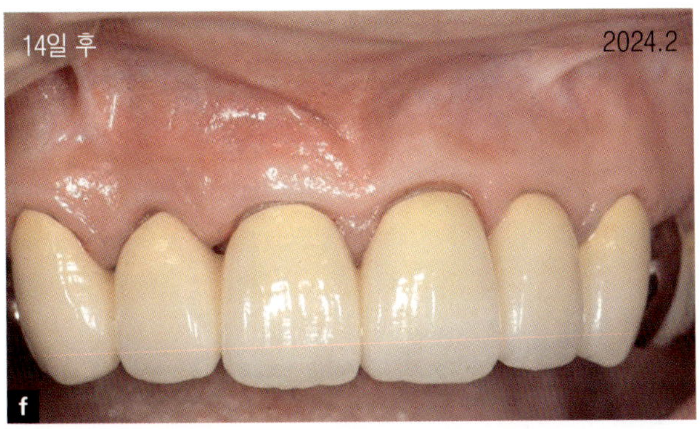

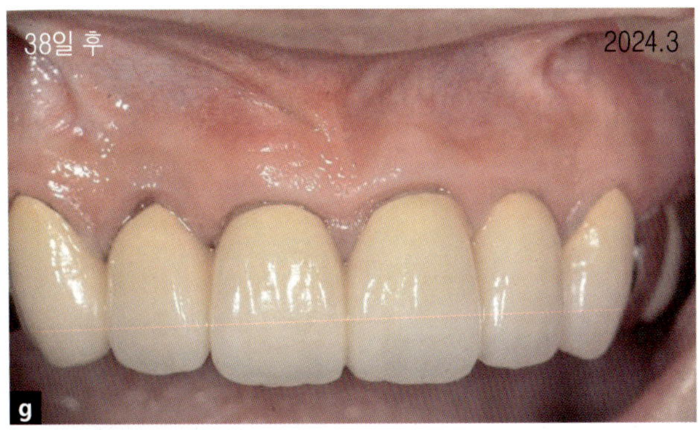

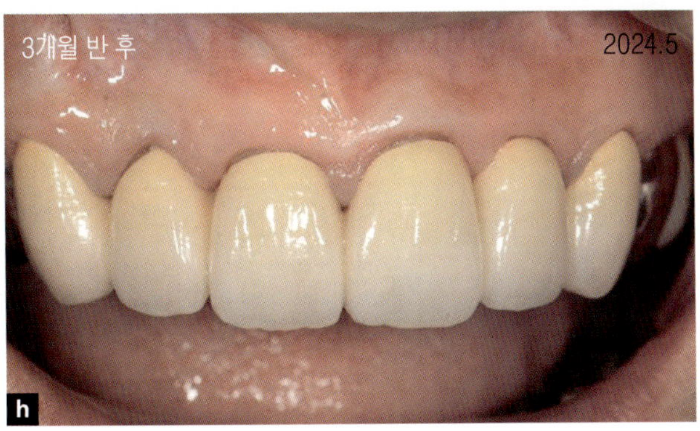

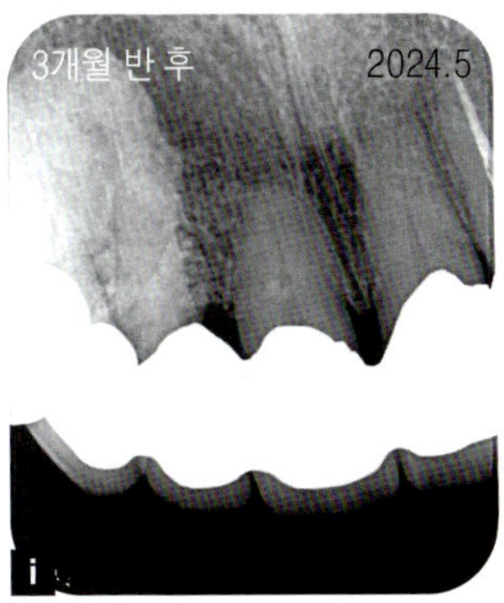

CASE 9f~i. 술후의 경과.

NIPSA

근첨측에 1개의 수평 절개를 넣어 치관측 방향으로 플랩을 박리함으로써 치간 유두를 자르지 않는 플랩 술식을 2018년에 Rodriguez 등이 NIPSA라는 이름으로 제안했다.[24] 이 술식은 골결손이 있는 치아 근첨부의 건전한 골의 뒷받침이 있는 곳에 그리고 가능하면 근첨 위치에서 수평 절개를 넣는다. 이 절개를 근·원심 방향으로 넓히면 골결손에 접근할 수 있다. NIPSA는 치조골정 연조직을 해치지 않아 연조직의 감소를 막을 수 있고, 혈병의 안정을 얻기 쉬우며, 쉽게 봉합해 폐쇄할 수 있다는 것을 장점으로 들 수 있다.[43]

NIPSA와 MIST의 비교[25]

Rodriguez 등은 NIPSA와 MIST를 이용한 재생요법을 후향적으로 조사했다. 결과는 NIPSA와 MIST 모두 치주낭 깊이의 감소와 CAL의 증가를 볼 수 있었지만, NIPSA는 치간 유두 퇴축이 MIST에 비해 유의하게 적었다고 보고했다.

또한 그들은 NIPSA와 MIST의 상처 폐쇄[wound closure(이하 WC로 줄임)]를 평가해 절개선의 완전한 폐쇄를 WC2, 절개 영역에 피브린 덩어리가 있는 불완전한 폐쇄를 WC1, 치아 사이 영역에서 경계가 있거나 재생 생체 재료의 노출이 있는 불완전한 폐쇄를 WC0로 분류했다. 그 결과 MIST에서는 WC2가 6 증례, WC1이 4 증례, WC0가 5 증례였던 것에 대해 NIPSA에서는 WC2가 11 증례, WC1이 4 증례, WC0가 0 증례라고 했다. 다시 말해서 절개선의 완전 폐쇄 WC2가 MIST에서 40%인 것에 대해 NIPSA에서는 73%로 더 유리하게 일어나는 것으로 나타났다. NIPSA는 치간 유두 보존에 유리하게 작용할 뿐만 아니라 치관측 이동이나 결합조직 이식의 병용으로, 더 심미적인 결과와 골재생을 가져오는 것을 기대할 수 있는 술식이다(FIG 13).

NIPSA의 응용 ①

결합조직 이식을 병용한 NIPSA[26]

치은 퇴축의 억제

NIPSA의 임상 응용으로 양호한 골재생과 치은 퇴축의 최소화를 얻을 수 있었지만 골연상 연조직의 퇴축은 여전히 일어났다. 2019년에 Rodriguez 등은 NIPSA의 개량법으로서 '결합조직 이식을 병용한 NIPSA'를 보고했다(FIG 14).[26]

Rodríguez가 제창한 NIPSA 술식

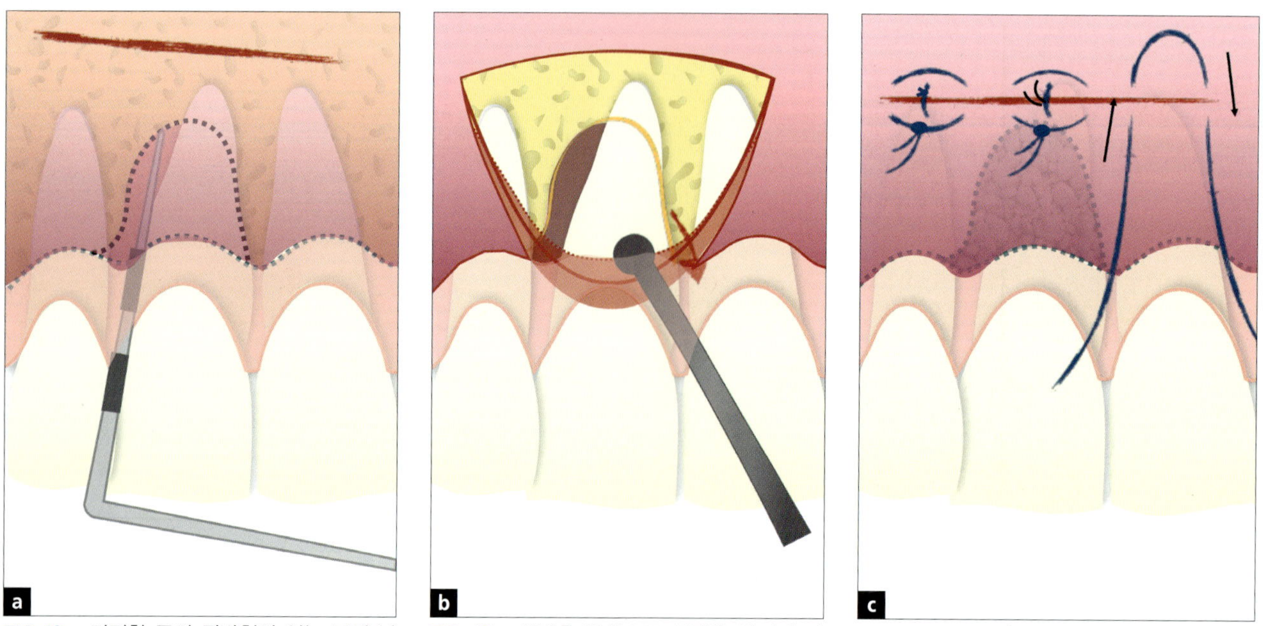

a

FIG 13a. 건전한 골의 뒷받침이 있는 곳에 넣는 가동 점막의 수평 절개.

b

FIG 13b. 치관측 방향으로 플랩을 박리해 치간 유두 부위 골결손의 육아조직을 제거한다.

c

FIG 13c. 골이식(EMD+Xenograft)과 봉합(수평 매트리스 봉합+단순 봉합).

이 술식의 큰 차이는 NIPSA 술식으로 근첨측에서 터널 모양으로 플랩을 거상한 후 골결손에 생체 재료를 충전하기 전에 치간 유두 부위를 치관측 방향으로 밀어 올리는 것이다. 치근 처리(EDTA) 후 EMD를 도포하고 골이식(Bio-Oss)을 했다. 구개측에서 채취한 유리 치은 이식편의 상피를 절제해 결합조직 이식편으로 이용했다. 그리고 이식편을 치간 유두의 구개측 안쪽에서 2개의 수직 매트리스 봉합으로 고정하거나 이환 치아를 감싸는 현수 봉합으로 고정했다. 그 후 근첨부의 수평 절개를 봉합해 폐쇄했다.

12개월 후에 평균 5.25±0.5mm의 치주낭 깊이 감소와 평균 5.75±1.25mm의 CAL 증가를 볼 수 있었다. 치은 퇴축은 평균 0.75±0.5mm로 매우 작고, 치간 유두 정상의 치관측 이동은 0.75±0.5mm였으므로 심미적으로 매우 양호한 결과를 얻을 수 있었다는 것을 알 수 있다.

이 술식의 결합조직 이식은 치은 퇴축을 억제하고 치근 피개를 촉진하면서도 이식편이 벽으로서 기능해 상처의 안정성을 높이고 상피의 근첨측 이동을 억제하는 역할을 하고 있을 것으로 고찰되었다.

치관측과 근첨측에서 접근하는 두 플랩을 비교하면 골흡수의 관점에서는 근첨측에서 접근하는 쪽이 유리한 것으로 나타났다(TABLE 3).

결합조직 이식을 병용한 NIPSA

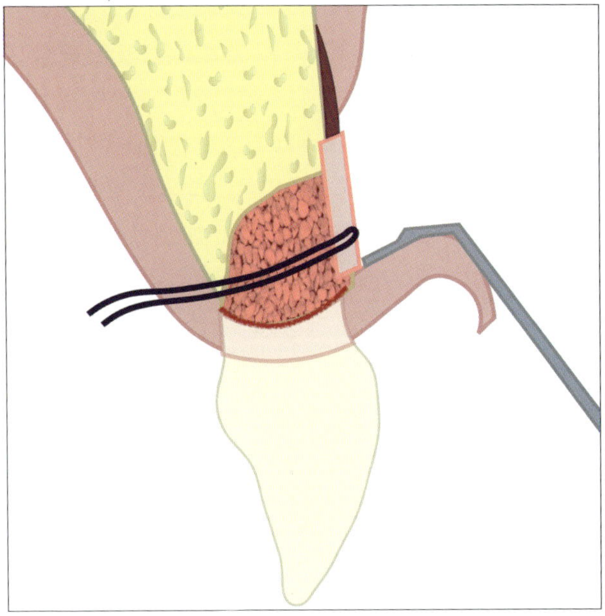

FIG 14. NIPSA와 CTG를 조합한 술식.

- 미세 동요를 막아 상처의 안정과 보호, 혈병의 안정을 얻을 수도 있다.
- 세포의 배제로 GTR과 같이 상피의 하방 성장을 막을 수도 있다.
- 연조직의 질과 양이 개선될 수도 있다.
- 골이식으로 CTG 이식편의 함몰을 막을 수도 있다.

TABLE 3. 술후 골흡수의 관점에서는 근첨측에서 접근하는 쪽이 유리

	COR(coronal surgical approach) 치관측에서 점막 골막을 자르는 술식	AP(apical approach) 근첨부에서 점막 골막을 절개해 플랩을 치관측으로 분리하는 술식
N [골손실이 없는 section(정상)]	54	87
V1 (협측 또는 설측의 한쪽 골벽에서 수직 방향의 골손실을 동반하는 section. 치조골의 높이는 영향을 받지 않음)	15	8
V2 (협측 벽과 설측 벽의 양쪽에서 수직 방향 골손실을 동반하는 section)	5	5
H1 (협측 또는 설측의 한쪽 골벽 안에서 치조골의 높이가 감소한 section)	18	0
H2 (협측 치조판과 설측 치조판 양쪽의 높이를 상실한 section)	8	0
Total section	44(100%)	42(100%)

골연상 부착의 증가[27]

Rodriguez 등은 또한 치주조직 재생요법에서 큰 과제의 하나인 골연상 결손(FIG 15)에 대해서도 '결합조직 이식을 병용한 NIPSA'가 효과가 있다고 보고했다.[27] 진행한 치주질환에 이환한 치아에서 술자의 치료 목표는 깊은 치주낭과 마찬가지로 골연하 결손의 처치이다. 한편, 골연상 결손은 골연하 결손보다 오히려 많이 발생하고 있음에도 불구하고 치료가 어려워 오랫동안 치주질환 치료의 과제였다.

Rodriguez 등은 골연상 결손과 골연하 결손이 공존하는 증례에 NIPSA를 이용한 재생요법을 적용해 골연상 부착 획득(supra-alveolar attachment gain; 이하 SUPRA-AG로 줄임)을 보였다고 보고했다. 예전부터 치주조직 재생요법에서 골이식재는 기존의 골 레벨까지 충전하는 것이 기본이었다. 다시 말해서 골 내 결손에서 골이 둘러싼 범위 안에서 골이식재를 충전하는 것은 혈류와 골세포 공급, 상처 안정의 관점에서 바람직하다고 생각되었다. 기존의 골 레벨을 넘어 골이식재를 충전하는 것은 이른바 '도전적'인 치료 행위로, 사실상 치아 주위에 GBR을 하는 것과 같다고 생각한다. 따라서 이 '도전적'인 치료 행위는 종종 바람직하지 못한 결과를 불러, 때에 따라서는 맨 처음 상태보다 더 악화할 위험성을 안고 있다는 것을 주의해야 한다. SUPRA-AG 값이 플러스이면 골연상 부착이 얻어진 것을 의미한다. 다시 말해서 술중의 BC~CEJ(술전 골정~CEJ 거리)에서 술후의 CAL을 뺀 값이 플러스일 필요가 있다(FIG 16).

알기 쉽게 이야기하면, 비록 골이식으로 외형상의 골재생을 얻을 수 있었다고 해도 거기에 치주낭 측정기가 들어가면 SUPRA-AG를 얻지 못했다는 것이다. Rodriguez 등의 임상 결과는 SUPRA-AG가 플러스의 값을 보였다. 이 결과는 골연하 결손의 소실과 골연상 결손의 부분적인 개선을 얻을 수 있었다는 것을 의미한다. 그리고 이 결과는 특히 심미성을 요구하는 영역에 골연하 결손과 골연상 결손이 공존한 증례에서 효과가 있어, 기술적인 어려움은 있지만 앞으로 기대가 되는 술식이다(FIG 15).

골연상 부착의 증가

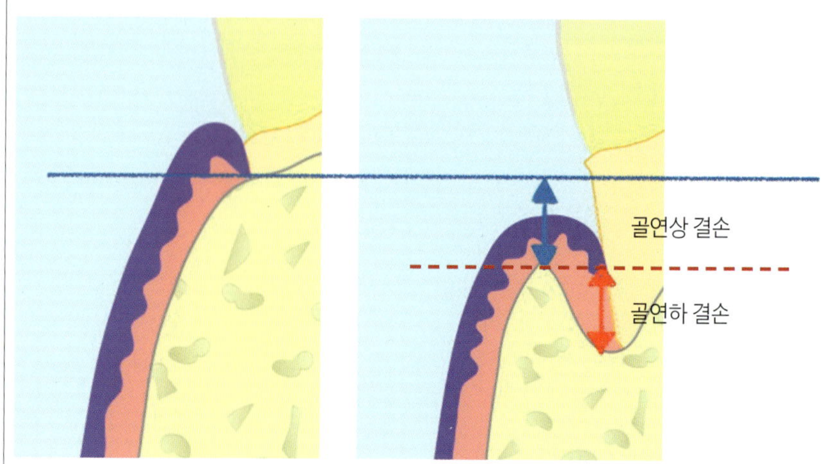

FIG 15. 골연상 결손과 골연하 결손.

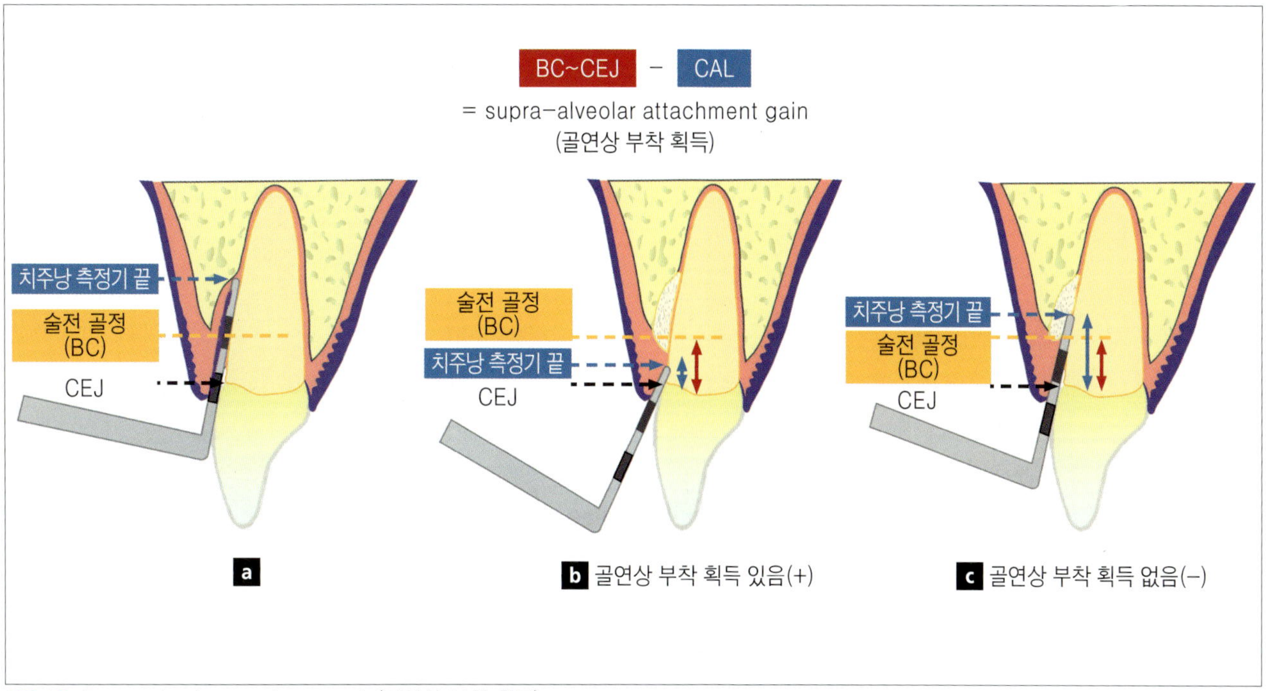

FIG 16. Supra-alveolar attachment gain(골연상 부착 획득) concept.
【BC~CEJ】-【CAL】=【supra-alveolar attachment gain】

NIPSA의 응용 ②

복수의 수직 절개를 추가하는 Ogawa의 개량 NIPSA

앞에서 서술한 바와 같이 NIPSA는 심미적으로 양호한 결과를 가져오고 절개선의 확실한 폐쇄를 얻을 수 있는 뛰어난 술식이다. 하지만 치간 유두를 분리하지 않는 EPPT나 M-VISTA에 비하면 상방으로 공급되는 혈류를 차단하는 수평 절개를 이용하는 것은, 숙련되지 않은 술자에게는 플랩 괴사의 위험성을 떠안는 일이라고 생각한다. 또한 순측 근첨부에 넣는 수평 절개는 종종 제거가 어려운 반흔을 만들 때가 있으므로 주의해야 한다. 최근에 한층 더한 심미적인 개선과 골재생을 얻기 위해서 '개량 NIPSA'를 Ogawa 등이 보고했다.[28]

Ogawa 등은 정통 NIPSA는 치주조직의 수직적인 재생양에 차이가 있고 치관측 방향의 재생인 SUPRA-AG에는 한계가 있어서 NIPSA 술식을 개량했다.

'개량 NIPSA'는 협측의 수평 절개에 추가해 복수의 수직 절개를 치간 유두를 피해 구개측에 넣는 것이 혁신적이었다. 또한 결손에 따라 수평 절개의 폭을 넓히거나 치관측 방향으로 플랩을 들어 올리고 고정해, CTG와 재생 재료의 적용으로 효과를 더 높여 극적인 심미적인 개선과 골재생을 얻었다. 또한 생리 활성 물질로서 FGF-2를 이용한 것도 극적인 치료 결과의 플러스 요인이다. FGF-2의 적용이 술후 부기나 통증을 일으킬 때도 있지만, 상처의 혈관 신생이 뛰어나 봉합의 일차 폐쇄의 확률을 높이므로, 끌어올린 치간 유두의 괴사 위험성을 줄이는 데 도움이 되는 것으로 추측된다(CASE 10).

NIPSA의 응용 ② '개량 NIPSA'를 응용한 증례

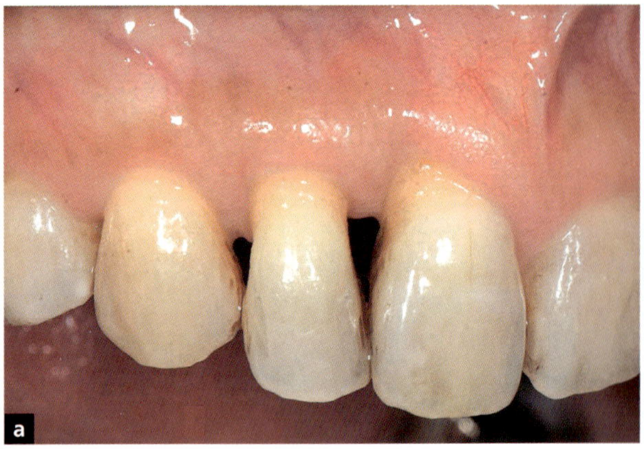

CASE 10a. 술전의 구강 내 사진. 치은 퇴축이 심하다.

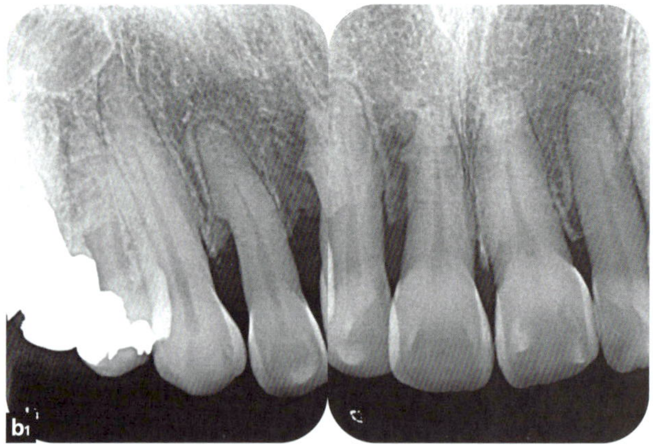

동요					M2			M2			M1	
배농												
Bu	3	2	3	8	4	4	11	5	2	3	2	2
	3	2	3	6	3	3	9	3	2	2	2	2
	#13			#12			#11			#21		
P	2	2	3	6	4	4	9	3	3	3	2	3
	3	2	3	7	5	5	10	3	3	4	3	3
배농												

b2

CASE 10b1. 술전의 구강 내 표준 방사선사진. #11 원심에서 근첨에 이르는 깊은 골흡수를 볼 수 있다.
CASE 10b2. 술전의 치주낭 깊이와 동요도. 출혈 부위를 빨간색 숫자로 나타낸다.

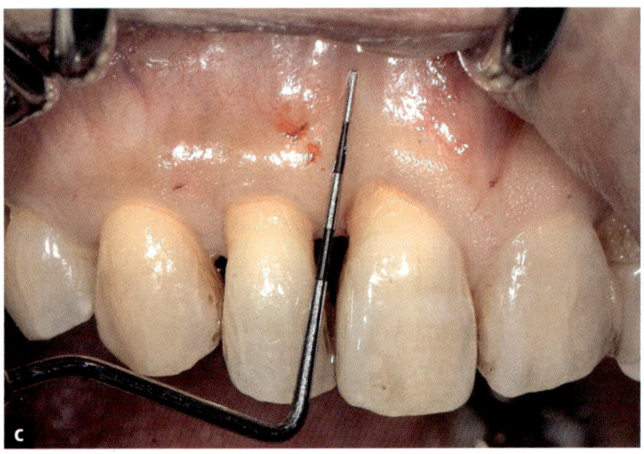

CASE 10c. 치주낭 측정기로 골결손 최하점의 위치를 확인한다.

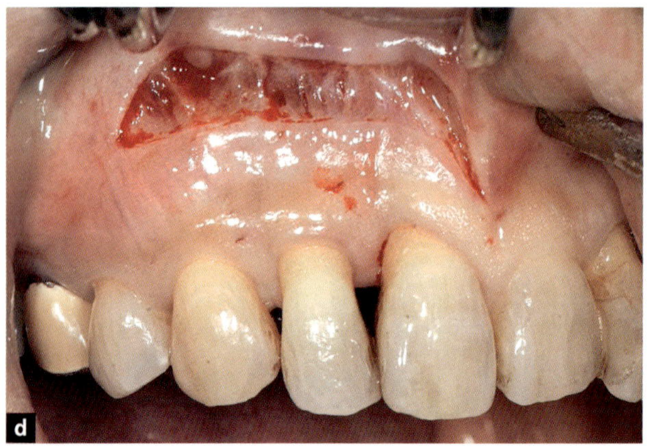

CASE 10d. 절개선. 완만한 반달 모양의 수평 절개를 넣었다.

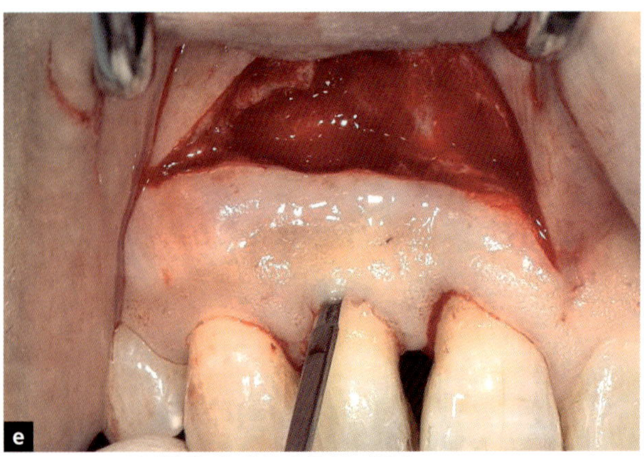

CASE 10e. 치관측을 향해 플랩을 박리했다.

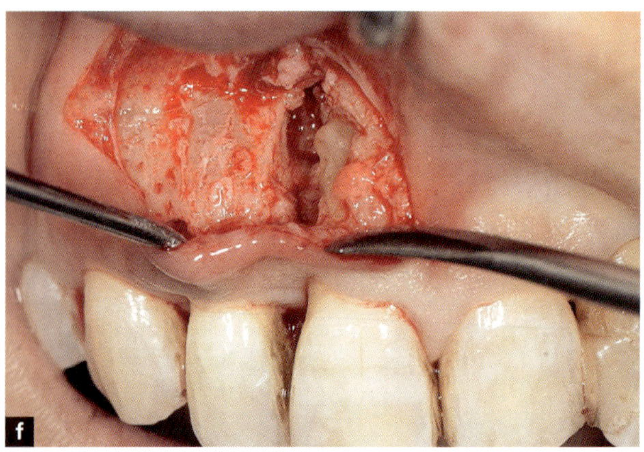

CASE 10f. 골결손이 명시되었다.

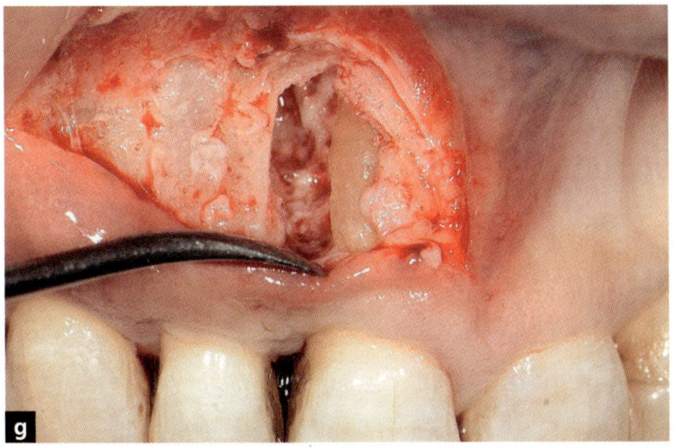

CASE 10g. 소파 후. 근첨 부근에 미치는 골결손이 있었다.

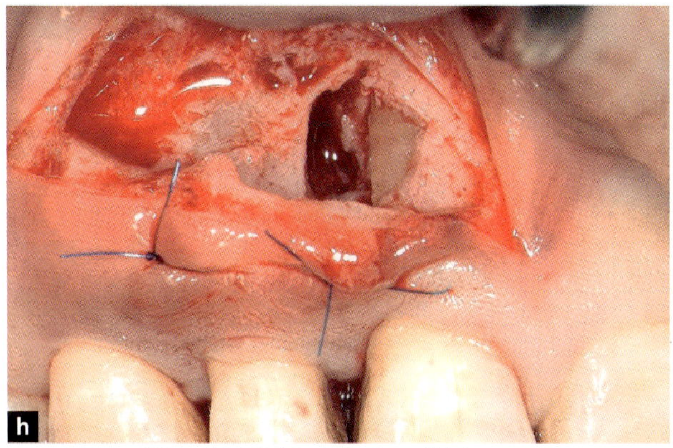

CASE 10h. 결합조직 이식편을 봉합해 고정했다.

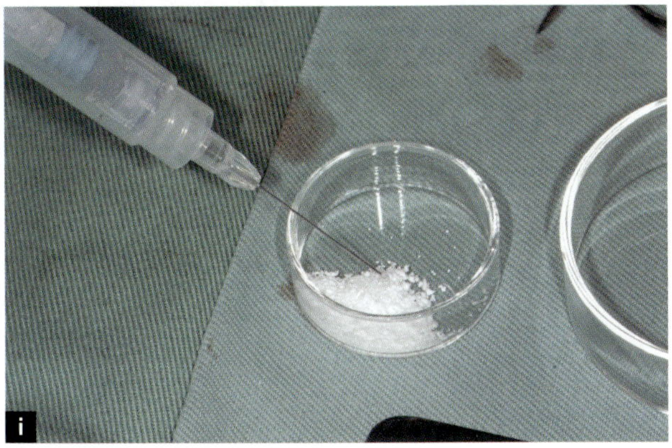

CASE 10i. Cytrans granules를 Regroth®에 적셔 사용.

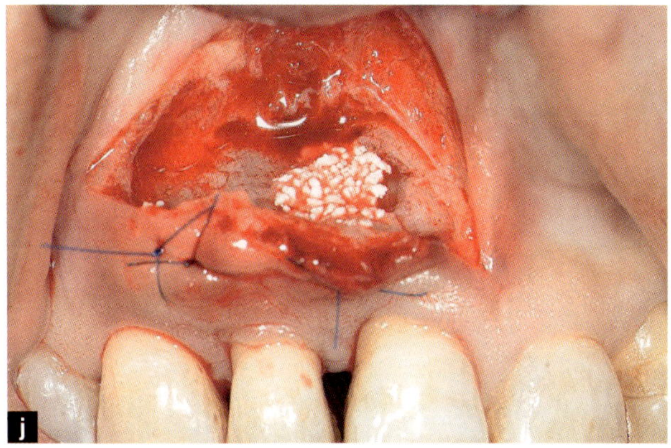

CASE 10j. 골이식재 충전 후.

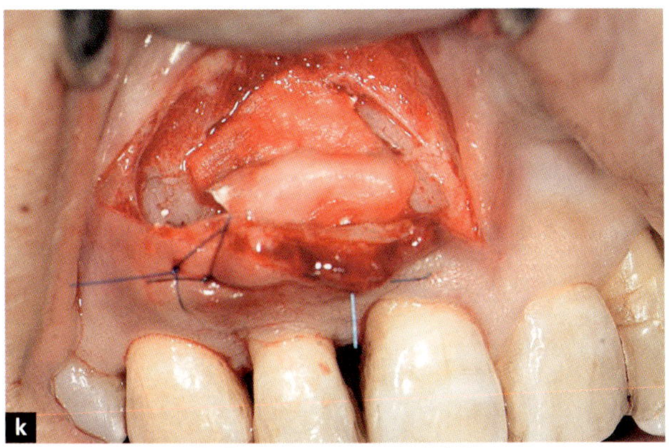

CASE 10k. 골이식을 흡수성 차폐막으로 덮었다.

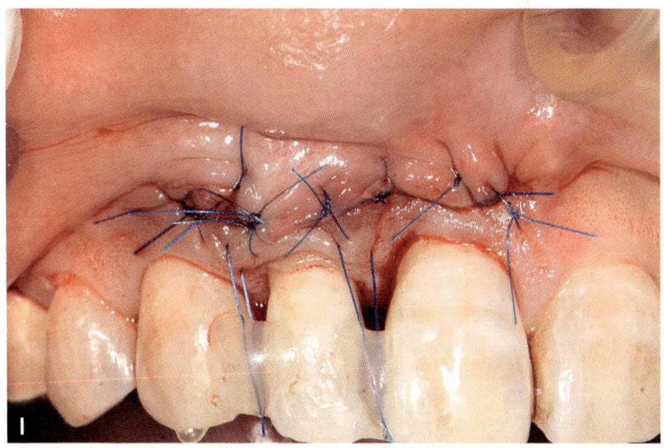

CASE 10l. 봉합이 끝났을 때.

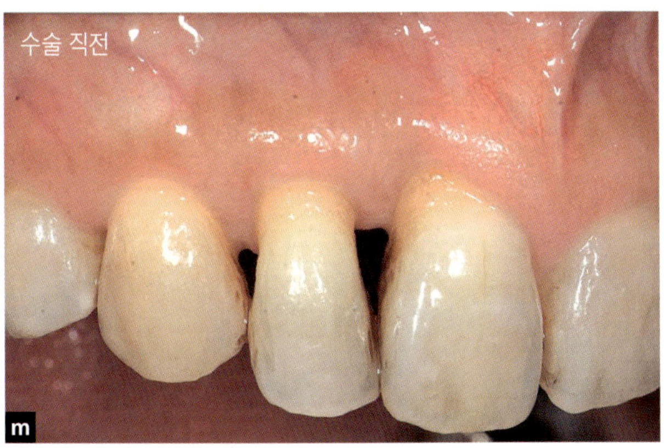

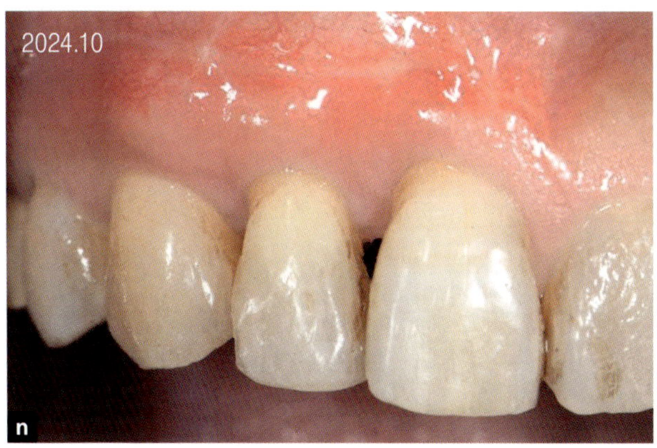

CASE 10m, n. 술전과 술후의 비교. 술후에는 치은 퇴축이 개선된 것을 볼 수 있다.

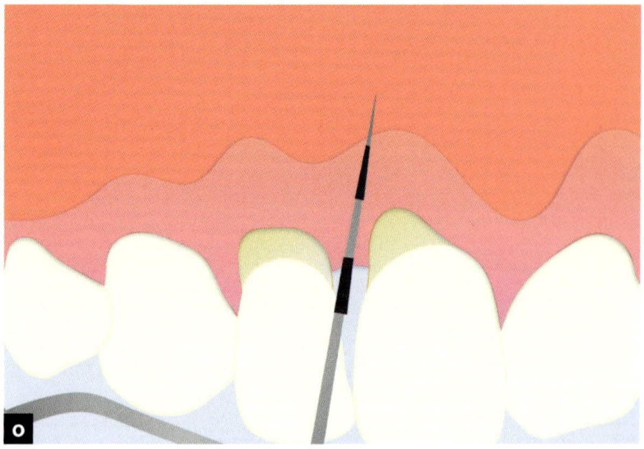

CASE 10o. 치주낭 측정기로 골결손 최하점의 위치를 확인한다.

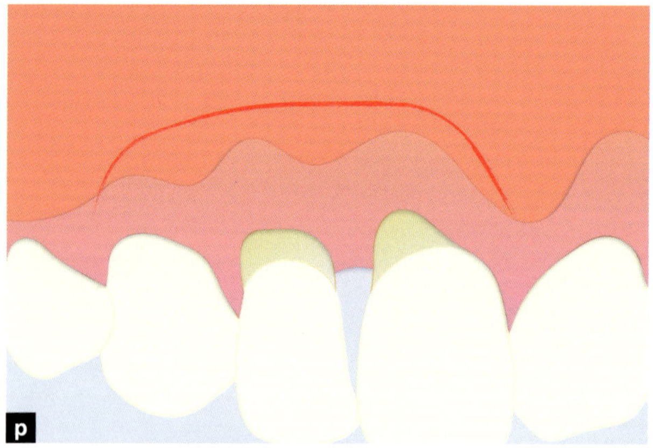

CASE 10p. 반달 모양의 수평 절개.

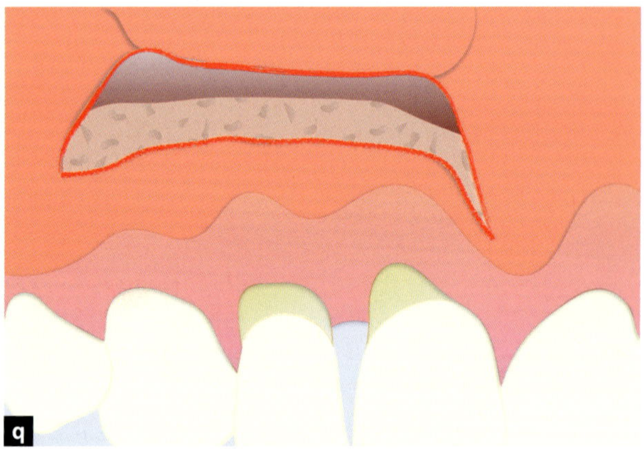

CASE 10q. 치관측을 향해 플랩을 박리했을 때.

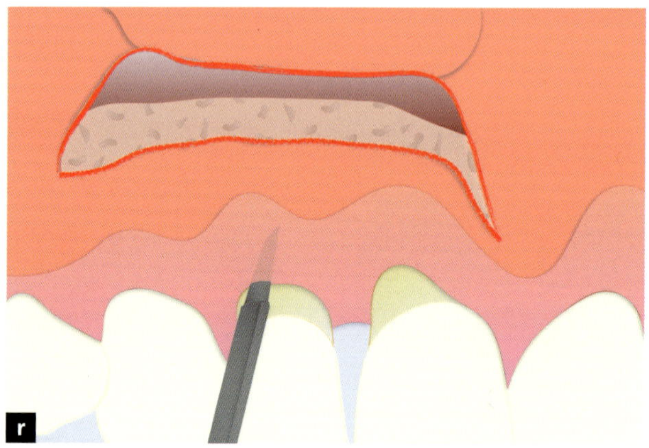

CASE 10r. 골결손이 있는 치아 주위에 치은열구 내 절개를 넣는다.

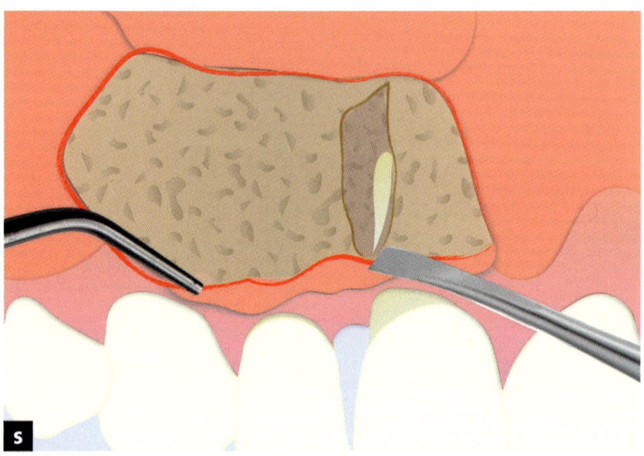

CASE 10s. 골결손을 명시했을 때.

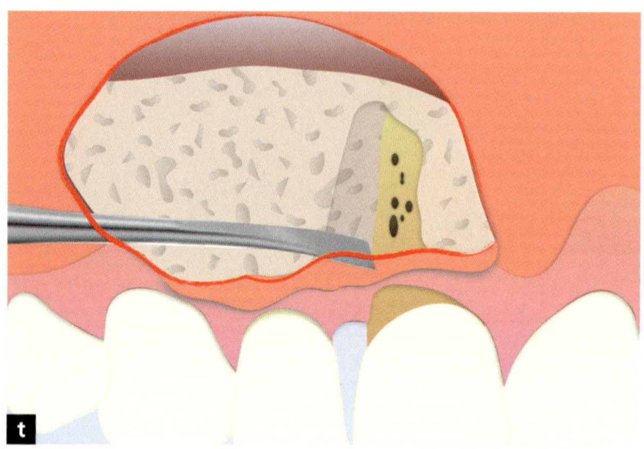

CASE 10t. 치간 유두를 거상하고 골결손 부위를 소파한다.

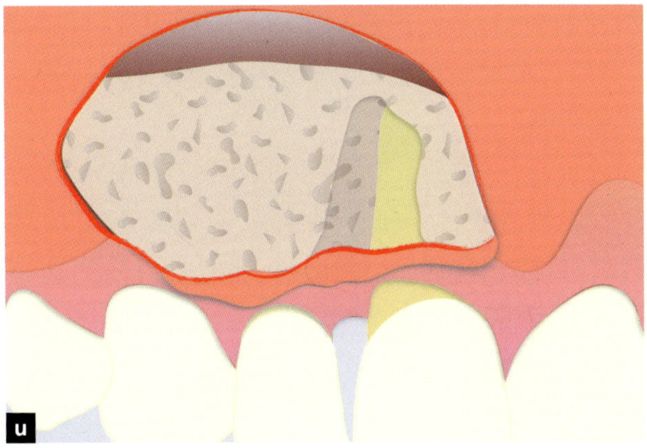

CASE 10u. 치근을 SRP한다.

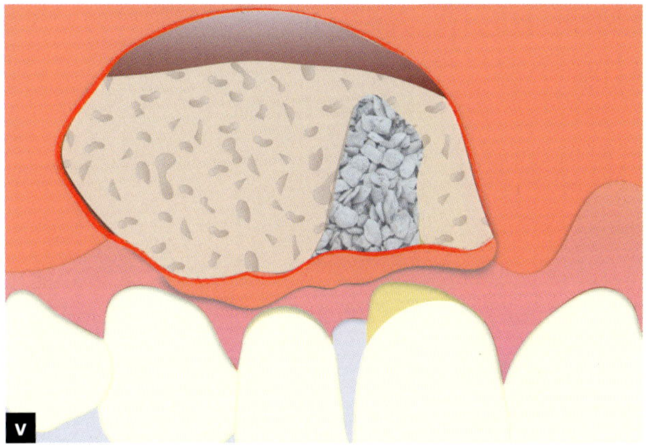

CASE 10v. 생리 활성 물질을 적용하고 골이식을 한다.

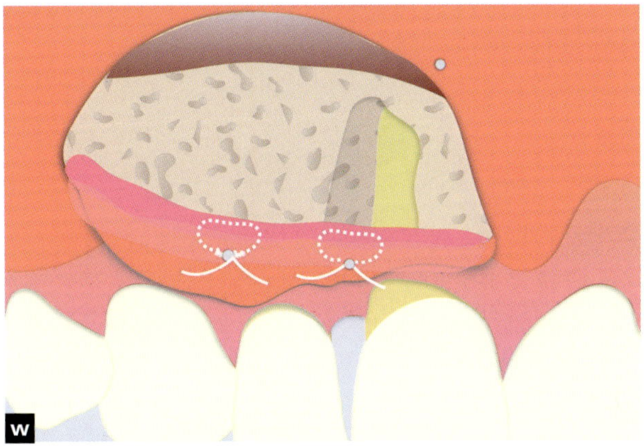

CASE 10w. 결합조직 이식편을 봉합해 고정한다.

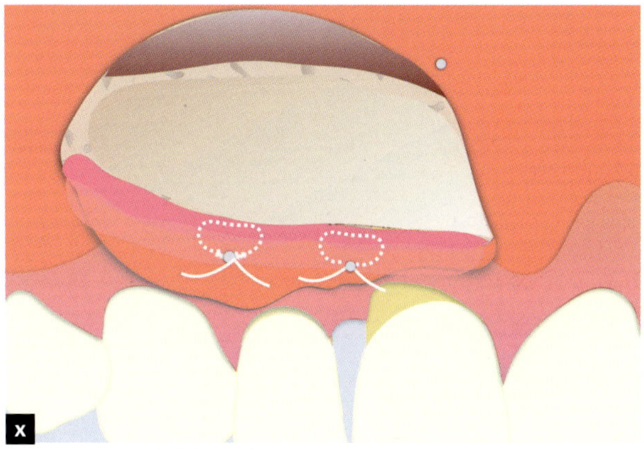

CASE 10x. 차폐막을 설치한다.

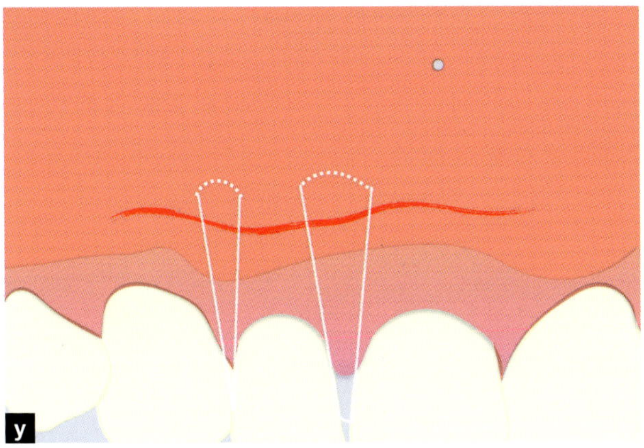

CASE 10y. 치관측으로 끌어올려 봉합해 고정한다.

EPPT, VISTA, NIPSA의 특징과 사용 구분[29,30]

국한한 골결손

치간 유두 부근의 골결손에 대해 혈류의 관점과 치간 유두 높이와 형태 유지의 관점에서 치간 유두 절개를 넣어 협·설측으로 분리하는 일이 없는 EPPT, VISTA, NIPSA 술식은 최근에 매우 주목받는 술식이다. 이들은 모두 국한한 골결손에 적용하는 술식인 것에 주의해야 한다. 또한 골결손이 협측이나 치아 사이에 머무르지 않고 구개측(설측)으로 돌아 확산한 상황에서는 기본적으로 적용하지 않는 술식이다.

EPPT를 적용할 수 있는 증례와 적용하기 힘든 증례

심미 영역에서 치은 레벨의 저하를 볼 수 있는 증례 혹은 부분적인 치근 노출이 있는 증례는 EPPT의 적용을 피할 필요가 있다. 협·설에 걸치는 근심 혹은 원심만의 결손에서는 협·설에 각각 EPPT를 적용하면 골결손에 접근할 수 있다. 또한 복수의 골결손에 EPPT를 적용하면 심미적으로 불리한 상황을 만들 우려가 있어서 유의해야 한다.

하지만 봉합 조작이 가장 단순하고 간단한 것은 EPPT이다(130페이지 참조). 치간 유두 바로 아래에 적절히 터널을 형성할 수 있다면 EPPT는 비교적 쉬운 술식이다. Aslan은 골이식재를 이용하지 않아도 양호한 골재생을 얻을 수 있는 것이 EPPT 술식이라고 보고했다. 또한 EPPT는 골막 감장 절개를 추가한 치관측 이동술을 병용하는 개량형 술식이 발표되는 등 앞으로 발전 가능성이 있는 술식이라고 생각한다.

NIPSA와 M-VISTA를 적용할 수 있는 증례와 적용하기 힘든 증례 — 2~3개 치아에 이르는 골결손에 대응할 수 있는 NIPSA

한편, NIPSA(156페이지 참조)는 2~3개 치아에 이르는 골결손에도 대응할 수 있다.

하지만 협측 수평 절개의 위치와 넓이에 주의하지 않으면 협측 플랩이 괴사하거나 벌어져 오히려 심미성을 해치는 결과가 되어 버린다.

NIPSA와 M-VISTA(148페이지 참조)도 치관측 이동을 쉽게 만드는 치은열구 내 절개나 Ogawa 등이 이용한 구개측 수직 절개와 마찬가지로 가동성을 향상할 수 있다. 그 결과 골연하 결손뿐만 아니라 골연상 결손도 개선할 수 있어서 최근 주목받고 있다. 충분한 치관측 이동과 결합조직 이식을 병용하면 치근 노출의 피개를 포함한 심미성의 개선을 기대할 수 있다.

앞으로 NIPSA와 M-VISTA는 얇은 표현형(thin phenotype)에서 수평 CAL 저하가 보이는 국한적인 골결손 증례에도 응용될 것으로 기대한다.

플랩을 치관측으로 이동할 때에는 NIPSA와 M-VISTA 모두 각화 치은이 감소하기 때문에 각화 치은 폭이 2mm 이하인 증례에 적용하는 것은 추천하지 않는다(TABLE 4).

EPPT, NIPSA, M-VISTA의 적용

TABLE 4. 치간 유두를 분리하지 않는 3종류 플랩 디자인의 비교. *참고문헌 29에서 변경 인용

	EPPT	NIPSA	M-VISTA
	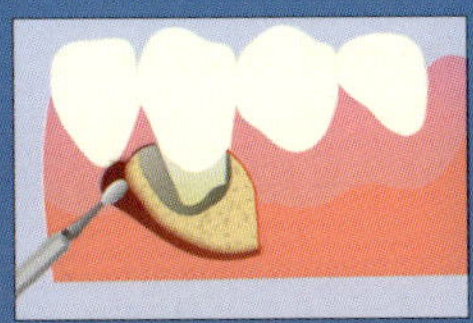	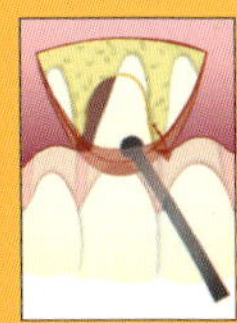	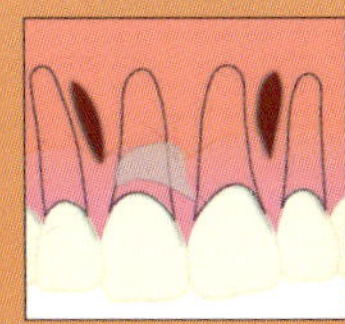
절개선의 위치	• 인접하는 치간 유두에 넣는 **수직 절개** • 계속하는 치은열구 내 절개	• 골결손의 가장 근첨에서 가능하면 근첨 방향으로 비킨 위치에 넣는 수평 절개	• **인접치에 넣는 변연 치은에 이르지 않는 2개의 짧은 수직 절개** • 필요에 따라 수직 절개의 수를 늘릴 수 있음
절개의 상세	• **정통 술식은 MGJ를 넘지 않음** • MGJ를 조금 넘는 정도의 절개가 현실적	• 절개는 가능하면 근첨에 가깝게 **반드시 피질골**에 넣음	• 재생에는 상처의 안정이 꼭 필요하므로, 상순 소대의 위치는 절개에 적합하지 않음 • 절개는 MGJ를 넘어 넣음
플랩의 패턴	**오픈 플랩** • 골결손이 있는 치간 유두 부위는 터널 모양 • 변연 치은을 거상	**오픈 플랩** • 변연 치은 2~3mm는 원칙대로 • 개량형은 변연 치은과 치간 유두를 포함하여 치관측 이동이 가능	**터널 플랩** • 골결손 부위에는 변연 치은 및 수직 절개 부위에서 형성하는 터널 플랩으로 접근
골막과의 관계	• 골막하/전층 플랩	• 골막하/전층 플랩	• 골막하/전층 플랩
적응증	• 설측까지 미치지 않은 치아 사이에 국한한 골 내 결손 • 전치부, 구치부(심미 영역에서는 적용에 주의)	• 설측까지 미치지 않은 치아 사이에 국한한 골 내 결손 • 전치부, 구치부	• 설측까지 미치지 않은 치아 사이에 국한한 골 내 결손 • **전치의 심미 영역**
경조직 또는 연조직 이식	• 에나멜 기질 유도체(EMD) • 경조직(Bio-Oss 등) 또는 연조직 이식이 있을 때와 없을 때 모두 가능	• 에나멜 기질 유도체(EMD) • 경조직(Bio-Oss 등) 또는 연조직 이식이 있을 때와 없을 때 모두 가능	• 에나멜 기질 유도체(EMD) • 경조직(Bio-Oss 등) 또는 연조직 이식이 있을 때와 없을 때 모두 가능
플랩의 복위	• **원래의 위치로 되돌림**	• **원래의 위치로 되돌림** (해당 치아 주위 360°에 치은열구 내 절개를 추가하면 거상할 수 있음)	• **CEJ보다 2mm 이상 치관측으로 이동**
봉합	• 단순(단속 봉합)	• 수평 매트리스 봉합 • 단순(단속) 봉합 • 2중 현수 봉합(double sling suture)	• 개량 수평 매트리스 고정 봉합 • 단순(단속) 봉합
특징과 문제점	• 가장 단순한 술식 • 조기의 일차 폐쇄 • 치은 퇴축을 거의 일으키지 않고, 치주낭 깊이의 감소와 CAL의 증가를 볼 수 있음 • **수직 절개**로 인한 반흔에 주의 • 약한 치간 유두가 찢어질 우려가 있는 좁은 치아 사이에는 추천하지 않음	• 수평 절개로 인한 **혈류 장애**에 주의 • 시술 부위는 비교적 보기 쉬움 • 치은 퇴축을 거의 일으키지 않고, 치주낭 깊이의 감소와 CAL의 증가를 볼 수 있음 • 적용 방법에 따라 퇴축한 치간 유두를 개선할 수 있음	• 혈류의 관점에서 유리 • 각화 치은 폭이 2mm 이상 없으면 적용할 수 없음 • 골결손의 명시가 어려움 • 치은 퇴축을 거의 일으키지 않고, 치주낭 깊이의 감소와 CAL의 증가를 볼 수 있음 • 적용 방법에 따라 퇴축한 치간 유두를 개선할 수 있음

결합조직 이식을 병용한 재생요법

Combination therapy(병용 요법)란 몇 가지의 치료 술식, 재료, 콘셉트를 조합한 치료 방법을 가리킨다. 이러한 조합으로 부차적인 플러스 효과를 기대하는 것이다. 생리활성 물질과 골이식재의 조합, 차폐막과 골이식재의 조합, 재생요법과 절제요법의 조합 등 다양한 조합의 치료가 매일 이루어지고 있다.

최근 결합조직 이식을 치주조직 재생요법에 조합한 술식을 활발히 이용한다. 예전부터 임플란트 치료에서도 심미적인 관점과 청소성 향상의 관점에서 2차 외과 수술을 할 때 연조직을 이식했었다. 임플란트 주위에 각화 점막이 필요한지 아닌지는 과거 몇 년에 걸쳐 찬반양론의 의견을 주고받아 왔다.

임플란트 주위의 연조직 이식

임플란트 주위염을 막는 목적과 임플란트 주위의 골흡수를 막는 목적으로 연조직 이식의 필요성을 주장하고 있다. 치은 퇴축을 막고, 점막의 부피를 유지하고, 심미적인 연조직의 형태를 얻을 뿐만 아니라 점막의 두께가 주위 골의 유지에 영향을 주는 것으로 알려졌다. 2.99mm의 점막 두께가 주위 골의 유지 안정에 필요하다고 생각한다. 또한 청소를 쉽게 만들기 위해서는 최소 2mm의 각화 점막 폭이 필요하다고 한다. 발치 즉시 식립 술식에서 술후 치은 퇴축의 예방, 골의 유지 안정, 표현형 개선의 목적으로 발치 즉시 식립과 동시에 종종 결합조직을 이식한다. 또한 2차 외과 수술을 할 때도 각화 치은 두께와 폭을 확보하고 구강 전정을 확장하면서 심미성의 향상, 골의 유지와 안정성 향상, 청소성 향상의 목적으로 연조직을 이식한다.

치주조직 재생요법과 결합조직 이식

치주조직 재생요법에서도 결합조직 이식을 병용하는 술식을 활발히 이용한다. 결합조직 이식을 병용하는 장점으로는 다음의 5가지를 들 수 있다.

① 결합조직 이식편이 벽이 되어 혈병의 유지 안정으로 이어진다.
② 혈병 및 골이식재 충전 후의 형태 유지에 도움이 된다.
③ 치은 두께의 개선으로 치은 퇴축의 억제를 기대할 수 있다.
④ 술후 상피의 하방 성장이 억제되는 것을 기대할 수 있다.
⑤ 노출한 치근의 피개를 기대할 수 있다.

결합조직 이식편을 차폐막처럼 사용

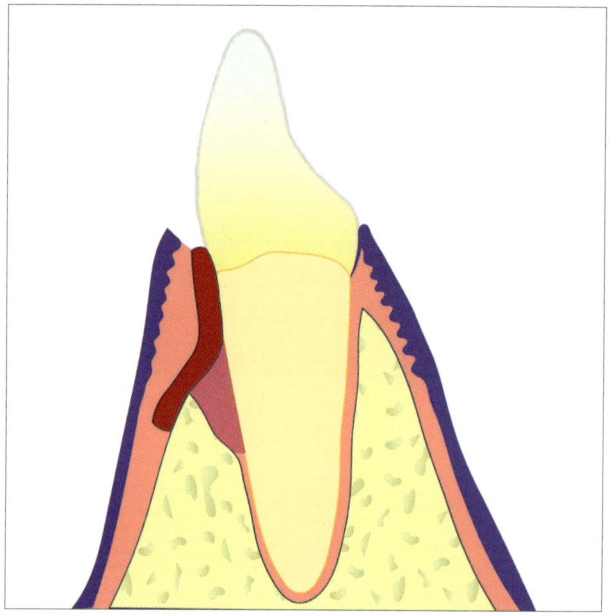

FIG 17. Nelson이 제시한 CTG를 이용한 치주 외과 술식. *참고문헌 31에서 변경 인용

① 결합조직 이식편을 차폐막처럼 사용

결합조직 이식편을 차폐막처럼 골결손 위에 올리는 방법은 2001년에 Nelson이 보고했다(FIG 17).[31] Nelson은 사다리꼴의 전층 플랩을 박리한 후에 골연하 결손을 덮는 모습으로 결합조직 이식편을 올리고 근·원심에 봉합했다. 이어서 골막 감장 절개를 이용해 플랩을 치관측으로 이동해 봉합했다. 2 증례를 수술해 8개월 후에 각각 4mm와 3mm의 CAL 증가를 볼 수 있었다고 했다.

자기 조직인 결합조직 이식편을 이용하는 것은 인공물인 합성 차폐막과 비교해, 노출로 인한 감염의 위험이 없고 플랩의 폐쇄도 쉬운 것이 장점이고 골이식의 유지와 안정도 뛰어나다. 하지만 공여부에 새로운 상처를 만드는 점, 상피 하방 성장의 억제 효과에 의문이 있다는 점, 이식편이 고정되지 않아 이식된 골결손 부위의 형태 유지와 지지가 부족한 점, 차단 효과가 한정적인 점 등이 단점이었다(CASE 11).

Nelson이 제시한, 결합조직 이식편을 차폐막처럼 골결손 위에 설치하는 방법

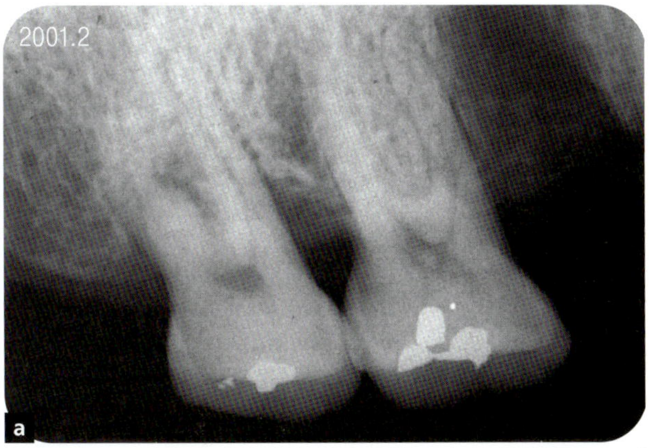

CASE 11a. 초진 때 57세의 남성. 상악 우측 구치의 통증을 주소로 내원. #17 주위에 진행한 골결손이 있었다.

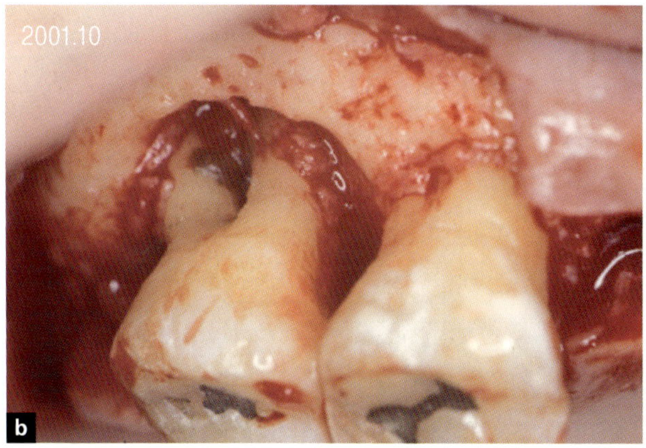

CASE 11b. 점막 골막 플랩을 박리하자 치은연하 치석과 골결손이 보였다.

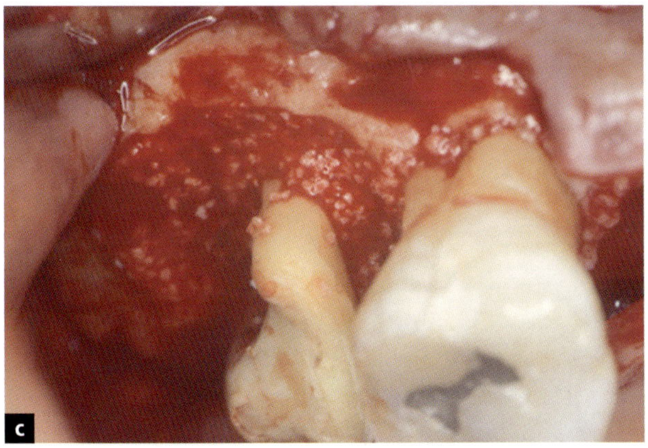

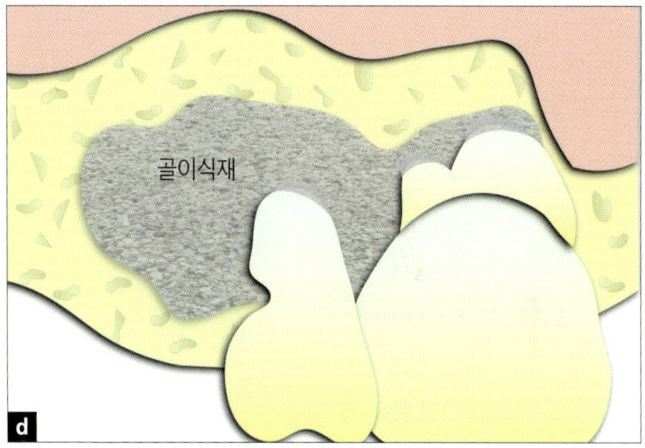

CASE 11c, d. 변연절제술 후 #17 원심 협측 치근을 발거하고 골이식을 했다.

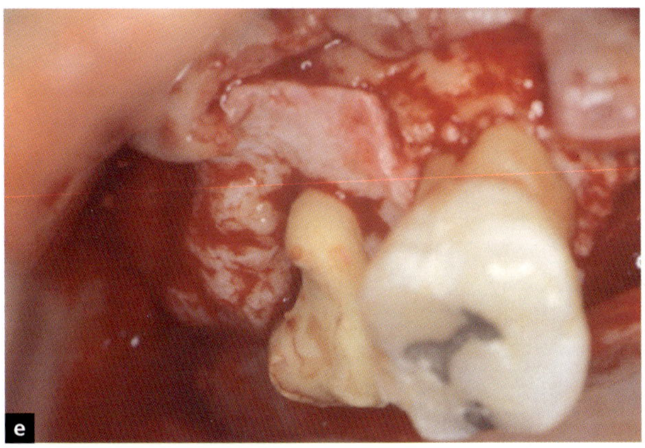

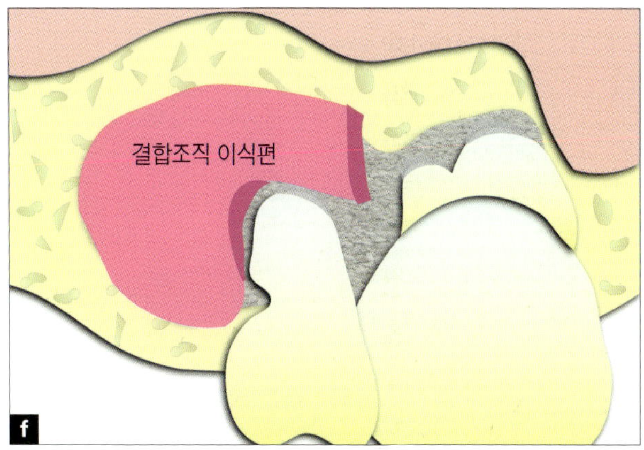

CASE 11e, f. 충전한 골이식재 위에 결합조직 이식편을 올려 안정을 도모했다.

② 결합조직 이식편을 벽처럼 사용 — CTG wall technique

2014년에 Zucchelli는 골벽이 부족한 증례에서 de-epithelialization 한 결합조직 이식편을 벽처럼 사용해 골결손의 개선과 치근 노출의 개선을 동시에 얻는 connective tissue graft wall technique(이하 CTG wall technique으로 줄임)을 제안했다.

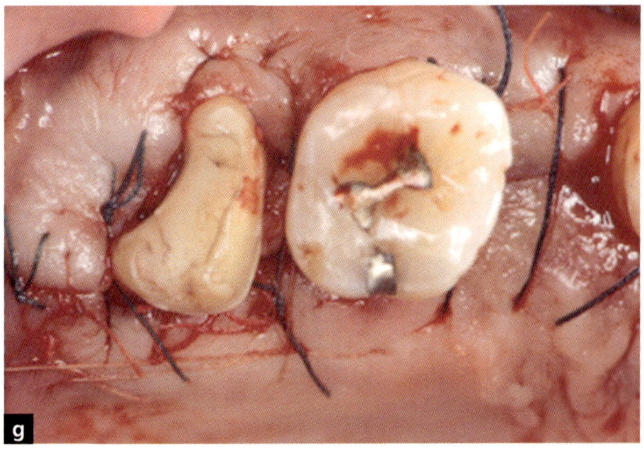

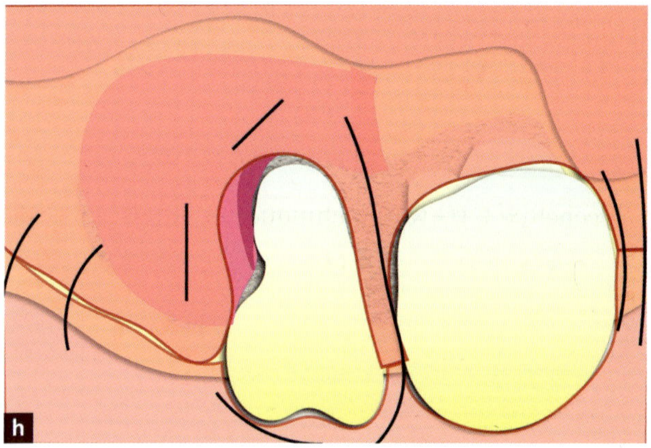

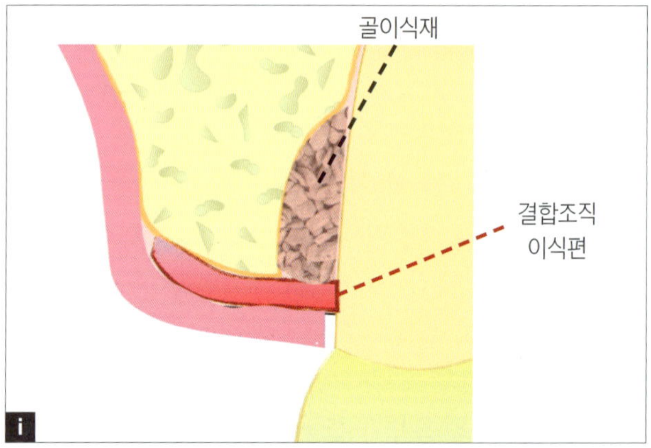

CASE 11g~i. 결합조직 이식편 위에 플랩을 덮고, 가능하면 사강이 생기지 않도록 주의하면서 봉합했다.

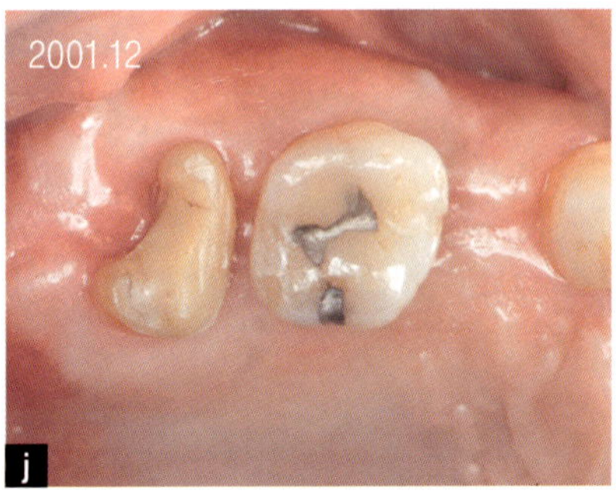

CASE 11j. 상처는 양호하게 폐쇄했다. 골이식재의 누출은 거의 없다.

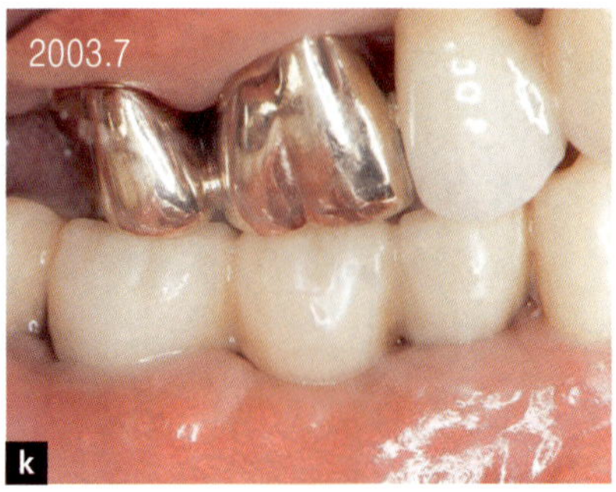

CASE 11k. #16, 17은 연결관으로 수복했다.

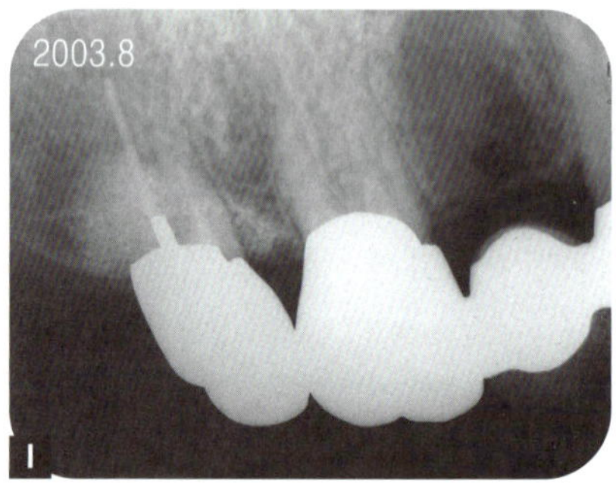

CASE 11l. 보철 수복 후의 구강 내 표준 방사선사진. 골정 부위의 선이 뚜렷해졌다.

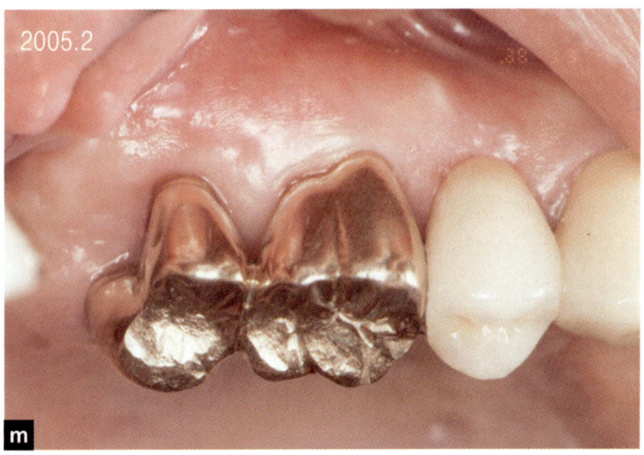

CASE 11m. 유지 관리를 위해 내원했을 때 치은의 상태는 양호하다.

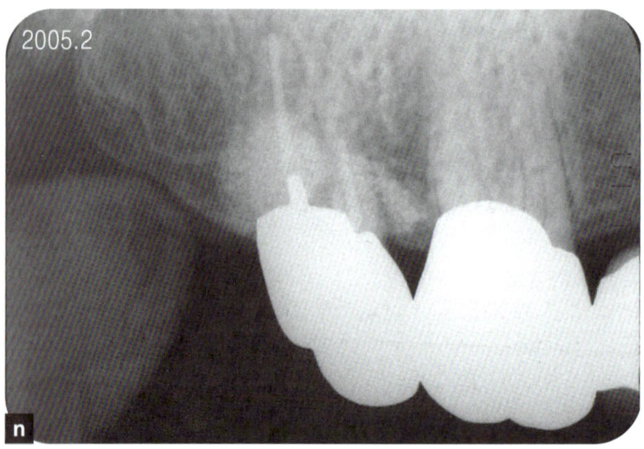

CASE 11n. 유지 관리를 위해 내원했을 때의 구강 내 표준 방사선사진. 골정 부위의 선이 뚜렷해졌다.

결합조직 이식을 병용한 재생요법 ①
CTG wall technique

CTG wall technique

Zucchelli의 CTG wall technique[32]은 자신이 고안한 치근 피개술을 개량해 골결손이 있는 치아 사이의 구개측에 절개를 넣고 협측에서는 치근 피개 술식과 마찬가지로 플랩을 형성하는 술식이었다. 사용하는 이식편은 예전부터 일반적으로 채취해 온 상악 소구치 부위가 아니라 대구치 부위에서 상피를 포함한 유리 치은 이식편으로 채취해, 구강 외에서 블레이드로 상피를 제거해 결합조직 이식편으로 사용했다. 섬유질이 많은 고품질의 이식편은 얇아도 형태를 유지하기에 충분한 강도가 있어 양질의 이식편이 되었다. 또한 치근 피개에서는 이식편이 어느 정도의 두께가 필요하다고 생각해 왔다. 하지만 Zucchelli는 이식편이 협측 플랩의 유지를 위한 것이므로 최소한의 두께로도 충분하고 두꺼운 이식편은 혈류의 관점에서 관류를 방해할 위험성이 있어 좋지 않다고 생각했다.

그리고 치관측 이동을 위한 골막 감장 절개도 외층과 내층으로 각각 나누어 넣는 감장 절개를 통해 부착한 근육 섬유를 배제함으로써 근첨측으로 되돌아가려는 견인력을 해제해, 더 확실한 치관측 이동을 얻을 수 있어서 치근 피개술에서 성과를 올려 왔다. 또한 골막을 남긴 부분층 플랩을 형성했으므로 채취한 이식편의 봉합과 고정이 더 쉬웠다.

유리 치은으로 채취한 이식편을 de-epithelialization 해 이용하는 방법은 획기적이었고, 지방조직이 적은 결합조직 이식편을 골막에 봉합해 고정했으므로 협측 골을 대신해 이용할 수 있었다.

개량형 CTG wall technique

결합조직 이식편을 골이식재와 혈병의 유지에 이용하는 술식을 Zucchelli는 개량형 CTG wall technique으로 이름을 붙였다. 강하고 단단하게 봉합해 고정된 결합조직 이식편은 상실한 협측 골벽을 대신해, 골결손 부위를 보호하고 연조직의 침입을 막는 방벽이 되는 것과 동시에 결합조직 이식편으로 상처의 안정성이 향상한다. 또한 술후 치은 퇴축은 최소화되었다. 개량형 CTG wall technique으로 치은 퇴축과 골결손의 개선을 모두 얻을 수 있게 된 것이다.[33~35]

개량형 CTG wall technique을 적용한 2 증례에서 각각 1년 후에 9mm와 6mm의 CAL 증가를 볼 수 있었고, 골결손이 골로 채워지는 것과 동시에 치근 피개를 얻을 수 있었다고 보고했다.

Zucchelli가 고안한 de-epithelialization 한 치밀한 결합조직 이식편은 적당한 탄성과 질긴 성질이 있어 조작성이 뛰어나고, 차폐막의 대체로 사용하거나 연조직의 벽으로 사용하는 데 적합한 기계적인 성질을 가진다. 또한 이식편을 겹쳐 봉합해 두께를 늘리는 방법도 응용할 수 있다. 개량형 CTG wall technique은 골결손 부위로 접근하기 위한 터널은 형성하지 않고, 밝은 시야에서 확실하게 변연절제술

개량형 CTG wall technique

FIG 18. 개량형 CTG wall technique의 이미지.
① 구개에 베벨 절개(부분층 → 전층)
② 골결손이 있는 치아 사이에 수평 절개
③ 치아 사이 연조직(치은)을 협측(순측)으로 밀어낸다.
④ Zucchelli의 치근 피개 술식과 마찬가지로, de-epithelialization 한 치간 유두를 남기고 협측 플랩을 박리
⑤ 부분층 플랩의 형성
⑥ 오버랩하는 치간 유두 상피를 제거
⑦ 변연절제술
⑧ SRP ⑨ EDTA ⑩ EMD
⑪ 결합조직 이식편의 고정(흡수성 봉합사)
⑫ 골이식(필요에 따라)
⑬ 치관측 이동, 봉합(현수 봉합, 단순 봉합)

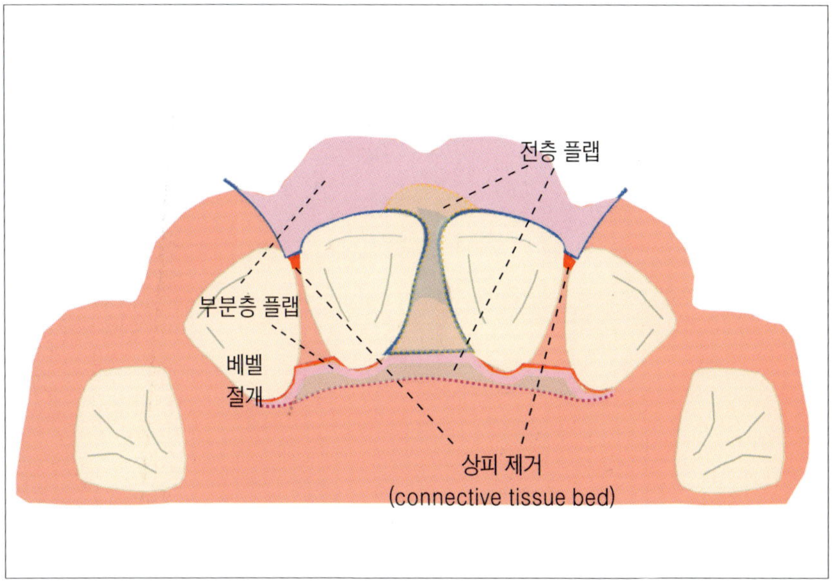

CTG wall technique의 기준을 따른 재생요법

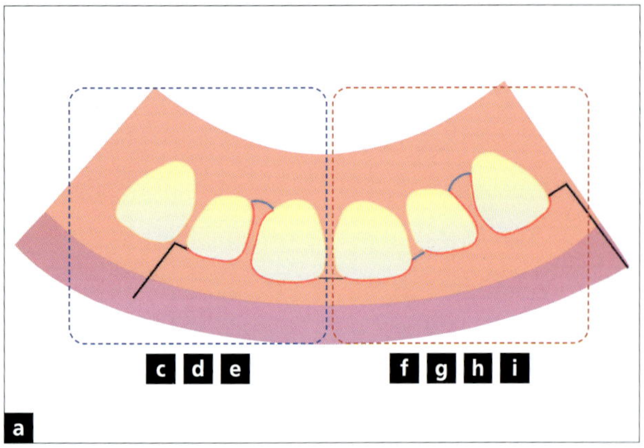

CASE 12a. 절개선을 나타내는 도해.

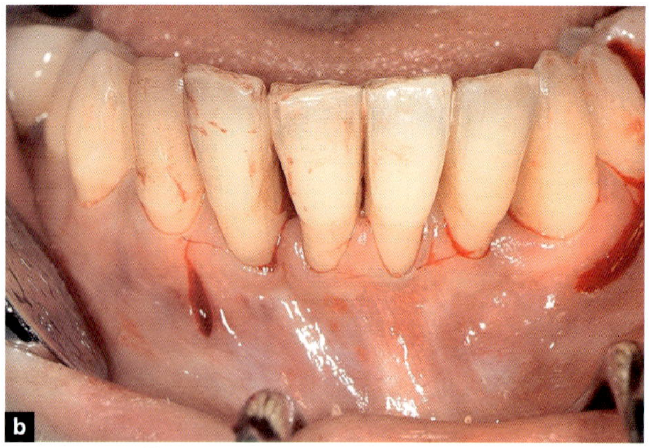

CASE 12b. 순측에서 본 절개선.

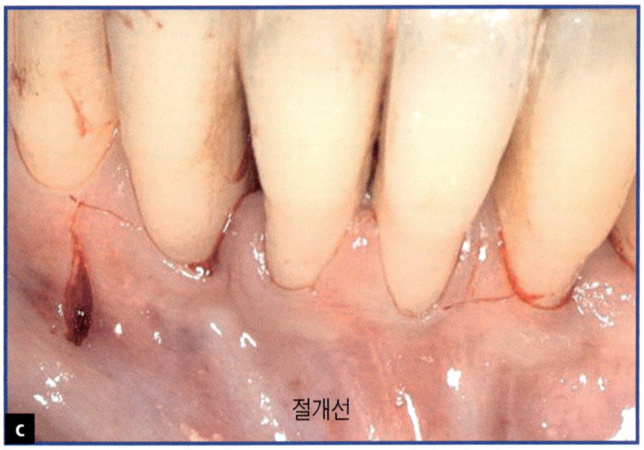

CASE 12c. 하악 우측 골결손에 접근. 순측의 절개선.

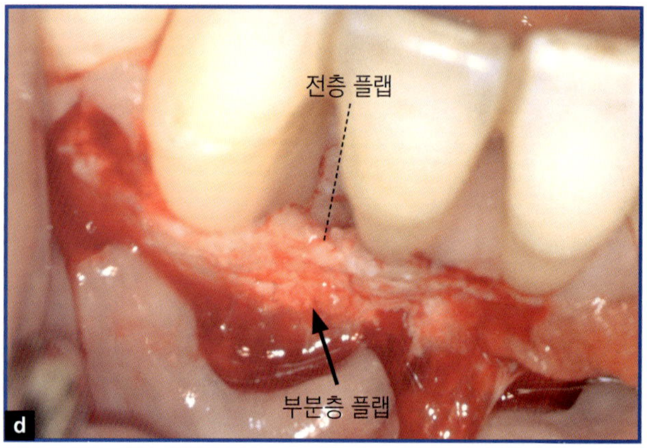

CASE 12d. 전층 플랩-부분층 플랩으로 박리하고 골결손의 소파가 끝났을 때.

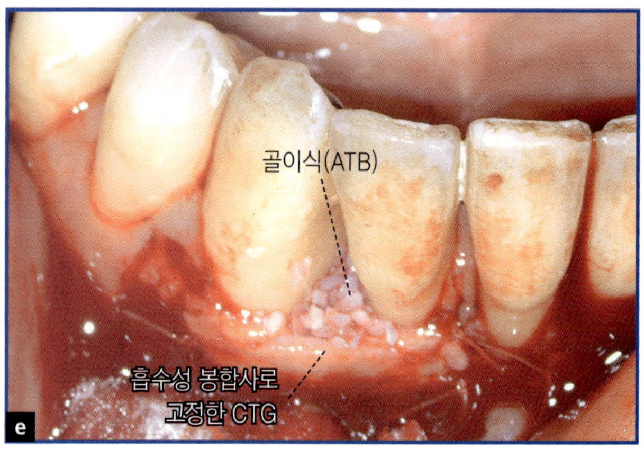

CASE 12e. EDTA로 치근 처리. EMD 도포 후에 결합조직 이식편을 골막에 봉합해 고정하고 ATB로 골이식을 했다.

과 치근 SRP를 할 수 있고, CTG 이식편을 골막에 강하게 봉합해 고정함으로써 안정적이고 미세 움직임이 적은 재생의 장소를 확보할 수 있다. 협측 플랩은 치근 피개를 할 때 치관측 이동술을 응용할 수 있기 때문에 적용하기 쉬운 것 또한 장점으로 들 수 있다. 하지만 한편으로는 골막에 이식편을 봉합해 고정할 수 있는 기술이 필요한 점과 구개측에서 확실히 폐쇄하지 않으면 치간 유두의 함몰을 부를 우려가 있다는 점에는 주의해야 한다(FIG 18, CASE 12, 13).

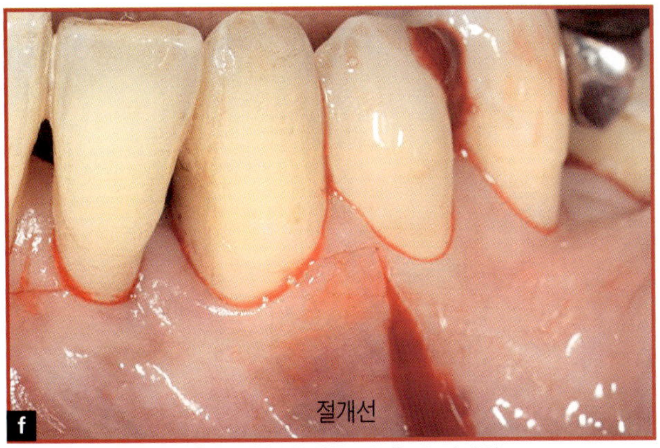

CASE 12f. **하악 좌측 골결손에 접근.** 순측의 절개선.

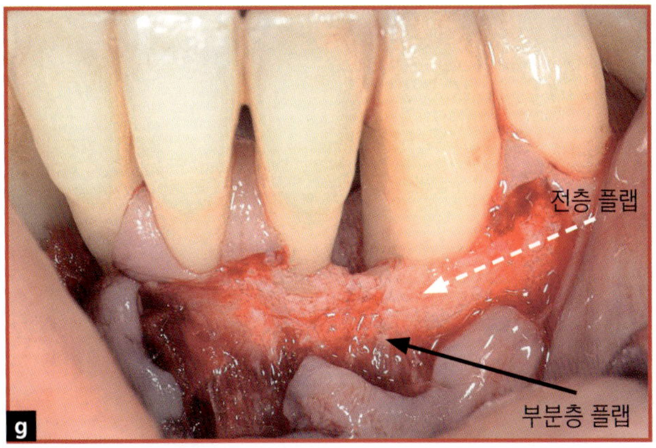

CASE 12g. 전층 플랩–부분층 플랩으로 박리하고 골결손의 소파가 끝났을 때.

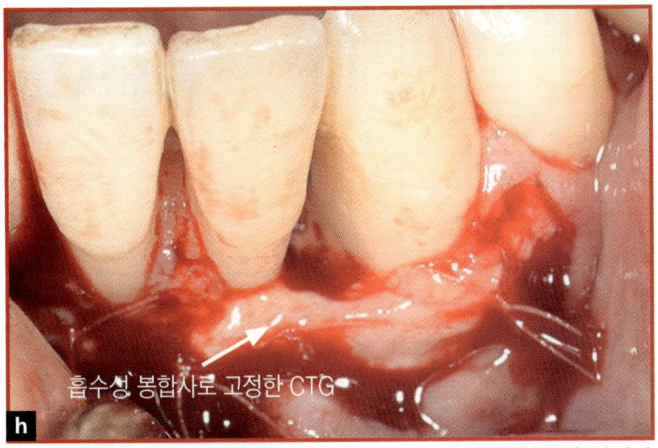

CASE 12h. EDTA로 치근 처리. EMD의 도포 후에 결합조직 이식편을 골막에 봉합해 고정했다.

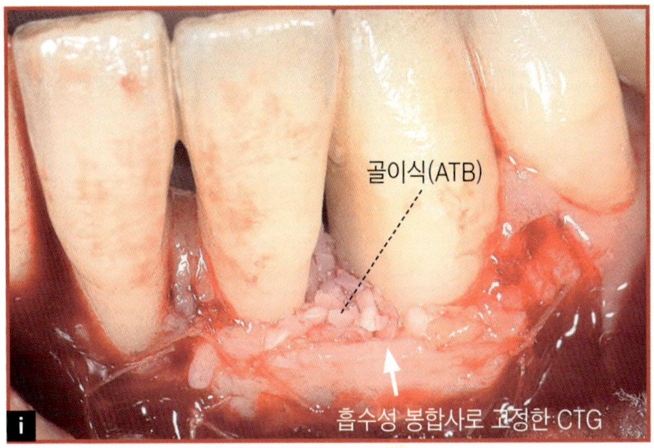

CASE 12i. 골이식(ATB)을 했다.

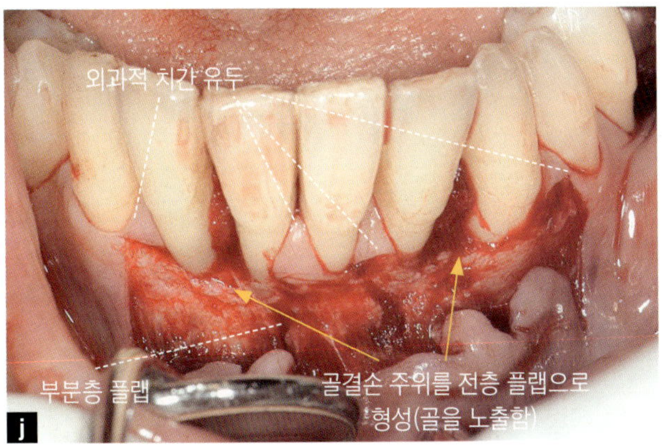

CASE 12j, k. 골결손 주위를 전층 플랩으로 형성하고 그 아래는 부분층 플랩으로 형성한다.

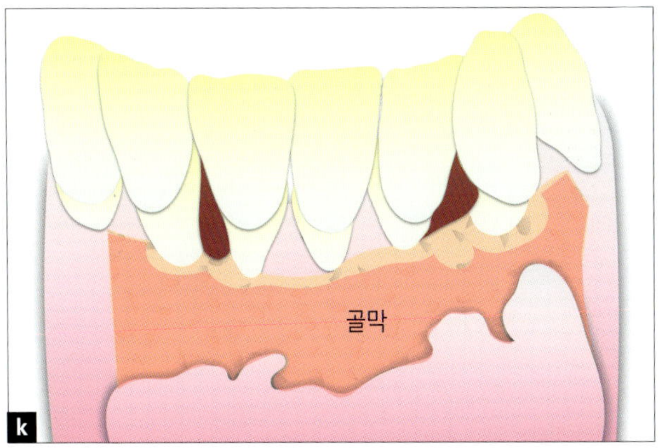

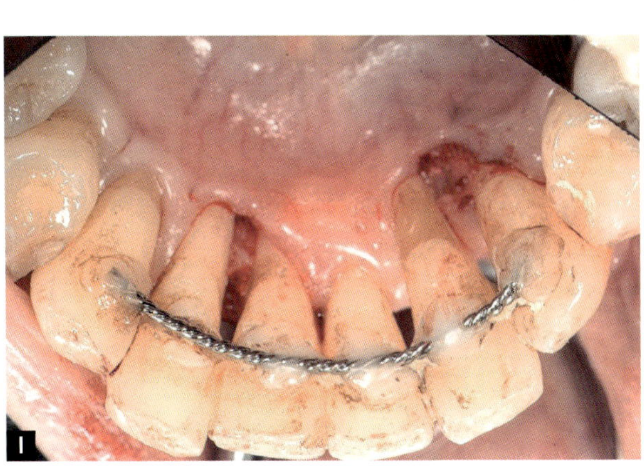

CASE 12l. 설측에서 본 절개선.

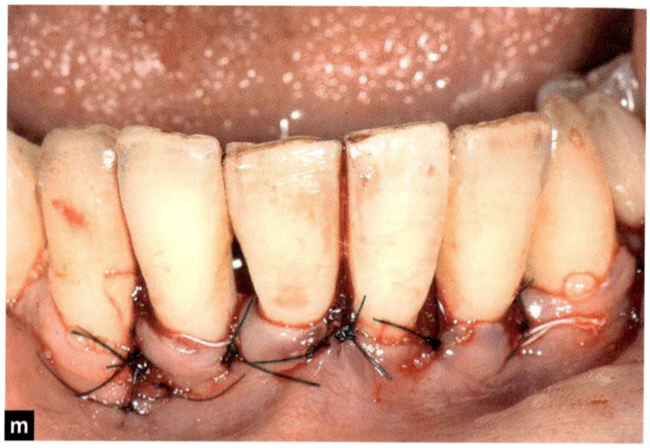

CASE 12m. 플랩을 치관측으로 끌어올려 봉합했다.

술식을 나타내는 도해

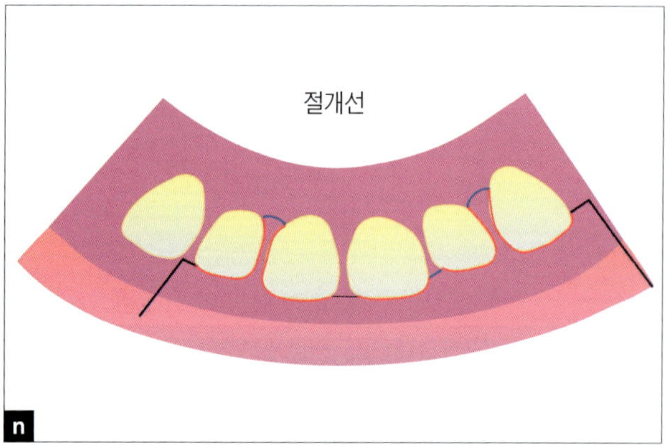

CASE 12n. 절개선.

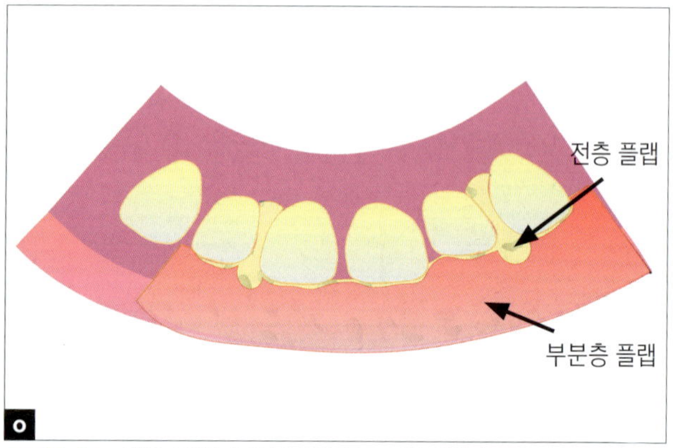

CASE 12o. 전층 플랩–부분층 플랩으로 박리한다.

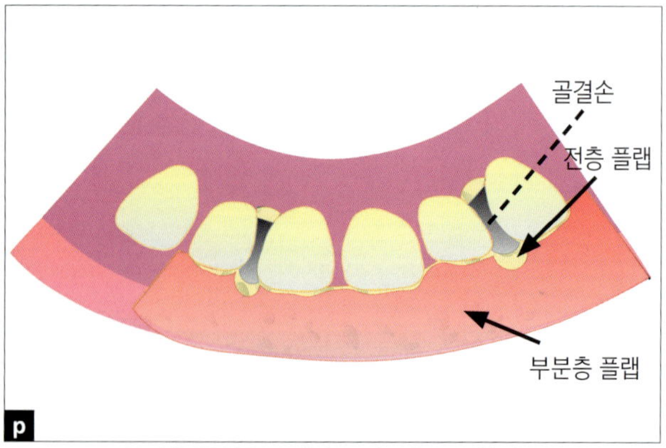

CASE 12p. 골결손 부위를 소파하고 치근을 SRP한다.

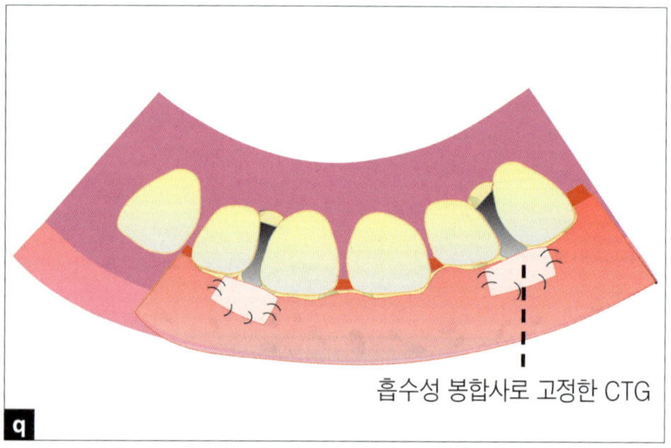

CASE 12q. 골막에 결합조직 이식편을 봉합해 고정한다.

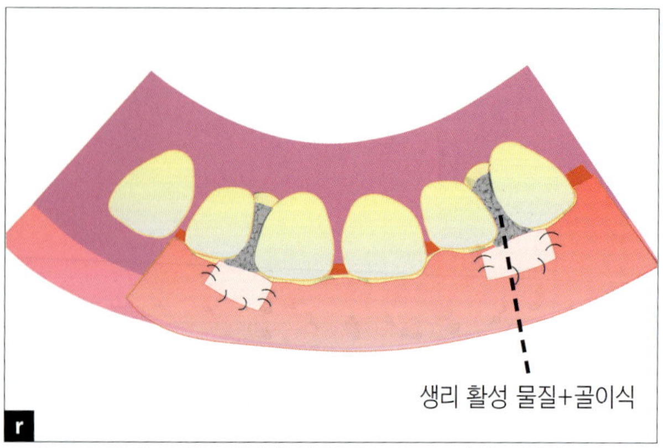

CASE 12r. 치근 처리, 생리 활성 물질 도포, 골이식을 한다.

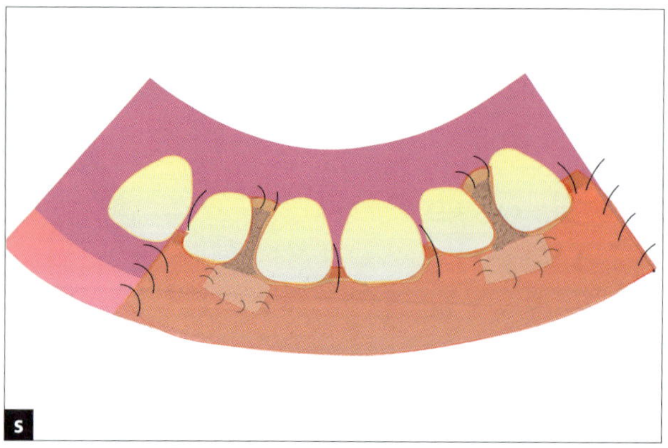

CASE 12s. 치관측으로 끌어올려 봉합.

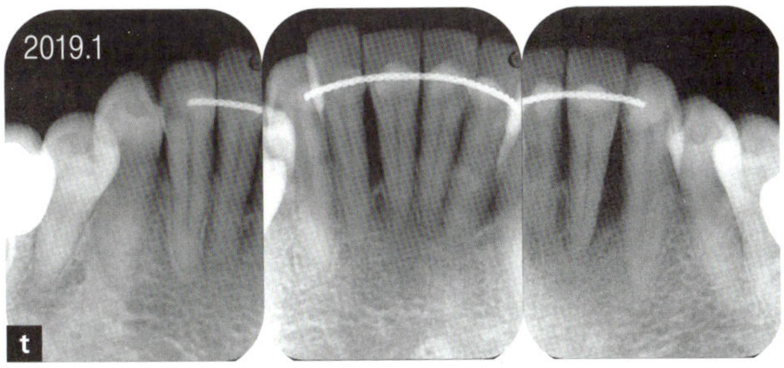

CASE 12t. 술전의 구강 내 표준 방사선사진.

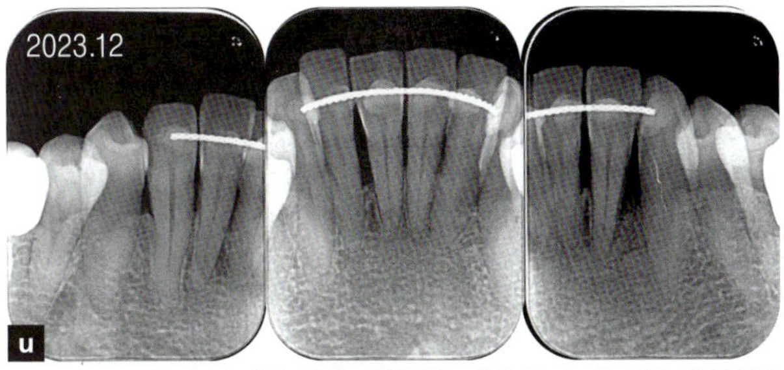

CASE 12u. 유지 관리를 위해 내원했을 때의 구강 내 표준 방사선사진. #32, 33 사이와 #41, 42 사이에서 확실한 골의 개선을 볼 수 있다.

결합조직 이식편을 골벽을 대신해 이용한 증례

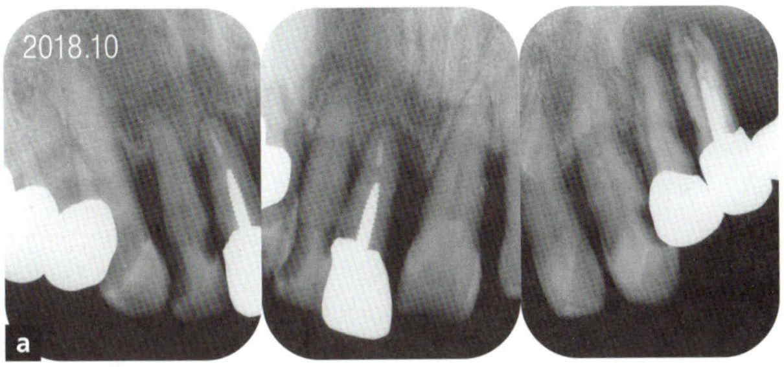

동요	M1			M2			M3			M2			M1			M1		
배농																		
Bu	5	3	5	6	3	3	4	6	6	4	4	6	5	3	6	6	3	6
	#13			#12			#11			#21			#22			#23		
P	4	3	8	6	6	4	4	6	4	5	6	7	6	6	7	9	7	6
배농																		

b

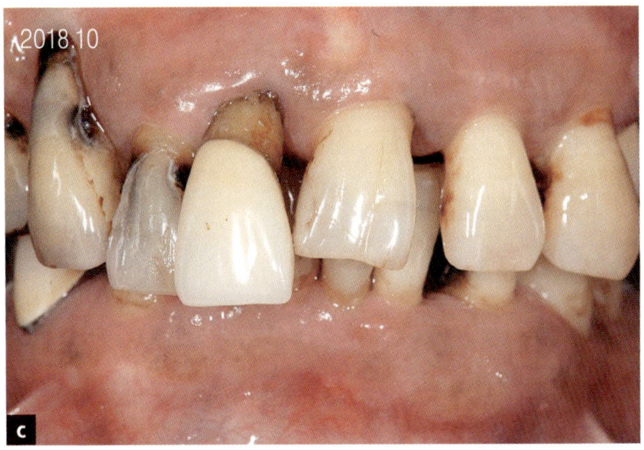

CASE 13a~c. 초진. 출혈 부위를 빨간색 숫자로 나타낸다. 심한 치열 부정과 치은 퇴축. 치은에 염증 소견이 있다.

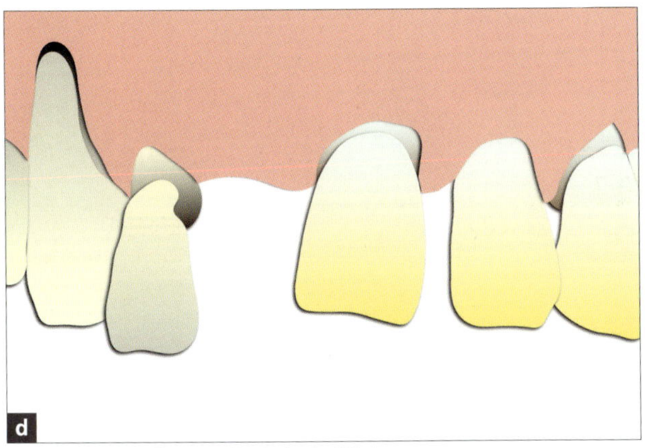

CASE 13d. #11은 동요가 심해 발치했다.

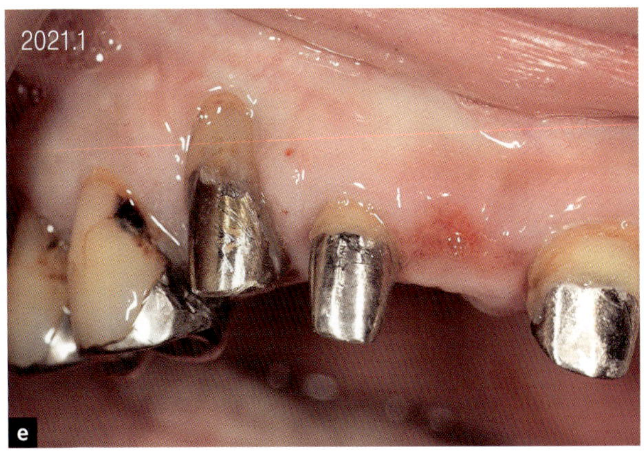

CASE 13e. 수술 직전의 상태.

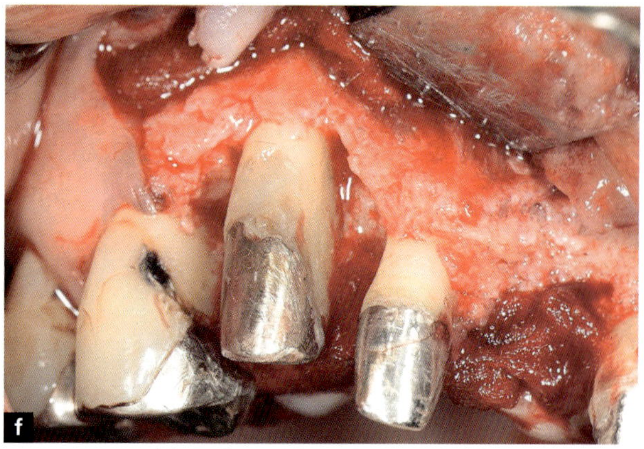

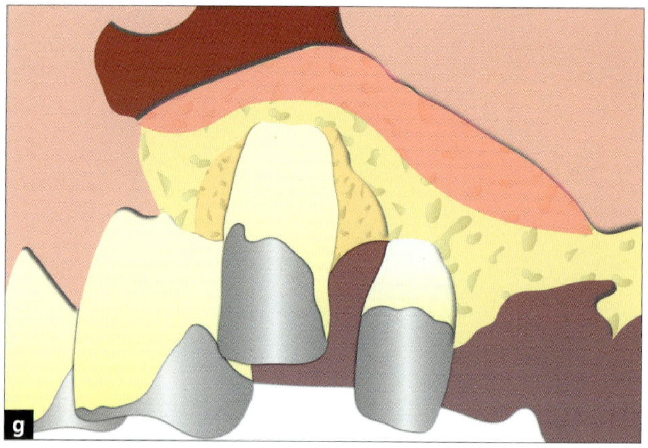

CASE 13f, g. 전층 플랩-부분층 플랩으로 박리했을 때.

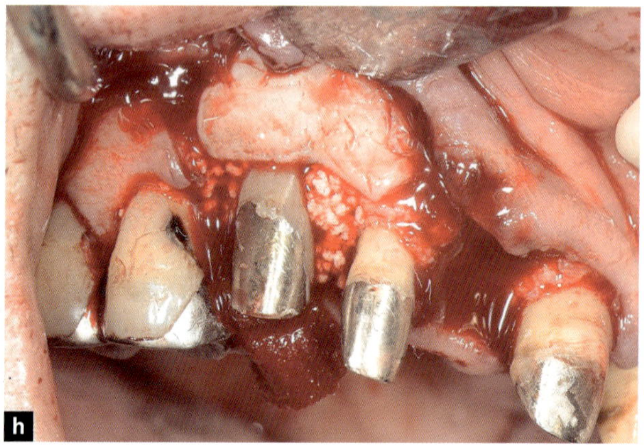

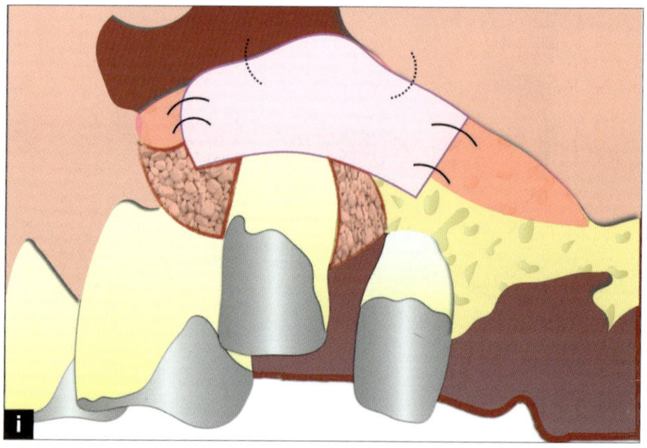

CASE 13h, i. 결합조직 이식편을 흡수성 봉합사로 골막에 봉합해 고정.

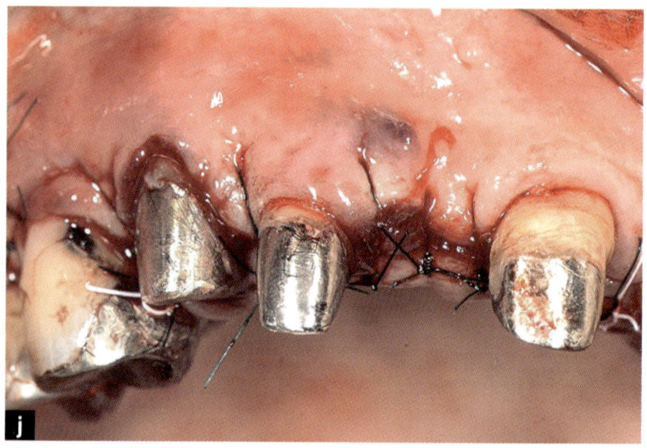

CASE 13j. 플랩을 치관측으로 끌어올려 봉합해 폐쇄했다.

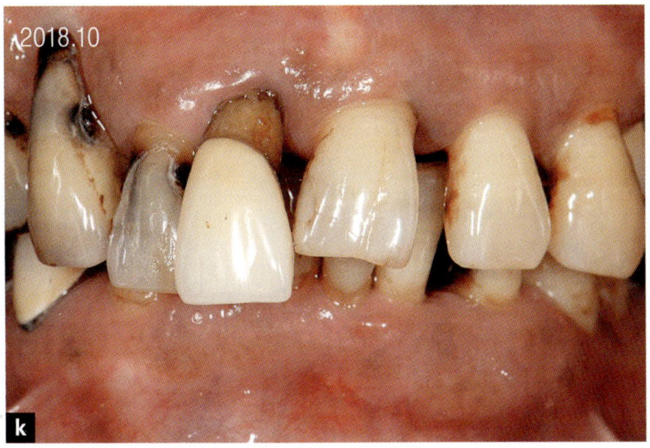

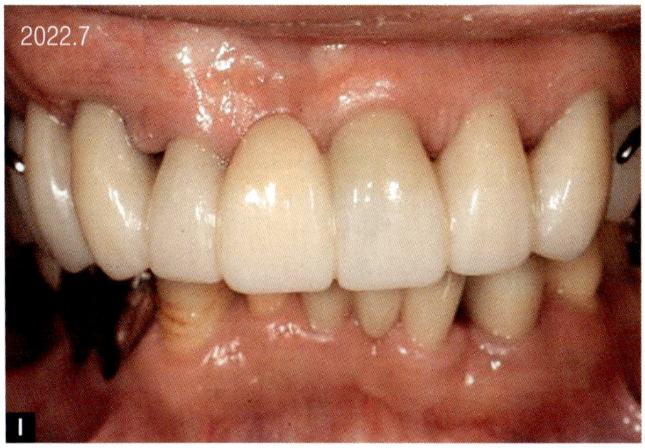

CASE 13k, l. 술전과 술후의 비교.

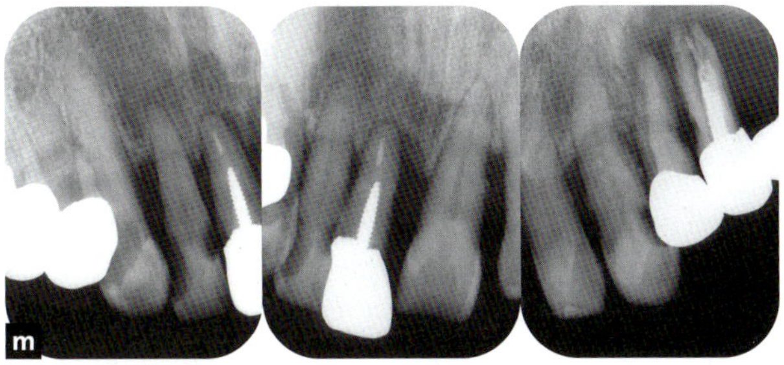

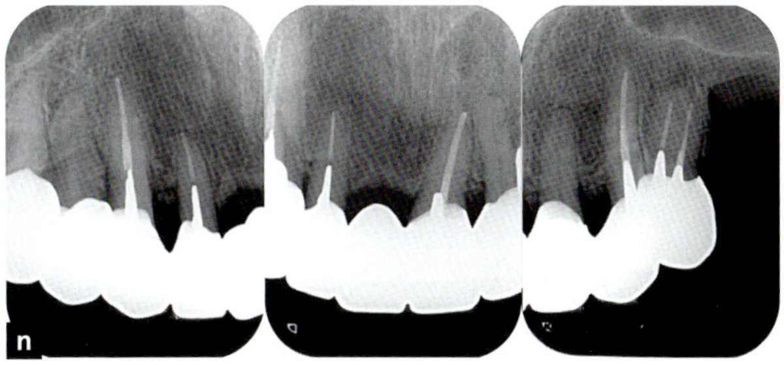

CASE 13m, n. 술전과 술후의 비교. 술후의 구강 내 표준 방사선사진에서 확실한 골재생을 볼 수 있다.

결합조직 이식을 병용한 재생요법 ②

결합조직 이식편의 채취

결합조직 이식편을 채취할 때는 상악 구개 점막의 두께를 계측해 왔다. 상악 제1대구치는 구개측 치근이 튀어나온 것을 자주 볼 수 있어, 결과적으로 이 부위는 두께가 매우 얇으므로 어느 정도 이상인 두께의 이식편을 채취하는 데 적합하지 않다고 생각했었다.[36,37]

상악 견치부터 소구치까지의 영역이 점막이 두꺼운 부위로 알려져, 여기에 ① 수평 방향으로 1개의 직선 모양 절개, ② 수직 절개를 넣은 삼각 플랩 모양 절개, ③ 수직 절개를 2개 넣은 풀(full) 플랩 모양의 절개가 적용되었고, 각각의 패턴에서 수평 방향의 직선 절개를 2개 추가하는 형태의 절개 패턴이 생각되어 합계 6가지 패턴의 절개 방법이 있다고 Liu 등이 보고했다.[38]

De-epithelialization 한 유리 치은 이식편

Zucchelli는 두께보다는 지방조직이 적다는 점과 결합조직 섬유의 밀도를 중요시했다. 그 결과 지방이 적고 섬유가 조밀한 상악 제1대구치 부근에서 이식편을 채취하는 것이 바람직하다고 생각했다. 그리고 섬유의 질이 좋은 결합조직 이식편을 효율적으로 채취하기 위해서, 먼저 유리 치은 이식편으로 채취한 뒤에 블레이드로 de-epithelialization 하는 방법을 고안했다. 이 방법은 현재 많은 임상의가 이용하는 방법이다. De-epithelialization은 ① 이식편을 분리한 후에 블레이드로 de-epithelialization 하는 방법, ② 이식편을 채취하는 영역을 거친 다이아몬드 버, 레이저, 블레이드 등으로 de-epithelialization 한 후에 이식편을 채취하는 방법으로 크게 나눌 수 있다.

한편, 상악 결절에서 채취한 결합조직 이식편도 질이 좋아 발치 즉시 식립 술식과 치근 피개술에서 빈번히 이용한다.[39]

Lucía García-Caballero 등은 상악 결절에서 채취한 이식편은 점막 하층이 없고, 점막 고유층의 치밀한 결합조직이 가장 깊은 층까지 계속되기 때문에 결합조직 이식에서 최선의 채취 부위라고 보고했다.

상악 제2대구치 원심은 폭이 좁을 때도 많고 개구량 등의 제한으로 얻을 수 있는 증례가 한정되지만, 작은 범위의 이식에서는 앞으로도 편리하게 이용될 것으로 생각한다.

구개의 합병증

결합조직을 채취하고 이식할 때는 2가지 사항에 유의해야 한다.

첫 번째는 채취하는 구개의 합병증이다. 합병증으로 특히 중요한 것은 지혈이 어려운 출혈과 술후의 저림, 마비의 문제이다. 두 번째는 수혜부의 낭종(cyst) 형성이다. 드문 질환이지만 연조직 이식 후의 낭종 형성은 이전부터 보고되어 온 문제이다.[40,41]

낭종과 불충분한 상피 제거

Evans 등은 연조직 이식 후에 낭종이 발생한 2 증례를 보고했다.[42] 하나는 de-epithelialization 한 결합조직 이식을 사용한 증례이고, 다른 하나는 유리 치은 이식을 사용한 증례였다. 낭종은 외과적으로 제거되었지만, 감별 진단과 치료 방침의 결정은 종종 어려움을 겪는다고 보고했다.

그 밖에도 형성된 낭종 벽의 상피가 연조직을 채취한 상악 구개 점막과 같은 중층 각화 편평 상피였다는 보고도 있다.

이러한 사실로부터, 특히 형성된 플랩 안쪽에 이식편을 넣을 때는 확실히 상피를 제거할 필요가 있다. 예전부터 결합조직 이식편은 구개측에 1~3개의 절개를 넣고 상피 아래에서 이식편을 분리하는 형태로 채취해 왔는데, Zucchelli 등이 제안한 유리 치은 이식편으로 채취한 후에 de-epithelialization 하는 방법이 주목받아 낭종 형성 증례가 증가할 것이 염려된다. 채취한 표층의 상피와 이식편 가장자리 상피가 불충분하게 제거되는 것에는 충분히 주의해야 한다.

정리하며

연조직을 벽으로 이용해 안정된 재생의 장소를 제공한다는 생각을 Rasperini가 피력했고, 나아가 Zucchelli는 채취한 결합조직 이식편을 골막에 확실히 봉합해 고정함으로써 더 강하고 안정된 연조직 벽을 제공하는 기술을 제창했다. 이러한 개념으로 골재생 결과의 향상뿐만 아니라 치은 퇴축의 최소화를 볼 수 있었다. 한편, 결합조직 이식을 통한 표현형의 개선은 술후 치은 퇴축의 억제뿐만 아니라 재생된 골의 안정으로 이어질 것으로 기대한다. Zucchelli의 술식은 치간 유두를 잘라 분리하므로 술후에 약간의 치은 함몰을 일으키는 것도 고려해야 한다.

Zucchelli의 치간 절개가 구개측에 가까운 절개인 것은 이러한 바람직하지 못한 문제를 줄여 심미적인 장애를 최소화하는 데 공헌한다고 생각한다. 이 술식의 최대 장점은 밝은 시야에서 연조직을 이용해 확실한 재생의 장소를 만들 수 있다는 점이다. 연조직의 기계적인 지지를 얻은 재생의 장소는 EMD의 도포와 혈병의 저류만으로도 골재생을 기대할 수 있다. 동시에 인접치의 치근 노출도 개선할 수 있다. 임플란트 치료뿐만 아니라 치주조직 재생요법에서 결합조직 이식을 병용한 술식은 앞으로도 발전되어 갈 것으로 기대한다.

참고문헌

1. Heithersay GS. Invasive cervical resorption: an analysis of potential predisposing factors. Quintessence Int. 1999 Feb;30(2):83-95.
2. 渡辺聡, 興地隆史. 歯頚部外部吸収（ECR）の外科的修復. In：北村和夫（編著）. MUST OF ENDODONTIC SURGERY（外科的歯内療法）. 東京：デンタルダイヤモンド, 2019.
3. 田中浩祐. トピックから紐解く歯内療法 Vol.6 歯根吸収. 歯界展望. 2019;133(2):304-310.
4. McLean TN, Smith BA, Morrison EC, Nasjleti CE, Caffesse RG. Vascular changes following mucoperiosteal flap surgery: a fluorescein angiography study in dogs. J Periodontol. 1995 Mar;66(3):205-10.
5. Rodriguez A, Velasquez D, Chan HL. Review of Intraoral Vasculature and Implications on Incision Designs of Periodontal and Implant Surgeries. Int J Periodontics Restorative Dent. 2023 Nov 3;43(6):753-761.
6. Retzepi M, Tonetti M, Donos N. Comparison of gingival blood flow during healing of simplified papilla preservation and modified Widman flap surgery: a clinical trial using laser Doppler flowmetry. J Clin Periodontol. 2007 Oct;34(10):903-11.
7. Bianchi AE, Bassetti A. Flap design for guided tissue regeneration surgery in the esthetic zone: the "whale's tail" technique. Int J Periodontics Restorative Dent. 2009 Apr;29(2):153-9.
8. Azzi R, Etienne D, Takei H, Carranza F. Bone regeneration using the pouch-and-tunnel technique. Int J Periodontics Restorative Dent. 2009 Oct;29(5):515-21.
9. Aslan S, Buduneli N, Cortellini P. Entire Papilla Preservation Technique: A Novel Surgical Approach for Regenerative Treatment of Deep and Wide Intrabony Defects. Int J Periodontics Restorative Dent. 2017 Mar/Apr;37(2):227-233.
10. Górski B, Kowalski J, Wyrębek B. Entire Papilla Preservation Technique with Enamel Matrix Proteins and Allogenic Bone Substitute for the Treatment of Isolated Intrabony Defects: A Prospective Case Series. Int J Periodontics Restorative Dent. 2023 May-Jun;43(3):387-397.
11. Mourlaas J, Cortasse B, Vigouroux F, Dagba A. The Tunnel Wall Approach and Enamel Matrix Derivative to Cover Exposed Roots and Improve Clinical Attachment Levels in Cairo Class III Defects Associated with an Intrabony Lesion in the Anterior Area: Three Cases. Int J Periodontics Restorative Dent. 2023 Jan-Feb;43(1):95-102.
12. Ogawa Y, Yoshikawa K, Ishikawa T, Saito A, Imamura K. Double-sided entire papilla preservation technique in the combination periodontal regenerative therapy: A case report. Clin Adv Periodontics. 2024 Jun;14(2):100-107.
13. Zadeh HH. Minimally invasive treatment of maxillary anterior gingival recession defects by vestibular incision subperiosteal tunnel access and platelet-derived growth factor BB. Int J Periodontics Restorative Dent. 2011 Nov-Dec;31(6):653-60.
14. Pohl S, Buljan M. VISTA Approach in Conjunction with Enamel Matrix Derivative, Corticocancellous Bone, and Connective Tissue Graft for Periodontal Defect Surgery: A Case Series. Int J Periodontics Restorative Dent. 2023 Nov 3;43(6):715-723.
15. Araujo M , Linder E, Lindhe J. Effect of a xenograft on early bone formation in extraction sockets: An experimental study in dog. Clin Oral Implants Res2009;20:1-6.
16. Brugnami F, Caiazzo A. Efficacy evaluation of a new buccal bone plate preservation technique: a pilot study. Int J Periodontics Restorative Dent. 2011 Feb;31(1):67-73.
17. Najafi B, Kheirieh P, Torabi A, Cappetta EG. Periodontal Regenerative Treatment of Intrabony Defects in the Esthetic Zone Using Modified Vestibular Incision Subperiosteal Tunnel Access (M-VISTA). Int J Periodontics Restorative Dent. 2018;38(Suppl):e9-e16.
18. Pohl S, Buljan M. VISTA Approach in Conjunction with Enamel Matrix Derivative, Corticocancellous Bone, and Connective Tissue Graft for Periodontal Defect Surgery: A Case Series. Int J Periodontics Restorative Dent. 2023 Nov 3;43(6):715-723.
19. Yen-Hua Lin, Amanda Rodriguez Betancourt, Hom-Lay Wang, Hsun-Liang Chan,Oral Frenum Composition and Clinical Implications in Bone Regeneration: A Review Int J Periodontics Restorative Dent. 2024 May 24;44(3):331-338.
20. Lin HJ, Chang SH, Chang MC, Tsai YL, Chiang CP, Chan CP, Jeng JH. Clinical fracture site, morphologic and histopathologic characteristics of cemental tear: role in endodontic lesions. J Endod. 2012 Aug;38(8):1058-62.
21. Lee AHC, Neelakantan P, Dummer PMH, Zhang C. Cemental tear: Literature review, proposed classification and recommendations for treatment. Int Endod J. 2021 Nov;54(11):2044-2073.
22. Lin HJ, Chang SH, Chang MC, Tsai YL, Chiang CP, Chan CP, Jeng JH. Clinical fracture site, morphologic and histopathologic characteristics of cemental tear: role in endodontic lesions. J Endod. 2012 Aug;38(8):1058-62.
23. Leknes KN, Lie T, Selvig KA. Cemental tear: a risk factor in periodontal attachment loss. J Periodontol. 1996 Jun;67(6):583-8.
24. Moreno Rodriguez JA, Caffesse RG. Nonincised Papillae Surgical Approach (NIPSA) in Periodontal Regeneration: Preliminary Results of a Case Series. Int J Periodontics Restorative Dent. 2018;38(Suppl):s105-s111.
25. Moreno Rodríguez JA, Ortiz Ruiz AJ, Caffesse RG. Periodontal reconstructive surgery of deep intraosseous defects using an apical approach. Non-incised papillae surgical approach (NIPSA): A retrospective cohort study. J Periodontol. 2019 May;90(5):454-464.
26. Moreno Rodríguez JA, Ortiz Ruiz AJ, Zamora GP, Pecci-Lloret M, Caffesse RG. Connective Tissue Grafts with Nonincised Papillae Surgical Approach for Periodontal Reconstruction in Noncontained Defects. Int J Periodontics Restorative Dent. 2019 Nov/Dec;39(6):781-787.
27. Moreno Rodríguez JA, Ortiz Ruiz AJ, Caffesse RG. Supra-alveolar attachment gain in the treatment of combined intra-suprabony periodontal defects by non-incised papillae surgical approach. J Clin Periodontol. 2019 Sep;46(9):927-936.
28. Ogawa Y, Maekawa S, Imamura K, Ishikawa T. Supra-Alveolar Periodontal Tissue Reconstruction in a Case with Severe Periodontitis: Case Report with a 2-Year Follow-up. Int J Periodontics Restorative Dent. 2023 Mar, Apr;43(2):212-221.
29. Pei X. New surgery approaches preserving entire papilla to treat isolated interdental intrabony defects: A narrative review. Clin Exp Dent Res. 2021 Oct;7(5):719-725.
30. Khabadze Z. , Inozemtseva K. , Shirokova D. , Zakharova A. , Magomedov O. , Kulikova A. , Bakaev Y. , Gadzhiev F. , Mariya K. Periodontal Regeneration: Comparison Analysis of Surgical Techniques. J Int Dent Med Res 2024; 17(2): 874-880.
31. Nelson SW. Subperiosteal connective tissue grafts for pocket reduction and preservation of gingival esthetics: a case report. J Periodontol. 2001 Aug;72(8):1092-9.
32. Zucchelli G, De Sanctis M. A novel approach to minimizing gingival recession in the treatment of vertical bony defects. J Periodontol. 2008 Mar;79(3):567-74.
33. Zucchelli G, Mounssif I, Marzadori M, Mazzotti C, Felice P, Stefanini M. Connective Tissue Graft Wall Technique and Enamel Matrix Derivative for the Treatment of Infrabony Defects: Case Reports. Int J Periodontics Restorative Dent. 2017 Sep/Oct;37(5):673-681.
34. Zucchelli G, Mounssif I, Marzadori M, Mazzotti C, Felice P, Stefanini M. Connective Tissue Graft Wall Technique and Enamel Matrix Derivative for the Treatment of Infrabony Defects: Case Reports. Int J Periodontics Restorative Dent. 2017 Sep/Oct;37(5):673-681.
35. Zucchelli G, Mazzotti C, Tirone F, Mele M, Bellone P, Mounssif I. The connective tissue graft wall technique and enamel matrix derivative to improve root coverage and clinical attachment levels in Miller Class IV gingival recession. Int J Periodontics Restorative Dent. 2014 Sep-Oct;34(5):601-9.
36. Song JE, Um YJ, Kim CS, Choi SH, Cho KS, Kim CK, Chai JK, Jung UW. Thickness of posterior palatal masticatory mucosa: the use of computerized tomography. J Periodontol. 2008 Mar;79(3):406-12.

37. Reiser GM, Bruno JF, Mahan PE, Larkin LH. The subepithelial connective tissue graft palatal donor site: anatomic considerations for surgeons. Int J Periodontics Restorative Dent. 1996 Apr;16(2):130-7.

38. Liu CL, Weisgold AS. Connective tissue graft: a classification for incision design from the palatal site and clinical case reports. Int J Periodontics Restorative Dent. 2002 Aug;22(4):373-9.

39. García-Caballero L, Gándara M, Cepeda-Emiliani A, Gallego R, Gude F, Suárez-Quintanilla J, Ramos-Barbosa I, Blanco-Carrión J. Histological and histomorphometric study of human palatal mucosa: Implications for connective tissue graft harvesting. J Clin Periodontol. 2023 Jun;50(6):784-795.

40. Tavelli L, Barootchi S, Stefanini M, Zucchelli G, Giannobile WV, Wang HL. Wound healing dynamics, morbidity, and complications of palatal soft-tissue harvesting. Periodontol 2000. 2023 Jun; 92(1):90-119.

41. Mazzotti C, Mounssif I, Rendón A, Mele M, Sangiorgi M, Stefanini M, Zucchelli G. Complications and treatment errors in root coverage procedures. Periodontol 2000. 2023 Jun;92(1):62-89.

42. de Castro LA, Vêncio EF, Mendonça EF. Epithelial inclusion cyst after free gingival graft: a case report. Int J Periodontics Restorative Dent. 2007 Oct;27(5):465-9.

43. Shiraishi K, Chiou LL, Haga T, Hamada Y, Cortellini P. Apical horizontal incision with periosteum graft wall technique for periodontal regeneration: A case study. Clin Adv Periodontics. 2025 Jan 18;1-8.

AFTERWORD

'플랩 디자인'만으로 1권의 책이 될까? 라고 생각하신 분이 많을지도 모릅니다. 어느덧 '기초 편'과 '심화 편'의 2권이 완성되었습니다. 아직 다 적지 못한 부분도 조금 있지만, 이번에는 여기서 정리하고자 합니다. 플랩 디자인이란 테마만으로 이만큼의 분량이 된다는 것은 그만큼 깊이가 있다는 의미일 것입니다.

'이 책의 목적'에도 적은 것처럼 재생요법에서 플랩 디자인이 모든 것이라는 말은 아닙니다. 하지만 늘 헤매는 것이 플랩 디자인이 아닐까요? 날마다 그렇게 느끼는 임상의에게 조금이라도 도움이 될 수 있으면 기대 이상의 기쁨입니다.

'기초 편'과 '심화 편'의 2권을 출판하는 데 있어서 많은 분이 힘을 보태 주셨습니다. 원고의 교정에 협력해 준 근무의 Fukamizu Rumi(深水瑠美), Hitaka Naoya(日高直哉), Baba Koutarou(馬場高太郎), Sonoyama Yutaro(園山勇太朗), Murakami Tomoya(村上友哉), Akiyoshi Natsuko(秋吉菜津子) 선생님과 증례의 치주질환 환자 관리를 담당해 준 병원의 치과 위생사 여러분, 도표를 도와준 Takahashi Yukari(高橋ゆかり) 여사와 Takenami Kukiko(竹浪くき子) 여사를 비롯하여 Mizukami 치과클리닉 스태프 여러분에게 이 자리를 빌려 깊이 감사드립니다.

마지막으로 항상 지도해 주시는 Itose Masamichi(糸瀬正通) 선생님과 원영삼 선생님께 감사드립니다.

2025년 1월

Mizukami Tetsuya (水上哲也)

INDEX 찾아보기